早期胃癌 内視鏡診断の Modality と Strategy

編集／小山　恒男

日本メディカルセンター

■ 編　集

小山　恒男　　佐久総合病院胃腸科部長

■ 執　筆 （執筆順）

江頭由太郎	大阪医科大学病理学教室准教授
芥川　　寛	大阪医科大学病理学教室
藤井　基嗣	大阪医科大学病理学教室
西倉　　健	新潟大学大学院医歯学総合研究科分子・病態病理学分野准教授
九嶋　亮治	国立がん研究センター中央病院病理科医長
吉永　繁高	国立がん研究センター中央病院消化管内視鏡科
矢田　智之	国立国際医療研究センター国府台病院消化器科
上村　直実	国立国際医療研究センター理事/国府台病院長
三宅　直人	仙台厚生病院消化器内視鏡センター医長
長南　明道	仙台厚生病院消化器内視鏡センターセンター長/副院長
河合　　隆	東京医科大学病院内視鏡センター教授
羽山　弥毅	東京医科大学病院内視鏡センター
福澤　麻理	東京医科大学病院内視鏡センター
北村　陽子	佐久総合病院胃腸科
小山　恒男	佐久総合病院胃腸科部長
平澤　　大	仙台市医療センター仙台オープン病院消化器内科副部長
長浜　　孝	福岡大学筑紫病院消化器内科講師
槇　信一朗	福岡大学筑紫病院消化器内科
八尾　建史	福岡大学筑紫病院内視鏡部准教授
中原　慶太	久留米大学医学部内科学講座消化器内科部門講師
友利　彰寿	佐久総合病院胃腸科医長
河俣　浩之	国立がん研究センター中央病院消化管内視鏡科
小田　一郎	国立がん研究センター中央病院消化管内視鏡科
谷口　浩和	国立がん研究センター中央病院病理科
石井　英治	佐久総合病院胃腸科
竹内　　学	新潟大学医歯学総合研究科消化器内科学分野
小林　正明	新潟大学医歯学総合病院光学医療診療部准教授
橋本　　哲	新潟大学医歯学総合研究科消化器内科学分野
高橋亜紀子	佐久総合病院胃腸科医長
八坂　太親	福岡大学筑紫病院消化器内科
松井　敏幸	福岡大学筑紫病院消化器内科教授
八木　一芳	新潟県立吉田病院内科部長
中村　厚夫	新潟県立吉田病院内科部長
関根　厚雄	新潟県立吉田病院内科副院長
上堂　文也	大阪府立成人病センター消化管内科副部長
阿治部弘成	自治医科大学消化器内科
山本　博徳	自治医科大学消化器内科教授
小田島慎也	東京大学医学部附属病院消化器内科
藤城　光弘	東京大学医学部附属病院光学医療診療部准教授
小池　和彦	東京大学医学部附属病院消化器内科教授
三島　利之	仙台厚生病院消化器内視鏡センター部長
藤崎　順子	がん研有明病院内視鏡診療部副部長
味岡　洋一	新潟大学大学院医歯学総合研究科分子・診断病理学分野教授
岸埜　高明	佐久総合病院胃腸科
篠原　知明	佐久総合病院胃腸科医長
春間　　賢	川崎医科大学消化管内科教授
鎌田　智有	川崎医科大学消化管内科講師
井上　和彦	川崎医科大学総合診療科
中村昌太郎	九州大学大学院病態機能内科学講師
松本　主之	九州大学病院消化管内科診療准教授
佐藤　祐一	新潟大学医歯学総合研究科消化器内科学分野
長屋　匡信	長野市民病院消化器内科医長
赤松　泰次	地方独立行政法人長野県立病院機構須坂病院内視鏡センターセンター長
萩原　朋子	静岡県立静岡がんセンター内視鏡科
滝沢　耕平	静岡県立静岡がんセンター内視鏡科副医長
小野　裕之	静岡県立静岡がんセンター内視鏡科部長
井上　晴洋	昭和大学横浜市北部病院消化器センター教授
小鷹　紀子	昭和大学横浜市北部病院消化器センター
工藤　進英	昭和大学横浜市北部病院消化器センター教授

序　文

　近年，内視鏡機器は著しく進歩した．スコープは細径化され，高画質化し，レバーひとつで拡大観察もできる．しかし，細径化と高画質化は相容れない．細径スコープは患者さんに優しいが，画質で劣る．一方，高画質な拡大内視鏡はスコープ径が10 mmを超える．どう使い分ければ良いのだろうか？

　画像強調（Image Enhanced Endoscopy；IEE）の世界ではNBIやFICE，AFI等の画期的な技術が開発された．しかし，古典的なインジゴカルミンや酢酸撒布もわれわれに重要な情報を与えてくれる．このように胃癌診断に使用可能なModalityが急速に増加した現在，われわれはこれらをいかに使いこなせば良いのであろうか？　多くの機能が搭載された高額の内視鏡機器も，正しく使用されなければ威力を発揮することはできない．正診するにはStrategyが必要である．

　そこで，「早期胃癌　内視鏡診断のModalityとStrategy」を編集することにした．まずは病理診断と疫学を学んだうえで，通常内視鏡，経鼻内視鏡，拡大内視鏡という3大Modalityの特徴を理解し，早期胃癌の存在診断を学ぶ．ココまでが本書の土台である．次にIEEを取り上げ，早期胃癌の進展範囲診断に関してModality別に解説を加えた．さらに，組織型診断・鑑別診断に関して，有用なModalityと，これを使いこなすStrategyを解説した．最後に診断の要となる最終的なModalityである生検を取り上げ，生検採取のStrategyを解説した．

　胃癌に関する本は多々出版されているが，本書の視点（ModalityとStrategy）はユニークである．執筆陣は日本を代表する病理医，内視鏡医である．つい力が入り過ぎ，執筆に時間がかかった．予定の枚数も大幅に超過してしまった．発刊が遅れるなか，常に暖かく，また時には厳しく励ましてくれた日本メディカルセンターの黒添勢津子氏に感謝する．本書はきわめて理論的，かつ実践的な解説書であり，お役立て頂ければ幸いである．

平成23年盛夏　佐久にて

佐久総合病院胃腸科　小　山　恒　男

表紙写真
提供：佐久総合病院胃腸科

98頁	143頁
98頁	220頁
222頁	

目　次

第1章　病　理

1．マクロ診断　　3
江頭由太郎，芥川　寛，藤井基嗣

　　胃マクロ診断の基本／3
　　胃癌組織の基礎知識（分化型腺癌と未分化型腺癌）／4
　　マクロ所見の取り方と組織学的解析／5
　　胃癌の粘膜内進展範囲の診断／9
　　胃癌の深達度診断／11
　　萎縮性胃炎（慢性胃炎）のマクロ診断と，その胃癌マクロ診断への応用／12

2．粘液形質　　15
西倉　健

　　胃癌の粘液形質分類／15
　　粘液形質別にみた胃癌の病理学的特徴／18
　　粘液形質別にみた胃癌の肉眼的特徴／20
　　胃癌の粘液形質と異型度／25

3．生　検　　29
九嶋亮治，吉永繁高

　　生検の採取と固定／29
　　病理診断依頼票（申し込み書）の記入／32
　　ホルマリン固定後の標本はどうなるのか？／33
　　胃生検組織診断書の読み方／34
　　内視鏡医は病理診断科をローテートしよう／38

第2章　診　断

1．疫学とスクリーニング　　41
矢田智之，上村直実

　　胃癌の疫学／41
　　早期胃癌の経年的推移／43
　　胃癌の危険因子／44
　　胃癌撲滅へ向けての戦略／45

2. Modality 別の存在診断　49

1）通常内視鏡 ……………………………………………………三宅直人, 長南明道　49
問診／49　　前処置／49　　観察手順と早期胃癌存在診断／50
- 症例 1　噴門部小彎の 0-IIc 病変／52
- 症例 2　体上部の大彎前壁の 0-IIc 病変／53

2）細径経鼻内視鏡 ……………………………………河合　隆, 羽山弥毅, 福澤麻理　55
細径（経鼻・経口）内視鏡の種類／55　　細径内視鏡における内視鏡診断／57
画像強調観察／57　　生検について／61
- 症例 1　71 歳, 女性. 胃癌 (0-IIa)／58
- 症例 2　57 歳, 男性. 胃腺腫／59
- 症例 3　79 歳, 男性. 胃腺腫／60
- 症例 4　77 歳, 男性. 胃癌 (0-IIa)／60

3）拡大内視鏡（NBI）………………………………………………北村陽子, 小山恒男　62
早期胃癌の内視鏡的特徴を知る／63　　早期胃癌発見の Strategy／63
- 症例 1　分化型腺癌と胃炎の鑑別に NBI 拡大観察が有用であった症例／66
- 症例 2　Focal atrophy／67
- 症例 3　未分化型癌／67
- 症例 4　中分化型癌／68

3. 肉眼型別の特徴（深達度, 組織型, 鑑別診断）　71

0-I 型, 0-IIa 型 ……………………………………………………………平澤　大　71
スクリーニング（拾い上げ）／72　　質的診断（鑑別診断）／72
側方範囲診断／73　　深達度診断／75　　組織型診断／77
- 症例 1　体部小彎の扁平隆起性病変／74
- 症例 2　胃前庭部の隆起性病変（2 病変）／76

0-IIb 型 ……………………………………………………長浜　孝, 槙信一朗, 八尾建史　78
0-IIb 型癌を診断するための通常内視鏡検査法／78
0-IIb 型癌の病理組織構築と内視鏡像／79
- 症例 1　前庭部大彎のわずかに褪色した病変／79
- 症例 2　胃体中部小彎の不整形な淡発赤調の病変／80
- 症例 3　胃角前壁の扁平隆起性病変に連続する褪色領域／81
- 症例 4　胃体部小彎の淡く褪色した病変／82
- 症例 5　前庭部前壁の境界明瞭な褪色を示す病変／83

| 0-IIc 型 | 中原慶太 | 85 |

良悪性鑑別診断／85　　組織型診断／86　　深達度診断／89
- 症例1　0-IIc，UL（−），未分化型M癌／86
- 症例2　0-IIc，UL（−），分化型M癌／88
- 症例3　0-IIc，UL（＋），分化型M癌／89
- 症例4　0-IIc，UL（＋），分化型SM2癌／91
- 症例5　0-IIc，UL（＋），未分化型SM2癌／92

| 0-IIc 型 | 友利彰寿，小山恒男 | 94 |

0-IIc型癌の肉眼的特徴／94　　深達度診断／99
鑑別診断／101　　0-IIc型癌診断のStrategy／102
- 症例1　境界やや不明瞭な淡い発赤調の陥凹性病変／96
- 症例2　境界明瞭な褪色調陥凹性病変／98
- 症例3　褪色調の境界明瞭な不整形陥凹性病変／100
- 症例4　境界の比較的明瞭な褪色調の陥凹性病変／101

| 0-III 型 | 河俣浩之，小田一郎，谷口浩和 | 103 |

診断の手順／103　　鑑別診断／104
深達度診断，組織型／104　　悪性サイクルとは／105
- 症例1　0-IIc＋III型，深達度M，中分化および低分化腺癌／105
- 症例2　0-III＋IIc型，深達度SM1，中分化管状腺癌／108

| 混合型 | 石井英治，小山恒男 | 110 |

混合型早期胃癌／110　　隆起と陥凹の混合型（0-IIa＋IIc，0-IIc＋IIa）／110
潰瘍を伴う病変（0-IIc＋III，0-III＋IIc）／114
いわゆる随伴IIb（0-IIa＋IIb，0-IIc＋IIb）／118
- 症例1　前庭部後壁の辺縁隆起を伴う陥凹性病変／112
- 症例2　前庭部前壁の潰瘍性病変／116
- 症例3　幽門前部前壁の潰瘍性病変／117
- 症例4　体上部大彎後壁の発赤と褪色の混在する陥凹性病変／119

4．Modality別の側方進展範囲診断　　121

1）通常内視鏡，色素内視鏡　　吉永繁高，九嶋亮治　　121

診断精度／121　　診断戦略／122　　Pitfall／125
- 症例1　前庭部大彎の0-IIa病変／123
- 症例2　胃角部小彎後壁の0-IIa＋IIc病変／124
- 症例3　前医より「早期胃癌」とのみ記載され紹介された症例／124
- 症例4　前医より「20 mm大の潰瘍合併0-IIa病変」として紹介された症例／125
- 症例5　体下部小彎の小さな0-IIc病変／126
- 症例6　体下部小彎の0-IIc病変／127
- 症例7　体中部大彎の潰瘍合併の0-IIc病変／127

2）拡大 NBI―①表面微細構造と微小血管像に基づく A・B type 分類
....竹内　学, 小林正明, 橋本　哲　129
　　早期胃癌に対する NBI 拡大内視鏡診断／129
　　側方進展範囲診断に関するコツとポイント／132
　　側方進展範囲診断困難例・限界例／137
　　●症例 1　広範囲に拡がる 0-IIb 病変／133
　　●症例 2　範囲診断が一部困難であった軽度隆起性病変／136
　　●症例 3　癌部・非癌部の構造が類似していた隆起性病変／137
　　●症例 4　NBI 拡大観察では範囲診断不可能であった陥凹性病変／139

3）拡大 NBI―②表面構造（villi/pit）と血管構造（network の有無）に注目する
....高橋亜紀子　141
　　準備／141　　NBI 拡大所見の基本／141
　　側方進展範囲診断時における NBI 拡大観察の方法／144
　　NBI 拡大内視鏡の限界／146
　　●症例 1　胃噴門部小彎の隆起性病変／144
　　●症例 2　胃体上部後壁の陥凹性病変／145
　　●症例 3　胃体下部前壁大彎寄りの陥凹性病変／146

4）拡大 NBI―③VS classification system ....八尾建史, 八坂太親, 松井敏幸　149
　　癌・非癌を診断する診断体系／149　　使用する機器，デバイス，前投薬・前処置／150
　　早期胃癌の境界診断の Strategy と臨床的対応／150
　　NBI 併用拡大内視鏡を用いた分化型癌に対する境界診断に関するコツとポイント，限界と臨床的対応／151
　　●症例　胃体中部小彎の 0-IIc 型早期胃癌／152

5）酢酸法 ....八木一芳, 中村厚夫, 関根厚雄　158
　　側方進展範囲診断における戦略／158　　酢酸撒布を併用した胃癌の内視鏡診断法／159
　　酢酸エンハンス法／159　　酢酸ダイナミック・ケミカル法／161
　　酢酸・インジゴカルミン・サンドイッチ法／163　　酢酸撒布下 NBI 観察法／165
　　●症例 1　体中部小彎の 0-IIa 病変／159
　　●症例 2　体上部小彎の 0-IIa 病変／161
　　●症例 3　前庭部小彎の EMR 瘢痕部／164
　　●症例 4　前庭部後壁の 0-IIa 病変／165

6）AFI ....上堂文也　168
　　自家蛍光内視鏡とは／168　　AFI による背景粘膜の色調（萎縮性胃炎の診断）／169
　　早期胃癌の AFI 画像／170　　AFI による早期胃癌のひろがり診断能／172
　　手技・観察のコツと注意点／173
　　●症例　幽門前部小彎の隆起性病変／173

7）FICE ·· 阿治部弘成，山本博徳　176
　　FICE の原理・特徴／176　　早期胃癌の側方進展範囲診断の実際／177
　　FICE 拡大観察時の早期胃癌の所見（表面 structure pattern，微小血管）／178
- 症例 1　胃前庭部小彎の 0-IIa 病変／178
- 症例 2　胃角小彎の 0-IIa 病変／180

8）i-scan ·· 小田島慎也，藤城光弘，小池和彦　182
　　i-scan とは／182　　TE による早期胃癌側方進展範囲診断（非拡大）／184
　　TE-g による胃癌側方進展診断の限界（非拡大）／185
- 症例 1　非拡大観察症例：TE-g 使用／185
- 症例 2　拡大内視鏡（プロトタイプ）観察症例：TE-r 使用／187

5．超音波内視鏡による深達度診断　191
長南明道，三島利之，三宅直人

　EUS 機器／191
　EUS による正常胃壁の基本層構造／192
　早期胃癌の EUS による深達度診断／193
- 症例 1　UL（−）IIc 型早期胃癌（SM2）／194
- 症例 2　UL（＋）IIc 型早期胃癌（UL-II 合併，SM1）／195
- 症例 3　UL（＋）IIc 型早期胃癌（F-II 合併，SM2）／196
- 症例 4　UL（＋）IIc 型早期胃癌（UL-IV 合併，M）／196

6．Modality 別の組織型，粘液形質診断　199

1）通常内視鏡 ·· 藤崎順子　199
　　通常内視鏡による組織型診断における重要なポイント／199　　肉眼型／199
　　色調／200　　肉眼型を構成する要因／204　　中分化型腺癌／208
　　酢酸インジゴカルミン法（Acetic acid-Indigocarmine mixture；AIM 法）／208
- 症例 1　典型的な分化型癌（発赤を示す病変）／200
- 症例 2　典型的な未分化型癌（褪色を示す病変）／201
- 症例 3・4　褪色を示す病変（胃底腺領域，萎縮領域）／201
- 症例 5　発赤調を呈する低分化腺癌／203
- 症例 6　分化型癌の特徴を示す陥凹型病変／205
- 症例 7　未分化型癌の特徴を示す陥凹型病変／207
- 症例 8　胃体下部前壁の IIb 病変／208
- 症例 9　前庭部小彎の IIa 病変／209

2）NBI 拡大 ·· 小山恒男　211
　　内視鏡医が知っておくべき胃粘膜の病理学的所見／211
　　NBI 拡大内視鏡での観察ポイント／212
　　組織型診断の Strategy／219

3）粘液形質の診断（拡大内視鏡の立場から）……………小林正明，竹内　学，味岡洋一　223
　　粘液形質診断の意義／223　　胃型腺癌の通常内視鏡所見／224
　　NBI 拡大内視鏡所見の基本パターン／224　　粘液形質と NBI 拡大内視鏡所見／226
　　NBI 拡大内視鏡による形質診断の実際／228
　　●症例 1　胃体部前壁小彎の境界不明瞭な 0-IIb＋IIa 型病変／225
　　●症例 2　胃体上部前壁の 0-I 型病変／226
　　●症例 3　胃体中部小彎の 0-IIa 型病変／227
　　●症例 4　胃体中部小彎の 0-IIa 型病変／229

7．早期胃癌の鑑別診断　　231

1）ポリープ………………………………………………………岸埜高明，小山恒男　231
　　定義／231　　肉眼形態分類／231
　　内視鏡所見と診断のポイント／232　　癌を鑑別するための Strategy／237
　　●症例 1　胃底腺ポリープ／233
　　●症例 2　胃過形成性ポリープ／234
　　●症例 3　癌を合併した過形成性ポリープ／235
　　●症例 4　0-I 型早期胃癌／236

2）腺　　腫………………………………………………小林正明，竹内　学，西倉　健　238
　　通常内視鏡観察／238　　臨床的対応／240
　　病理学的所見／240　　拡大内視鏡観察／242
　　●症例 1　胃体下部前壁の 0-IIa 様病変／239
　　●症例 2　胃前庭部後壁の 0-IIa 型病変／241
　　●症例 3　胃体下部後壁の 0-IIa 型病変／243

3）胃潰瘍……………………………………………………………友利彰寿，小山恒男　245
　　定義／245　　潰瘍の分類／245
　　潰瘍型早期胃癌（0-III 型，0-III＋IIc 型）との鑑別／250
　　潰瘍性病変に対する内視鏡観察の Strategy／252
　　●症例　出血性潰瘍を契機に発見された未分化型粘膜下層癌の 1 例／250

4）びらん等の陥凹性病変 ……………………………………………………篠原知明　253
　　Modality の選択と観察ポイント／253　　鑑別診断のアルゴリズム／254
　　胃癌鑑別診断の Strategy／260
　　●症例 1　0-IIc 型高分化型管状腺癌／256
　　●症例 2　びらん／256
　　●症例 3　0-IIc 型高分化型管状腺癌／257
　　●症例 4　陥凹型腸上皮化生／257
　　●症例 5　0-IIc 型印環細胞癌／258
　　●症例 6　0-IIc 型中分化型管状腺癌／258
　　●症例 7　MALT リンパ腫／259

- 症例 8　限局性萎縮／259
- 症例 9　びらん／260

5）胃　　炎 ……………………………………………春間　賢, 鎌田智有, 井上和彦　261

胃癌リスクとしての H. pylori 感染／261　　組織学的胃炎と胃癌リスクの評価／262
未分化型胃癌の背景胃粘膜／265

- 症例 1　除菌後に診断できた 0-IIc 型胃癌／263
- 症例 2　H. pylori 陰性胃粘膜に認められた，胃角大彎の 0-IIb 胃癌／264
- 症例 3　胃体部の未分化型胃癌と鳥肌胃炎の合併例／267

6）胃リンパ腫 …………………………………………………中村昌太郎, 松本主之　269

胃悪性リンパ腫の肉眼分類／269　　胃 MALT リンパ腫の内視鏡所見／269
胃 MALT リンパ腫と胃癌との鑑別／270　　胃 DLBCL と胃癌との鑑別／273
鑑別のための Strategy／274

- 症例 1　IIc 型早期胃癌に類似した胃 MALT リンパ腫／271
- 症例 2　IIc 型早期胃癌に類似した胃 MALT リンパ腫／272
- 症例 3　I 型早期胃癌に類似した胃 MALT リンパ腫／272
- 症例 4　2 型進行胃癌が疑われた胃 DLBCL／273
- 症例 5　DLBCL に類似した 2 型進行胃癌／273

7）カルチノイド ………………………………………竹内　学, 佐藤祐一, 小林正明　275

内視鏡的特徴／282　　臨床病型分類（背景粘膜や全身疾患との関連を含め）／283
治療方針／284　　他疾患との鑑別／284

- 症例 1　高度の萎縮性胃炎を伴う発赤調多発隆起性病変／276
- 症例 2　高度の萎縮性胃炎を伴う 5 mm 大の発赤調軽度隆起性病変／280

8）SMT ……………………………………………………………長屋匡信, 赤松泰次　286

粘膜下腫瘍（SMT）／286　　SMT 様形態を示す胃癌／291
SMT と SMT 様癌の鑑別ポイント／291　　SMT 様形態を示す胃癌／292

- 症例 1　GIST／288
- 症例 2　迷入膵／289
- 症例 3　炎症性類線維ポリープ（IFP）／290
- 症例 4　充実型低分化型腺癌／292
- 症例 5　EBV 関連胃癌／293
- 症例 6　粘液癌／295
- 症例 7　粘膜下層へ浸潤した分化型癌／296

8．生検診断　　297

1）正しい生検採取法　………………………………………………………小山恒男　297

生検採取の Modality／297　　生検採取の Strategy／298
生検診断の限界（採取部位，表層生検，微小標本，炎症異型）／301
正しい依頼書の書き方——病理医はどこに注目しているのか？／302
内視鏡診断と生検診断が異なった場合／302
- 症例 1　目立つ隆起を伴った平坦隆起型病変／299
- 症例 2　潰瘍合併病変の鑑別診断／300
- 症例 3　生検採取部位の記録を残す／303

2）EUS-FNA　………………………………………………………吉永繁高，九嶋亮治　305

適応／305　　手技の実際／309　　偶発症／311
- 症例 1　早期胃癌内視鏡治療前に縦隔リンパ節腫大を指摘された 1 例／306
- 症例 2　適応拡大病変に対する内視鏡切除後に腹部リンパ節腫大を認めた 1 例／308
- 症例 3　適応外病変に対する内視鏡切除後に腹部リンパ節腫大を認めた 1 例／308

第3章　治　療

1．ESD の適応　　315
萩原朋子，滝沢耕平，小野裕之

ESD 適応の原則／315
絶対適応病変／316
ESD 適応拡大に向けて／316
胃癌治療ガイドライン第 3 版による適応拡大病変／317
ESD 適応拡大（分化型）に関する臨床試験／318
ESD 適応拡大（未分化型）に関する臨床試験／318
今後の課題／319

2．腹腔鏡下手術の適応　　321
井上晴洋，小鷹紀子，工藤進英

早期胃癌術前診断の現状／321
ESD 後に追加治療として外科手術を必要とする場合／322
当院における腹腔鏡下胃切除術の現況／323
胃全層切除術（CLEAN-NET）の実際／323

索　引 …………… 329

第1章

病　理

1 マクロ診断

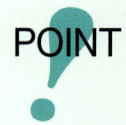

POINT
- 胃マクロ診断の基本となるマクロ所見は，① 病変の高低，② 表面性状（粘膜模様，病変辺縁の性状），③ 病変の色調，光沢感である．
- 胃癌は分化型と未分化型の組織型の違いにより肉眼形態学的に多くの差異があり，その差を理解することが胃癌のマクロ診断・画像診断に非常に役に立つ．
- 萎縮性胃炎（慢性胃炎）のひろがり（腺境界）や程度はマクロ診断可能である．背景粘膜の萎縮性胃炎をマクロ的（内視鏡的）に評価することは，胃病変の鑑別に役立つ．

　近年，胃疾患に対する検査法および治療法の進歩はめざましく，それに伴い胃疾患の画像診断学の重要性は従来にも増して，高まっている．消化管疾患の画像診断学とは，病変の画像所見から病変の病理組織所見を推理する作業といっても過言ではない．画像診断の検証には，画像診断を切除胃のミクロ診断と対比することが必要である．しかし，画像診断とミクロ診断とを直接対比することはできない．マクロ診断は両者の仲介役であり，重要な役どころを担っている．また，胃癌切除材料の標本作製の際，より少ない切り出し本数で，必要十分な胃癌の病理学的所見を得るためには，正確なマクロ診断に基づく切り出しが要求されるのは当然のことである．
　本稿では胃のマクロ診断学について，胃癌を中心に述べる．

胃マクロ診断の基本（図1）

　胃マクロ診断は粘膜面からのものと，漿膜面からのものがあるが，胃癌の診断では粘膜面からの診断が重要である．また，胃マクロ診断は「全体の観察」と「限局性病変の診断」に大別される．「全体の観察」では，外形の異常（変形，形成異常，巨大皺襞），びまん性病変の診断，萎縮性胃炎の評価（範囲・分布，程度，質）などを行う．「限局性病変の診断」はさらに，「存在診断」と「質的診断」に分かれる．胃癌の診断に関しての「質的診断」には，肉眼型，他疾患（良性疾患，悪性リンパ腫など）との鑑別，癌の進展範囲（粘膜内，粘膜下），深達度診断，組織型の推測などが挙げられる．

```
全体の観察 ──┬→ 外形の異常 ──┬→ 変形
            │                ├→ 形成異常
            │                └→ 巨大皺襞
            ├→ びまん性病変の診断
            └→ 萎縮性胃炎の評価 ┬→ 範囲・分布
                                 ├→ 程度
                                 └→ 質

限局性病変 ┬→ 存在診断
の診断     └→ 質的診断 ┬→ 肉眼型
           （胃癌の場合）├→ 他疾患との鑑別
                        ├→ 癌の進展範囲
                        ├→ 深達度診断
                        └→ 組織型
```

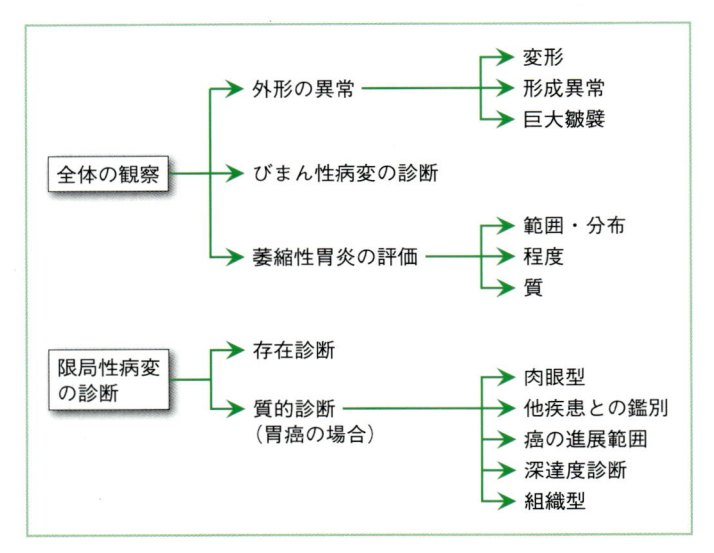

図1 胃マクロ診断の基本

表1 分化型腺癌と未分化型腺癌の生物学的特性・マクロ像の差異

	分化型腺癌	未分化型腺癌
増殖様式	膨張性発育	びまん性浸潤
周囲組織への影響	圧排性増殖	破壊性増殖
増殖スピード	緩徐	急速
粘膜内癌の肉眼形態	隆起形成 （Ⅱa型，Ⅰ型が主体だが，Ⅱc型も存在する）	陥凹形成 （大多数はⅡc型で，隆起型癌を呈することはきわめてまれ）

　マクロ診断の基本となるマクロ所見は，① 病変の高低，② 表面性状（粘膜模様，病変辺縁の性状），③ 病変の色調・光沢感，の3要素に分けることが可能で，これらの3要素の組み合わせで診断を行う．この作業は通常内視鏡での診断と変わりなく，色調を除けば胃X線造影検査による診断とも同じである．

胃癌組織の基礎知識（分化型腺癌と未分化型腺癌）

　胃腺癌の組織型は腺管形成の有無によって，腺管形成の「ある」分化型腺癌と腺管形成が「乏しい」か「ない」未分化型腺癌の二つのカテゴリーに分類される．両者は異なった生物学的特性を示し，マクロ像も異なっている[1]．**分化型腺癌は腺管が分裂，分岐，吻合しながら増殖するので，膨張性の発育をしやすく，早期癌では隆起型（0-Ⅱa型や0-Ⅰ型）を呈することが多い**．未分化型腺癌では，癌細胞がばらばらに浸潤性に増殖し，周囲組織を破壊しながら進展する．したがって，**未分化型腺癌が粘膜内で増殖する際は，粘膜を破壊しびらんを形成し，ほとんどの場合，陥凹を呈する**．表1に分化型腺癌と未分化型腺癌の生物学的特性・マクロ像の差異を提示した．

マクロ所見の取り方と組織学的解析

1. 高低差

1）隆起性病変

　胃癌取扱い規約では隆起性癌を丈の高さにより，低い隆起である 0-Ⅱa 型と高い隆起である 0-Ⅰ 型に分類される．両者の丈の高さの境界は 2～3 mm とされている[2]．**隆起型早期癌の大多数は 0-Ⅱa 型であり，0-Ⅰ 型は比較的少ない**．腺腫はほぼすべてが隆起型の形態を示し，大多数は 0-Ⅱa 型であり，0-Ⅰ 型は比較的少ない．胃に発生する隆起型病変全体でみると，0-Ⅰ 型の丈の高い病変を示す病変の多くは過形成性ポリープで，とくに腺窩上皮型の過形成性ポリープは発赤の目立つ亜有茎性～有茎性の大きな丈の高い隆起を呈するものが多い．

　胃隆起性病変の山田分類では，隆起性病変を立ち上がりの形態に従って，境界が不明瞭で，くびれのない山田Ⅰ型，境界は明瞭だが，くびれのない山田Ⅱ型，くびれのある山田Ⅲ型，有茎性の山田Ⅳ型，に4分類している．この**山田分類は，隆起性病変の鑑別に役立つ**．すなわち，山田Ⅰ型の隆起は粘膜下腫瘍のように腫瘍が粘膜下に発育していることを示す所見であるし，山田Ⅳ型隆起は，先述のように，大多数が腺窩上皮型の過形成性ポリープである．

2）陥凹性病変

　「陥凹」とは，周囲よりも，くぼんでいる（へこんでいる）状態を表す用語で，病名ではない．消化管粘膜層の厚さは，胃粘膜で約 1.2 mm（1,200 μm），大腸粘膜で約 0.6 mm（600 μm）である．粘膜層の厚さまでの陥凹を「浅い陥凹」，粘膜層の厚さよりも深い陥凹を「深い陥凹」と定義すると，その境界は約 1 mm となり，**画像診断上は 1 mm までの陥凹が「浅い陥凹」，1 mm よりも深い陥凹が「深い陥凹」**となる．

　消化管壁の粘膜層を含む組織欠損を潰瘍という（狭義には粘膜層を越える欠損のみを潰瘍とする）．組織欠損が粘膜層のみにとどまる浅い潰瘍をびらんという．村上は潰瘍を深さ（組織欠損が消化管壁のどの層まで及んでいるか）によって Ul Ⅰ～Ⅳ に分類している〔Ul Ⅰ：粘膜層にとどまる（びらん）．Ul Ⅱ：粘膜下層に及ぶ．Ul Ⅲ：固有筋層に及ぶ．Ul Ⅳ：固有筋層を越える〕．潰瘍底が粘膜に完全に被覆され，治癒した状態を潰瘍瘢痕と呼ぶ．

　欠損した粘膜は再生して治癒するが，欠損した平滑筋細胞はほとんど再生せず，線維組織で置き換わる．線維組織は消化管壁の伸展性を損ない，硬化するので，その結果「ひだ集中」が形成される．Ul Ⅱ以上の潰瘍では粘膜筋板ないし固有筋層の平滑筋細胞の欠損を伴うので，治癒過程で「ひだ集中」が形成される．びらんは平滑筋細胞の欠損を伴わないので，治癒しても「ひだ集中」はみられない．**「ひだ集中」を伴う早期癌は，その癌巣内に消化性潰瘍（瘢痕）を伴っている**．びらん・潰瘍は狭義には消化性のものを指すが，粘膜固有層を浸潤する癌の表面に形成されるびらん性変化を**「癌性びらん」**，深部に浸潤した癌の表面が自壊し潰瘍が形成された場合を**「癌性潰瘍」**として，消化性びらん・潰瘍と区別されることがある．癌性びらんの代表的な病変としては，低分化腺癌の 0-Ⅱc 陥凹であり，癌性潰瘍の代表的病変としては 2 型癌や 3 型癌のクレーターが挙げ

られる．0-Ⅲ型癌は消化性潰瘍の周囲に癌が存在する状態で，潰瘍底に癌の浸潤はなく，癌性潰瘍とは異なる．

2．表面性状

1）胃小区模様の変化

胃小区模様は胃粘膜表面にみられる浅い溝状の陥凹によって描かれる亀甲模様様あるいは石畳状の模様で，**亀甲模様の形作る1個の単位が胃小区である**[3]．過形成性ポリープやPeutz-Jeghers症候群のポリープなどの非腫瘍性の隆起性病変はびらんや潰瘍を形成していなければ，基本的に隆起表面には胃小区模様がみられる．腫瘍性隆起でも，粘膜内に発育する**分化型腺癌や腺腫などの腺管を形成して増殖する上皮性腫瘍の場合は，隆起表面に腫瘍腺管が作る胃小区模様が認められる**．一方，未分化型腺癌は既存の非腫瘍性粘膜を破壊しながら粘膜層を浸潤するので，**胃小区模様は不明瞭となり，最後には消失する**．非上皮性腫瘍は一般的に隆起型の肉眼像を示し，粘膜下腫瘍の形態を呈する．したがって，非上皮性腫瘍は非腫瘍性粘膜に被覆されており，当然ながら隆起周囲の非腫瘍性粘膜と同様の胃小区模様を伴っている．

非腫瘍性粘膜の形成する小区模様と，分化型腺癌や腺腫などの腺管形成性上皮性腫瘍の形成する小区模様の肉眼形態の差異は，後者の形態には「不整」がみられることである．胃小区模様の形態の「不整」には，個々の小区の形状の「不規則性」「いびつさ」と胃小区模様同士の大きさの不均一性・大小不同の二つの要素がある．**胃小区模様の不整の程度は腺管形成性上皮性腫瘍の異型度と正の相関を示す**．すなわち，腺腫～低異型度分化型腺癌～高異型度分化型腺癌の順序で胃小区模様の不整は高度になる．**癌の組織型の違いにより，胃小区模様の変化のパターンに差が認められる**（表2）．

胃小区模様とは異なる表面性状のパターンとして，脳回状・乳頭状・絨毛状・帽針頭状の構造が挙げられる．これらの表面性状のパターンはいずれも，非腫瘍性病変・腫瘍性病変を問わず，組織学的に上皮細胞が**絨毛状あるいは乳頭状（絨毛状＋管状）の構造をとって増殖している**ことを表す．絨毛状あるいは乳頭状の増殖を示す病変として，非腫瘍性病変では腺窩上皮型の過形成性ポリープ，Peutz-Jeghers症候群のポリープ，良性巨大皺襞症などが挙げられ，腫瘍性病変としては管状絨毛腺腫，絨毛腺腫，乳頭腺癌がある．

2）陥凹の形態

前記のごとく，分化型腺癌，未分化型腺癌ともにⅡc型癌を呈することがある．**胃の0-Ⅱc型陥凹癌は分化腺型と未分化腺型の組織型の違いにより肉眼形態学的に多くの差**

表2　胃癌の組織型と胃小区模様の変化

組織型	胃小区模様の変化
分化型腺癌（高分化）	不整，粗大化
分化型腺癌（中分化）	不整，微細化～不明瞭化
未分化型腺癌	不明瞭化，消失

表3　分化型腺癌IIcと未分化型腺癌IIcの形態像の違い

	分化型腺癌	未分化型腺癌
陥凹面		
深さ	浅い	深い
表面性状	アレア模様あり	びらん状
インゼル	まれ	高頻度
陥凹辺縁		
性状	不明瞭，なだらか	明瞭，断崖状
形状	鋸歯状，星芒状	平滑（蚕食像は著明）

異があり，その差を理解することが胃癌の画像診断に非常に役に立つ．表3に分化型腺癌のIIcと未分化型腺癌のIIcの形態像の違いを提示した．

3）蚕食像

蚕食像とは癌の辺縁の細かい不整を表す用語で，癌組織が粘膜内を非常に不規則に浸潤した結果生じるマクロ所見である．その不整像は鋸歯状，星芒状などの言葉で表されるような「大きな」不整ではなく，リアス式海岸に例えられる非常に細かな稜線の入り組みであり，それを蚕が桑の葉を食べた跡に例えられる．**蚕食像は，癌のうちでは，隆起型癌よりも陥凹型癌に，分化型腺癌よりも未分化型腺癌に高頻度に認められる**．また，粘膜内癌にみられる所見なので，癌の深達度を考える場合，病変内で蚕食像が認められる部位には粘膜内を増殖する癌組織が存在することを表す．**蚕食像は癌に特異的な所見**なので，IIc型癌と潰瘍瘢痕・びらんなどの非腫瘍性陥凹との鑑別に有用である．また，蚕食像は，癌と悪性リンパ腫との鑑別にも役立つ所見でもある．

　胃悪性リンパ腫は比較的まれな疾患ではあるが，胃に発生する悪性腫瘍としては癌（腺癌）に次ぐ頻度である．悪性リンパ腫は癌に類似した肉眼形態を示すので，画像診断上，癌との鑑別診断が常に問題となる．悪性リンパ腫の肉眼所見の基本像を以下に示す．

① 深達度の浅い病変（表層型）は早期胃癌に，深い病変は進行胃癌に類似する．
② 粘膜下腫瘍様の性格を示す部分がみられる．
③ 深達度の浅い病変（表層型）は（癌に比べると）病変の境界が不明瞭である．
④ 潰瘍形成を伴う場合，潰瘍底は平坦で，その表面は比較的厚く均一な白苔で覆われることが多い（豚脂様白苔）．
⑤ 潰瘍縁は緊満し，平滑な円弧状の辺縁を示し，蚕食像を欠く．
⑥ （同じくらいの腫瘍径の浸潤癌に比べると）胃壁の伸展性は保たれ，変形が少ない．
⑦ びらん・潰瘍・IIc様陥凹・顆粒状隆起・粘膜下腫瘍様隆起などの多彩な肉眼像が組み合わさった複雑な形態を示すことも少なくない．
⑧ 近傍に病変が多発することもまれではない．

4）インゼル

　IIc陥凹内の顆粒状隆起をインゼルと呼ぶ．**インゼルは癌に比較的特異的な所見**なので，他疾患との鑑別に有用である．インゼルには以下に示す肉眼的特徴がみられる．IIc

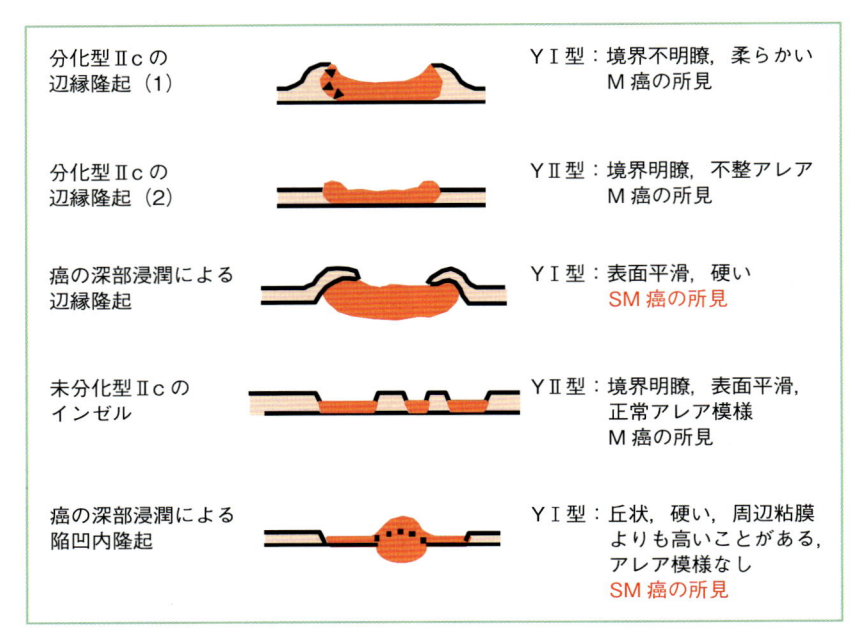

分化型Ⅱcの辺縁隆起（1）		YⅠ型：境界不明瞭，柔らかいM癌の所見
分化型Ⅱcの辺縁隆起（2）		YⅡ型：境界明瞭，不整アレアM癌の所見
癌の深部浸潤による辺縁隆起		YⅠ型：表面平滑，硬いSM癌の所見
未分化型Ⅱcのインゼル		YⅡ型：境界明瞭，表面平滑，正常アレア模様M癌の所見
癌の深部浸潤による陥凹内隆起		YⅠ型：丘状，硬い，周辺粘膜よりも高いことがある，アレア模様なしSM癌の所見

図2 Ⅱc型陥凹型胃癌に伴う隆起の種類とその割面像

陥凹内で未分化型腺癌の浸潤のない，あるいは浸潤の少ない粘膜がびらんを形成せず，癌浸潤の多いびらん部に比べ**相対的に隆起**してみえる構造がインゼルであることを考慮すると，インゼルの肉眼的特徴が理解しやすい．

【インゼルの肉眼的特徴】
・Ⅱcの周囲非腫瘍粘膜と同じ高さ
・明瞭な境界
・表面が平坦
・多発することが多い
・しばしば，ひだの集中点にみられる
・未分化型Ⅱcにみられることが多い
・深達度の深い癌にはみられず，粘膜内癌にみられる

Ⅱc型陥凹型胃癌に伴う隆起の要素はインゼルのほかにも数種類のものがあり，それぞれが特徴的な肉眼所見を有している．その成り立ちを考慮すれば，癌の画像診断（範囲診断，深達度診断，組織型の推測など）に有用な手助けとなる（図2）．

5）色　　調

胃癌のマクロ診断において，色調と一言にいっても多種多様な色の要素が含まれているが，もっとも重要なのは赤（新鮮標本では赤色であるが，固定標本では褐色）と白，すなわち，**発赤と褪色**である．組織の赤色は赤血球の赤色を反映したものであり，一般的に，血管が密に存在する組織は赤色調で，血管が疎あるいは存在しない組織は褪色を呈する．褪色を呈する組織の例として，線維化巣，浮腫を伴う組織，粘液に富む組織，充実性の細胞集塊などが挙げられる．胃粘膜内癌の表面の色調は，**分化型腺癌は発赤を呈することが多く，未分化型腺癌は褪色を示す頻度が高い．**

表4 胃癌の組織型と色調

組織型	色調
分化型腺癌（腸型）	発赤調
分化型腺癌（胃型）	正色調〜褪色調
未分化型腺癌	褪色調

　胃粘膜内で毛細血管は腺管周囲の粘膜固有層に存在する．粘膜内を置換性に発育する分化型腺癌も癌腺管周囲の粘膜固有層を有しており，同部には毛細血管が存在している．分化型腺癌は正常胃粘膜よりも腺管密度が高いのが常なので，腺管周囲の粘膜固有層に存在する毛細血管の単位面積当りの密度も当然増加する．このために，正常胃粘膜よりも分化型腺癌は相対的に発赤するのである．一方，未分化型腺癌は粘膜固有層を既存の組織構築を破壊しながら浸潤性に進展するので，既存の粘膜固有層の毛細血管は減少し，褪色を呈する．また，細胞質に豊富な粘液を有する印環細胞型の癌細胞が粘膜固有層に増加すること自体も，褪色の成因の一つであろう．

　胃癌の組織型とその色調を表4に示す．胃型（胃腺窩上皮型）の分化型腺癌は，非腫瘍性胃腺窩上皮を模倣した癌で，異型度の低い癌が多く，生検診断の難しい例が少なくない．マクロ診断においても，周囲非腫瘍性粘膜とよく似た色調や表面性状を示し，境界が不明瞭であることがしばしば経験される．

6）光沢感

　光沢感は物質の表面の「つや」を表現する言葉である．表面構造が平滑な場合，照射された光は正反射（鏡面反射）する率が高くなり，光沢感を有するが，表面構造が平滑でなく粗糙な場合は光は乱反射し，光沢感が消失する．消化管の正常粘膜は正常腺管の規則正しい配列によって形成されているので，表面は平滑で光沢感が保たれている．それに反して，**癌組織は無秩序な増殖が常なので，隆起性病変，陥凹性病変，平坦病変を問わず，癌粘膜の表面はミクロのレベルで粗糙となり，光沢感が消失することが多い．**光沢感は非腫瘍性病変と癌の鑑別や癌の粘膜内進展範囲の診断に有用な所見である．

胃癌の粘膜内進展範囲の診断

　胃癌に対する治療として endoscopic submucosal dissection（ESD）を含めた内視鏡的切除や腹腔鏡下手術などの縮小治療が盛んに行われるようになり，術前の正確な癌の粘膜内進展範囲診断がいっそう重要となっている．

　マクロ所見による胃癌の粘膜内進展範囲は，他のマクロ診断と同じく，**① 病変の高低，② 表面性状（粘膜模様，病変辺縁の性状），③ 病変の色調・光沢感**の3要素の評価により行う．粘膜内進展範囲の追跡は，通常は「外→内」に行われるが，「外→内」で範囲が不明瞭な場合や，病変が大きい（あるいは大きいと思われる）場合には，「内→外」の追跡も有用である．

　隆起型癌（Ⅰ型，Ⅱa型）の粘膜内進展範囲診断において，周囲粘膜より癌粘膜が明らかに高い場合は，癌の粘膜内進展範囲を推定することが比較的容易である．Ⅱaの境界が

不明瞭になる原因として，絶対的原因としてはIIaの丈が低い場合で，相対的な原因としては，腸上皮化生や腺窩上皮の過形成により，癌周囲非腫瘍性粘膜が隆起し癌の高さが目立たなくなる場合である．隆起型癌は大部分が分化型腺癌であるから，その背景粘膜の多くは慢性胃炎を伴っており，相対的な原因によりIIaの境界が不明瞭なことは少なくない．

陥凹型（IIc型）癌も周囲粘膜より癌粘膜が明らかに陥凹している場合は，癌の粘膜内進展範囲の推定は比較的容易である．IIcの境界が不明瞭になる絶対的原因としてはIIcの深さが浅い場合で，分化型腺癌は浅い陥凹を呈しやすく，しばしば境界不明瞭となる．相対的な原因としては癌周囲粘膜が萎縮により菲薄化し，IIc陥凹と周囲非腫瘍性粘膜との高低差が目立たなくなる場合である．このような場合は，表面性状，病変の色調，光沢感をもとに粘膜内進展範囲診断を行う．癌巣が腺境界をまたいで存在する場合，胃底腺領域では辺縁が明瞭なIIcを呈するのに，中間帯〜幽門腺領域では癌の辺縁境界が不明瞭でIIbを呈する病変がしばしば経験される（図3）．これらの病変では，癌の粘膜内進展部が，萎縮がなく丈の高い胃底腺粘膜領域では相対的に陥凹してみえるが，萎縮性の薄い粘膜である中間帯〜幽門腺領域では高低差がなくなるためIIbを呈する．蚕食像は癌と非癌粘膜との境界にみられる所見なので，**IIc型癌の辺縁境界が不明瞭な場合や，蚕食像を欠く場合は，癌がさらに外側に広がっている，すなわち随伴IIb型癌が存在**していることを疑わなければならない．

IIb型癌は胃癌取扱い規約[2]では隆起や陥凹を伴わず，周囲の非腫瘍粘膜との高低差のない，平坦な病変とされている．したがって，その粘膜内進展範囲診断の頼りになるのは表面構造の変化（色調，胃小区の変化，インゼル様顆粒，光沢感）だけである．ただし，IIb型癌は幸いなことに，単一の肉眼型として発生することはまれで，IIc型癌やIIa型癌の周辺に連続してIIb型癌が存在する，いわゆる「随伴IIb」の形態で認められることが多い．したがって，**癌の陥凹や隆起のさらに外側に「随伴IIb」が存在するか否**

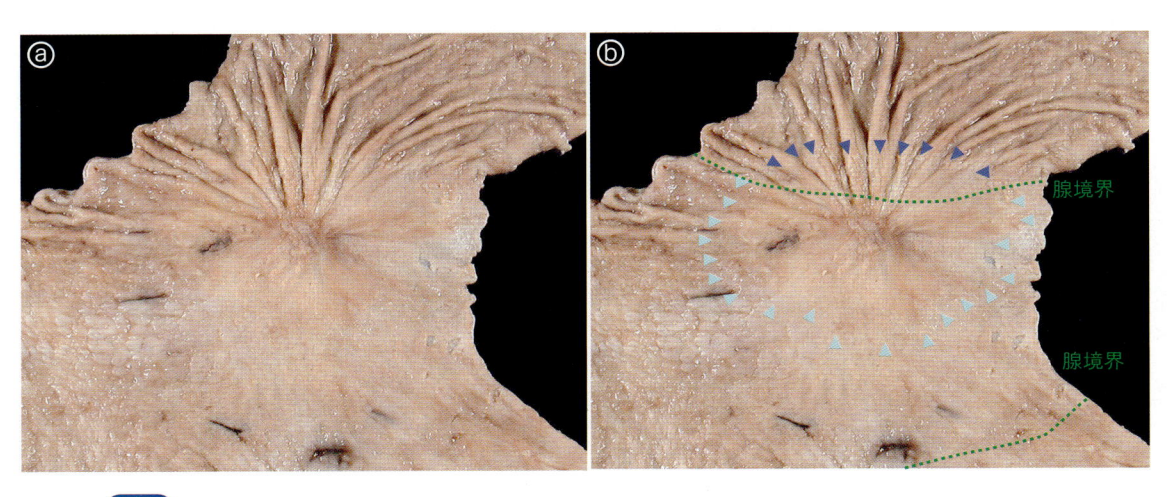

図3
a：腺境界をまたいで胃底腺領域と中間帯〜幽門腺領域に存在する0-IIc+IIb型未分化型腺癌
b：癌の粘膜内進展範囲と腺境界

〔江頭由太郎，他：胃と腸 2010；45：23-37[4]より引用〕

かを判定することが，正確な癌の粘膜内進展範囲の推定に重要である．筆者らの腫瘍径 5 mm 以下の微小癌を除く早期胃癌 645 病変（M 癌 383 病変，SM 癌 262 病変）を対象とした研究で得られた，**胃 IIb 型癌の病理組織学的特徴**を以下に提示する[4]．

　純粋 IIb 癌は 10 病変（1.5％）で，随伴 IIb 癌は 41 病変（6.3％）であった．随伴 IIb 癌を伴うリスクの高い早期胃癌の特徴は，肉眼型は陥凹型で，組織型は未分化型および混合型で，癌巣周囲粘膜が噴門腺領域および中間帯～幽門腺領域，であった．約 90％の随伴 IIb 癌は主病巣の横軸方向（側方）に IIb 癌巣が存在していた．IIb 面を構成する癌は組織学的に①非全層性低分化腺癌―印環細胞癌（non-transmucosal por-sig；NT-porsig），②側方進展型中分化型腺癌（laterally spreading tub2；LS-tub2），③低異型度高分化型腺癌（low-grade tub1；LG-tub1）の 3 群に分類可能であった．IIb 面のマクロ所見の特徴は NT-porsig 型では褪色，胃小区不明瞭化・消失であった．LS-tub2 型では褪色あるいは発赤，胃小区不明瞭化・消失であった．LG-tub1 型では発赤，胃小区明瞭化，胃小区粗大化であった．光沢感消失は，組織型を問わず高頻度で認められた．

　臨床的に粘膜内進展範囲診断を行う際には，これらの**胃 IIb 型癌の臨床病理学的特徴を念頭におき，癌の組織型を考慮する**ことが，診断能の向上につながると考えられる．

胃癌の深達度診断

　深達度とは消化管癌が消化管壁のどの層にまで浸潤しているかを表す度合いである．胃癌に対する治療として内視鏡的切除を中心とした局所治療が盛んに行われるようになった．このような状況下で，胃癌深達度診断のうちでもっとも重要なのは，転移を伴うことのまれな M 癌（SM 微小浸潤癌を含む）と転移を伴う危険性のある SM 深部浸潤癌との鑑別である．マクロ所見による胃癌の深達度診断（M 癌～SM 微小浸潤癌と SM 深部浸潤癌との鑑別）の要点を，隆起型癌（表 5）と陥凹型癌（表 6）に分けてまとめた．

表 5　マクロ所見による隆起型癌の深達度診断

M 癌～SM 微小浸潤癌	壁変形	なし
	腫瘍径	0-I 型の場合，2 cm 以内は大多数が M 癌 0-IIa 型癌の大多数は M 癌
	隆起表面の所見	胃小区模様が保たれる
SM 深部浸潤癌	壁変形	あり（弧の変形，隆起の基部にひだ集中様所見）
	腫瘍径	0-I 型癌の場合，5 cm を超えると SM 癌の頻度が増える． 0-IIa 型癌の場合，4 cm を超えると SM 癌の頻度が増える．
	隆起表面の所見	胃小区模様の癒合・粗大化・消失 限局性の発赤 びらん・潰瘍形成

表6 マクロ所見による陥凹型癌の深達度診断

		分化型腺癌	未分化型腺癌
M癌〜SM微小浸潤	壁変形	なし（ただしUI合併癌の場合は，軽度の変形がみられる）	
	陥凹表面	胃小区模様が保たれる	インゼルが保たれる
	陥凹辺縁	蚕食像が保たれる	
	集中ひだの所見	蚕食像を伴うひだ先端の途絶・段差形成 ひだ先端のやせ・先細り ひだが陥凹内部にまで流入する	
SM深部浸潤癌	壁変形	あり（弧の変形，陥凹面の台状挙上）	
	陥凹表面	胃小区模様の癒合・粗大化 胃小区模様の消失 びらん・潰瘍形成	インゼルの消失 陥凹表面の無構造化 丘状隆起の出現
	陥凹辺縁	蚕食像の消失 粘膜下腫瘍様辺縁隆起の形成	
	集中ひだの所見	ひだ先端の棍棒状腫大 ひだの融合 ひだの環状融合（MP以深・進行癌の可能性が高い）	

萎縮性胃炎（慢性胃炎）のマクロ診断と，その胃癌マクロ診断への応用

1. 腺境界

　正常胃粘膜はそれを構成する固有腺の種類により，幽門腺粘膜，胃底腺粘膜，噴門腺粘膜の3種に分類される．これらの粘膜は，正常の場合あるいは萎縮性胃炎が軽度の場合には，図4のような胃内での分布を示す．幽門腺と胃底腺の境界線を腺境界（萎縮腺境界）と呼ぶ．

2. 萎縮性胃炎とは

　組織学的に萎縮性胃炎は非萎縮性胃底腺粘膜および非萎縮性幽門腺粘膜が萎縮性幽門腺粘膜（あるいは腸上皮化生粘膜）に変化する現象で，この現象は肛門側から口側に進行する．この際，腺境界は萎縮性胃炎の進行に従い口側に移動する（図5）．

3. 腺境界の形態学的特徴（図6）

　腺境界の形態学的特徴を以下に提示する．これらの特徴を指標にすることにより，肉

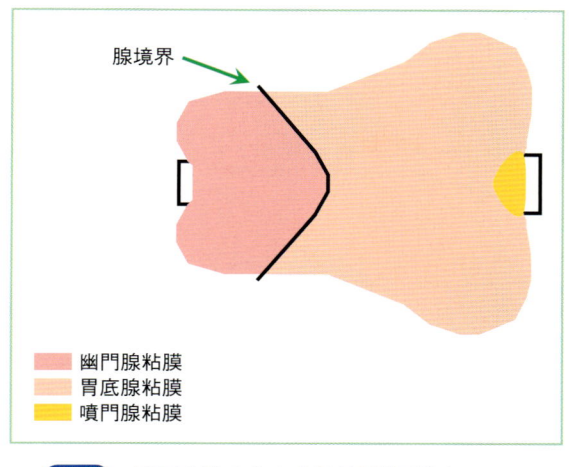

図4 胃固有腺の分布と腺境界（正常あるいは萎縮性胃炎が軽度の場合）

凡例：
- 幽門腺粘膜
- 胃底腺粘膜
- 噴門腺粘膜

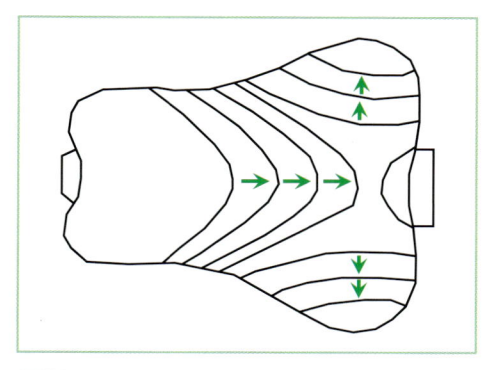

図5 萎縮性胃炎の進行に伴う腺境界の移動

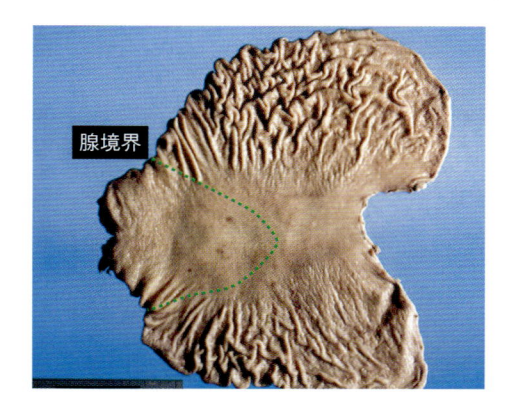

図6 胃マクロ像と腺境界

眼的（内視鏡的）に腺境界を推定することが可能である．
① 口側に凸の山形を呈する．
② 小彎を中心に前・後壁に対称な形を呈する．
③ 萎縮の進行に従い口側に移動する．小彎側が噴門に達すると八の字形を呈する．
④ 肉眼的に大彎のひだの終点を結んだ線が腺境界（F-境界線）に一致する．

4．萎縮性胃炎の程度と胃小区の変化

軽度から中等度の萎縮性胃炎をきたした粘膜の胃小区模様は粗大化，明瞭化する（胃小区間溝は深く，幅が広くなる）．さらに高度の萎縮性胃炎になると，粘膜は菲薄化し，胃小区模様は不明瞭化，消失をきたす．

5．萎縮性胃炎と胃病変

背景粘膜の萎縮性胃炎のひろがり（腺境界）や程度を評価することは，胃病変の鑑別に役立つ（図7，8）．

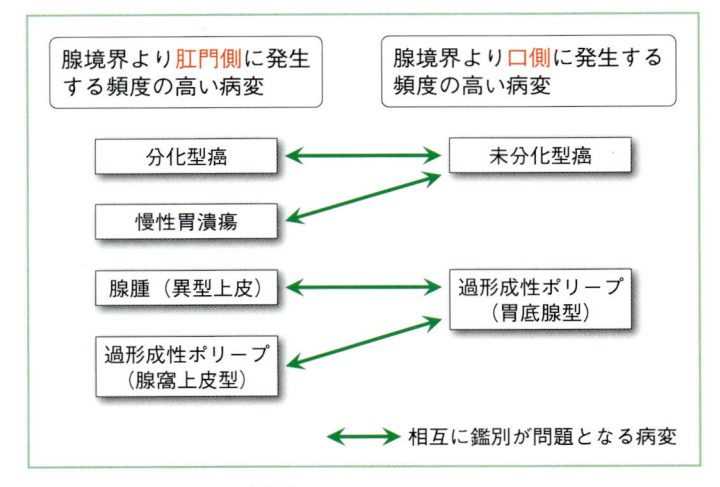

図7 腺境界と胃病変

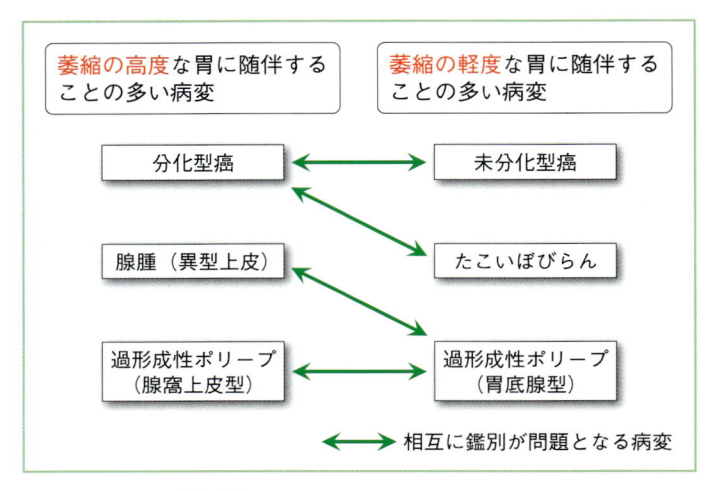

図8 萎縮性胃炎の程度と胃病変

おわりに

　　本稿では，胃癌のマクロ診断を中心に胃マクロ像の読み方について概説した．今回示した内容が，胃癌の画像診断の精度向上に，わずかにでも貢献できるのであれば幸である．

文献

1) 中村恭一：胃癌の構造（第3版）．2005，医学書院，東京
2) 日本胃癌学会 編：胃癌取扱い規約（第13版）．1999，金原書店，東京
3) 八尾恒良 監，「胃と腸」編集委員会 編：胃と腸用語事典．2002，医学書院，東京
4) 江頭由太郎，藤井基嗣，芥川　寛，他：胃IIb型癌の病理組織学的特徴─胃IIb型癌のマクロ像と組織像の対比．胃と腸　2010；45：23-37

（江頭由太郎，芥川　寛，藤井基嗣）

2 粘液形質

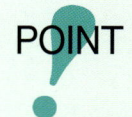

POINT

- 胃腺癌は粘液形質から，胃型，腸型，胃腸混合型および分類不能型に大別される．
- 腸型ないし腸型優位形質の癌は，胃型ないし胃型優位形質の癌と比べ，背景粘膜の腸上皮化生の程度が高い傾向がある．
- 胃型ないし胃型優位形質の癌は，腸型ないし腸型優位形質の癌と比べ，褐色調が弱く褪色調になりやすく，辺縁境界は不明瞭になりやすい傾向がある．
- 粘液形質の種類と頻度に関して異型度別に差異はみられない．
- 低異型度癌は高異型度癌と比べて，色調が減弱し褪色調を呈しやすく辺縁境界の不明瞭な病変が多い．とくに胃型ないし胃型優位形質の低異型度癌ではその傾向が顕著であり，注意を要する．

胃癌の粘液形質分類

　胃癌のほとんどを占める胃腺癌（以下，胃癌と略す）は，消化器癌のなかでも実に多様性に富んでいる．その大きな要因として，組織分化度（高分化型，中分化型，低分化型），粘液形質（胃型，混合型，腸型），異型度（低異型度，高異型度）の異なる構成要素が混在することが挙げられる．

　これまで胃癌は，腸型（intestinal type）とびまん型（diffuse type）とに2分類され取り扱われてきた[1]．これは概ね分化型癌と未分化型癌とに相当するが，分類の根底には，前者は腸上皮化生を経て発生する腸型形質の癌，後者は腸上皮化生を経ずに萎縮固有胃粘膜から発生する癌，との考え方がある．しかしながら1990年代に入ると粘液の主成分たるムチンペプチドに関する構造解析が進み，ムチンコア蛋白に対するモノクローナル抗体が広く利用されるようになり，胃癌の粘液形質について詳細な検討が可能となった．これにより分化型胃癌のなかにも胃型形質を有する癌が少なからず存在し，特徴的な形態や発育様式を呈することや，癌の進行につれて粘液形質が変化しうること[2]~[4]，粘液形質と生物学的悪性度との間に相関がみられること[5]~[7]などがわかってきた．診断時に胃癌の粘液形質を推定することは，内視鏡的切除術の適応やその後の経過観察をするうえで重要な意味をもつ．

1. 粘液形質と粘液形質マーカー

胃癌は癌組織が産生する粘液性状により形質が決定される．粘液の主成分はムチン（mucin）と呼ばれる高分子糖蛋白であり，ムチンは基本的にムチンコア蛋白の種類によって分類することができる．粘液形質の種類によって癌の組織所見は異なり，典型例ではヘマトキシリン・エオジン染色の特徴から粘液形質を大まかに推定することができる．しかし正確な粘液形質の判定には表1に示すようなマーカーを用いる必要がある．すなわち，

1）胃腺窩上皮型マーカー：コア蛋白抗体のMUC5ACとHuman gastric mucin（HGM）が有用である．両者の特性は異なるため，両方を判定に用いることが推奨される．

2）胃幽門腺型マーカー：M-GGMC-1やコア蛋白抗体のMUC6染色が有用である．M-GGMC-1はParadoxical concanavalin AⅢ（ConAⅢ）レクチン染色とほぼ同様の染色態度を示し，MUC6はより幼若な細胞にも陽性となる傾向がある．

3）腸杯細胞型マーカー：コア蛋白抗体のMUC2が有用であり頻用されている．不完全型（大腸型）腸上皮化生や癌腺管において，MUC2とMUC5ACが同時に陽性となる場合（いわゆるハイブリッド細胞）もあるが，幼若な杯細胞の状態を反映しているものと思われる．

4）小腸型マーカー：小腸型形質は刷子縁を有する小腸型吸収上皮の存在が必須である．CD10は本来幼若リンパ球に出現するリンパ球表面マーカーであるが，腎尿細管や腸管の刷子縁に反応性を有することから小腸型腺管の刷子縁同定に利用されている．ただし染色性が不安定な傾向があるので注意が必要である．

表1 胃癌の粘液形質判定に有用なマーカー

粘液形質マーカー	胃型（胃腺窩上皮型）		胃型（胃幽門腺型）			腸型（杯細胞型）	腸型	腸型（小腸型）
マーカー	MUC5AC	HGM	MUC6	M-GGMC-1	Con AⅢ	MUC2	CDX2	CD10
抗体, クローン	CLH2	45M1	CLH5	HIK 1083		Ccp 58	AMT28	56C6
特性	Human MUC5AC coreprotein	Glycoprotein of human gastric mucin	Human MUC6 coreprotein	GlcNAc residue	GlcNAc residue	Human MUC2 coreprotein	Caudal-type homeobox product (transcription factor)	CD10 glycoprotein
陽性部位	胃腺窩上皮		胃幽門腺，噴門腺，副細胞，ブルンナー腺			杯細胞（～前駆細胞）	小腸～大腸上皮細胞	刷子縁
陽性パターン	細胞質	細胞質＞細胞膜	細胞質	細胞質＞細胞膜		細胞質	核	細胞膜
希釈率	1：100	1：50	1：100	1：50		1：500	1：100	1：200
製造元	Novocastra, UK	Novocastra, UK	Novocastra, UK	Kanto Chemical, Jpn		Novocastra, UK	Novocastra, UK	Novocastra, UK

〔文献4）より改変引用〕

CDX2 は，腸管上皮細胞への分化に関与する転写因子をコードし，杯細胞に特異的な MUC2 遺伝子発現を誘導するとされ，CDX2 蛋白は腸管に広く発現する．胃癌で観察される CDX2 陽性所見は形態表現に先行した腸型形質発現を示唆する可能性が高い[8]．しかし CDX2 を他のムチンコア蛋白と同様に取り扱うことの是非について未だ議論がある．

2．粘液形質分類の実際

上述した粘液形質マーカーの組み合わせにより胃癌を① 胃型（胃型形質マーカーのみ陽性），② 胃腸混合型（胃型形質マーカー，腸型形質マーカーいずれも陽性），③ 腸型（腸型形質マーカーのみ陽性），および ④ 分類不能型（いずれのマーカーも陰性）の各形質型に大別することができる．さらに研究者によって種々の分類が提唱されているが，著者らは以下の亜分類を設けている．すなわち，**胃型形質**として，① 胃腺窩上皮型形質（MUC5AC，HGM が陽性），② 幽門腺型形質（MUC6，M-GGMC-1，ConAⅢが陽性．通常，腺窩上皮型マーカーも同時に陽性を示す），**胃腸混合型形質**として，① 胃型優位形質（胃型マーカー陽性率が腸型マーカー陽性率よりも優勢），② 腸型優位形質（腸型マーカー陽性率が胃型マーカー陽性率よりも優勢），**腸型形質**として，① 大腸型形質（MUC2 は陽性だが CD10 は陰性），② 小腸型形質（刷子縁マーカー CD10 が陽性）をそれぞれ亜分類している（表2）．

胃における粘液形質別頻度は年代や報告者によりばらつきがあるが，用いた形質マーカーの種類あるいは陽性反応のカットオフ値（著者を含めて多くは 5〜10％ を採用）の違いが主たる原因と考えられる．これまでの報告では概ね，胃型形質癌の頻度は約 15〜30％ 程度とされている．分化型早期胃癌 659 例を用いた自験例による集計では，胃型 19.3％，胃腸混合型 36.9％（胃型優位 17.5％，腸型優位 19.4％），腸型 43.8％ であ

表2 胃癌の粘液形質判定

粘液形質	免疫組織化学・粘液染色			
	HGM MUC5AC	MUC6 M-GGMC-1 Con AⅢ	MUC2 CDX2	CD10
胃型形質 　腺窩上皮型 　幽門腺型	＋ ＋	－ ＋	－ －	－ －
胃腸混合型 　胃型優位 　腸型優位	＋ and/or ＋ and/or	＋ ＞ ＋ ＜	＋ and/or ＋ and/or	＋ ＋
腸型形質 　大腸型 　小腸型	－ －	－ －	＋ ＋	－ ＋
分類不能型	－	－	－	－

カットオフ値，5％≦

る．胃型形質癌と胃型優位形質癌は 36.8％ に上ることになり，従来腸型と同義に考えられていた分化型腺癌のなかにも，多くの胃型形質癌が含まれることがわかる．

粘液形質別にみた胃癌の病理学的特徴

1．病理組織学的特徴

1）腸型（優位）形質癌

典型的な腸型形質の癌は，腸上皮化生腺管に類似した比較的直線的な構造を呈する．一般に細胞質は暗調で好酸性が強く，杯細胞への分化が種々の程度にみられる．小腸型では刷子縁構造が観察されるが，症例によっては不明瞭な場合もあり CD10 染色施行後に明らかになることもある．また腺腫と異なり，パネート細胞が多数出現することはまれである（図1）．

腸型優位形質癌では癌組織の上部に腸型形質，下部ないし深部に幽門腺型形質の層構造をとるタイプや，層構造が不明瞭で一見，腸型形質の癌組織に胃型形質マーカーがモザイク状に陽性となるタイプなどがある．

2）胃型（優位）形質癌

一方，胃型形質癌には腺窩上皮型形質癌と幽門腺型形質癌とが含まれる．典型的な腺窩上皮型では胃固有腺窩上皮に類似した乳頭状の腺管増生がみられる．構成細胞の細胞質は明るく透明ないし弱好酸性である．細胞質には MUC5AC ないし HGM が陽性である（図2）．幽門腺型では胃幽門腺に類似した組織構造が認められ，構成細胞は立方状で明るい細胞質を有する．核は腫大し配列の乱れを伴い核小体は明瞭なことが多いが，低異型度の場合には非腫瘍性幽門腺との鑑別に注意を要する場合もある．通常，癌組織上部には腺窩上皮型形質癌を伴い，非癌粘膜でみられるのと同様な層構造を呈する．腺窩上皮型，幽門腺型いずれにしても，腸型形質癌のような直線的な腺管構造は目立たないことが多い．

胃型優位形質癌では癌の下部ないし深部に幽門腺型，上部に腸型の層構造をとること

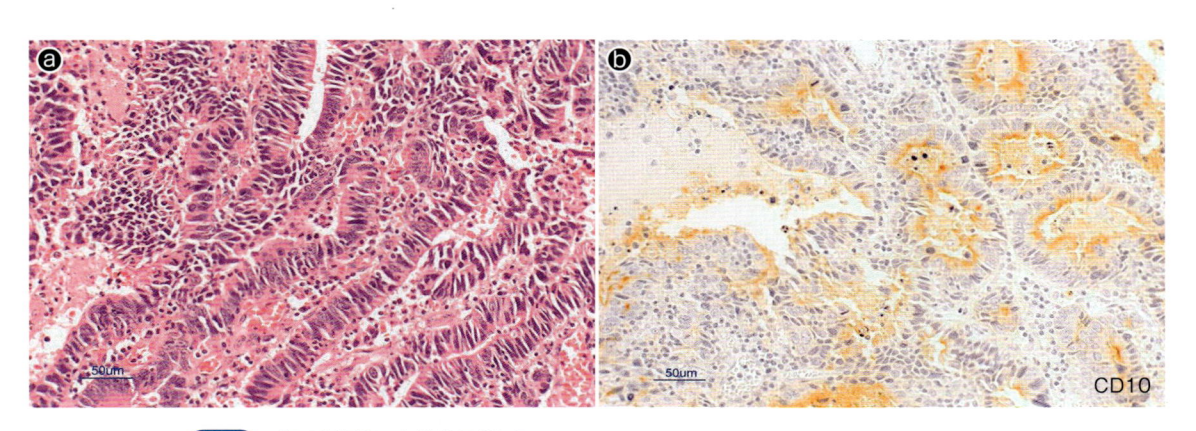

図1 腸型形質の高分化型腺癌
a：腸上皮に類似した直線的な構造がみられ細胞質は暗調である（HE 染色）．
b：癌腺管管腔側に CD10 陽性の明瞭な刷子縁構造がみられる（CD10 免疫染色）．

図2 胃型形質の高分化型腺癌
a：胃腺窩上皮に類似した乳頭状の腺管増生が目立ち細胞質は明調である（HE染色）．
b：胃腺窩上皮型マーカーMUC5ACのびまん性発現がみられる（MUC5AC免疫染色）．

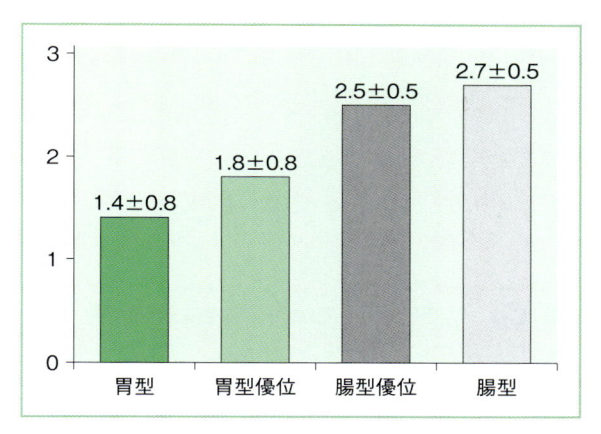

図3 小胃癌および微小胃癌の周囲粘膜における粘液形質別にみた腸上皮化生指数

も多い．これは慢性胃炎でみられるように深部に(偽)幽門腺を残した腸上皮化生腺管の構造に類似している．また一見して胃型形質癌にみえてもMUC2陽性細胞がモザイク状に混在する場合もある．

2．背景粘膜

　微小胃癌（最大径5mm以下）および小胃癌（最大径10mm以下）は胃癌の発生初期を反映すると考えられる．これらの自験例484病変を用いた検討では，腸型形質癌の周囲5mm以内の背景粘膜の97.0％で中等度ないし高度な腸上皮化生が認められたが，胃型形質癌の周囲粘膜では腸上皮化生の程度は半数以上で軽度であった．またシドニーシステムに準じて算定した腸上皮化生指数は腸型形質癌で2.7±0.5，腸型優位形質癌で2.5±0.5あり，いずれも胃型形質癌の1.4±0.8および胃型優位形質癌の1.8±0.8に比べて有意に高率であった（図3）．さらに腸型形質癌では29.7％において癌組織内部に

種々の程度で腸上皮化生成分が残存していたのに対して，胃型形質癌では腸上皮化生成分の混在はみられなかった．間接的ではあるが，背景粘膜における腸上皮化生の程度は，癌の形質を推定するうえで有用な所見といえよう．

粘液形質別にみた胃癌の肉眼的特徴

粘液形質によって病理組織像が異なるように，肉眼像にも特徴的な所見がみられる．表3～5は，自験例早期胃癌症例を対象に隆起型（0-Ⅰ, 0-Ⅱa），平坦型（0-Ⅱb），陥

表3　粘液形質からみた早期胃癌の肉眼所見（隆起型）

粘液形質	n	色調		辺縁境界	
		褐色調	褪色調	明瞭	不明瞭
胃型形質	26	13 (50.0)	13 (50.0)[a]	21 (80.8)	5 (19.2)
胃型優位形質	18	7 (38.9)	11 (61.1)[b]	15 (83.3)	3 (16.7)
腸型優位形質	19	16 (84.2)	3 (15.8)[c]	16 (84.2)	3 (15.8)
腸型形質	64	52 (81.3)	12 (18.8)[d]	55 (85.9)	9 (14.1)
計	127	88 (69.3)	39 (30.7)	107 (84.3)	20 (15.7)

a vs. d, b vs. d；$p<0.01$；a vs. c, b vs. c；$p<0.05$
（　）：%

表4　粘液形質からみた早期胃癌の肉眼所見（平坦型）

粘液形質	n	色調		辺縁境界	
		褐色調	褪色調	明瞭	不明瞭
胃型形質	15	10 (66.7)	5 (33.3)	4 (26.7)	11 (73.3)
胃型優位形質	16	10 (62.5)	6 (37.5)	7 (43.8)	9 (56.3)
腸型優位形質	24	18 (75.0)	6 (25.0)	12 (50.0)	12 (50.0)
腸型形質	32	25 (78.1)	7 (21.9)	18 (56.3)	14 (43.8)
計	87	63 (72.4)	24 (27.6)	41 (47.1)	46 (52.9)

（　）：%

表5　粘液形質からみた早期胃癌の肉眼所見（陥凹型）

粘液形質	n	色調		辺縁境界	
		褐色調	褪色調	明瞭	不明瞭
胃型形質	86	60 (69.8)	26 (30.2)[a]	60 (69.8)	26 (30.2)
胃型優位形質	81	59 (72.8)	22 (27.2)	61 (75.3)	20 (24.7)
腸型優位形質	85	64 (75.3)	21 (24.7)	63 (74.1)	22 (25.9)
腸型形質	193	158 (81.9)	35 (18.1)[b]	153 (79.3)	40 (20.7)
計	445	341 (76.6)	104 (23.4)	337 (75.7)	108 (24.3)

a vs. b；$p<0.05$
（　）：%

凹型（0-IIc，0-III）における形質と肉眼所見をそれぞれ集計した結果である．ただし0-IIc＋IIaのように複数の肉眼型が混在する場合は，面積的にもっとも優勢な肉眼型を採用．肉眼所見として，各病変の色調を，①褐色調と，②褪色調（ないし黄白色調）とに分類（ただし混在の場合は優勢色調を採用）し，病変の辺縁境界は，①明瞭（病変の半周以上が容易にトレース可能）と，②不明瞭とに分類した．

1. 色　調

　一般に分化型腺癌では間質の毛細血管増生やうっ血ないし出血を反映して赤色調（ホルマリン固定材料では褐色調）を呈しやすいことが知られている（図4）．しかし腸型形質癌と胃型形質癌とで褐色調を呈する割合を比較してみると，隆起型で81.3％ vs 50.0％（p＜0.01）（表3），平坦型で78.1％ vs 66.7％（表4），陥凹型で81.9％ vs 69.8％（p＜0.05）（表5）と，いずれの肉眼形態においても**胃型形質癌は褐色調が減弱しやすく**，分化型でありながら**高率に褪色調を呈する**ことがわかる（図5，6）．また胃型優位形質癌も，腸型形質癌や腸型優位形質癌に比較して相当数の病変で色調が減弱する傾向がある．

　これまでに，胃型形質癌は他の形質に比べ色調変化に乏しいとの報告や[9),10)]，内視鏡的に境界不明瞭で病変を認識しづらいとの報告が度々なされている[11),12)]．通常ホルマリン

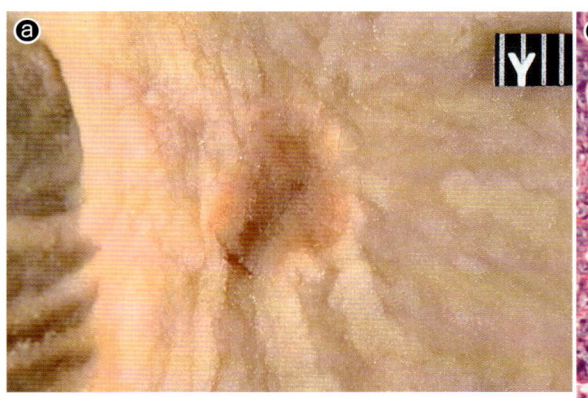

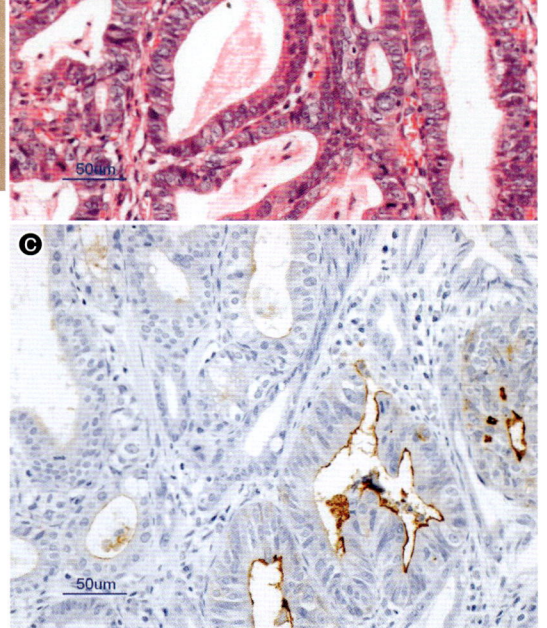

図4　腸型形質分化型腺癌
a：肉眼像．辺縁明瞭な陥凹性病変がみられ，陥凹底は顆粒状で褐色調が強い．pT1a, 0-IIc＋IIa, 10×8 mm, L, Less
b：同症例の病理組織像．癌細胞は暗調な細胞質と大型異型核を呈し，間質には毛細血管のうっ血を伴う．tub1＞tub2, high grade, complete intestinal phenotype（HE染色）．
c：CD10陽性の刷子縁構造が観察される（CD10免疫染色）．

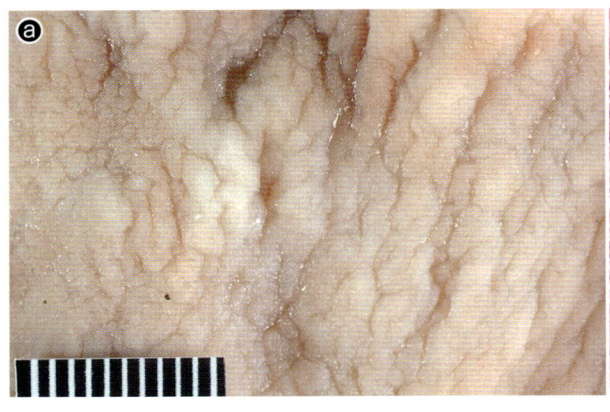

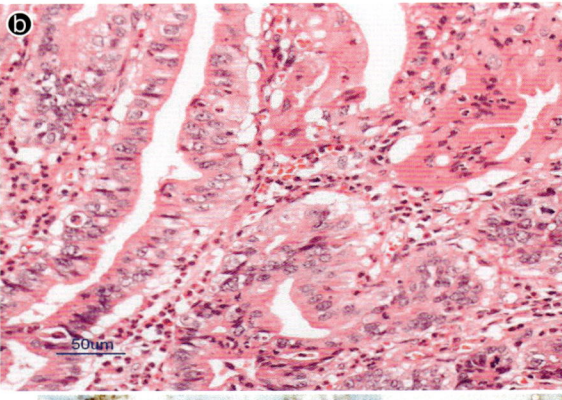

図5 胃型形質分化型腺癌
a：肉眼像．褐色調の陥凹性病変がみられ境界辺縁は不明瞭である．pT1a, 0-IIc+IIa, 6×5 mm, L, Ant
b：同症例の病理組織像．癌腺管は蛇行し部分的に乳頭状構造を呈する．癌細胞の細胞質は軽度好酸性で核は円形で大型である．pap-tub1＞tub2, high grade, gastric phenotype（HE染色）
c：癌細胞に胃腺窩上皮型マーカーHGMが陽性である（HGM免疫染色）．

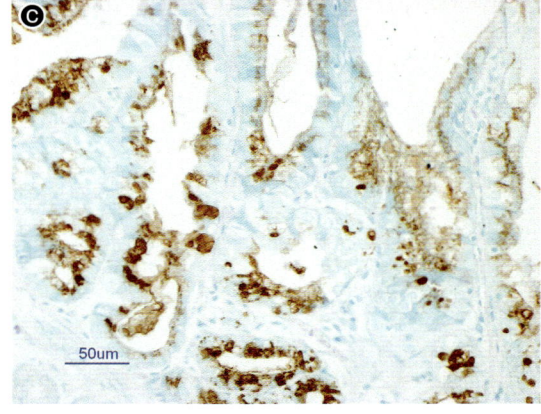

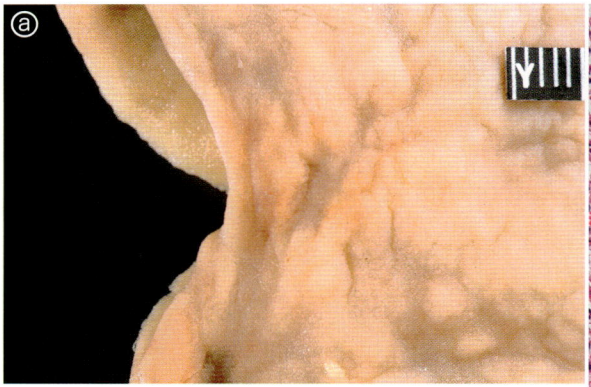

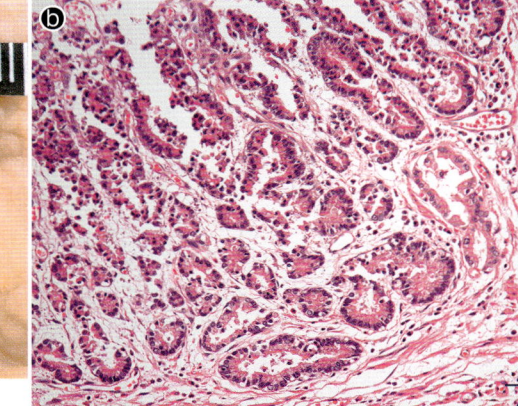

図6 胃型形質分化型腺癌
a：肉眼像．部分的に褐色調を呈し，やや境界辺縁の不明瞭な陥凹性病変である．pT1a, 0-IIc, 11×5 mm, L, Less
b：同症例の病理組織像．癌組織は類楕円形核を有する好酸性の立方状細胞から構成され，N/C比は低い．tub1, low grade, gastric phenotype（HE染色）
c：胃腺窩上皮型マーカーMUC5AC陽性細胞が，癌組織の比較的上方に分布している（MUC5AC免疫染色）．

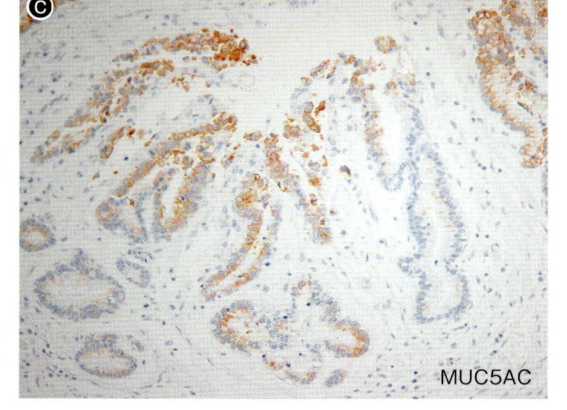

固定材料では病変の色調や辺縁境界がより強調され，内視鏡切除材料よりも病変を認識しやすい．したがってホルマリン固定材料を用いた検討で指摘された以上の病変が，実際の内視鏡観察では認識困難である可能性が高い．

胃型形質癌の胞体は明るく透明ないし弱好酸性で胃型形質粘液を豊富に含有することが特徴であり，これら粘液性状や粘液含有量が肉眼所見に反映されている可能性が考えられるが，詳細なメカニズムは依然として不明である．いずれにしても境界明瞭で褐色調であることが一般的な分化型腺癌にあって，**胃型形質癌では肉眼型を問わず色調が減弱し境界辺縁が不明瞭**になりやすいことから，取り扱いには十分な注意が必要である．

2. 辺縁境界

一般に低分化型腺癌では癌組織が既存の周囲腺管を破壊しつつ進展するため，周囲粘膜との間に切り崩し像が形成され，分化型癌に比べ明瞭な段差を形成しやすい．一方，

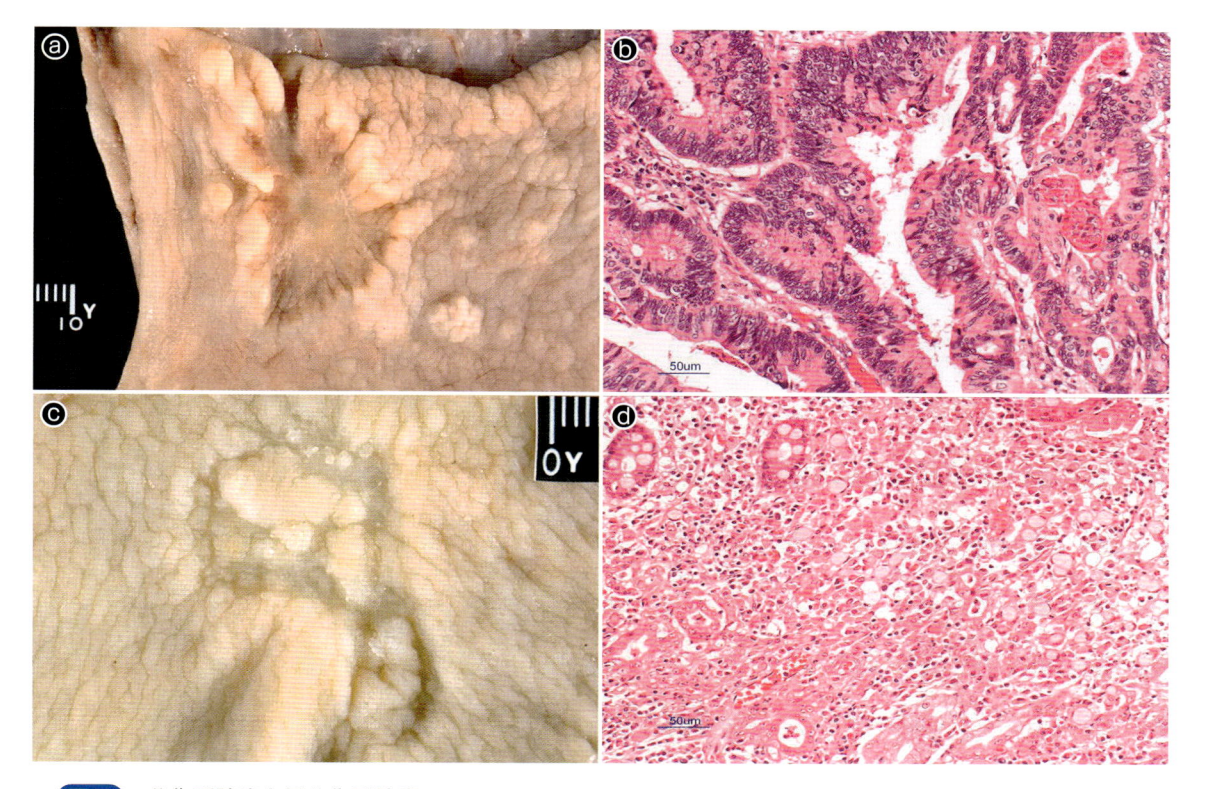

図7　分化型腺癌と低分化型腺癌
a：分化型腺癌の肉眼像．境界辺縁は波状で反応性隆起を伴い，陥凹面は褐色調で顆粒状の表面性状を呈する．pT1a，0-IIc，28×18 mm，L，Ant
b：同症例の病理組織像．軽度の腺管蛇行がみられ，やや暗調な細胞質と大小不同の異型核を有する癌細胞から構成される．tub1，high grade，gastrointestinal phenotype（HE 染色）
c：低分化型腺癌の肉眼像．周囲粘膜と明瞭な段差によって境界される陥凹性病変．陥凹面は褐色調で胃小区模様はみられず，大小不同の非癌粘膜島が形成されている．pT1a，0-IIc，30×23 mm，M，Less-Post
d：同症例の病理組織像．小さな腺腔構造を有する低分化型腺癌が印環細胞と混在しながらびまん性に間質浸潤している．間質には取り残された非癌腺管が散見される．por2，sig，gastric phenotype（HE 染色）

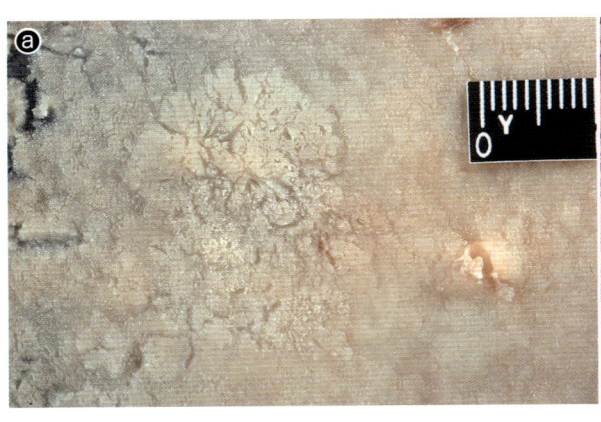

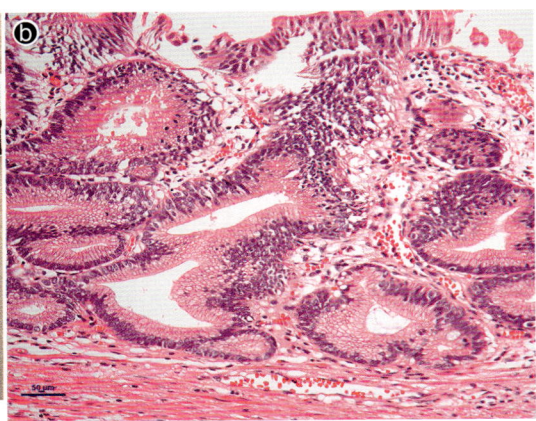

図8 胃型形質分化型腺癌（平坦型）
a：肉眼像．辺縁境界がやや不明瞭な平坦病変で，表面性状は黄白色調で微細な乳頭状構造を呈する．pT1a，0-IIb，40×18 mm，M，Less
b：同症例の病理組織像．癌腺管は軽度蛇行し，軽度好酸性〜透明な細胞質と腫大紡錘形核とが観察される．pap-tub1，low grade，gastric phenotype（HE染色）

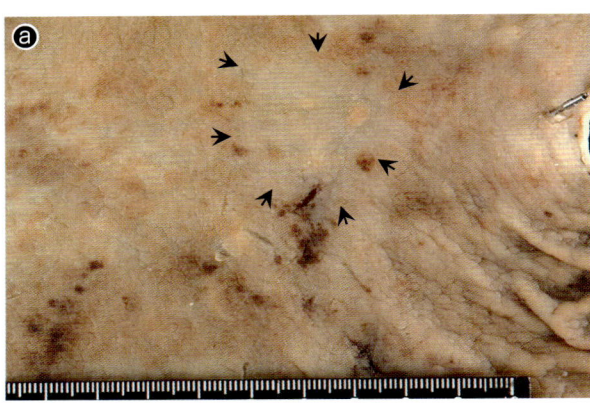

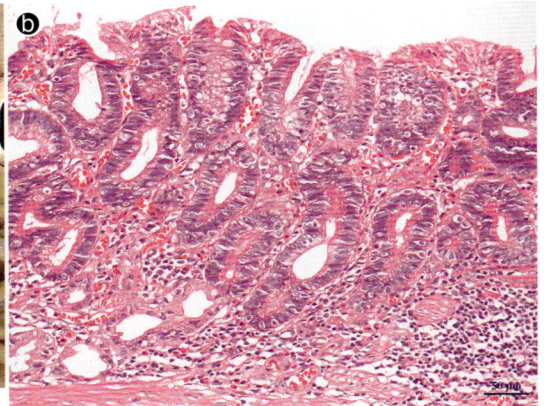

図9 腸型形質分化型腺癌（平坦型）
a：肉眼像．透明感の消失した表面顆粒状の平坦病変がかろうじて認識される（矢印）．pT1a，0-IIb，35×34 mm，U，Less
b：同病変の病理組織像．核の大小不同がやや目立つ癌腺管が増生している．tub1，low and high grade，intestinal phenotype（HE染色）

　分化型癌では連続的に周囲腺管を置換しつつ進展するため，比較的なだらかな境界を形成し，側方からみると周囲粘膜に乗り上げるように進展しやすい．上方からみると花弁状ないし波状と形容される辺縁を呈することが多い（図7）．
　自験例による検討では，いずれの肉眼型においても**胃型形質癌は腸型形質癌と比較して病変の辺縁が不明瞭になる頻度が高い**（表3〜5）（図5，6）．とくに平坦型の胃型形質癌では73.3％の病変が境界不明瞭と判定される（表4）（図8）．胃型形質癌で色調変化に乏しい病変が多いことも，辺縁境界を不明瞭にする要因になっている．一方，腸

型形質癌において隆起型で85.9％（表3），陥凹型で79.3％（表5）の病変が境界明瞭と判定されるものの，平坦型では56.3％にすぎない（表4）．腸型優位形質癌でもこれに準ずる傾向がある(図9)．陥凹型で周囲に反応性隆起を形成する場合にはそれを手掛かりに病変をトレース可能であるが，平坦型ではそれら高低差が存在せず，かつ低分化型腺癌のような切り崩し像もみられないため，平坦型における分化型癌の境界は往々にして不明瞭になりがちとなる．とくに周囲粘膜の萎縮が高度な場合にはその傾向が顕著であるため，十分に注意が必要である．

胃癌の粘液形質と異型度

　分化型腺癌は異型度（とくに細胞異型度）の程度から低異型度癌と高異型度癌とに分類することができる．一般に早期癌や腫瘍径の小さな癌では分化型癌が主体で低異型度癌と高異型度癌がほぼ同等数を占めるが，腫瘍径の増大や進行に伴って高異型度癌や低（未）分化型癌の割合が上昇していくことが知られている[13]．早期癌を対象とする場合，低異型度癌もしくは低異型度癌成分の混在する癌が相当数に上るため，肉眼所見をとるうえで異型度は無視できない因子である．自験例を用い粘液形質別に低異型度癌と高異型度癌の割合をみると，腸型形質癌で1：0.97，胃型形質癌で1：1.38，胃腸混合型で1：1.28と，**異型度の頻度は粘液形質の種類にはほとんど左右されない**[13]．また早期分化型癌全体では陥凹型がもっとも多いが(69.3％)，これは低異型度と高異型度とに分けても同様である．一方，隆起型に占める低異型度癌の割合は19.8％と，高異型度癌の10.4％に比して高率であり特筆すべき所見といえよう[13]（図10）．

　分化型癌であっても低異型度癌では褐色調が減弱しやすい．とくに隆起型と平坦型ではその傾向が顕著となりやすい．また高・低異型度癌が混在する場合には，色調が斑状になる傾向がみられる．さらに低異型度癌では高異型度癌に比較して辺縁の不明瞭な病

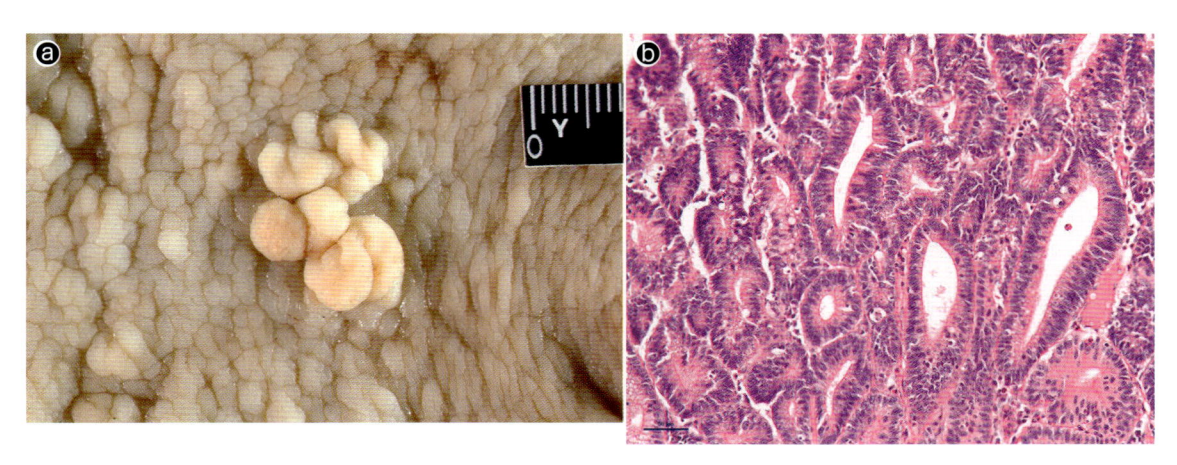

図10　低異型度分化型腺癌
a：肉眼像．軽度褐色調を呈する小結節性病変が集簇してみられる．pTla, 0-Ⅱa, 20×14×3 mm, M, Less
b：同症例の病理組織像．比較的直線的な癌腺管で，暗調な細胞質と，極性の乱れが比較的軽度な腫大紡錘形核がみられる．tub1, low grade, intestinal phenotype（HE染色）

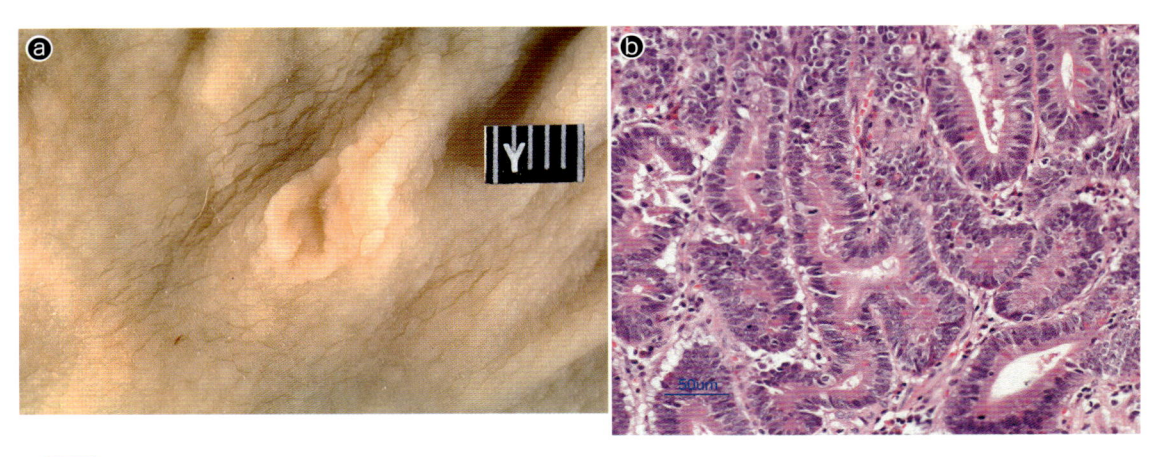

図11　低異型度分化型腺癌

a：肉眼像．病変は顆粒状～小結節状の表面性状を呈し，色調は軽度褐色調である．pT1a，0-IIa+IIc，8×6 mm，U，Ant
b：同症例の病理組織像．軽度蛇行した癌腺管がみられ，腺管深部にはパネート細胞が観察される．腺腫と比べ核の腫大や偽重層が目立つ．tub1，low grade，complete intestinal phenotype（HE染色）

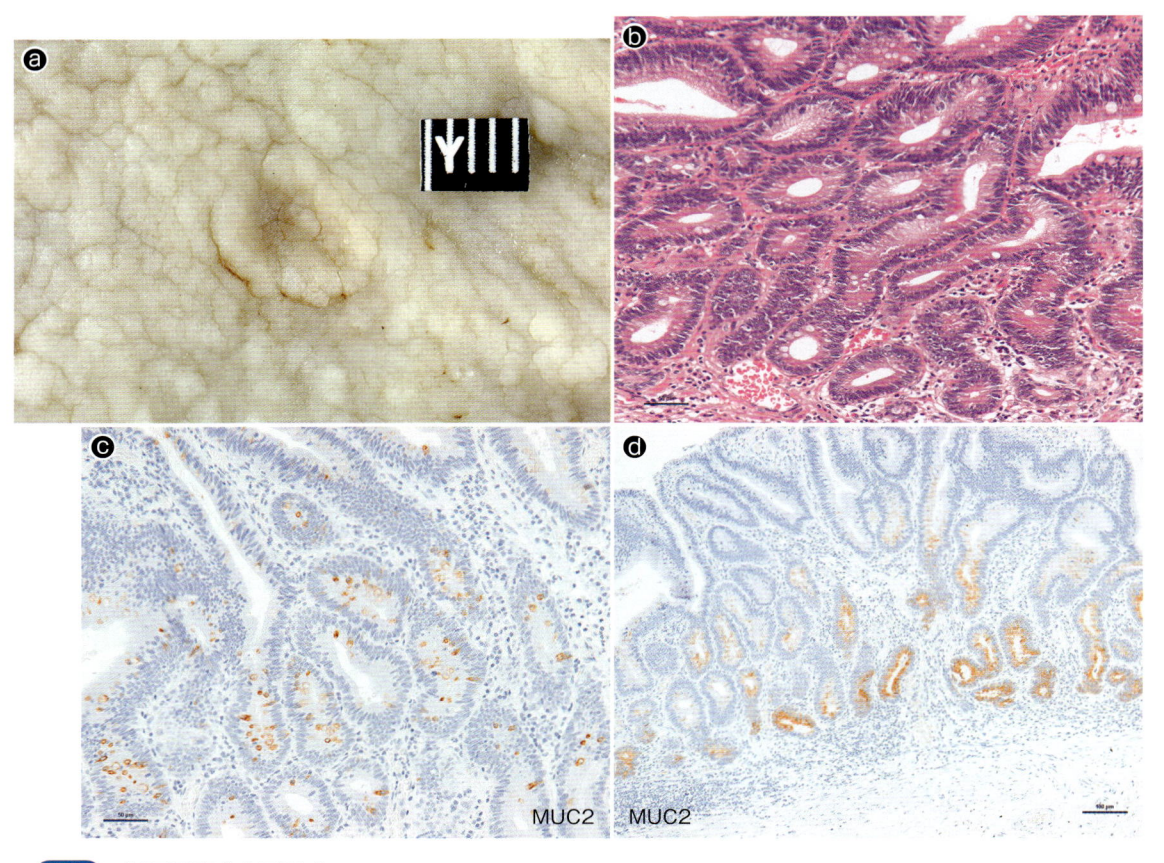

図12　低異型度分化型腺癌

a：肉眼像．褪色調から一部褐色調の軽度陥凹した局面がみられ，表面性状は顆粒状である．pT1a，0-IIc+IIa，7×7 mm，L，Post
b：同症例の病理組織像．暗調の好酸性細胞質と腫大紡錘形核を有する癌組織がみられる．tub1，low grade，gastrointestinal phenotype（HE染色）
c：癌腺管の約1/3程度にMUC2陽性杯細胞が分布する（MUC2免疫染色）．
d：癌腺管下方には胃幽門腺型マーカーMUC6が陽性である（MUC6免疫染色）．

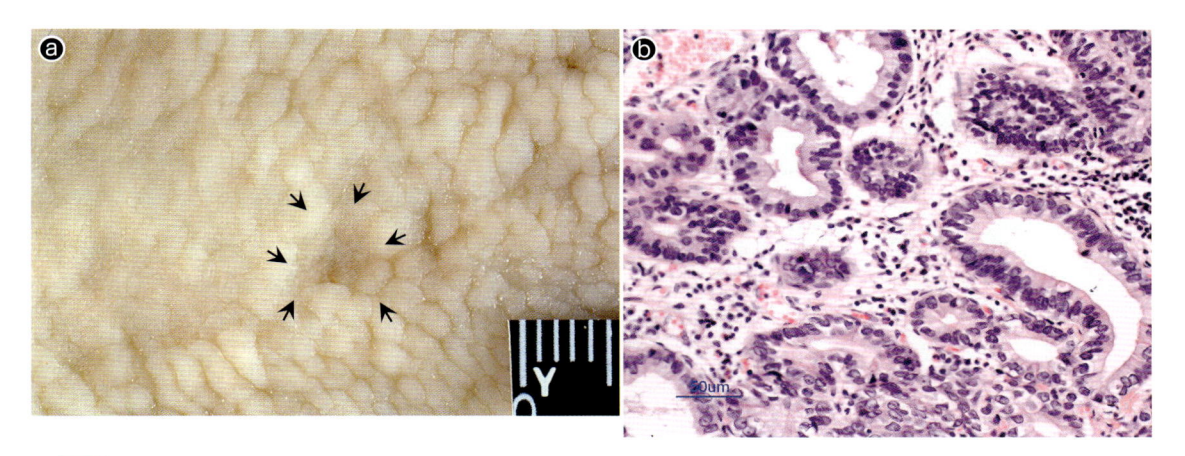

図13　胃型形質低異型度癌
a：肉眼像．境界不明瞭な軽度陥凹性病変がかろうじて認識され，陥凹面はわずかに褐色調を呈する（矢印）．
　　pT1a, 0-IIc, 5×5 mm, M, Less
b：同症例の病理組織像．癌腺管は透明～軽度好酸性の立方状細胞から構成され，N/C比は低い．tub1, low grade, gastric phenotype（HE染色）

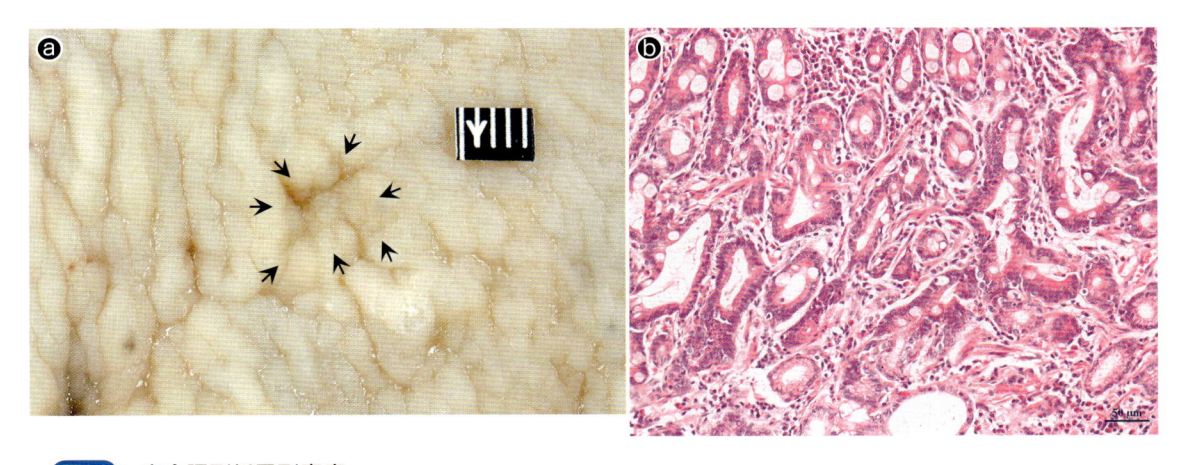

図14　完全腸型低異型度癌
a：肉眼像．わずかに陥凹した境界不明瞭な褐色調病変を認める（矢印）．0-IIc, 9×5 mm, M, Less
b：同症例の病理組織像．小腸型腸上皮化生に類似した異型性の大変低い癌腺管が，不規則な分岐や吻合を伴いながら増生している（HE染色）．

変が増加する[13]．自験例による検討では褐色調を呈する病変は低異型度癌30.8％，高異型度癌18.9％と前者に有意に多い．同様に境界が不明瞭な病変は，低異型度癌で33.6％で高異型度癌の17.5％よりも有意に高率である（図11～13）．

　これら**色調変化の減弱や病変境界の不明瞭化が低異型度癌で多く観察される**のは，高異型度癌に比べ細胞分化が高度で周囲の発生母組織（腺）と類似性が高いことが大きな要因と考えられる．とくに平坦型の病変において腺管長の低い低異型度癌が，萎縮の高度な粘膜を背景に粘膜内進展する場合には，色調も境界もトレースしづらくなる．さらに異型度と粘液形質による相乗的な特徴もみられる．すなわち，胃型形質ないし胃型優

位形質の低異型度癌では褪色調を呈する頻度が54.1％，境界不明瞭になる頻度が64.9％と格段に高率になり，これら病変を肉眼的に捉えることは往々にして困難になる(図13)．

　なおきわめて異型の低い完全腸型形質癌が主として胃底腺領域に発生する場合がある．「小腸型超低異型度癌」とも呼ばれるこの癌は，組織学的に完全型腸上皮化生に類似し，細胞異型は大変低いが，増殖帯付近で腺管同士が手つなぎをするように吻合する構造異型状の所見から，癌と認識することが可能である．肉眼的には高低差や色調変化に乏しく，癌の範囲をトレースすることが困難である(図14)．胃型形質癌と並んで，境界を追いづらい癌の代表として記憶しておく必要がある．

文献

1) Lauren P：The two histological main types of gastric carcinoma. Acta Pathol Microbiol Scand　1965；64：31-45
2) Kushima R, Hattori T：Histogenesis and characteristics of gastric-type adenocarcinomas in the stomach. J Cancer Res Clin Oncol　1993；120：103-111
3) 西倉　健，渡辺英伸，味岡洋一，他：胃型分化型腺癌の判定基準と病理学的特徴．胃と腸　1999；34：495-506
4) Shiroshita H, Watanabe H, Ajioka Y, et al：Re-evaluation of mucin phenotype of gastric minute well-differentiated-type adenocarcinomas using a series of HGM, MUC5AC, MUC6, M-GGMC-1, MUC2 and CD10 stains. Pathol Int　2004；54：311-321
5) 廣田映五，落合敦志，尾田　恭，他：胃癌の組織型と予後．胃と腸　1991；26：1149-1157
6) Koseki K, Takizawa T, Koike M, et al：Distinction of differentiated type early gastric carcinoma with gastric type mucin expression. Cancer　2000；89：724-732
7) 西倉　健，渡辺英伸，味岡洋一，他：胃癌の病理分類と分子診断．日本内科学会誌　2005；94：16-24
8) Almeida R, Silva E, Santos-Silva F, et al：Expression of intestine-specific transcription factors, CDX1 and CDX2, in intestinal metaplasia and gastric carcinomas. J Pathol　2003；199(1)：36-40
9) 松田彰郎，西俣嘉人，大井秀久，他：胃型分化型早期胃癌の画像診断 X 線を中心に．胃と腸　2003；38(5)：673-683
10) 下田忠和，二村　聡，関根茂樹，他：胃癌の病理学的研究の進歩と臨床との接点．胃と腸　2003；38：43-56
11) 小田一郎，後藤田卓志，蓮池典明，他：胃型分化型早期胃癌の内視鏡像．胃と腸　2003；38(5)：684-692
12) 吉野孝之，下田忠和，斎藤　敦，他：早期胃癌における胃型分化型腺癌の肉眼的特徴とその臨床治療．胃と腸　1999；34(4)：513-525
13) 西倉　健，味岡洋一，渡邉　玄，他：低異型度分化型胃癌の病理学的特徴—肉眼像を含めて．胃と腸　2010；45：1061-1072

〔西倉　健〕

3 生　　検

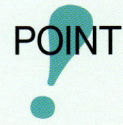

> **POINT**
> - 内視鏡医による生検鉗子の操作に始まり，技師による標本作製，病理医が診断書に署名するまでのすべての過程が「生検」である．
> - できるだけ大きな組織を採取し，ただちにホルマリン固定する．濾紙上の天日干しはやめる．生理食塩水を信用しない．
> - 内視鏡像を図示し，生検部位を明示する．生検部位が内視鏡診断上の病変（＋），病変（±），病変（－）かわかるような病理診断依頼票を書く．
> - 胃癌取扱い規約（第14版）のGroup分類を理解してほしいが，組織診断と所見が重要であり，数字の一人歩きは避けたい．
> - 若い内視鏡医は病理診断科にローテートしよう．胃生検に理解のある臨床検査技師と病理医を育ててほしい．

　早期胃癌を内視鏡的に発見するための各種のモダリティが発達し，かなり正確な範囲診断，深達度診断から組織型，粘液形質診断まで可能になり，病理診断は不要ではないかという危惧の念にかられることもある．しかし，このような時代であるからこそ，より正確な病理診断が求められている．優れた内視鏡医と病理医が揃っていたとしても，生検後の検体取扱いや検査技師による標本の作製過程の一部にでも問題が生じれば元も子もなくなる．早期胃癌を正確に診断することを目的として，胃生検材料の取扱いから病理診断に至るまでの過程で，とくに注意していただきたい点を述べてみたい．

生検の採取と固定

▶ 生検の採取：「病変内」，「病変（±）」，「病変外」

　早期胃癌の生検は腫瘍の質的診断と範囲診断，それに内視鏡的あるいは外科手術の切除範囲を決定することを主たる目的として行われる．内視鏡医からみた肉眼型別の正しい採取法は第2章8(1) (p.297) で述べられている．病理の立場からすると無用な再検を避けるために，内視鏡的に確実に病変と診断できるところ「病変内」から1（〜3）個採取し，腫瘍か非腫瘍か内視鏡的に判断が難しいところ「病変（±）」と切除範囲を決めるための「病変外」から適宜採取し，それらを確実に明示して標本番号と一致させる（図1の左上）．

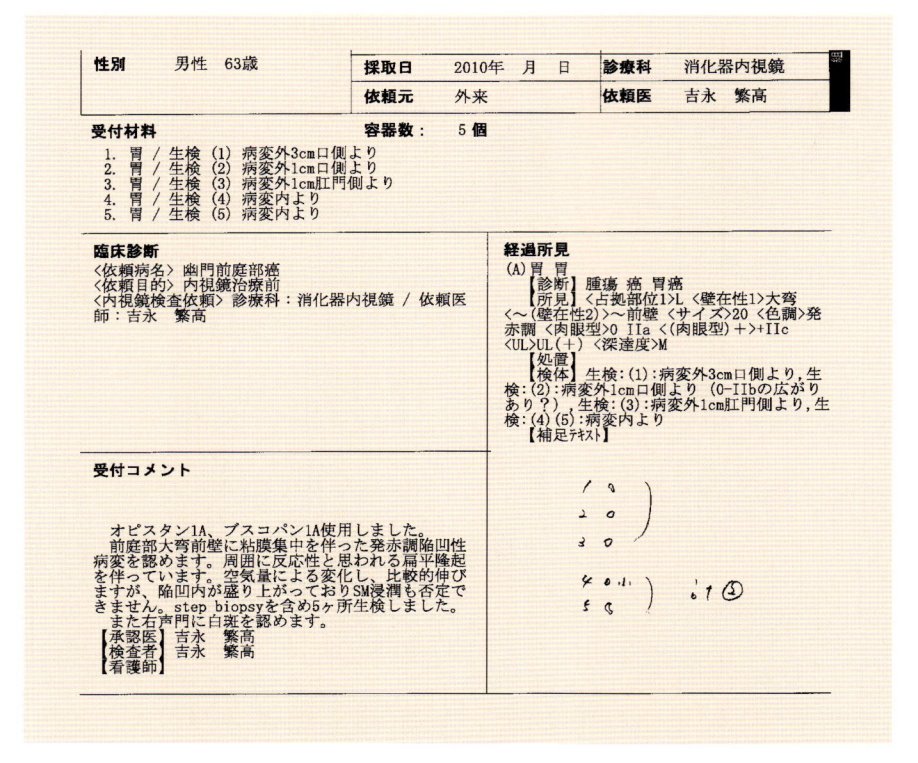

図1 当院の病理・細胞診診断依頼票の一部
手描きの絵は技師が標本を確認したときのものである．

▶ できるだけ大きな生検組織を！

　　内視鏡的摘除が想定される消化管腫瘍の確定診断が目的で行われる生検の場合，治療に支障をきたすという理由で大きなサイズの生検が避けられ，小さな生検鉗子を用いることが多くなっている．また，同じサイズの生検鉗子でも内視鏡医や介助者の技術により採取されてくる組織の大きさに差が生じる．生検鉗子を胃粘膜に垂直に当て，粘膜深部まで観察可能な，できるだけ大きな標本を採取・提出していただきたい．

　　図2と図3はただでさえ診断の難しい胃型の低異型度腫瘍である．これらは同じ倍率の顕微鏡写真であるが，明らかにサイズが異なるのがわかるだろう．図2のような標本で確定診断を下すのは甚だ危険であるが，図3では細胞所見を非腫瘍部と正確に対比しながら観察できる．表層を引っ掻いたような生検（図4）は何の意味もなく，粘膜固有層内を這うように増殖する印環細胞癌や手つなぎ（横這い）型の中分化腺癌などを見落とすことになる．

▶ 生検からホルマリン固定まで：早くつけて！　濾紙の上で天日干しにしない！

　　生検された組織はただちに自己融解を開始する．ホルマリン固定までの時間はできるだけ短いほうがよい．以前勤めていたある施設では，胃生検組織に丸みがなく，引き延ばされており，しかも乾燥したような標本もしばしばみられた．内視鏡室を覗いてみるとひとつの濾紙に複数（最大5個）の生検組織がしっかりと貼り付けられ，ホルマリン

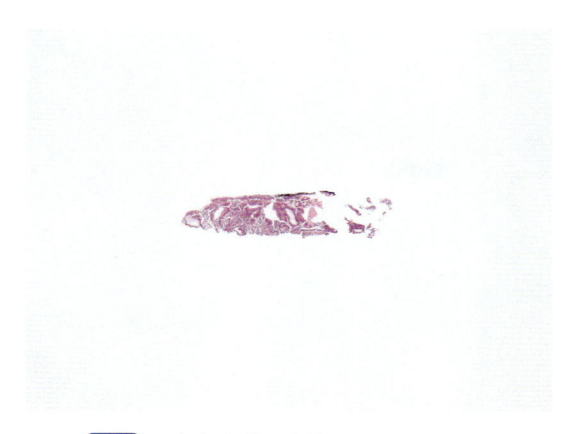

図2 小さすぎる生検
図3と同じ倍率（オリジナル×40）で，病理診断が困難になる．

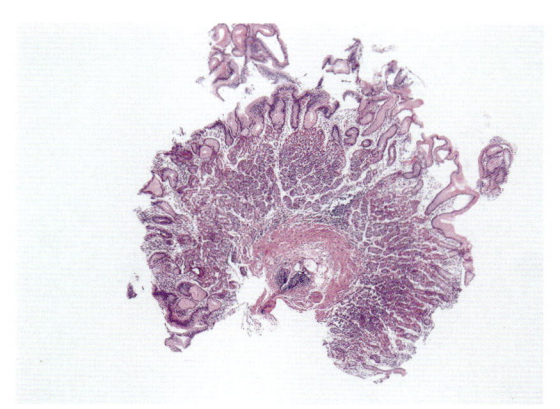

図3 理想的な形の生検 HE 標本
図2と同じ倍率（オリジナル×40）で，異型性のある腺窩上皮型細胞が読み取れる．

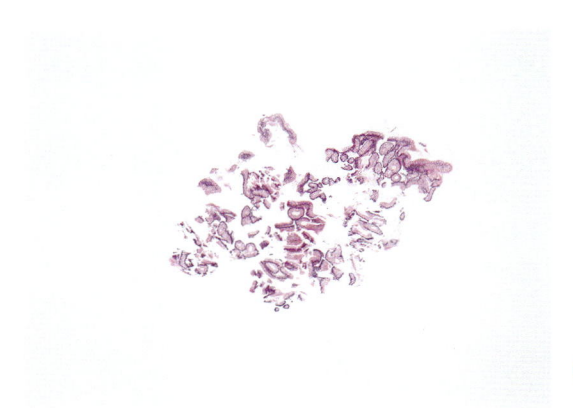

図4 粘膜表層を接線方向に引っ掻いたような標本

瓶につけるまで相当の時間があり「天日干し」状態であった．しかも，ホルマリン瓶の中で検体が濾紙から離れて「No.1 と No.4 は順不同です」という技師のメモが書かれていることもしばしば経験した．濾紙の繊維が張り付いたままの非常に醜い HE 標本ができあがることもある．濾紙に生検組織を多数貼り付けて固定するやり方はホルマリン瓶の節約にはなるが，誤診の可能性を高める結果になりかねない．図5に濾紙貼り付けの影響を受けた HE 切片を示す．

図6は当院で現在行われている固定方法である．同一の「病変内」からの生検にはひとつの瓶に生検組織を最大3個入れることもあるが，原則的にひとつの瓶に生検組織1個を入れることにしている．生検標本を濾紙に貼り付けることなく，鉗子を直接ホルマリン瓶の中で洗い落とすようにしている．この方法だと採取から固定までのタイムラグがほとんどなく，標本の固定状態に関していえばこれまで経験してきた胃生検のなかでは最良である．

いずれにしてもホルマリン瓶に書かれた患者氏名と ID 番号を再度確認しておきたい．この過程が病理標本取り違え事故を防ぐ第一段階である．

胃生検標本の固定時間は半日（5時間前後）で十分である．午前中に採取された生検

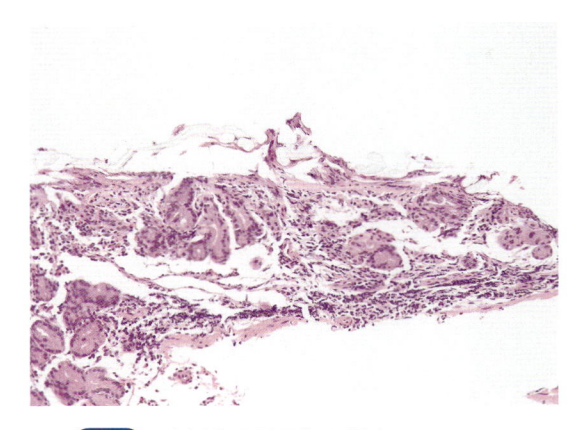

図5 濾紙上天日干しの標本
粘膜表層に濾紙の繊維が絡みついている．

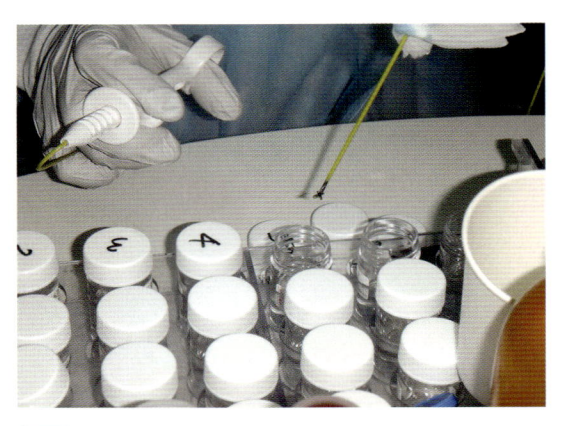

図6 当院内視鏡検査室における胃生検の固定方法
生検後ただちにホルマリン瓶に入れている．

組織ならその日の夕方から次の過程に入ることができる．午後の検査なら一晩，週末なら2日程度の固定時間になるが問題はない．

▶ 固定はホルマリンに限る！ 生理食塩水を信用しない！

ホルマリンは労働安全衛生法上，特定化学物質等障害予防規則の第二類物質に含まれ，発生源を密閉する装置または局所排気装置等を設け，作業環境気中濃度を一定基準以下に抑制し，慢性的障害を防止すべき物質であると規定されている．ここではホルマリン対策については述べないが，現時点ではホルマリンを超える固定液はないといってよいだろう．免疫染色への適応などを考慮すると10〜20％濃度で中性緩衝ホルマリンの使用が望まれる．ホルマリン瓶の準備をせずに生検を伴う内視鏡検査を始めてはならない．濾紙上の天日干しよりはよいかもしれないが，生理食塩水をホルマリンの代用品と思わないでいただきたい．「生食固定」という洒落にもならない標本を何度も経験した．

病理診断依頼票（申し込み書）の記入

内視鏡による観察，写真撮影と生検組織の採取が終了すると病理診断依頼票（申し込み書）に所見などを記入することになる．依頼票の様式は医療施設の規模や電子カルテ化の有無・程度によって大きく異なるが，必要十分な情報を簡潔明瞭に記載し，生検採取部位を図示する．患者の年齢さえ記入せず，「R/O IIc」とだけ殴り書きで書かれたような依頼票も以前はよく経験した．

● 1．病理医に必要な情報

手書きであっても電子カルテ化されていても早期胃癌を疑う病理診断依頼票に書いてほしい情報は下記のような項目である．
　①内視鏡的診断と鑑別診断

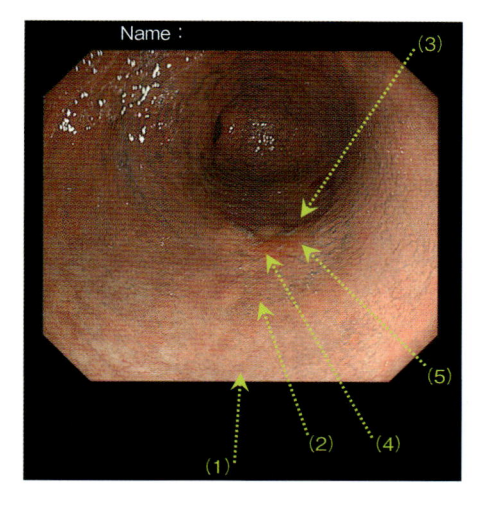

図7 生検部位を明示した内視鏡写真
図1の依頼票と同じ症例．診断画面からワンクリックで見ることができる．

②内視鏡所見：占拠部位，壁在性，サイズ，色調，肉眼型，潰瘍の有無，推定深達度
③採取部位（標本番号と一対一対応）：病変内か病変外か？　病変外なら口側（肛門側）何 cm か？
④その他

なお，当院は完全に電子カルテ化されているが，紙印刷された病理・細胞診診断依頼票が標本とともに病理医に提出されるようになっている（図1）．

2．生検部位の図示

上記のような文書だけでなく，生検部位は必ず図示しなければならない．内視鏡像のスケッチは病理医への情報伝達としてだけではなく，内視鏡医自身のトレーニングとしても重要であろう．各施設の設備に応じて，「内視鏡像の手描きスケッチ」「手描きスケッチをスキャンした画像」あるいは「内視鏡画像」に生検部位をできるだけ正確に矢印と標本番号を付して呈示してほしい．スケッチや内視鏡画像にあまり興味を示さない病理医もいるだろうが，臨床医自身が病理診断を参照しながら治療方針を立てる際に，生検部位を対応させたスケッチや画像がきわめて重要な意味をもつことになる．当院では電子カルテ上の病理診断画面からワンクリックで生検部位が明示された内視鏡画像がみられるようになっている（図7）．

ホルマリン固定後の標本はどうなるのか？

ホルマリン固定された標本からHE染色切片が作製され病理医に提出されることになる．HE標本が完成するまでには，「脱水」「脱脂」「パラフィン包埋」という過程があり，パラフィンブロックが「薄切」され，「脱パラフィン」の後「染色」される．この過程は通常臨床検査技師によってなされ，技師のウデの見せ所である．パラフィン包埋過程に用いる有機溶媒（有害物である）の状態，包埋の方向，薄切の技術，染色液の状態

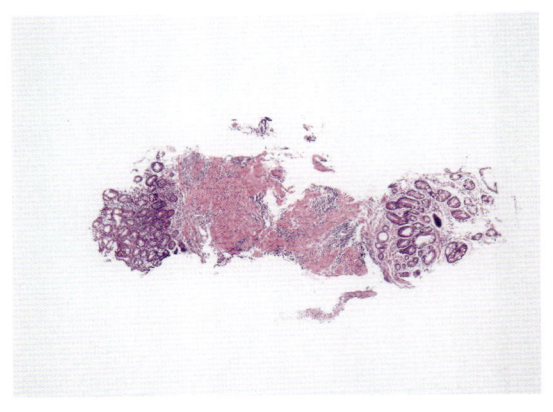

図8 パラフィン包埋する方向の悪い標本
　生検の大きさは十分であるが，標本を包埋する方向が悪く，中央部に粘膜筋板があり，左右に泣き別れした粘膜を認める．

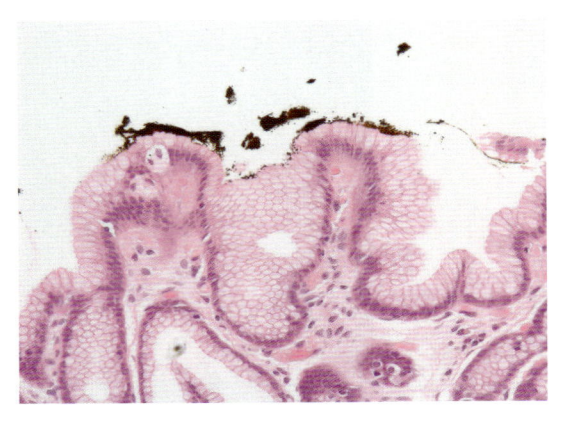

図9 包埋の目印のために塗られた赤い墨
　標本の見栄えは悪いし，ヘリコバクター・ピロリの観察が困難になる．

などによって標本の良し悪しが決まり，病理診断に影響を及ぼす．図8にはパラフィンに包埋する方向の悪い標本を示す．また図9はある施設の技師の手法で胃生検標本に塗られた赤い墨を示しているが，ヘリコバクター・ピロリの鏡検ができなくなるし標本の見栄えも悪い．

　この過程は多数の患者の検体を流れ作業的に扱うので，標本取り違え事故を防ぐ第二段階である．

胃生検組織診断書の読み方

1．組織診断書に書かれていること

　胃生検の病理診断書に書かれているのは病理組織診断，Group 分類と病理所見であるが，施設や病理医のお作法によりそれらの書き方は実に多様である[1]．Group 分類の数字に目を奪われてしまい，それが一人歩きすることが多いのであるが，できれば所見まで読んで病理医の言いたいことを読み取り，わからなければただちに連絡してほしい．同じ施設内なら内視鏡医が病理検査室に乗り込むのが理想的であるが，たとえ検査センター経由の病理診断であっても，担当者と話し合うべきであろう．

2．胃癌取扱い規約（第14版）の Group 分類[2]

1）Group 分類の考え方

　2009 年，大腸癌取扱い規約（第 7 版補訂版）[3]において生検 Group 分類が変更された．この改訂により，Group 分類は組織の異型度分類から病変の質的分類に変更された．これには Vienna classification[4]の考え方も盛り込まれている．胃癌と大腸癌の Group 分類に整合性をもたせ，同様の考え方により胃生検と大腸生検を分類できるようにし，表

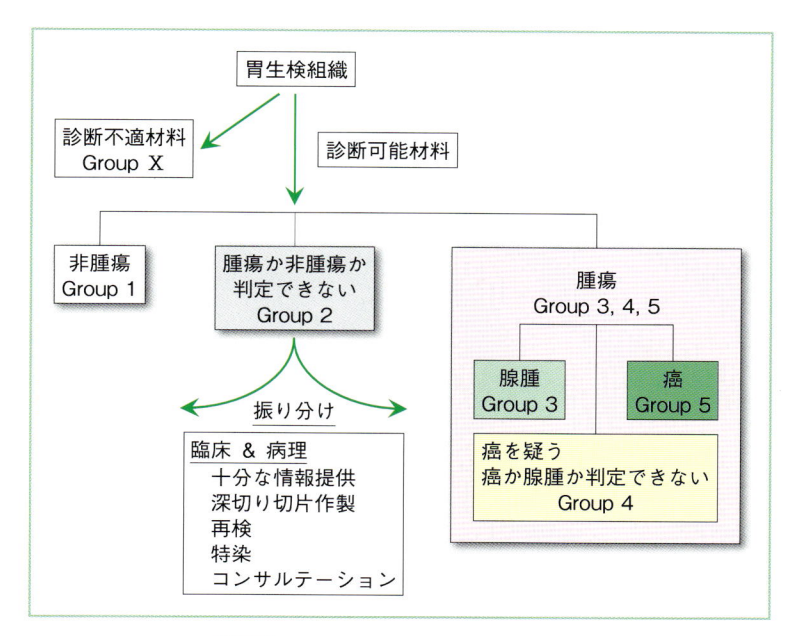

図10 胃生検 Group 分類の流れ図

記方法も算用数字に統一した．

しかし，胃癌と大腸癌にはそれぞれに特徴的な病理像が存在することを常に念頭において生検診断に臨むことが重要である．

また，旧規約においては「Group 分類と組織診断は併記しうる」とされていたが，今回は「生検診断にあたっては，組織学的診断名を記載したうえで，Group 分類を付記する」とした．小さな生検標本のみで胃病変を診断することはしばしば困難であり過剰診断は禁物であるが，わかる範囲で質的診断を行い，くれぐれも Group 分類の数字のみが臨床病理の現場を一人歩きすることは避けたい．

2）Group 分類改訂の重要点[5),6)]

a．改訂のポイント

「正常あるいは非腫瘍性の良性病変（Group 1）」，「腺腫（Group 3）」と「癌（Group 5）」に分類し，さらに「非腫瘍か腫瘍かの判定が困難な病変」を Group 2，「腫瘍と判定される病変のうち，癌が疑われる病変」を Group 4 と分類した．また診断不適材料を Group X とした．図10 に胃生検 Group 分類流れ図のイメージを示した．

b．とくに注意したいこと：Group 2（図11）

新しい Group 分類を適用するにあたってもっとも注意したいのは Group 2 である．これまでのイメージからすると 2 あるいは II という数字は細胞診の Class 分類と同様，軽く扱われる可能性が残るからである．今回の改訂で，腫瘍の可能性を疑うが腫瘍性病変（腺腫または癌）と断定できない，あるいは腫瘍性か非腫瘍性かの判定が困難な場合に Group 2 が適用される．つまり Group 2 という枠内に癌を有する可能性のある症例が含まれる．

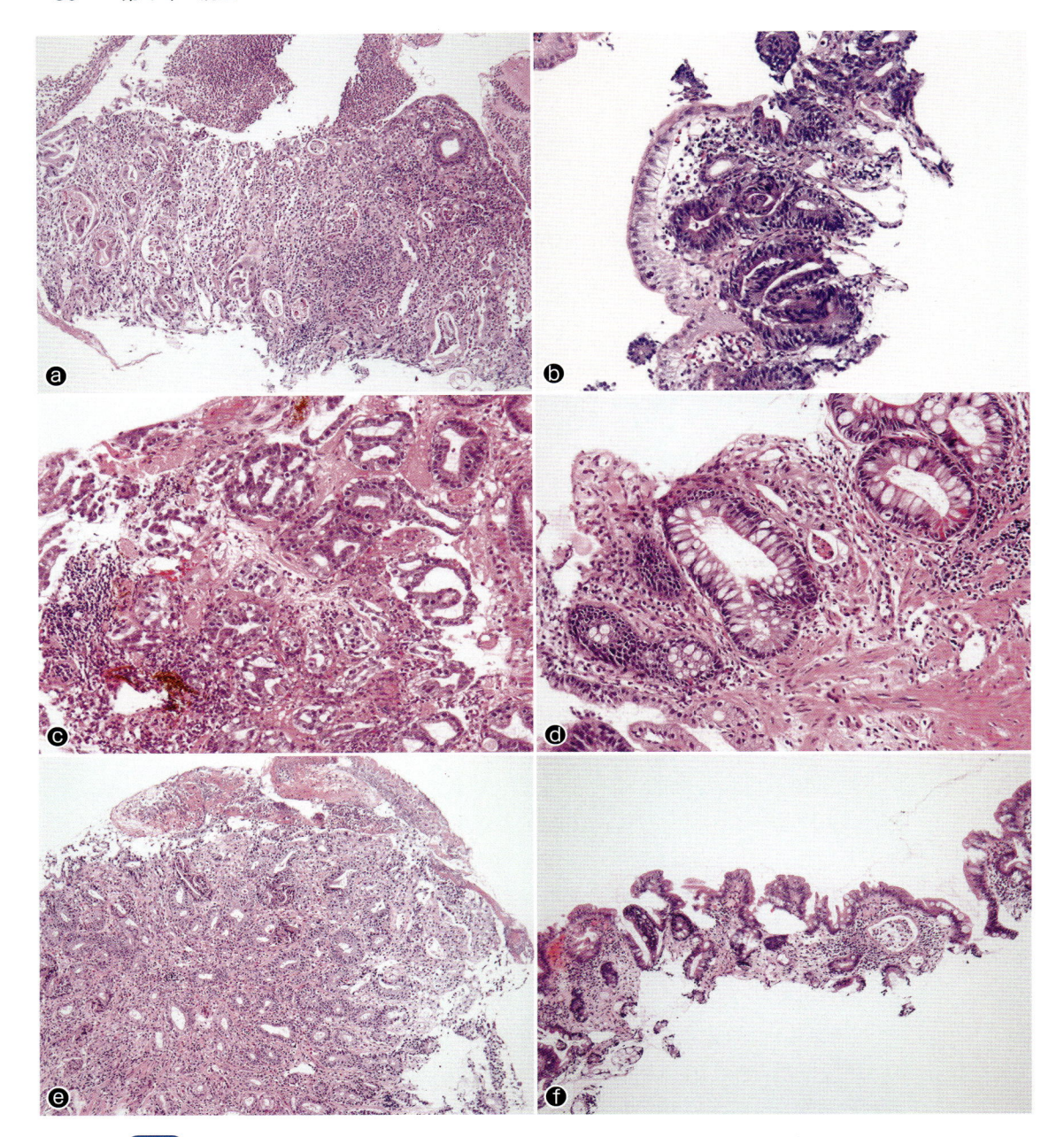

図11 Indefinite for neoplasia, Group 2 に相当するような胃生検例

a：Ⅱc様びらんからの生検で原案にて Group 5 とされた症例．自信がなければ Group 2 としてほしい．臨床情報を含め最終的には抗癌剤胃炎 Group 1
b：再生異型か腫瘍か判断が困難．深切り切片で再生異型 Group 1
c：胃底腺領域の良性びらん．過剰診断されやすい．
d：腸上皮化生腺管の間に管腔内壊死がみられ，核が腫大した小腺管が唐突にみられる．深切り切片を作り，内視鏡医と話し合うことが重要である．経過観察中
e：びらんを伴うⅡc面からの生検．最終的には癌の確定ができたが，滲出性変化を伴う炎症が強く非腫瘍か腫瘍かの判断が難しい．
f：違和感のある変性腺管がみられる．深切り切片にて手つなぎ（横這い）型癌を確認した．

第2章

診 断

1 疫学とスクリーニング

POINT
- 本邦は世界でもっとも胃癌の多い国として知られており，年代とともに胃癌の年齢調整死亡率は著明に減少しているが，総死亡数は横這いである．
- 年代とともに，早期胃癌とくに内視鏡的治療可能な粘膜内癌の割合が増加し，より小さく微細な粘膜病変のうちから発見されるようになっている．
- *H. pylori* 感染に伴う慢性活動性胃炎が胃癌発症における最大の危険因子であり，活動性胃炎の胃内分布により発癌のリスクが異なる．
- 血清ペプシノゲン法と血清 *H. pylori* 抗体の測定を組み合わせる方法は *H. pylori* の感染動態を考慮したスクリーニング法であり，胃癌のハイリスク群の抽出に有用である．
- 胃癌発症の予防の点で *H. pylori* 除菌は重要な位置を占め，今後，除菌治療の適応疾患が広がることが望まれる．

　本邦は世界中で胃癌のもっとも多い国として知られている．胃癌の罹患率・死亡率ともに低下傾向にあるものの，日常診療でしばしば遭遇する悪性腫瘍である．しかし，早期胃癌は外科手術後の 5 年生存率は 96 ％ 以上であり救命可能な疾患である．したがって，早期癌の段階でいかに発見し適切な治療を行えるかが重要であり，効率的なスクリーニング法が求められている．一方，最近の研究から *Helicobacter pylori*（*H. pylori*）感染が胃癌の主たる危険因子であることが明白となり，*H. pylori* 感染動態を考慮した予防ないしは検診方法が注目されている．本項では，胃癌の疫学，その危険因子およびスクリーニング法について概説する．

胃癌の疫学

　厚生労働省が毎年発表している人口動態統計^{参考 website 1）}より引用した肺癌とおもな消化器癌の年齢調整死亡率と総死亡者数の推移（1970 年から 2005 年度）を図1と図2に男性と女性別に示している．年齢調整死亡率とは，1985 年の人口分布を標準人口として年齢階級別死亡率から推定した人口 10 万人当りの死亡率であるが，肺癌・肝癌・大腸癌・膵癌が 2000 年まで増加傾向にあったのに対して**胃癌の調整死亡率は男女ともに現在まで著明に低下している**（図1）．一方，肺癌・肝癌・大腸癌・膵癌の総死亡者数が調整死

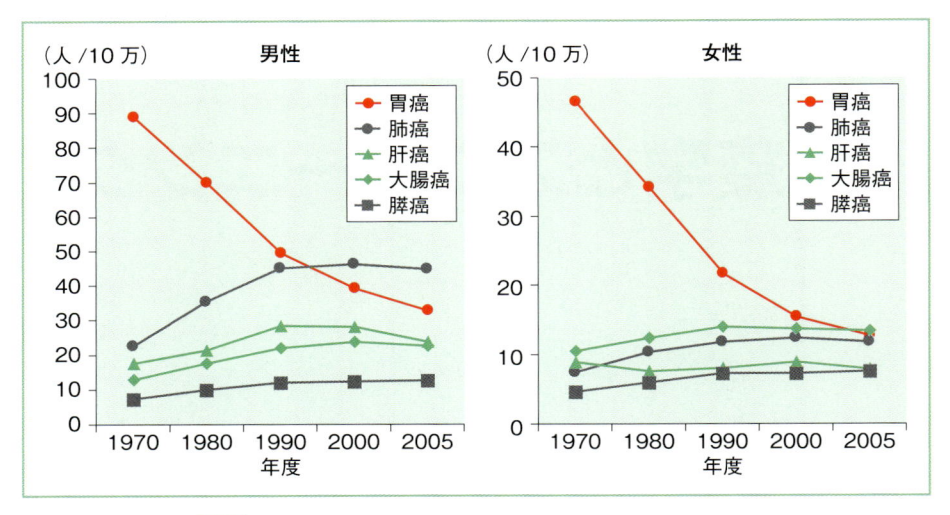

図1 年齢調整死亡率の年次的推移（肺癌と消化器癌）
〔厚生労働省・人口動態統計 参考website 1）より〕

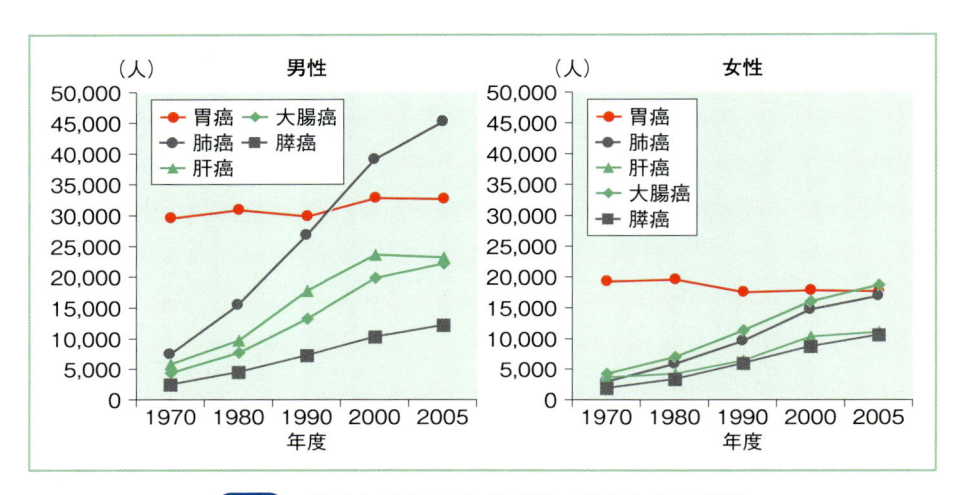

図2 総死亡者数の年次的推移（肺癌と消化器癌）
〔厚生労働省・人口動態統計 参考website 1）より〕

亡率と併行して増加しているのに対して，**胃癌による総死亡者数は減少しておらず**，男性では2000年まで増加した後は3万人強で一定している（図2）．したがって，平均寿命の延長に伴う人口の高齢化による影響が考えられるために年代別にみた死亡率の推移を検討する必要がある．

　男性と女性に分類した胃癌の年代別死亡率の年次的推移を図3に示している．いつの時代でも女性（図右）に比べて男性（図左）の胃癌死亡率が高率である．全体的にみると，男女とも年代別死亡率曲線が右側にシフトする明らかなコホート現象を示している．死亡率曲線の推移を詳細にみると，若年者の胃癌死亡率が減少しているのに対して高齢者における胃癌死亡率は減少していない．すなわち，胃癌検診や内視鏡検査の普及などに伴う胃癌の早期発見が増加し，**胃癌患者の予後が改善しているにもかかわらず高齢者の胃癌死亡率は低下せずに死亡者数が増加している**ことになる．この原因は，日本人の寿

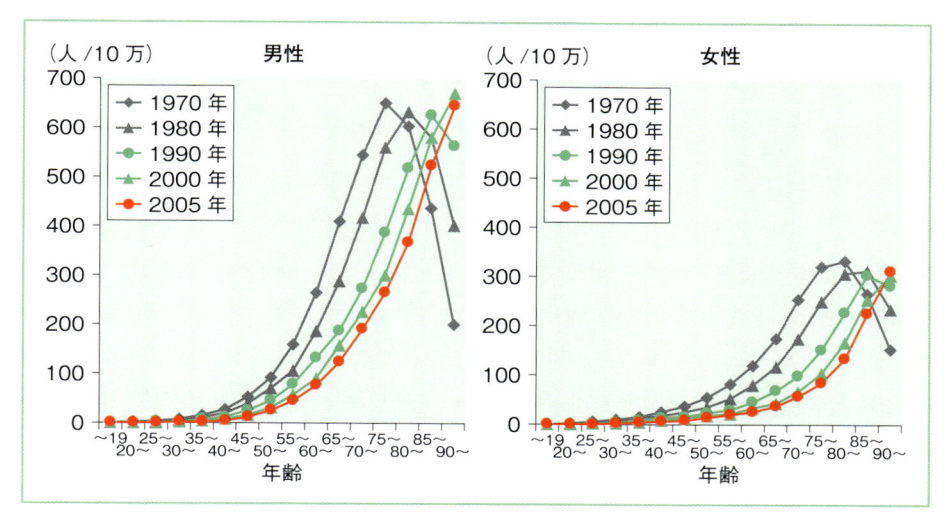

図3 胃癌による年代別死亡率の年次的推移
〔厚生労働省・人口動態統計 参考website1）より〕

命が延びるにつれ，無症状で胃癌の発症年齢まで生存して，手術不能の進行した胃癌として発見され，結果的には胃癌による死亡者数が著明に増加していることが推測される．

早期胃癌の経年的推移

1）発見率

胃癌検診や内視鏡検査の普及により胃癌の早期発見率が増えていることが予測されるが，早期胃癌の割合は実際に増えているのだろうか．本来ならば本邦全体における早期胃癌の有病率が知りたいところであるがその統計は存在せず，過去の報告[1,2]から推測せざるをえない．報告により差はあるものの，福井県においては全胃癌のうち早期胃癌の占める割合は1970年代に20～30％程度であったが，2000年代には70％まで増加している[1]．また，いずれの報告でも年代とともに腫瘍径は縮小し，かつ早期胃癌のなかでも粘膜内癌の割合が増加している．

2）占居部位

早期胃癌の占居部位については，胃体部や幽門部など胃中下部癌の割合が多いものの，噴門部を中心とした胃上部癌の割合が増加しているとの報告が多い．胃上部早期胃癌の割合について，がんセンターの草野らの報告[2]によると，1960年代では早期胃癌全体の6.8％にすぎなかったのに対し，2000年代では14.4％まで増加している．欧米の報告[3]によると，Barrett腺癌を中心とした食道腺癌や食道胃接合部癌が白人男性において急増しているが，本邦でも H. pylori 感染率の低下とそれに伴う慢性胃炎の変化，生活習慣の欧米化により，今後，疾病構造の変化とともに胃癌の発生部位が胃上部や食道胃接合部に上昇してくる可能性も考慮する必要がある．

3）肉眼型

早期胃癌の肉眼型については，陥凹型がもっとも多く70％程度を占め，次いで隆起

型，平坦型と続き，その順位に年代的変化はない．ただ，陥凹型が増加しているとの報告もあり，平坦型も全体からの割合としては少数ではあるがわずかに増加しているようである[1,2]．

4）組 織 型

胃癌による死亡者が高齢化すると同時に，早期胃癌の組織型にも変化がみられる．すなわち，若年者に多くみられる低分化型腺癌（sig, por）が減少傾向にあるのに対して，高齢者に多い高分化型腺癌（tub1, tub2, pap）は増加傾向にあり，早期胃癌全体の70～80％を占めると報告されている[2]．

以上述べたように，**年代とともに早期胃癌とくに粘膜内癌の割合は増加し，より小さく微細な粘膜変化（陥凹型，平坦型）のうちから発見されるようになってきている**といえる．これは，検診の普及や内視鏡検査の機会の増加，診断機器や診断能の進歩によるものと思われる．

治療方法も大きく変化し，以前はいかに早期発見されようと外科手術が主体であったが，1990年代からはEMR（endoscopic mucosal resection）の普及に伴い内視鏡治療例が増加し，2000年代になりESD（endoscopic submucosal dissection）が普及してからは内視鏡治療例がさらに加速して増加し，胃癌治療は低侵襲治療の流れへ大きく傾いている．

胃癌の危険因子

1983年に発見された*H. pylori*の発見により胃炎や胃癌の概念が大きく変化した．*H. pylori*感染に伴う慢性胃炎が胃癌発症における最大の危険因子であることが明らかとなっている[4]．*H. pylori*は幼少期に感染し，胃粘膜に好中球浸潤を伴う慢性活動性胃炎を惹起する．活動性胃炎は前庭部から次第に胃体部へと波及する．すなわち，前庭部優勢胃炎から始まり，加齢とともに体部優勢胃炎へと変化し萎縮性胃炎が進展するが，この過程で胃癌の発生しやすい母地が形成される．一方，*H. pylori*非感染者の胃粘膜には好中球浸潤を伴う活動性胃炎を認めず，萎縮性変化をきたさないために胃癌が発症することはまれである．*H. pylori*と胃癌の関係は炎症の持続により遺伝子変異が蓄積され発癌に至る点で，ウイルス性肝炎と肝細胞癌，潰瘍性大腸炎とcolitic cancerなどの関係に似ている．

*H. pylori*感染動態と活動性胃炎の胃内分布および胃癌のリスクとの関連を図4に示す．すべての*H. pylori*感染者が同じように胃癌のリスクを有するのではなく，十二指腸潰瘍者や欧米人では前庭部胃炎が優位で萎縮性変化に乏しいことが多いのに対して，胃癌症例は胃体部優勢胃炎や高度の萎縮性変化を有する者が多い．胃癌のなかでも**分化型胃癌は萎縮性変化を伴う体部優勢胃炎に多く，未分化型胃癌は前庭部と胃体部ともに胃炎が高度な汎胃炎に多い**ことが判明している．本邦での感染者では比較的若年者でも活動性胃炎が胃体部へと波及しており，汎胃炎や胃体部優勢胃炎を呈し萎縮性変化が速く進む結果として胃癌の発症する危険性が高くなるものと思われる．

本邦でも*H. pylori*感染率は減少しており，とくに30歳以下の若年者にて顕著であ

| 非感染者 | 前庭部優勢胃炎 | 汎胃炎 | 体部優勢胃炎 |
| 胃炎・萎縮なし | 十二指腸潰瘍 | 胃潰瘍 | 高度の萎縮 |

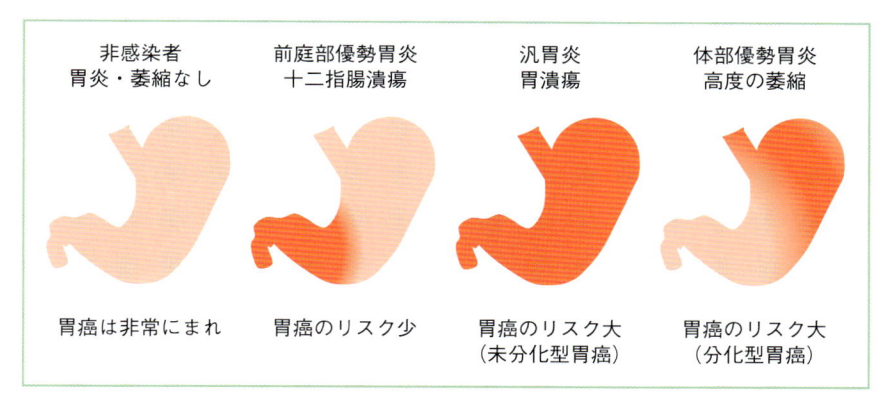

胃癌は非常にまれ ／ 胃癌のリスク少 ／ 胃癌のリスク大（未分化型胃癌） ／ 胃癌のリスク大（分化型胃癌）

図4 *H. pylori* 感染の動態と組織学的胃炎および胃癌のリスクとの関連

る．今後もさらに感染率は低下してくるものと思われるが，50歳以上の年代における感染率は未だ60％以上を維持していることに注意が必要である．すなわち，現在の若年者が年齢を重ねいわゆる"癌年齢"になるころには胃癌は"まれな疾患"となっている可能性が高いが，少なくともあと20年は癌年齢の患者の *H. pylori* 感染率は維持されるため，高齢者の胃癌は減少しないものと思われる．

胃癌は *H. pylori* のみでなく宿主や食物などの環境要因が複雑に関連して発症することが判明しているが，なかでも塩分過剰摂取や喫煙を危険因子とする疫学的な報告は多い．しかし，これらの要因は独立した危険因子か否かについては不明であり，あくまで *H. pylori* 感染胃炎に相加的・相乗的に働きうるものと推測される．

胃癌撲滅へ向けての戦略

すでに述べたように，本邦でも *H. pylori* 感染率の低下とともに胃癌自体減ってくることが予想されるが，しばらくは胃癌は多い疾患として続くものと思われる．胃癌死を減らしていくための手段として，早期発見するための効率的なスクリーニングと，発癌自体の一次予防の大きく二つの方法に分けられる．

1．効率的なスクリーニング

癌検診の有効性は死亡率減少効果で評価され，厚生労働省の班会議で有効性が認められた胃癌検診法は胃X線検査のみであったことから，胃癌のスクリーニング法としては同法が推奨されている．内視鏡検査は「死亡率減少効果の有無を判断する証拠が不十分であるため，対策型検診として実施することは勧められない．任意型検診として実施する場合には，効果が不明であることと不利益について適切に説明する必要がある」とされているが，実際の一般診療において内視鏡検査は胃X線検査よりも身近なものとなり，人間ドックなどの任意型検診において内視鏡検査が普及してきている．前述のように，より小さな微細な粘膜変化のうちから早期胃癌が発見されるようになったのも，内視鏡検診の普及の恩恵であろう．しかし，すべての検診対象者に内視鏡を行うことは現

	血清 *H. pylori* 抗体	
	−	+
PG法 −	A群	B群
PG法 +	D群	C群

図5　血液検査によるグループ分類

実的ではなく，胃癌のハイリスク群を抽出した内視鏡検査が期待される．
　そこで注目されているのが，血清ペプシノゲン（PG）法と血清 *H. pylori* 抗体の測定を組み合わせた方法である．PG 法は三木らが開発した胃粘膜の萎縮性変化を判定できる方法である[5]．PGには**胃底腺領域で産生されるPG I** と**胃底腺領域以外に噴門腺や幽門腺からも産生されるPG II**があり，胃粘膜萎縮が進むとPG I値やPG I / II比が低下する．PG I 70 ng/ml 以下かつ I / II比 3.0 以下を基準値とし，それ以下を陽性とすることが多い．そこで，*H. pylori* 抗体（−）PG法（−）をA群，*H. pylori* 抗体（+）PG法（−）をB群，*H. pylori* 抗体（+）PG法（+）をC群，*H. pylori* 抗体（−）PG法（+）をD群に分けると（図5），概ねA群は *H. pylori* 未感染者，B群は *H. pylori* 感染はあるが萎縮の進展は軽度な例，C群は *H. pylori* 感染に伴い萎縮の進展した例，D群は萎縮性胃炎進展による高度腸上皮化生合併群で *H. pylori* が自然除菌された例と判断できる．Watabe ら[6]は D＞C＞B 群の順で胃癌のリスクが高いとし，A群に関しては胃癌のリスクはきわめて低いことを報告している．この方法と内視鏡を絡めると，たとえばC・D群は胃癌発生のリスクが高く逐年の検査，B群はC・D群に比較すると少ないものの胃癌発生のリスクはあるため隔年の検査，A群は胃癌発生のリスクは低いため検診から除外，というように *H. pylori* 感染動態を考慮した検診体制が可能となる．この方法は現状では限られた施設および自治体でしか行われていないが，今後普及してくる方法と思われる．

2．発癌自体の予防

　発癌の予防という視点でもやはり *H. pylori* の除菌が重要となっている．1997年にUemura ら[7]により早期胃癌 EMR 後の除菌が二次癌の発現を抑制することが報告され，さらに同研究の追試として Japan Gast Study Group により無作為化比較試験が行われ，高いエビデンスレベルで *H. pylori* 除菌が早期胃癌内視鏡治療後の二次癌発現を抑制することが証明されている[8]．本邦から発信されている論文や学会報告からすると「**除菌により胃癌が約3分の1に減少する**」ことでほぼ見解が一致しているのが現状と思われる．

現在 H. pylori 除菌は保険適用疾患が限られているが，除菌による胃癌予防の対象は萎縮性胃炎の進展を認めない若年者に行うほうが効率的であるされており，日本ヘリコバクター学会の 2009 年改訂版ガイドライン[9]においても，除菌の適応疾患は H. pylori 感染症とされた．現時点では制約はあるものの，胃癌の予防としては，前述の PG 法と血清 H. pylori 抗体の測定を組み合わせた方法で胃癌のリスク設定を行い，若年のうちから除菌治療を行っていくことが最良の方法であると思われる．

おわりに

本邦でも胃癌の死亡率は減少しているものの，50 歳以上の 60％以上は H. pylori 感染者であり，この先 20 年間は胃癌発症者数および死亡者数は多い状況が続くものと思われる．胃癌死を減少させるためには，早期発見・早期治療を行うための効率的なスクリーニング法と，H. pylori 除菌治療を中心とした予防法の確立が急務である．

文 献

1) 細川 治，清水昌毅，海崎泰治，他：早期胃癌診断の現状．胃と腸 2009；44：455-464
2) 草野 央，下田忠和，谷口浩和，他：早期胃癌の時代的変遷．胃と腸 2009；44：465-471
3) de Martel C, Llosa AE, Farr SM, et al：Helicobacter pylori infection and the risk of development of esophageal adenocarcinoma. J Infect Dis 2005；191：761-767
4) Uemura N, Okamoto S, Yamamoto S, et al：Helicobacter pylori infection and the development of a gastric cancer. N Engl J Med 2001；345：784-789
5) Miki K：Gastric cancer screening using the serum pepsinogen test method. Gastric Cancer 2006；9：245-253
6) Watabe H, Mitsushima T, Tamaji Y et al：Predicting the development of gastric cancer from combining Helicobacter pylori antibodies and serum pepsinogen status：a prospective endoscopic cohort study. Gut 2005；54：764-768
7) Uemura N, Mukai T, Okamoto S, et al：Effect of Helicobacter pylori eradication on subsequent development of cancer after endoscopic resection of early gastric cancer. Cancer Epidemiol Biomarkers Prev 1997；6：639-642
8) Fukase K, Kato M, Kikuchi S, et al：Effect of eradication of Helicobacter pylori on incidence of metachronous gastric carcinoma after endoscopic resection of early gastric cancer：an open-label, randomised controlled trial. Lancet 2008；372：392-397
9) 日本ヘリコバクター学会ガイドライン作成委員会：日本ヘリコバクター学会"H. pylori 感染の診断と治療のガイドライン" 2009 改訂版．日本ヘリコバクター学会誌 2009；10：104-128

参考 website（2011 年 6 月現在）
1) 厚生労働省大臣官房統計情報部：人口動態統計．http://www.mhlw.go.jp/toukei/

（矢田智之，上村直実）

2 Modality別の存在診断
1）通常内視鏡

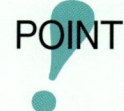

POINT

- 通常内視鏡観察による早期胃癌の存在診断においては，① 胃内を十分に洗浄し，胃液を十分吸引すること，② 観察手順を一定化して，胃内をくまなく観察撮影すること，③ 空気量，観察方向を変えて観察することが重要である．
- 日本人の胃癌の大半は *H. pylori* 感染によって惹起された慢性胃炎を背景にして発生していることが知られており，胃粘膜萎縮のある症例では，より注意深く観察することが重要である．
- 鳥肌状胃炎は胃体部の未分化型癌の高リスクファクターであり，未分化型癌の存在を念頭におきながら，観察することが重要である．
- 通常内視鏡による早期胃癌の存在診断において盲点となりうる部位には噴門部，体部から前庭部後壁，前庭部大彎，体部大彎，体上部から穹窿部大彎があり，観察のポイントとピットフォールを頭におき，観察する．

　近年の各種内視鏡機器の開発普及には目覚ましいものがあり，内視鏡精密診断に大きく寄与している．しかし，病変拾い上げのための通常内視鏡診断の重要性は今も変わりはない．本稿では通常内視鏡による病変拾い上げのStrategyとポイントを中心に述べる．

問　診

　上部消化管内視鏡検査施行前の問診には，症状などの聴取のほか，胃癌，胃十二指腸潰瘍などの既往歴，胃癌などの家族歴の聴取が必要である．また，後述の前処置に使用する薬剤のアレルギーの有無，禁忌疾患の有無についての問診も重要である．

前処置

　上部消化管内視鏡検査で行われる前処置には蛋白分解酵素製剤，咽頭麻酔薬，鎮痙薬，鎮静薬・鎮痛薬の投与がある．

1. 蛋白分解酵素製剤

消化管内の粘液除去を目的として用いる薬剤にはジメチコンとプロナーゼがある．ジメチコンは有泡性粘液除去作用を有し，蛋白分解酵素であるプロナーゼは粘液の主成分であるムチンの分解作用を有する．ジメチコンやプロナーゼの内服により胃内の粘液が減少し，また直視下の洗浄時にもより容易に除去可能となる．**早期胃癌，とくに微小胃癌の存在診断のためには，胃内の十分な洗浄が必要であり，そのためには蛋白分解酵素製剤の投与は有用である．**

2. 咽頭麻酔薬

咽頭麻酔のためリドカインを用いる．リドカイン投与の合併症としては中毒とアレルギーがある．中毒の予防のため，過量投与にならないように注意する．リドカイン投与によるアナフィラキシーショックの頻度は少ないものの，重篤な合併症であり，投与前の問診や投与後の十分な観察が重要である．

3. 鎮痙薬

消化管蠕動抑制のために使用する鎮痙薬にはブチルスコポラミンとグルカゴンがあるが，ブチルスコポラミンは緑内障，重篤な心疾患，前立腺肥大症などの禁忌があり，その際にはグルカゴンの投与を行う．

4. 鎮静薬・鎮痛薬

使用される薬剤にはベンゾジアゼピン系鎮静薬や麻薬性鎮痛薬がある．鎮静薬・鎮痛薬の投与により咽頭反射を抑制し，患者の苦痛を軽減できるため，咽頭反射が強い場合や患者の希望がある場合には使用している．しかし，投与により呼吸・循環抑制が起こるため，鎮静薬・鎮痛薬使用時には呼吸状態などのモニタリングが必須である．

観察手順と早期胃癌存在診断　Strategy

まず当院で施行している胃内視鏡観察の手順と Strategy を示し，次に各部位での観察のポイント，ピットフォールについて述べる．

食道胃接合部の観察から始め，さらに中等量の空気量で体上部から観察を行う．内視鏡を徐々に進めながら，体部の前後壁，大彎を観察する．さらに内視鏡を進め，胃角部小彎，前後壁，次いで近位前庭部，遠位前庭部，幽門部の観察を行う．十二指腸観察の後，十分に送気を行い，内視鏡を反転させて体部小彎を観察する．引き続き穹窿部の前後壁，大彎を観察する．内視鏡の反転を解除し，内視鏡を引き抜きながら体部の前後壁，小大彎を観察する．さらに噴門直下前後壁，穹窿部後壁を観察し，最後に食道胃接合部小彎と体上部から穹窿部大彎を確認し，胃の観察を終了する．

病変の拾い上げを確実に行うためには胃内をくまなく観察することが重要であり，そのためには，**観察手順を一定にすることが必要である**．それにより見落としを減らすことができると考えられる．また，観察に当たっては**胃内の空気量を変えて観察すること**，**観察方向を変えて観察すること**で見落としを減らすことができる．日本人の胃癌の大半は *H. pylori* 感染によって惹起された慢性胃炎を背景にして発生していることが知られている．胃粘膜萎縮が closed type から open type に進展するほど，発癌のリスクは高くなる[1]ため，胃粘膜萎縮のある症例では，より注意深く観察することが重要である．また，胃角部から前庭部に小顆粒状隆起が密集して認められる**鳥肌状胃炎は胃体部の未分化型癌の高リスクファクターであり**[2]，鳥肌状胃炎が認められた際には，その点に注意して観察する必要がある．

▶ 観察のポイントとピットフォール

1）噴門部

　食道胃接合部は胃内に空気が入った状態では観察が困難となるため，必ず挿入時に観察を行う．患者に吸気を促すと，SCJ (squamocolumnar junction) が口側に移動し，観察が容易になるため，観察時には患者に吸気をさせて詳細に観察する．また，胃内への挿入時には噴門部小彎と内視鏡が接触しないように，よく観察しながら挿入する．噴門部は反転観察時には内視鏡の陰となり，病変を見落とす可能性がある部位である．そのことに留意し，内視鏡を振るなどして**内視鏡の陰となっている部位を観察する**ように心がける．引き抜き時にも観察することを忘れてはならない．

2）体部から前庭部後壁

　体部から前庭部後壁は観察時に接線方向となることがあり，注意を要する．空気量が多いと接線方向になりやすいため，挿入時には送気量に気をつけながら，**内視鏡を後壁側に強く振り，正面視を心がける**．とくに近位前庭部後壁は胃角の陰となり，より注意して観察することが重要である．前方斜視鏡は直視鏡と比べ体部後壁の正面視が容易であり，直視鏡による観察で病変の存在が疑われ，さらに正面視が困難である場合には前方斜視鏡に入れ替えて観察するのもよい．

3）前庭部大彎

　前庭部大彎には横ひだが存在する場合があり，その際には**ひだ裏の観察が困難**となることがある．とくに胃内の空気量が多いと観察が困難であり，ひだ裏の観察時には空気量を減らして，内視鏡を遠位前庭部から引き抜きながら，ひだ裏を詳細に観察する．

4）体部大彎

　粘膜ひだが十分に伸展されていない状態では，ひだの間の病変を見落とす危険があるため，引き抜き時に十分送気を行い，**粘膜ひだを伸展して観察することが必要である**．ただし，引き抜き時の観察は内視鏡の深部挿入後であり，内視鏡と胃壁の接触による artifact が生じている可能性があるため，**挿入時にも観察しておくことが必要である**．また，体下部大彎のひだの切れ目は胃底腺領域である胃体中上部大彎とともに未分化型癌の好発部位であり，褪色陥凹性病変により注意して観察する．

5）体上部から穹窿部大彎

　体上部から穹窿部大彎には**粘液湖があり，その下に病変が隠れている**ことがある．胃

症例1：噴門部小彎の O-IIc 病変

図1は噴門部小彎の O-IIc 型早期胃癌の症例である．図1a では内視鏡の陰となり，その存在は指摘できない．図1b のように内視鏡を振り，観察方向を変えるとその存在が指摘できる．また，見下ろし観察でもその存在は容易に指摘できる（図1c）．この病変は ESD を行った（図1d）．病理診断は type O-IIc, tub1, pM, ly0, v0 であった（図1e, f）．

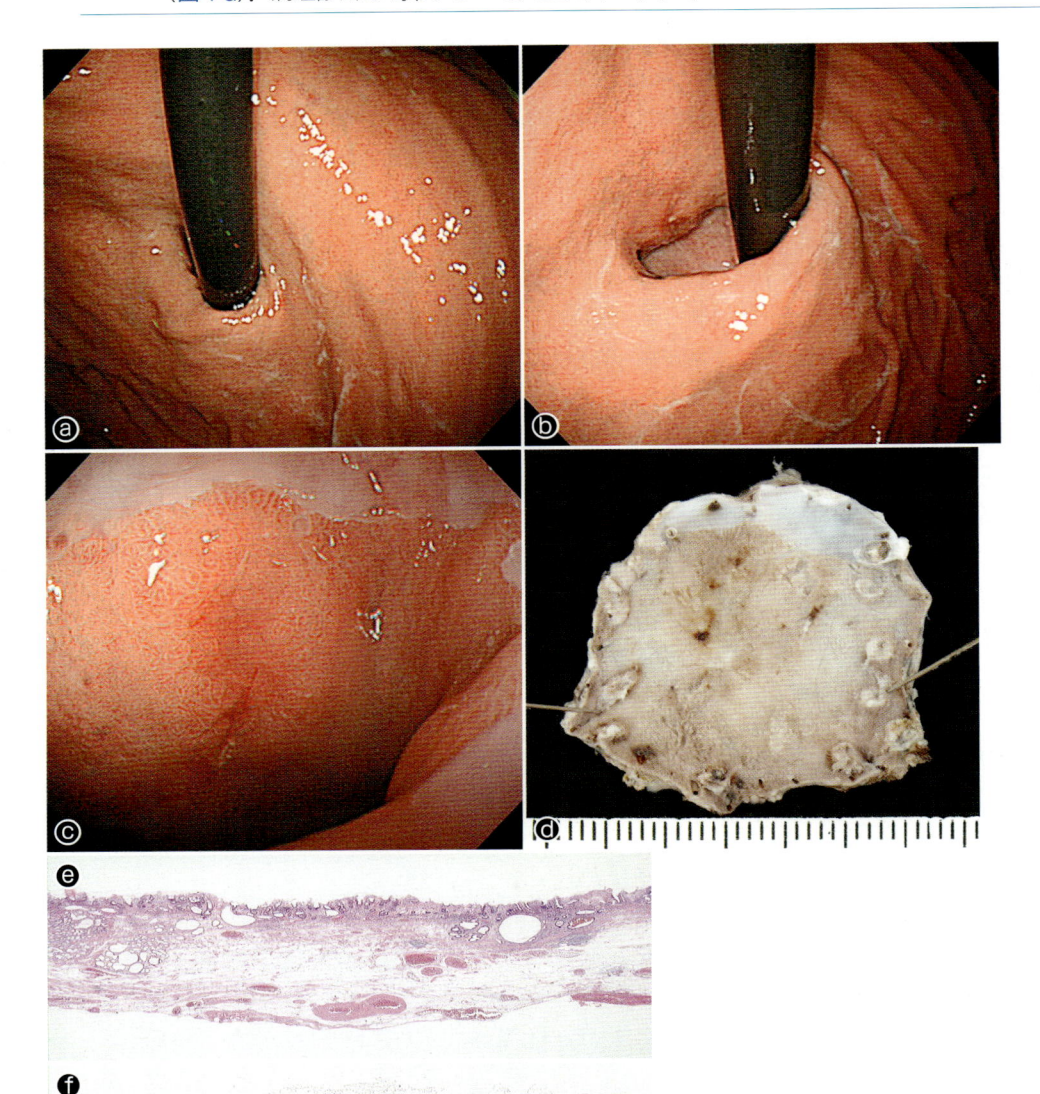

a：反転観察像．病変は内視鏡の陰に存在しており，病変を指摘できない．
b：反転観察像．観察方向を変えると，噴門部小彎に病変の存在が指摘できる．
c：見下ろし像．見下ろし像では噴門部小彎に境界明瞭な発赤陥凹性病変を容易に指摘できる．
d：固定標本像
e：病理組織像
f：強拡大像．高から中分化型管状腺癌で，深達度は M であった．

壁を吸引しないように注意しながら，十分に粘液を吸引して観察することが必要である．

症例2：体上部の大彎前壁のO-IIc病変　　図2

　図2は体上部大彎前壁のO-IIc型早期胃癌の症例である．図2aでは病変が粘液湖に埋まっており，病変は指摘できない．しかし，十分に粘液を吸引し，送気を行うと粘液湖の下に境界明瞭な褪色調の陥凹性病変を認めた（図2b）．インジゴカルミン撒布でもひだ集中を伴う境界明瞭な褪色陥凹として認識される（図2c）．患者の希望で，噴門側胃切除術を施行された（図2d）．病理診断は type O-IIc(UL-II)，sig＞＞por2, pM, ly0, v0, pN0 であった（図2e, f）．

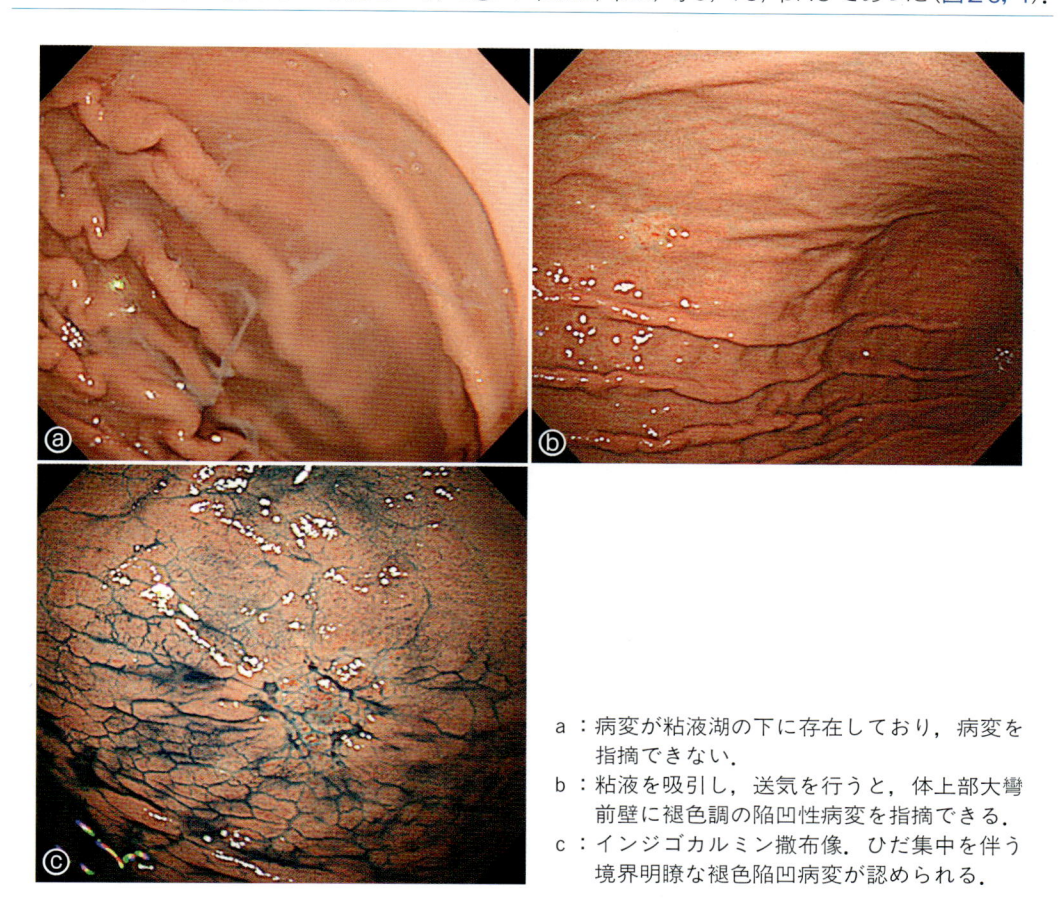

a：病変が粘液湖の下に存在しており，病変を指摘できない．
b：粘液を吸引し，送気を行うと，体上部大彎前壁に褪色調の陥凹性病変を指摘できる．
c：インジゴカルミン撒布像．ひだ集中を伴う境界明瞭な褪色陥凹病変が認められる．

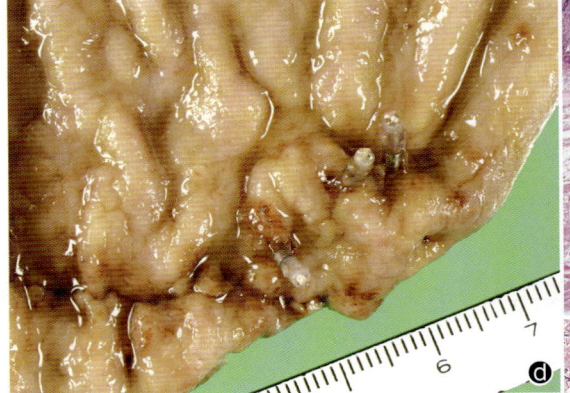

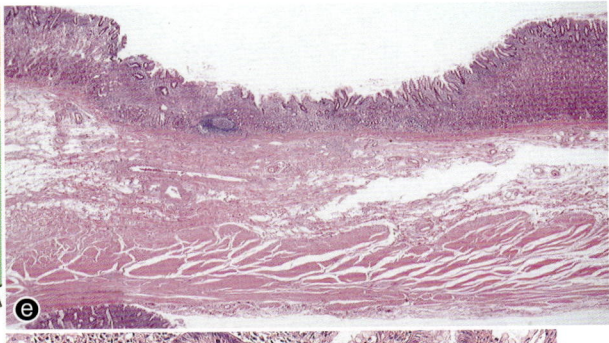

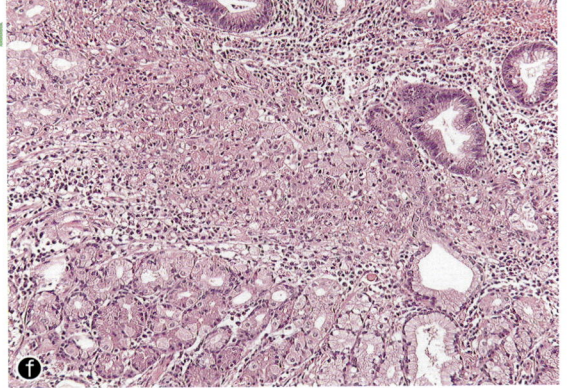

d：固定標本像
e：病理組織像．粘膜下層に線維化を認める．
f：強拡大像．粘膜固有層内に印環細胞癌を認める．

おわりに

　　　　胃の通常内視鏡観察において癌を見逃さないためには，①胃内を十分に洗浄し，胃液を十分吸引すること，②観察手順を一定化して，胃内をくまなく観察撮影すること，③空気量，観察方向を変えて観察することが重要であることを最後にもう一度強調したい．

文　献

1）井上和彦，藤澤智雄，串山義則，他：胃癌発生の胃粘膜―人間ドックにおける内視鏡検査からの検討．胃と腸　2009；44：1367-1373

2）春間　賢，鎌田智有，伊藤公訓，他：*Helicobacter pylori* 感染と胃癌―鳥肌状胃炎と胃癌．胃と腸　2009；44：1397-1401

（三宅直人，長南明道）

2 | Modality 別の存在診断

2）細径経鼻内視鏡

POINT

- 経鼻内視鏡における診断の基本は，① 近接観察，② 画像強調観察の併用，③ 検査時間を十分にかけることである．
- 経鼻内視鏡における早期胃癌診断能向上のためには，萎縮性胃炎を含めた胃粘膜変化を認めた場合は積極的にインジゴカルミン色素観察を併用する．
- 経鼻内視鏡における早期胃癌診断能向上のためのデジタル画像強調観察に関しては，FICE と i-scan が，病変の視認性の向上に有用と思われる．
- 経鼻内視鏡における生検に関しては，細経内視鏡対応の生検鉗子が開発販売され，生検手技に関する問題は解消されつつある．

近年，細径スコープを用いた経鼻内視鏡が注目されている．細径（経鼻・経口）内視鏡検査は患者の負担が少ないが，細径のため視野，画像，吸引，送気・送水などすべての機能が低下しており，その分，診断能を中心として施行医の負担が大きくなる[1]．細径経鼻内視鏡に関するモダリティに関してであるが，モダリティはラテン語の modus（ものさし，尺度）から派生し，転じて計測，限界，方法，手段，様式などを表すようになり，さらに医療分野においては，治療手段や方法を示したり，内視鏡などの医療検査機器の単位として使用されたりしている．

細径（経鼻・経口）内視鏡の種類

細径スコープのスペックは確実に進化している．2010 年 10 月時点で使用されている経鼻挿入に対応した細径内視鏡は富士フイルム（旧フジノン・東芝社），Olympus 社，HOYA 社 Pentax の 3 社がある（表1）．

富士フイルムの最新スコープである EG-530NW は，スコープ径は，これまでと同様に 5.9 mm であるが，操作性は，これまで同様小回りが効き，問題なく，視野角度を通常径内視鏡と同様に 120°から 140°に広げた（図1）．これまでの EG-530N2 と比較し，広角観察可能であり，拡大率が向上し，撮影する CCD の有効画素数が増加し，画像が改善されたと報告されている．さらにプロセッサーを Sapientia から Advancia にすることにより，光量・色再現性がよく，シャッターを押した直前の画像の最適なものを選択する

表1 細径内視鏡の種類

メーカー	Fujifilm		Olympus		Pentax	
機種	EG-530N2	EG-530NW	GIF-XP260N	GIF-XP260NS	EG-1690K	EG16-K10
先端部外径	5.9 mm	5.9 mm	5.0 mm	5.4 mm	5.3 mm	5.2 mm
軟性部外径	5.9 mm	5.9 mm	5.5 mm	5.8 mm	5.4 mm	5.4 mm
視野角（直視）	120°	140°	120°	120°	120°	140°
彎曲角 (up/down)	210/90°	210/90°	210/90°	210/90°	210/120°	210/120°
(right/left)	100/100°	100/100°	100/100°	100/100°	100/100°	120/120°
鉗子口径	2 mm	2 mm	2 mm	2 mm	2 mm	2 mm
ガイドライト	2	2	1	2	2	2

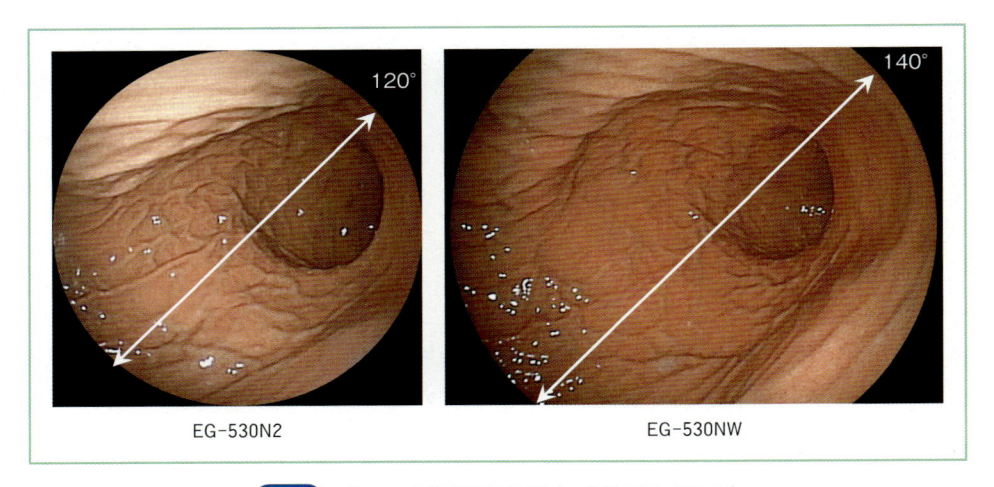

図1 スコープ視野角の拡大（富士フイルム）

機能も搭載した[2]．

　Olympus社の最新スコープであるGIF-XP260NSは，スコープ径は5.5 mmから5.8 mmと太くなったが，ライトガイドが二つにアップしたことにより，これまで生検操作時に左下1/4が暗くなり，狙撃生検することが困難であったが，容易に可能となった（図2）．

　Pentaxは，これまでと同様にEG-1690Kにおいても，スコープ径は5.4 mmともっとも細い．操作性は，スコープ径が細いため，やや追従性が劣ることがある．しかしアングル機能が優れており，リユース，ディスポーザブル生検鉗子によるスコープの操作制限をほとんど生じない．さらに最新スコープであるプロトタイプEG16-K10は，スコープ径5.4 mmと太くなるも，視野角は140°に増大している．

従来機種（GIF-XP260N）　　　　新機種（GIF-XP260NS）

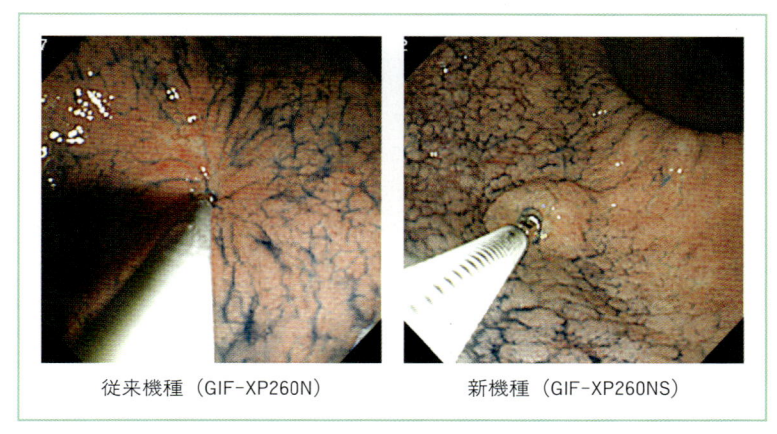

図2　従来細径経鼻内視鏡との比較（生検）（Olympus）

細径内視鏡における内視鏡診断

▶ 経鼻内視鏡における診断の基本

① **近接観察**：吉田らの報告[3]において，観察距離が1.5 cm以上になると距離に比例して経鼻内視鏡は経口内視鏡に比べて劣るとされている．したがって可能なかぎり近接観察を行う．

② **画像強調観察**：病変が疑われる場合には，積極的に色素内視鏡を併用することである．デジタル法，光デジタル法（NBI，FICE）を行うことでもある程度画像を見やすくできる．

③ **時間をかける**：もちろん前処置として消泡剤，蛋白分解酵素製剤の併用，さらに胃内の粘液・泡を十分洗い落とすことは経口内視鏡と同様に重要である．経鼻内視鏡では吸引力が弱く時間を要するため，余裕をもちしっかり時間をかけることも対策方法の一つである．

画像強調観察

　画像強調観察は，Tajiri & Niwa により新しく分類された内視鏡観察法である[4]．すなわち，画像強調観察は，デジタル法，光デジタル法，色素法の三つに大きく分類される．デジタル法にはFICE，i-scanが含まれ，光デジタル法にはNBI，AFIなどが含まれ，色素法にはインジゴカルミン・コントラスト法が含まれる．

　これらの画像強調観察を各部位別に，腫瘍の性質にあわせて用いることが細径内視鏡の診断能向上に結びつく．

● 1．インジゴカルミン・コントラスト法

　当院において2005～2008年の4年間の間に経口内視鏡および経鼻内視鏡における早

表2 経口および経鼻内視鏡における早期胃癌の発見率の比較

	経口内視鏡			経鼻内視鏡		
	total	early GC	rate(%)	total	early GC	rate(%)
2005	4,508	36	0.80	80	1	1.25
2006	4,756	42	0.88	395	3	0.76
2007	4,603	47	1.02	695	10	1.44
2008	4,737	46	0.97	745	5	0.67
total	18,604	171	0.92	1,915	19	0.99

GC: Gastric cancer

期胃癌の発見率はそれぞれ0.92％，0.99％と差を認めなかった（表2）．しかし経鼻内視鏡にて発見された早期胃癌19例において，通常光（白色）観察では認識できず困難であるが，インジゴカルミン色素法にて認識容易であった症例を5例認めた．うち1例を提示する．

症例1：71歳，女性．胃癌（O-IIa） 図3

71歳，女性．経鼻内視鏡による胃スクリーニング希望にて来院された．高度の萎縮性胃炎を認める（図3a）とともに，胃体下部小彎にわずかな凹凸変化を認めた（図3b）．インジゴカルミン色素内視鏡にて，同部位に褪色調の不整形な隆起性病変が認識された（図3c）．生検にて分化型胃癌でありESDを施行した（図3d）．

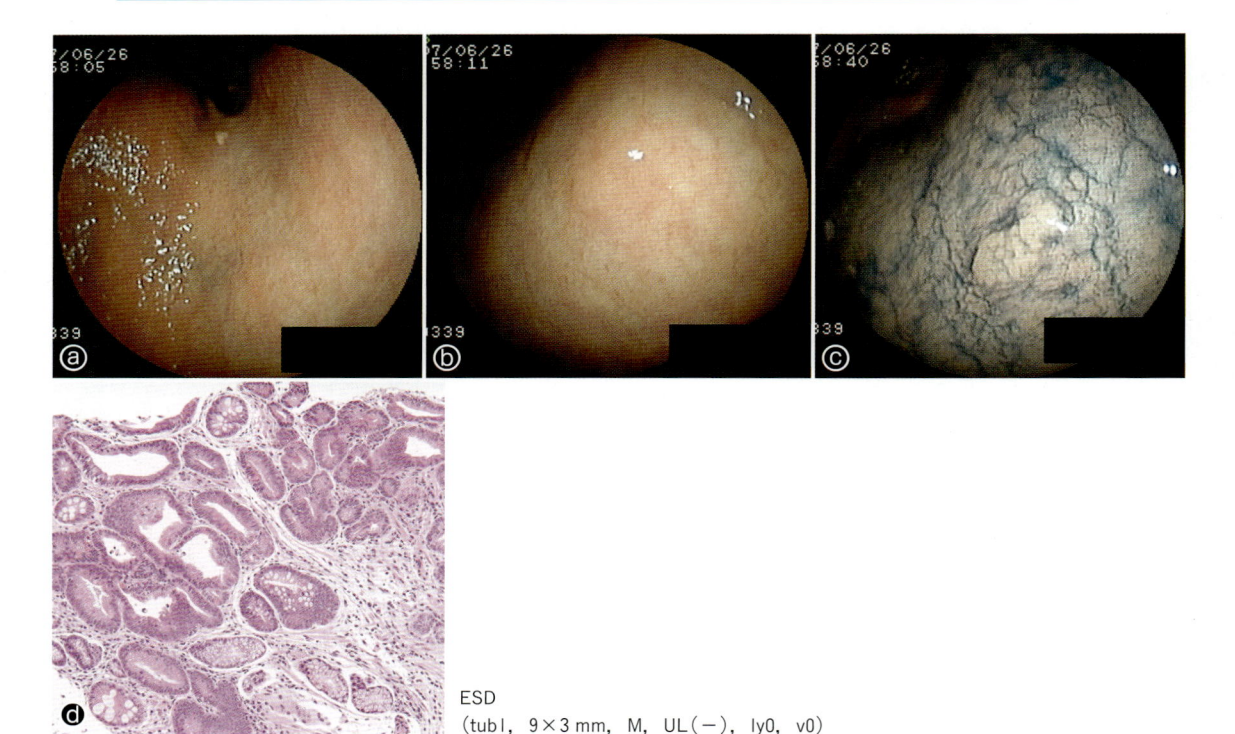

ESD
(tub1, 9×3mm, M, UL(−), ly0, v0)

細径内視鏡の胃病変の診断において，中等度以上の萎縮性変化を認める，あるいは粘膜の凹凸を認めた場合には，**インジゴカルミン色素法併用観察を行う**ことは，コンセンサスが得られていると思われる．今後の問題点は，通常径内視鏡においても診断が難しい**未分化癌の褪色調変化の病変**である．この病変は褪色調変化のみの0-IIb病変である．インジゴカルミン色素法を併用しても，逆に病変は判別しにくくなる．この病変を画像が悪い細径スコープで見逃さないようにすることが重要である．

2．デジタル法

咽頭および食道において拡大・非拡大観察にてもその有用性が明らかにされているNBIであるが，胃においてはNBIも拡大機能を用いれば病変の質的診断・範囲診断は容易になる．しかし非拡大観察において，インジゴカルミン色素法がNBIに比べて認識性が明らかに高い症例を認めた（図4）．また遠景観察では，NBI観察では，食道と異なり，胃においては視野が極端に暗くなるため現時点ではスクリーニングに適さない．

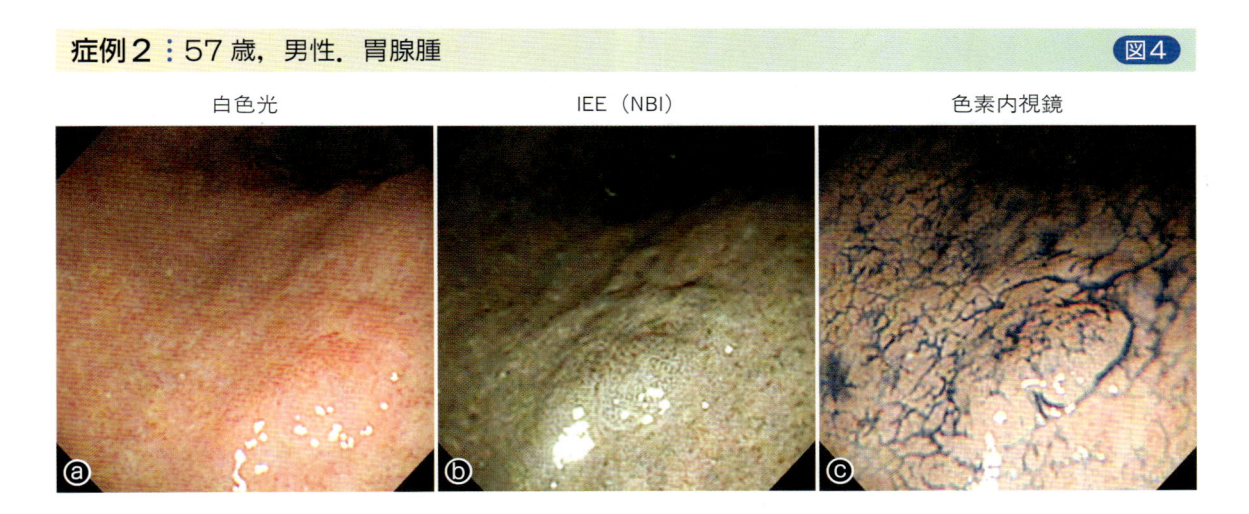

症例2：57歳，男性．胃腺腫　図4

白色光　　　　　　　IEE（NBI）　　　　　　色素内視鏡

ⓐ　　　　　　　　ⓑ　　　　　　　　ⓒ

3．光デジタル法

現時点では，FICEは，インジゴカルミン色素法に比べ視認性は劣る．しかしFICEは胃の遠景観察においても十分明るいため，白色光観察に比べれば視認性は高く，病変の拾い上げおよび見逃しを少なくすることが可能と思われる．

症例を提示する．79歳，男性．胃角部大彎の腺腫である（図5）．白色光観察においてもフラットな隆起性病変の認識は可能であるが，インジゴカルミン色素法では隆起成分の表面性状が明瞭である．FICEでは，遠景観察でも病変を容易に認識することが可能である．したがってFICEはスクリーニングに適する画像強調観察（IEE）である．ただしFICEは画像処理した内視鏡像であるため，白色光観察でわずかでも認識可能な病変の視認性は明らかに向上するも，白色光観察にてまったく病変が認識不可能な病変はFICEにおいても視認性の向上は認められない（図6）．このような病変でもインジゴカ

症例3：79歳，男性．胃腺腫　　　図5

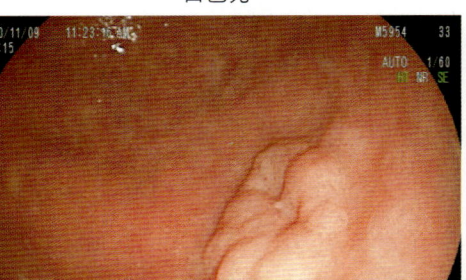

白色光　　　色素内視鏡

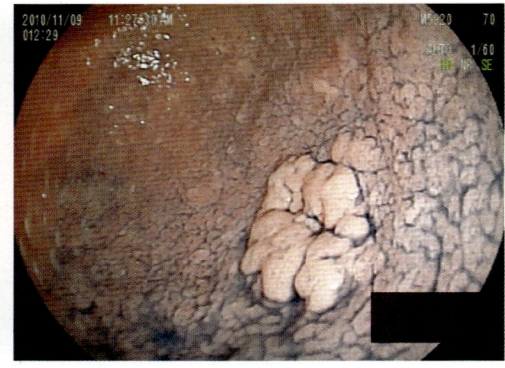

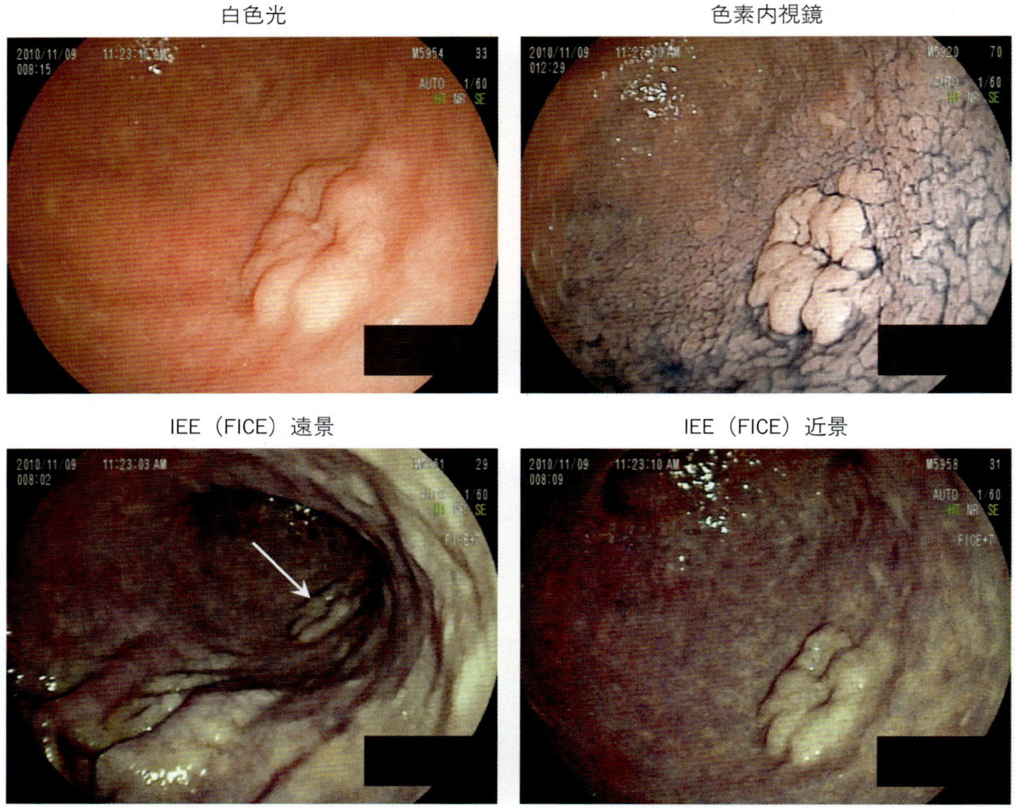

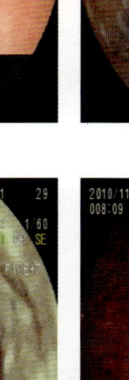

IEE（FICE）遠景　　　IEE（FICE）近景

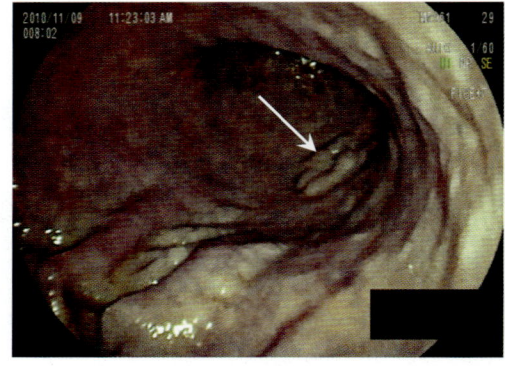

症例4：77歳，男性．胃癌（O-IIa）　　　図6

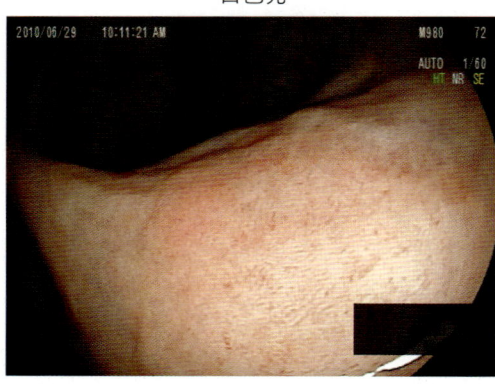

白色光　　　IEE（FICE）

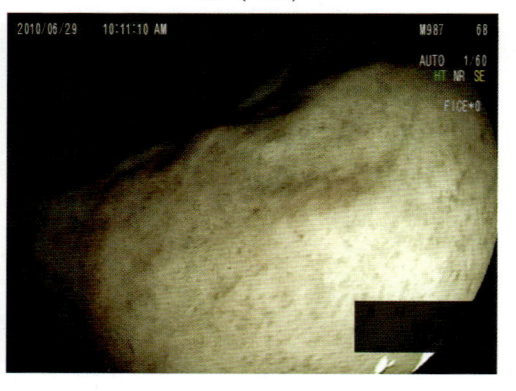

ルミン色素内視鏡では描出可能であるため，FICEを過信せず，インジゴカルミン色素内視鏡の併用は積極的に行うべきである．FICEとi-scanは，一度撮影して取り込んだ画像の処理であるため，今後インジゴカルミン色素法に近い処理画像の構築が可能かどうかが重要なポイントとなるであろう．

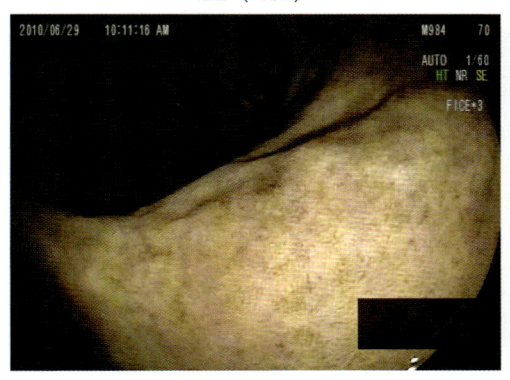

図6　IEE（FICE）／色素内視鏡

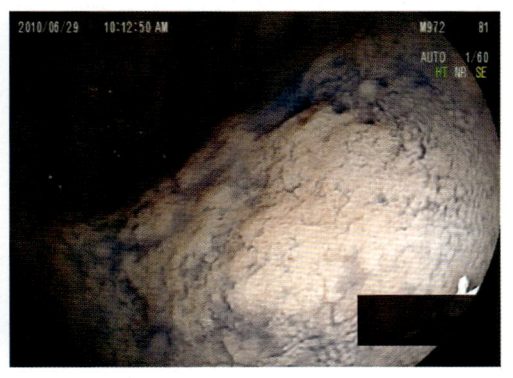

生検について

　現在，経鼻内視鏡の生検手技に使用可能な鉗子はすべて通常径経口スコープに対応した1.8 mm径の鉗子である．細径内視鏡の先端最大屈曲時の半径が拡大してしまい操作が困難となる[1]．これに対して細径経鼻内視鏡対応用のリユース（住友ベークライト）・ディスポ（ボストン・サイエンティフィック社：New Radial Jaw 4）鉗子（図7）が開発販売されている．

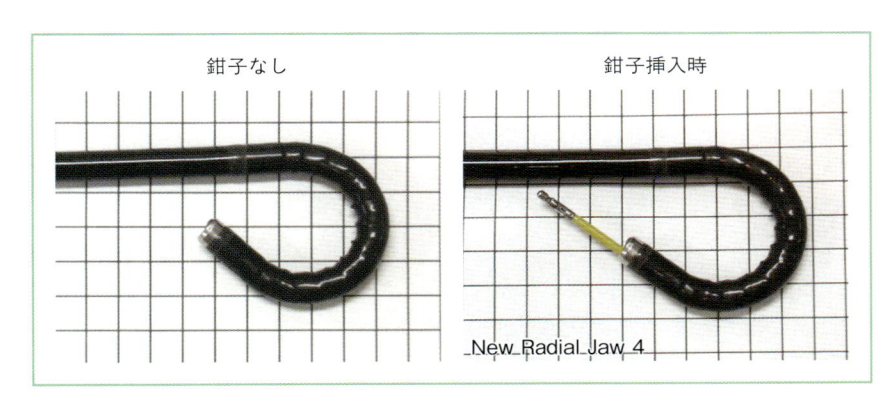

鉗子なし／鉗子挿入時

図7　生検鉗子の細径スコープに及ぼす影響

文　献

1) Lee SY, Kawai T：Transnasal route：new approach to endoscopy (review). Gut Liver 2008；2：155-165
2) 吉田行哉，松岡正記，速見陽子，他：視野角140度の広角とFICEの威力．消化器内視鏡 2010；22：800-811
3) 吉田行哉，松岡正記，速見陽子，他：楽な検査であっても，さらに診断精度をあげるには？―近接観察の重要性：EG530Nを用いて．消化器内視鏡 2008；20：509-517
4) Tajiri H, Niwa H：Proposal for a consensus terminology in endoscopy：how should different endoscopic imaging techniques be grouped and defined? Endoscopy 2008；40：775-778

（河合　隆，羽山弥毅，福澤麻理）

2 │ Modality 別の存在診断

3）拡大内視鏡（NBI）

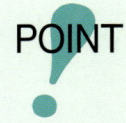

POINT
- スクリーニング内視鏡にて病変を指摘するのはあくまでも白色光観察である．
- わずかな隆起，陥凹に注目する．
- 平坦病変発見のきっかけは色調変化および血管透見不良である．
- 病変を疑った場合に NBI 観察で近接し，弱拡大で表面構造を観察する．
- 不整な villi 様，pit 様構造が認められた場合や，境界明瞭な不明瞭化を認めた場合は癌と診断しうる．
- 血管構造を観察するためには強拡大にする必要があり，先端アタッチメントが有用である．

　Narrow Band Imaging system（NBI：狭帯域フィルター内視鏡システム）とは，面順次式電子内視鏡の R（red）・G（green）・B（blue）各フィルターの波長を調整し，狭帯域化した光源装置である．ヘモグロビンは可視光帯域では 415 nm と 540 nm の光を強く吸収するが，光の散乱の程度にも波長依存性があって，短い波長の青から赤にかけて散乱の程度は徐々に弱くなる．このような散乱特性の波長依存性によって散乱の弱い長波長の赤の光は組織内に深く入る．そのためヘモグロビンによる吸収も比較的大きい 540 nm の光を照射すれば粘膜下層の血管を画像化できる．一方，光を 415 nm の近辺に狭帯域化すれば，表層の毛細血管内のヘモグロビンによって吸収されるため，表層の毛細血管を詳細に描出することができる．415 nm の光を B と G に，540 nm の光を R チャンネルに割り当てることにより，粘膜表層の毛細血管は茶褐色パターンとして表れ，より深部の血管はシアン色のパターンとして観察することができる．

　NBI は狭帯域化により光量が少なく暗いため，食道のような狭い管腔臓器の観察は可能であるが，胃のような大きな管腔臓器の観察には不向きである．したがって，**早期胃癌の発見の基本は白色光観察である．**

　白色光拡大観察では背景も赤く，血管も赤く描出されるため血管の観察が難しい．しかし NBI では赤の光を用いていないため，背景と血管にコントラストがつき血管をより詳細に観察することができる．また深部からの散乱光が減少するために**表面構造がより明瞭に描出される**．

早期胃癌の内視鏡的特徴を知る

　分化型癌は萎縮性胃炎を背景として発生することが多く，内視鏡的にはひだがなく，血管透見が亢進している部位に好発する．分化型癌は基本的に全層置換型の発育を呈するため，表層に癌腺管が露出する．この結果，**境界明瞭な隆起，陥凹，あるいは色調変化を示す**．

　一方，未分化型腺癌は萎縮のない胃底腺領域に発生することが多く，内視鏡的にはひだのある領域に好発する．境界明瞭で不整形の褪色陥凹性病変を呈するが，未分化型腺癌は腺管を形成せず間質を側方進展するため，**萎縮を背景として発生した場合は境界が不明瞭**となる．

　萎縮性胃炎を有する胃粘膜は菲薄化しているため，癌が発生しても陥凹せず，0-Ⅱbまたは0-Ⅱa型を呈する．0-Ⅱa型癌の発見は容易だが，0-Ⅱb型癌の発見は難しい．分化型癌は表面に露呈するため，色調差，表面構造の差で診断しうる．しかし，未分化型腺癌は粘膜中層を側方進展し，表層は非腫瘍性の腺窩上皮で構成されるため，その存在診断が難しい．この場合は，わずかな色調差や，段差，血管透見の不明瞭化が指標となる．

早期胃癌発見の Strategy

● 1. 前処置

　粘液が付着していると，表面性状や色調が不明瞭となり病変の発見が困難となる．早期胃癌を発見するためには，粘液を除去することが重要だが，粘液はガスコン®水で洗浄してもなかなか除去できない．

　検査の約10〜20分前にプロナーゼ20,000単位を服用させると粘液が分解され，ガスコン水で容易に洗浄・除去することが可能となる．**プロナーゼによる前処置は早期胃癌の発見に必須**である．

● 2. 空気量の調整

　空気量を多量にすると，粘膜が引き延ばされるため，粘膜下層の血管が透見されやすくなる．しかし，分化型胃癌は高密度の癌腺管が，未分化型癌は間質に浸潤した癌が光を遮るので，血管透過性が低下した領域として認識される．

　一方，空気量を減らすと粘膜が厚くなるため，高低差の認識が容易となる．しかし，その一方で血管の透過性は全体に低下する．したがって，**空気大量で血管透過性を観察し，中等量で段差を観察する**ことが重要である．

3. 拡大観察のコツ

　病変にそのまま近接すると焦点が合わず表面構造の観察ができない（図1a）．NBIに切り替えても同様で近接すると焦点が合わず表面模様はまったく観察できない（図1b）．このとき，**ほんの少しだけ拡大レバーを操作する**と焦点の合った画像を得ることができる（図1c）．背景粘膜は整ったvilli様構造であり，病変内は密なpit様構造であることがわかり，病変の立ち上がりだけではなく表面構造の境界も明瞭となった．さらに近接し中拡大まで拡大率を上げると，背景粘膜構造はwhite zoneの均一な管状pitからvilliであるが病変内は密で大小不同・形状不均一なpitであり血管の走行不整・口径不同も認めた（図1d）．

　強拡大時には被写界深度が狭くなるため，斜め方向から観察すると焦点の合う部分はごくわずかとなる．また，心拍動や呼吸性変動のために一定の距離を保つことは難しい．しかし，**スクリーニングの時点で強拡大が必要な場面は少なく，大部分は弱拡大にて診断が可能である**．

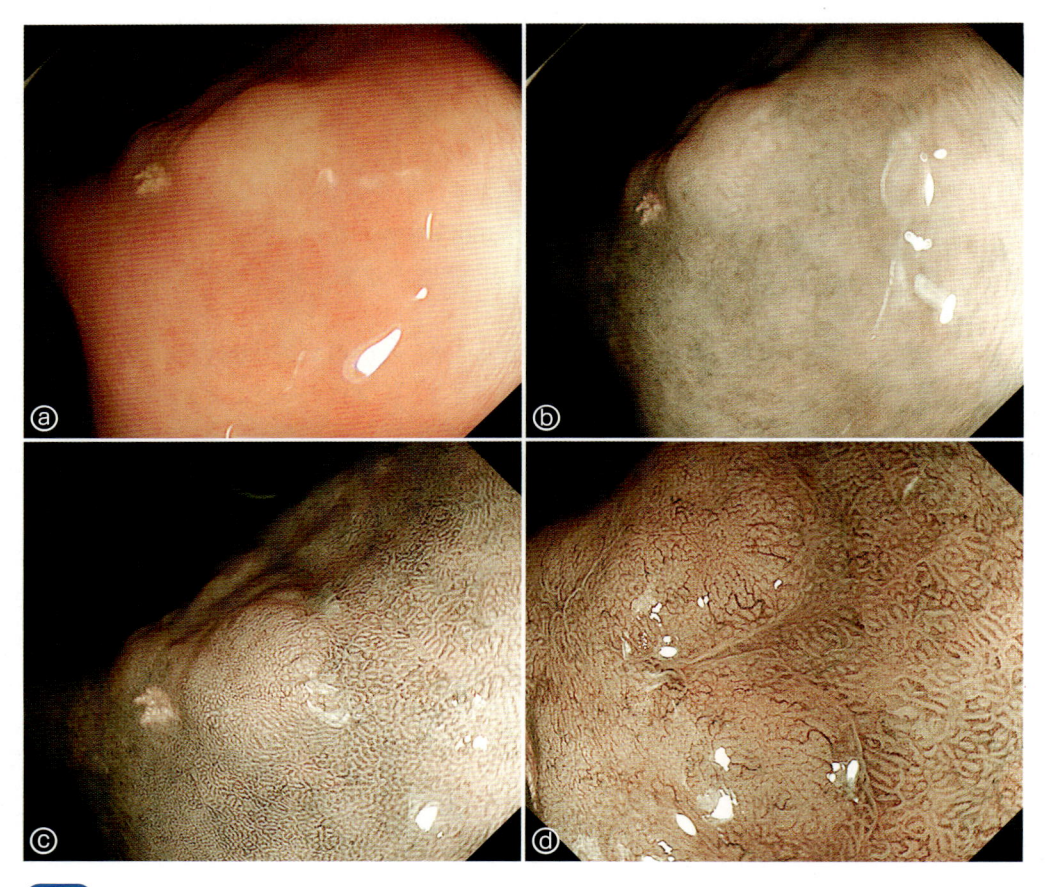

図1
a，b：胃角部後壁に褪色調の扁平隆起性病変を認めた．近接すると焦点が合わず，ぼけて見える．
c：拡大レバーをわずかに操作すると，焦点が合い，表面構造を詳細に観察することができる．
d：さらにレバーを操作し，中拡大にすると表面の微細血管を観察することができる．

4. スクリーニング時の拡大観察

　スクリーニング時に病変を発見した場合，癌・非癌の鑑別診断が重要である．何でも生検さえ採取すれば正診できるわけではない．不適切な部位から採取された場合，生検での正診は不可能である．

　癌・非癌の鑑別において，重要な情報は**表面構造，境界，血管構造**である．このうち，表面構造，境界は弱拡大で判定可能だが，血管構造の解析には強拡大を要する．強拡大では約2mmまで近接する必要があり，しばしば病変と接触し出血をきたす．したがって，まずは**弱拡大で背景粘膜の表面構造を観察し，非腫瘍性粘膜のパターンを認識する**．次に，弱拡大で病変に近接し，**表面構造がvilliなのかpitなのか，形の不整度，大小不同，不明瞭化に注目する**．背景粘膜と病変部の**境界が明瞭か否か**も重要な情報である．分化型癌は表面に不整なvilliやpit様構造が認識され，境界明瞭であることが特徴である．一方，未分化型癌は表面構造が不明瞭化し，Non-network血管が認められる．詳細は組織型診断の項を参照して頂きたい．**スクリーニング時には表面構造の不整さと境界の有無が診断ポイントとなる**．

5. 精査時には

　精査内視鏡の際には，専用の先端アタッチメント（オリンパス社製ディスポーザブル先端アタッチメント：D-210-11084，Black soft hood MB162や，トップ内視鏡用装着フード　エラスティックタッチ　スリット＆ホール型M）が有用である．

　未分化型癌やMALTリンパ腫の診断には血管構造の解析が重要で，その場合は高倍率で観察する必要がある．一方，分化型癌では表面構造の解析が重要だが，正面視すると影がつかず，表面が平坦に見える．**表面構造を解析する際には，弱～中拡大で斜め方向から観察することが重要である**．

▶ 発赤に注目

症例 1：分化型腺癌と胃炎の鑑別に NBI 拡大観察が有用であった症例　　図2

　　　　背景粘膜のまだら発赤やひだの消失を認め萎縮性胃炎であった．萎縮粘膜内に淡い発赤陥凹性病変を認めた（図2a）．陥凹の口側と後壁側に境界明瞭な不整形の陥凹境界を認めることから，分化型腺癌を疑うが，通常内視鏡観察では周囲に同様の発赤陥凹を認めるため炎症との鑑別が困難であった（図2b）．
　　　NBI 弱拡大で肛門側を観察すると，背景粘膜には small round pit を認めたが，陥凹内には大小不同で形状の不均一な villi 様構造を認めた（図2c）．さらに肛門側に近接すると背景の整った pit 構造と陥凹内の形状不整な villi 様構造との境界が明瞭となった（図2d）．以上の所見から炎症ではなく，高分化型腺癌と判断した．
　　　病理学的には高分化型腺癌で（図2e），青線で示した部位に粘膜内癌を認めた（図2f）．最終病理診断は，Gastric adenocarcinoma, tub1, pT1a(M), ly0, v0, HM0, VM0, pType 0-IIc, UL(−)，32×23 mm であった．

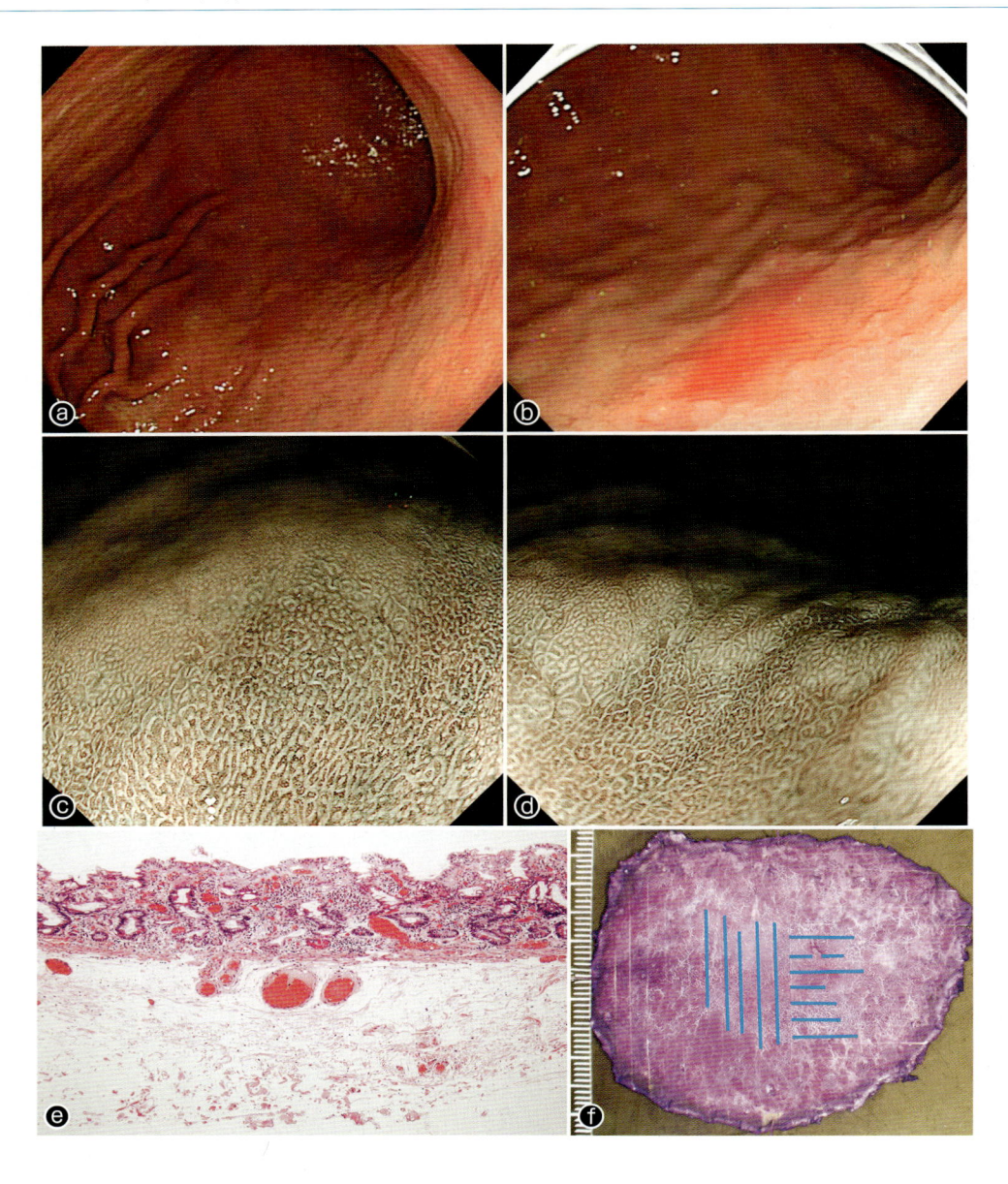

▶ **褪色に注目**

症例 2：Focal atrophy　　　　　　　　　　　　　　　　　　　　図3

体中部大彎に境界不明瞭な褪色陥凹性病変を認めた（図3a）．近接しNBI拡大観察を行うと背景粘膜は small round な pit 構造であり，褪色陥凹内にも pit 構造が観察された．その pit 構造を取り囲むように口径不同のないネットワーク血管を認め，限局性萎縮と診断した（図3b）．

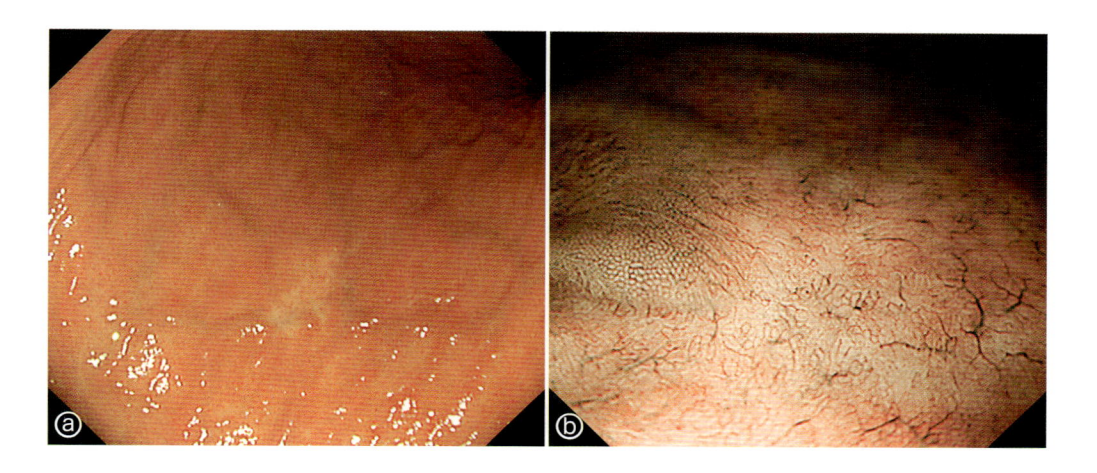

症例 3：未分化型癌　　　　　　　　　　　　　　　　　　　　　図4

背景粘膜はまだら発赤を呈しひだの消失を認め萎縮性胃炎と診断した．体下部大彎に発赤隆起を認め，隆起の肛門側に境界不明瞭な褪色陥凹性病変を認めた．さらに肛門側には萎縮境界を認め，領域性があり病変を疑うが認識が困難であった（図4a）．NBI 弱拡大観察では背景粘膜には整った small round pit を認めたが，陥凹内はわずかに pit 構造を認めるが全体として表面構造はやや不明瞭であった（図4b）．NBI 強拡大観察では表面構造は不明瞭な領域に，口径不同・走行不整の強い異常血管が増生し，ネットワークの形成を認めなかった（図4c）．よって低分化腺癌，Type 0-IIc と診断した．

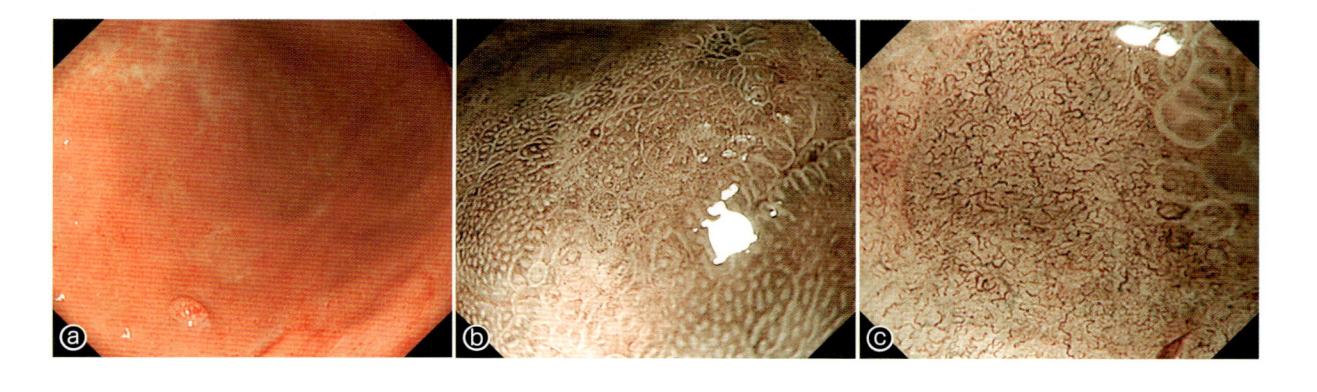

▶ 血管透過性の違いに注目

症例4：中分化型癌　　　　　　　　　　　　　　　　　　　　　　　　　　図5

背景粘膜は血管透過性が亢進し萎縮性胃炎であったが，後壁を中心に広範囲に血管透過性不良領域を認めた（図5a, b）．境界は非常に不明瞭であり，白色光観察では癌と診断することは困難であった．NBI拡大観察を行うと，背景粘膜は整ったvilli様構造であったが，血管透過不良域には構造の不整および不明瞭化を認め，その境界は明瞭であった（図5c, d）．生検にて中分化型腺癌と診断された．

本例ではNBI拡大観察が癌の診断に非常に有用であったが，白色光で血管透見不良域を認識しなければ，NBI拡大観察を行うことはない．白色光観察で病変を疑うことの重要性が示唆された．

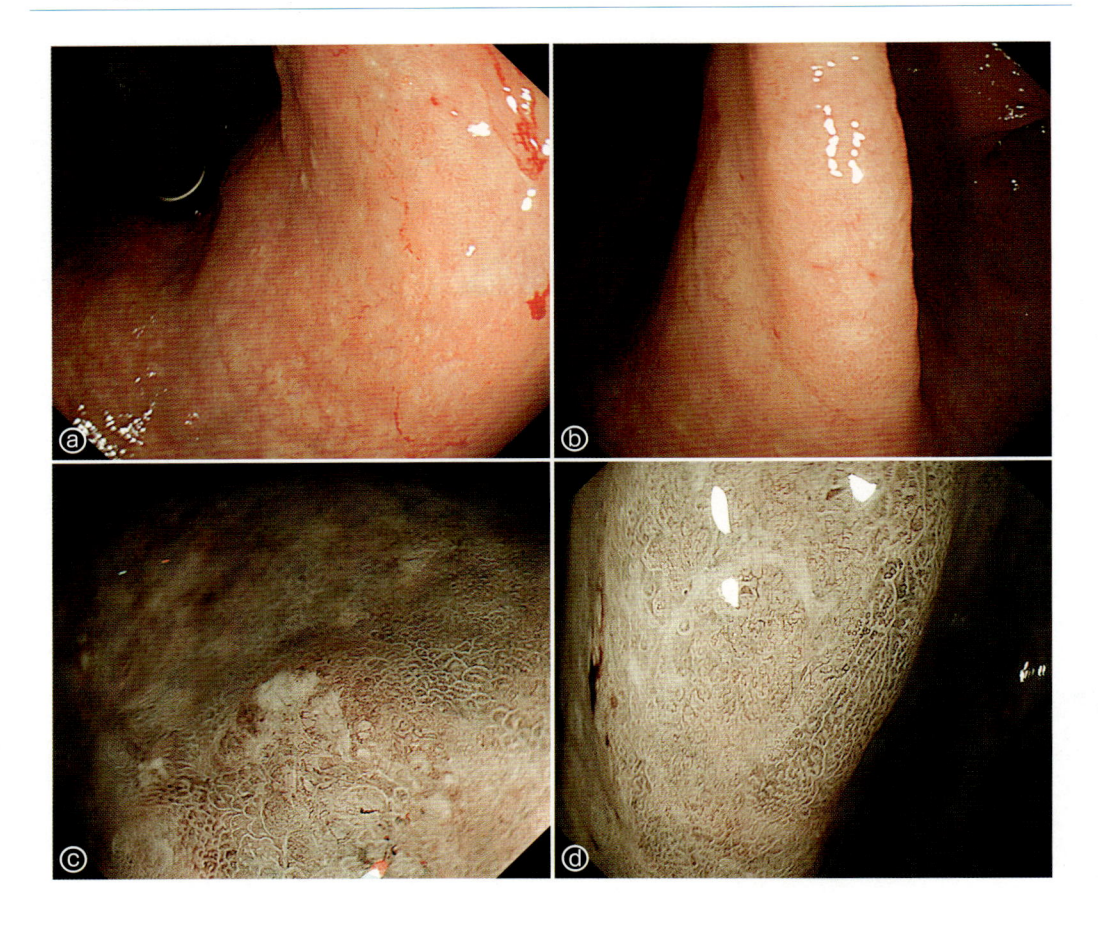

おわりに

　病変の指摘はあくまでも白色光で行うため，通常観察を疎かにしてはならない．拡大内視鏡は癌・非癌の判定にきわめて有用であり，可能な限りスクリーニングの段階から拡大内視鏡を用いるべきである．

参考文献
1) 北村陽子，小山恒男，友利彰寿：標準的な病変における診断と治療のポイント．消化器内視鏡 2007；19：735-744
2) 八尾建史，田邊　寛，長浜　孝，他：低異型度分化型胃癌（超高分化腺癌）の拡大内視鏡診断．胃と腸　2010；45：1159-1170
3) 八木一芳，佐藤聡史，中村厚夫，他：範囲診断のための精密検査―拡大内視鏡検査―NBI併用拡大内視鏡と"化学的"内視鏡診断．胃と腸 2009；44：663-674

〔北村陽子，小山恒男〕

3 肉眼型別の特徴
（深達度，組織型，鑑別診断）
0-Ⅰ型，0-Ⅱa型

POINT

- スクリーニング
  粘膜表層の凹凸変化や色調のわずかな変化に気を配りながら観察する．時に色素撒布も有用である．
- 質的診断
  ① 上皮性か否か，② 腫瘍性か否か，③ 良性か悪性か，を詳細に観察し鑑別を行う．
- 側方範囲診断
  病変の範囲は隆起部に一致していることが多い．時に随伴Ⅱbなどを伴うことがあるので，病変の全周を隈なく観察する．
- 深達度診断
  粘膜模様が残っていれば，多くの場合は粘膜内癌である．びらんや硬化がみられればSM浸潤を疑う．
- 組織型診断
  ほとんどが分化型腺癌である．拡大観察で粘膜の微細構造の観察が組織型診断には有用である．

　癌は発育の方向性や恒常性を無視して秩序なく増殖するため，胃癌の肉眼形態は多様である．胃癌取扱い規約では，形態を一定のカテゴリーに当てはめるため，肉眼型分類を定めている[1]．すなわち，早期癌にみられる肉眼形態を「表在型（0型）」とし，さらに凹凸の有無で0-Ⅰ～Ⅲの3型に分類している．0-Ⅱ型はさらにⅡa，Ⅱb，Ⅱcの三つに分けられる．管腔側に凸の形態を呈するものを広義の隆起型と呼称し，0-Ⅰ〔（狭義の）隆起型〕と0-Ⅱa（表面隆起型）が当てはまる．両者の違いは，規約によると「隆起の高さが2～3mmまでのものを0-Ⅱa型とし，それを超えるものを0-Ⅰ型とするのが一般的である」と注釈されるにとどまっており，これらを厳密に分ける決まりはない．病変の高さに応じて主観的要素も踏まえて分けているのが現状である．

　0-Ⅰと0-Ⅱaに混合型である0-Ⅱa＋Ⅱcも含めた広義の隆起型は早期胃癌全体の約1/3を占め[2]，その診断のStrategyとModalityは熟知すべき事項である．

スクリーニング（拾い上げ） Strategy

　隆起型病変は比較的拾い上げが容易である．とくに0-Ⅰ病変は，送気で胃粘膜を十分に伸展した状態で見逃すことは，ほとんどありえない．0-Ⅱa病変は**粘膜表層の凹凸変化を見逃さぬよう空気量を変化させたり，正面視だけでなく，胃粘膜との角度をつけながら観察する**．非常に小さな0-Ⅱa病変は，凹凸によってできるわずかな影や，周囲の粘膜との淡い色調変化を捉えるよう心がける．インジゴカルミン色素撒布は，凹凸の変化がより明瞭になるため有用である．広範な0-Ⅱa病変は凹凸の変化が相対的に乏しくなるので，病変粘膜の色調変化や易出血性，顆粒状変化など表面性状にも注意を払いながら観察し拾い上げる．

質的診断（鑑別診断） Strategy

　隆起型病変を拾い上げたら次に隆起の成り立ちを観察する．すなわち隆起の主体が粘膜（上皮性）であるか，粘膜下主体（非上皮性）の隆起であるかを観察する．粘膜性状に差異を認めた場合，上皮性病変を疑い，次に境界の有無，辺縁性状を詳細に観察し，腫瘍性か非腫瘍性かを見極める．腫瘍性であれば，領域性を伴うことが多いので，領域内の色調や性状，拡大観察による粘膜の微小構造や血管構造を観察し，良悪性の鑑別を行う．各々の鑑別診断の詳細は第2章7項「早期胃癌鑑別診断」に譲るが，総論的フローチャートを図1に示す．

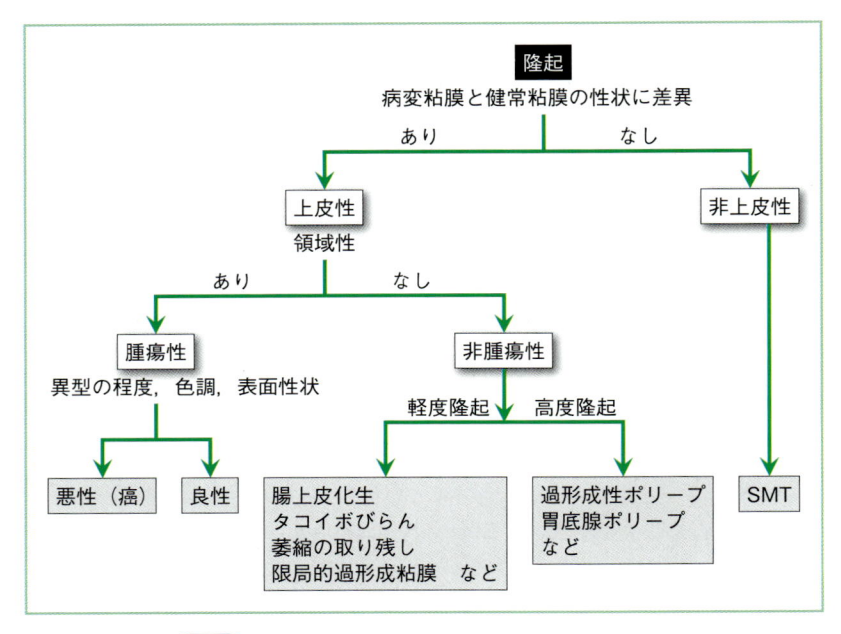

図1 胃の隆起性病変の鑑別のフローチャート

▶ 上皮性か非上皮性か？

　　上皮性か非上皮性かの鑑別における観察のポイントは，隆起の形や立ち上がりの性状，とくに周囲健常粘膜の性状との差異にある．差異を認めた場合は上皮性の病変を疑うことになる．隆起の丈や腫瘍の大きさが大きくなると頂部の粘膜は阻血に陥り，時にびらんや潰瘍（Delle）を形成する．この場合，周囲粘膜に炎症が波及するため，上皮/非上皮性の鑑別は難しくなることがあり，必要に応じて生検を行う．

▶ 腫瘍と非腫瘍の鑑別のポイントは？

　　上皮性病変の腫瘍と非腫瘍の鑑別のポイントは領域性の有無と表面の性状にある．0-Ⅰ病変のおもな鑑別疾患は過形成性ポリープや胃底腺ポリープであるが，色調や表面構造，背景の萎縮の程度で，ある程度鑑別可能である．過形成性ポリープの一部が癌化する場合が2％程度みられ，大きさ2cm以上，増大傾向，表面凹凸不整の増強などが癌の所見として挙げられる．ただし，背景に炎症を伴っていることが多く，内視鏡的に鑑別は難しい場合が多い[3]．0-Ⅱa病変のおもな鑑別疾患は腸上皮化生やタコイボびらん等が挙げられる．また萎縮粘膜内に取り残された正常粘膜（萎縮の取り残し）や領域を有する広基性の過形成（限局的過形成）粘膜は相対的に丈が高くなり0-Ⅱa様に見える場合もある．これらも色調，背景の萎縮粘膜，境界の有無，病変個数（単発か複多発）などから鑑別可能である．また後述する拡大観察で粘膜の微細な構造を確認することも有用である．

▶ 腫瘍性病変：良性か悪性か？

　　腫瘍性病変の良悪性の鑑別は，おもに癌と腺腫の鑑別である．一般的に腺腫は丈の低い褪色調の扁平隆起で，表面性状は平滑である．一方癌は，発赤調で凹凸不整，易出血性，顆粒状変化などを伴う場合が多い．ただし0-Ⅱaの場合，組織学的にも腺腫と癌の鑑別が難しいことがあり，内視鏡的にもその鑑別が非常に困難な場合がある．拡大併用のNBIで微小構造や微小血管の観察を行い，それらの構造異型や血管異型，つまり正常上皮とのかけ離れの程度を推測することで，組織学的異型を推測することが有用である．

側方範囲診断　　　　　　　　　　　　　　　　　　　　　　　　Strategy

　　多くの場合，癌の側方進展範囲は隆起部分に一致するが，0-Ⅰ病変に丈の低いⅡaを伴ったり，0-Ⅱaに随伴Ⅱbを認める場合がある．観察時には，病変中心部に意識が集中する傾向があり，時に周囲粘膜の情報を把握し忘れる場合がある．どの病変を観察するときも**常に病変辺縁全周を隈なく観察する**ことが重要である．インジゴカルミンやNBIを併用すると，より境界が認識しやすくなる場合があり有用である．これらのModalityを用いても認識困難な異型の弱い病変や低分化型腺癌，超高分化型腺癌などがまれに存在するため，進展範囲の決定のために必要に応じて生検診断も併用する．

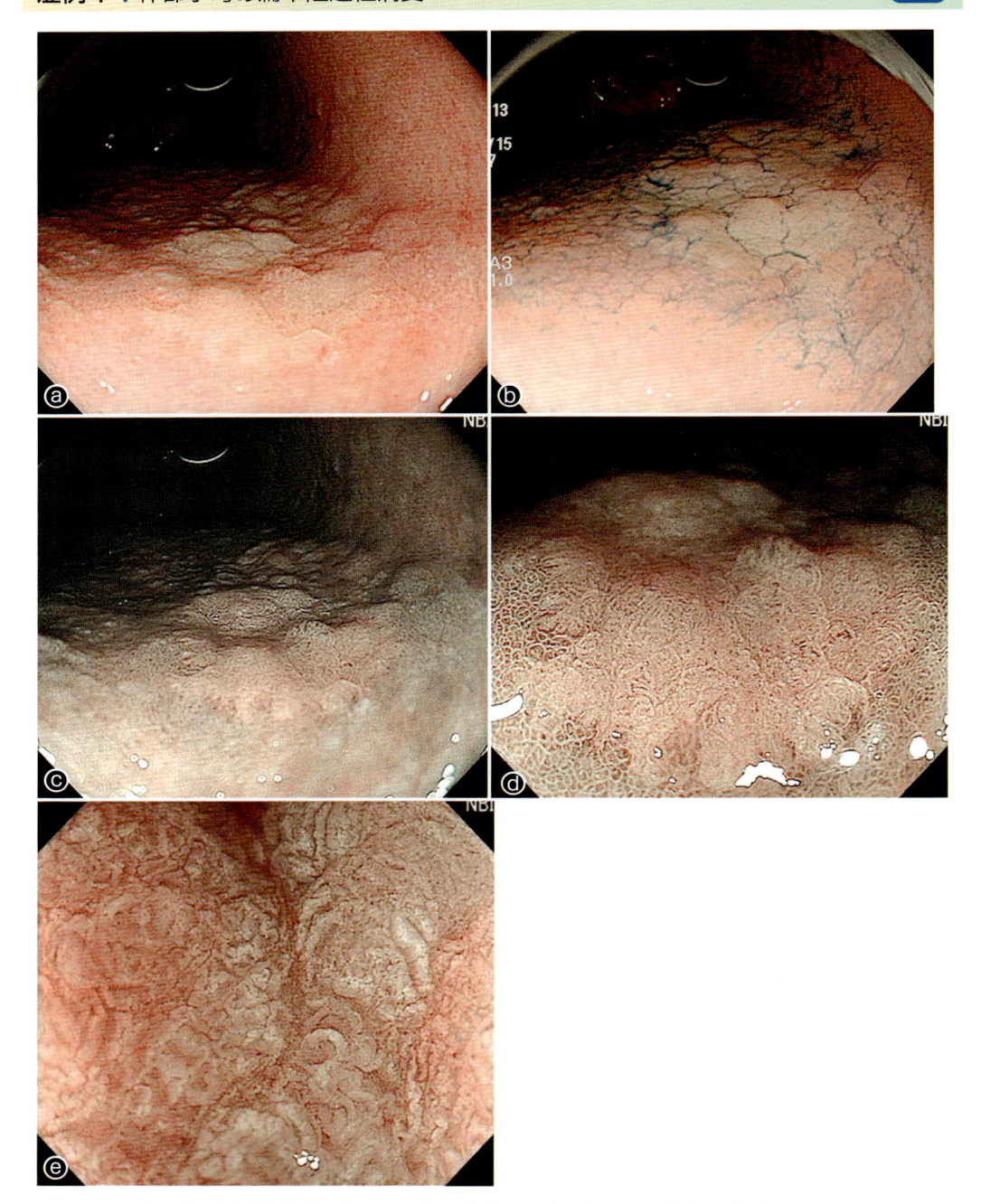

症例1：体部小彎の扁平隆起性病変　　　図2

a：白色光の通常内視鏡．体部の小彎に白色調の丈の低い扁平隆起性病変を認める．
b：インジゴカルミン撒布後の色素内視鏡．境界が明瞭になり，扁平隆起部には丈の低い段差がみられる．
c：NBI非拡大像．色調変化が強調されさらに境界が明瞭になった．
d：NBI弱拡大像．辺縁の健常粘膜は絨毛構造で，絨毛辺縁の白色帯（White zone）が明瞭であるが，病変部はWhite zoneが不明瞭化している．
e：病変中心部の強拡大像．白色調の付着物（White opaque substance）を伴う脳回状の構造で，腺管の大小不同，形状不均一が目立つため，癌と判断した．

図2

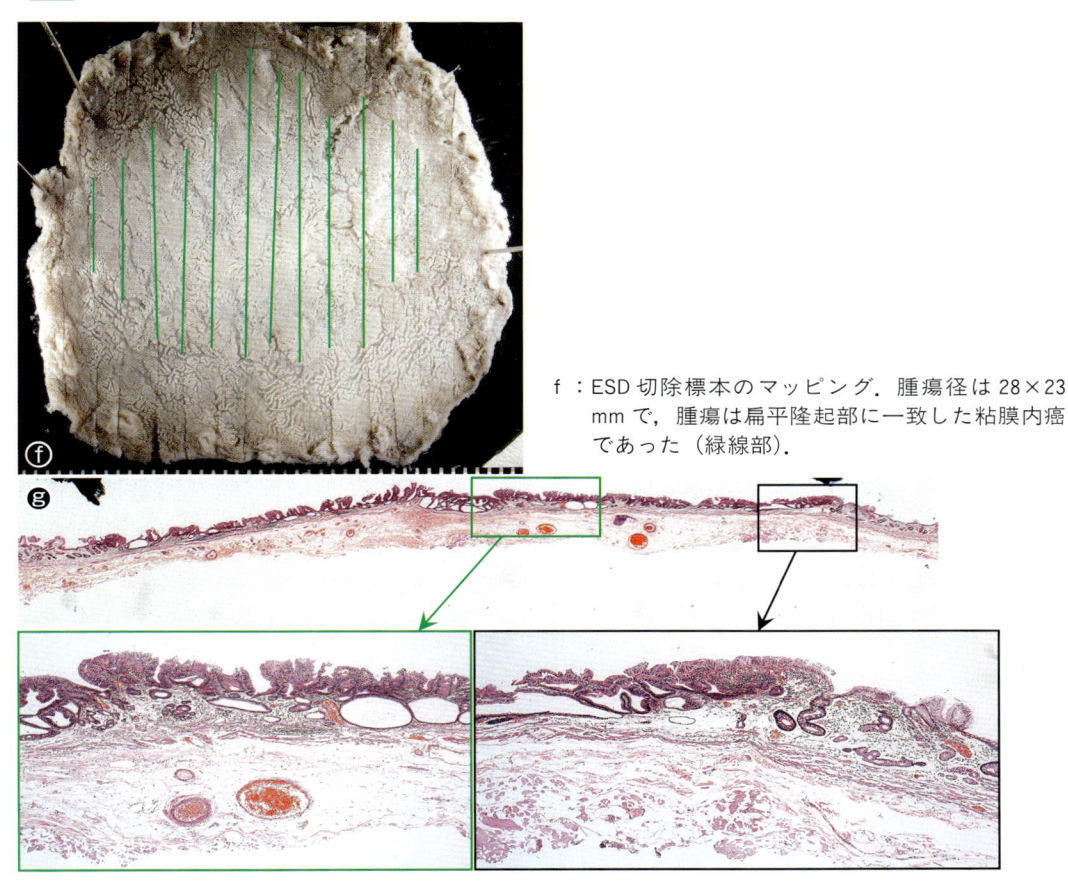

f：ESD切除標本のマッピング．腫瘍径は28×23 mmで，腫瘍は扁平隆起部に一致した粘膜内癌であった（緑線部）．

g：病理組織像．高分化型腺癌を認める．病変の立ち上がりはわずかに隆起している（黒四角内）．

深達度診断 Strategy

　癌の深達度は，基本的に大きいほど深くなる傾向をもつが，0-Ⅰ型はもともと癌量が多く，大型で一見進行癌に見えても粘膜内にとどまっている場合もある．表面性状を観察し，粘膜模様が消失している場合や，陥凹や潰瘍を伴うもの，粘膜ひだの引きつれを有するもの，粘膜下腫瘍様の立ち上がりを有するものはSM癌を考える．0-Ⅱa病変で表面が平滑で顆粒様の変化等がないもの，胃小区様の粘膜模様が残るものは，ほとんどが粘膜内癌と考えて問題ない．逆に結節隆起や深い陥凹や潰瘍を伴う場合は粘膜下層浸潤癌と考える．中間的な浅い陥凹や顆粒状の隆起などがある場合は，**空気量を調節し硬化の有無をチェックする．硬さを有していればSM癌を考える**[4]．評価が難しい場合はX線や超音波内視鏡なども用いて評価する．

症例2：胃前庭部の隆起性病変（2病変） 図3

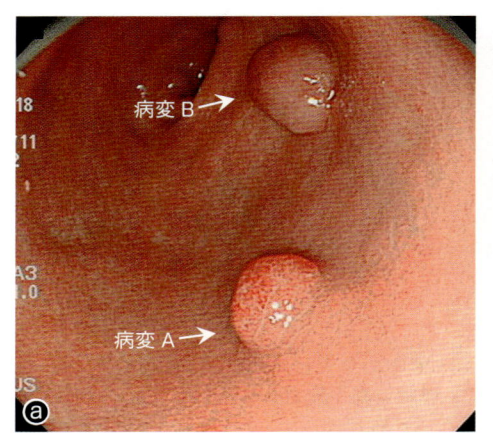

a：胃前庭部に2個の隆起性病変を認める．口側の隆起（病変A）は発赤調で，肛門側（病変B）は褪色調であった．

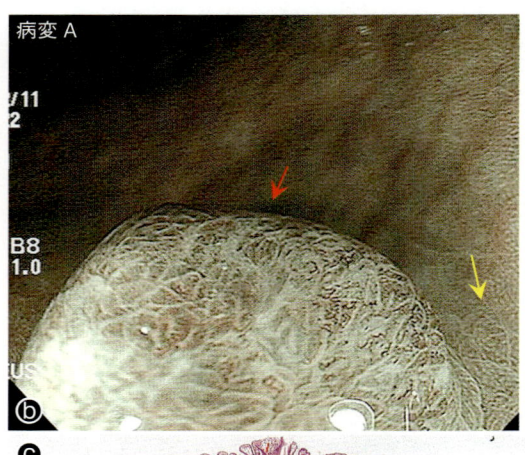

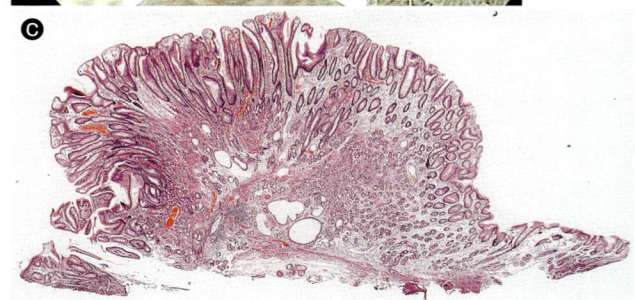

【病変A】
b：病変AのNBI拡大像．隆起部は大型の絨毛構造で構成されている（赤矢印）．周囲の健常粘膜の腺管構造（黄矢印）と比較するとその大きさがわかる．大型の絨毛構造は腺窩上皮の過形成と診断した．
c：病変Aのポリペクトミーの組織像．過形成の診断であった．

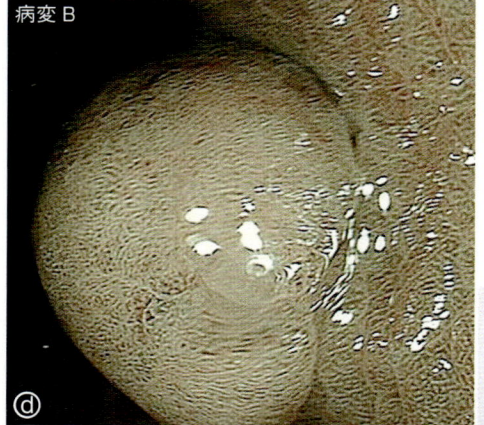

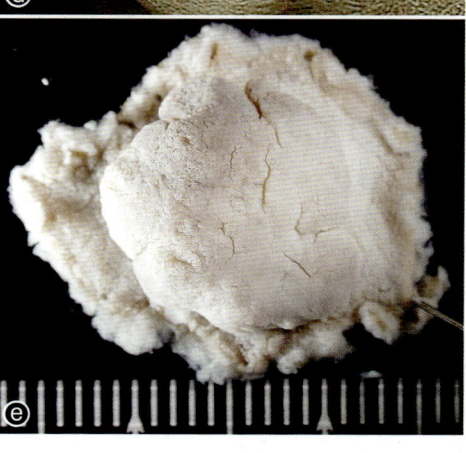

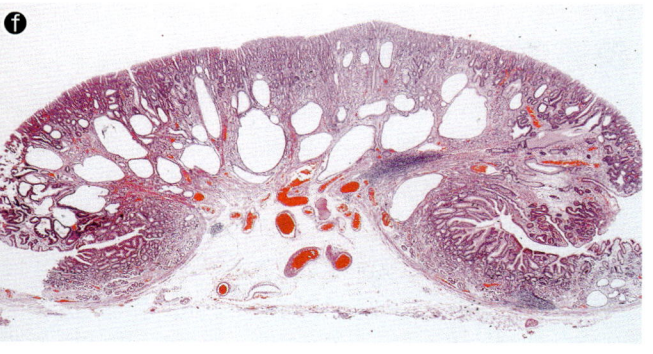

【病変B】
d：病変BのNBI像．周囲の健常粘膜の腺管構造より小型の絨毛構造で，病変Aと構造が明らかに異なる．
e：病変BのESD切除標本．大きさは15×13×10 mmであった．
f：病変Bの病理組織像．隆起に一致した領域で高分化型の粘膜内癌が認められた．

組織型診断

隆起型早期胃癌は，ほとんどが分化型である（約96％）．多くはtub1であるが，0-Ⅰ型では4割近くにpapがみられ，0-Ⅱaでは15％程度にtub2がみられる[2]．papは発赤調の結節状隆起を形成しやすく，丈高になると易出血性やびらんを伴うことが多くなる．拡大観察では絨毛様構造を呈する．0-Ⅱaのtub1の場合，腺腫との鑑別が時に困難であるが，癌の場合，一般的に腺管が小型化し密度が高くなる．tub2は多彩な色調や形態を呈するが，基本的にtub1よりさらに異型が強くなった状態であり，腺管の大小不同が目立ち色調の濃淡が強くなっていく．さらに異型が強くなると腺管が非常に小型化し構造が不明瞭になり，屈曲蛇行や口径不同を呈する不整な微小血管が観察されるようになる．

文献

1) 日本胃癌学会 編：胃癌取扱い規約（第14版）．2010，金原出版，東京
2) 中原慶太，渡辺靖友，田宮芳孝，他：早期胃癌の肉眼型—決め方・考え方とその典型像(1) 0Ⅰ型，0Ⅱa型．胃と腸 2009；44：507-521
3) 竹下英治，松井秀隆，松浦文三，他：10年6ヶ月の経過観察中に過形成性ポリープから発生した隆起型早期胃癌の1例．Gastroenterol Endosc 2003；45：247-252
4) 小山恒男 編；ESDのための胃癌術前診断．2010，23-29，南江堂，東京

（平澤　大）

3 | 肉眼型別の特徴（深達度，組織型，鑑別診断）

0-IIb 型

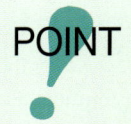

POINT
- 0-IIb 型胃癌を診断するためには白色光観察を重視しなければならない．
- 白色光観察で 0-IIb を診断するためには，胃壁を十分に伸展させ，正面視にて，血管透見の異常やわずかな色調変化をとらえることが重要である．

　0-IIb 型癌は「胃癌取扱い規約第 14 版」では，"正常粘膜にみられる凹凸を超えるほどの隆起・陥凹が認められないもの"と定義されている．IIb 型癌は一般的に IIb 型癌のみから構成される"純粋 IIb 癌"と，他の肉眼型を呈する癌（IIc 型，IIa 型など）の辺縁に連続して IIb 型癌が存在する"随伴 IIb 癌"，の二つに分類される．従来，純粋 IIb 癌は微小癌がほとんどで頻度も低く，早期胃癌の 1％ 以下の頻度と考えられてきた．しかし，近年の報告によると微小癌を除いた早期胃癌の検討においても純粋 IIb 癌は 1.5％，随伴 IIb 癌は 6.3％[1]，また ESD 症例を対象とした検討で IIb 進展を有する病変の頻度は 5.5％[2] と，その増加が示唆される．したがって内視鏡医は常に IIb 型癌の存在を念頭に入れた検査への取り組みが必要である．

0-IIb 型癌を診断するための通常内視鏡検査法

　通常内視鏡検査では白色光観察に色素観察（インジゴカルミンコントラスト法）を併用し診断する方法が一般的である．色素観察は胃粘膜上皮の凹凸の輪郭を明瞭化させる．したがって，隆起や陥凹した病変においては，病巣辺縁の輪郭や病巣表面の微細な構造が明瞭に視覚化され，癌の質的診断や浸潤範囲診断にきわめて有用な検査法といえる．しかし，高低差を呈さない IIb 型癌においては，平坦な病巣内の小区，小溝あるいは窩間部単位の上皮の形態変化のみを指標としなければならない．よって上皮の形態変化が背景粘膜との差に乏しい病変においては色素観察による診断の限界となる．
　一方，白色光観察は色調変化，血管透見所見の異常を癌の指標とした観察法であり，病巣内の上皮の形態変化に左右されない．上述した色素観察で診断困難な IIb 型癌においても，白色光観察でわずかな色調変化や血管透見異常として診断可能な病変も多い[3]．色素観察頼みの傾向にあるが，このような検査法のメリット，デメリットを考慮した場

合，純粋IIb型癌の拾い上げや随伴IIb型癌の浸潤範囲診断においては，白色光観察をもっと重視し，色素観察所見と対応させながら診断を進めると，色素観察所見もより解釈しやすくなる．微細な白色光所見は，胃壁を十分に伸展させ，なるべく正面視した観察法でなければ，その所見を捉えることができないことを強調しておく．

O-IIb型癌の病理組織構築と内視鏡像

胃癌が肉眼的にIIb型を呈するには，背景粘膜の性状，癌の細胞量，組織型，組織異型度，粘膜内進展様式などが複雑に関係している[3),4)]．

1．分化型癌

▶ 微小IIb型癌

組織型にかかわらず，あらゆる肉眼型の初期像はIIb型を呈すると考えられている．微小癌は癌に特徴的な形状を呈さないものが多く，とくに微小IIb型癌においては通常内視鏡のみでは質的診断が困難なことが多い．白色光所見では，癌特有の褪色〜黄白色あるいは小発赤領域として認識され，色素観察では微細な上皮の形態変化を呈するのみであり，確定診断には拡大内視鏡や生検診断を併用する必要がある．

症例1：前庭部大彎のわずかに褪色した病変　　図1

白色光所見で前庭部大彎に3mm程度の領域でわずかに褪色した領域を認める（図1a：→）．色素所見では病変の認識すら困難である（図1b：→）．引き続き拡大内視鏡検査で癌と質的診断され内視鏡治療された．病理組織学的に長径3mmのIIb型高分化腺癌と診断された（図1c）．

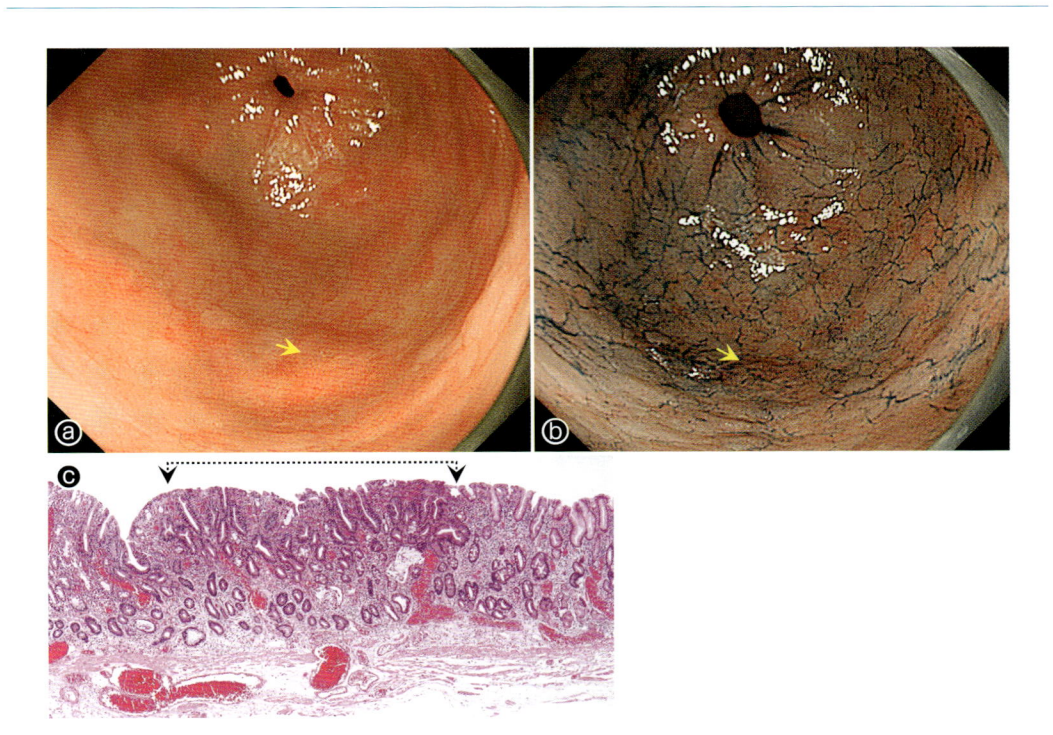

▶背景粘膜が腸上皮化生，萎縮の強いIIb型癌

　一般に組織型に関係なく，背景粘膜の腸上皮化生，萎縮の強い領域では，高低差のない肉眼型を呈し，浸潤境界不明瞭な癌が多いとされている．

症例2：胃体中部小彎の不整形な淡発赤調の病変　　図2

　白色光所見で，胃体中部小彎に生検痕から小彎側に不整形な淡発赤調の領域を認め，内部は背景に認められる血管透見が完全に消失している．その領域性から浸潤範囲診断は容易である（図2a）．色素所見では高低差を認めず，表面構造も背景粘膜と類似しているため浸潤境界の同定は容易でない（図2b：→ ①〜④は想定される浸潤範囲）．病理組織学的にはIIc＋IIb型，高分化型腺癌で，背景粘膜は高度萎縮した腸上皮化生粘膜であった（図2c, d：→ ①〜④は内視鏡像と対応）．

★：dの切り出し部

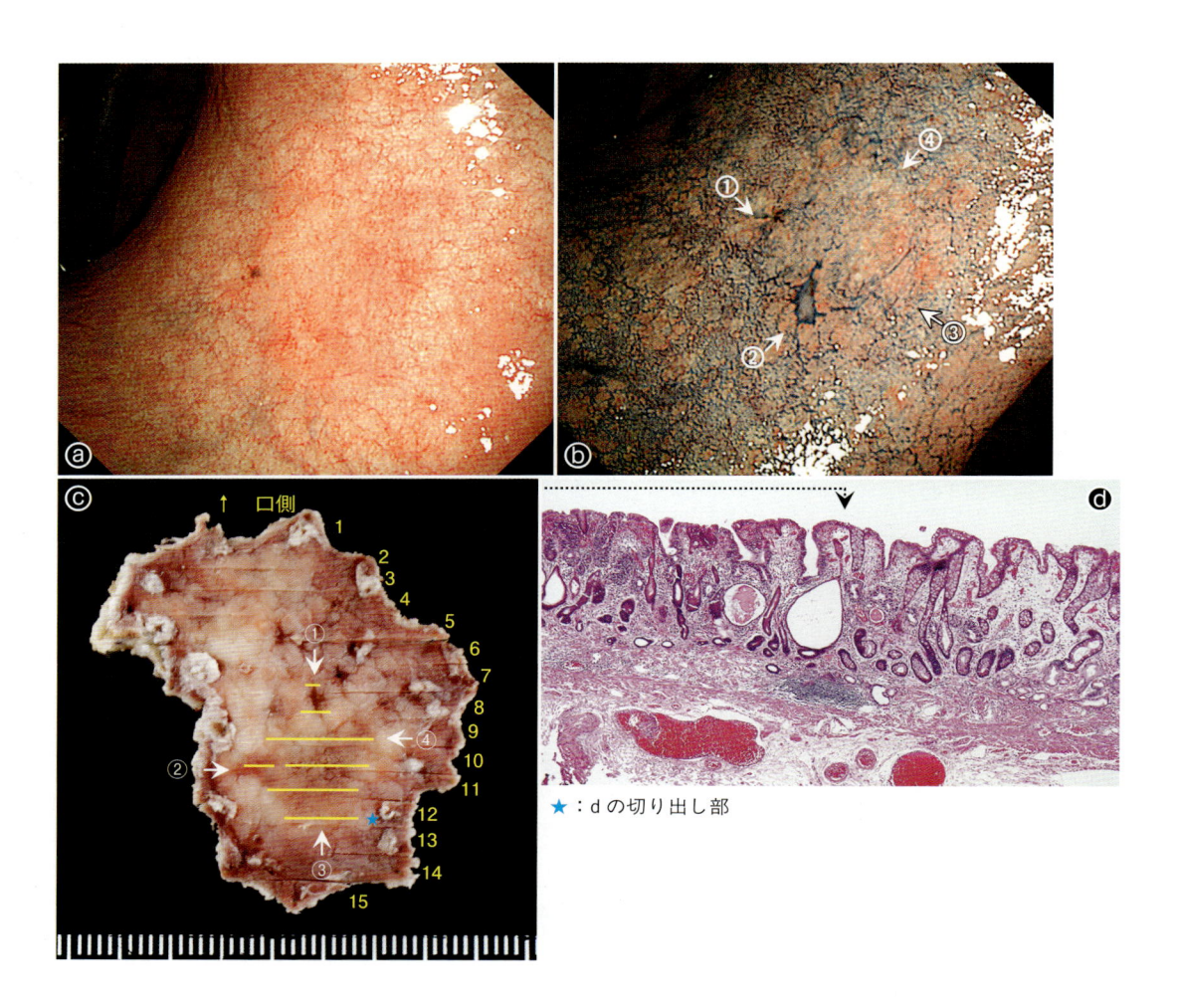

3 肉眼型別の特徴（深達度，組織型，鑑別診断） O-IIb型

▶ 低異型度分化型癌

　　低異型度分化型癌の概念は，正常上皮に近い分化，もしくは腺腫に近い分化を示す癌，すなわち超高度に分化した癌と定義され，病理組織学的には細胞異型，構造異型に乏しく境界部でIIb型を呈する頻度が高い[1),2),5)]．白色光所見では正色から褪色調を呈するものが多く，病巣内の血管透見は消失ないし不明瞭化した所見として観察される．色素所見はその組織像を反映し背景粘膜と類似した上皮の形状を呈することが多く，浸潤境界が不明瞭となりやすい．

症例3：胃角前壁の扁平隆起性病変に連続する褪色領域　　　　　　　　　　図3

　　白色光所見で胃角前壁に 20 mm 大の褪色した扁平隆起（IIa）を認める．これに連続して小彎側から肛門側に明瞭な褪色領域（IIb）を認め，内部の血管透見は消失ないし不明瞭化している（図3a）．色素観察では，IIb部の色調はインジゴカルミンによって被覆され，上皮の形態変化も乏しいため診断に迷ってしまう（図3b）．病理組織学的所見はIIa＋IIb型で，随伴IIb部は低異型度分化型癌から構築され，色調変化に一致した領域に癌の浸潤を認めた（図3c, d）．

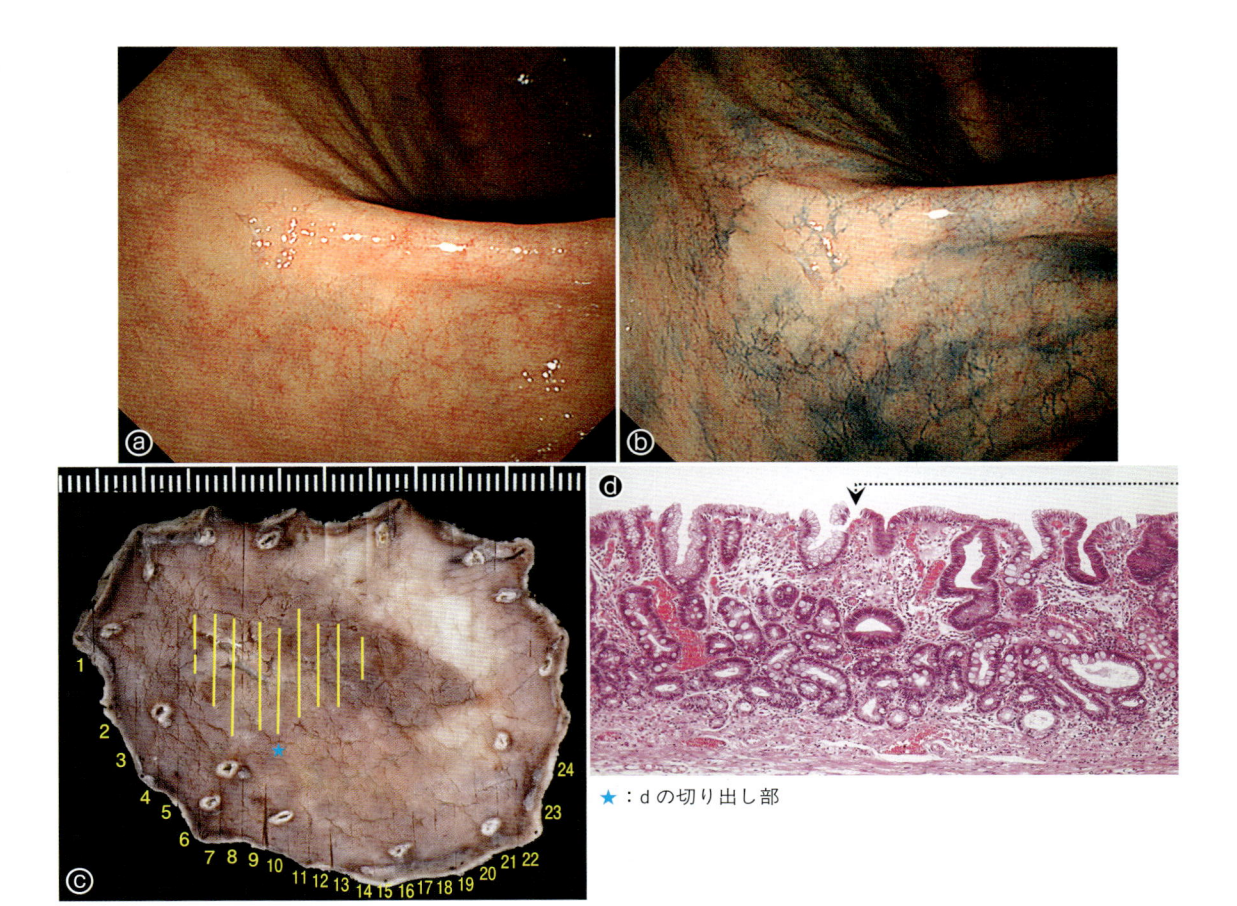

★：dの切り出し部

▶ 中分化型腺癌

　　中分化型腺癌は粘膜固有層の中層から深層を広く側方に進展しうる分化型癌であり，腫瘍表層部の被覆上皮が異型に乏しい腫瘍であったり，非腫瘍性の上皮が介在する病変においては浸潤境界がきわめて不明瞭となる[1),2),4)]．中分化腺癌が隣接する腺管と分岐・吻合しながら水平方向に進展していく"手つなぎ癌"，"横這い型癌"と称される癌においては，専門病理医でないと生検診断でも癌と診断されないこともありうる低異型度分化型癌に分類され[1),5)]，慎重な臨床診断が要求される．白色光所見では淡い褪色かつ血管透見の不明瞭化あるいは強発赤領域として観察され，色素所見では背景粘膜との形状変化に乏しいか，あるいは密な微細顆粒状の窩間部模様が観察されるのみであり，境界不明瞭となりうる．

症例4：胃体部小彎の淡く褪色した病変　　図4

　　白色光所見で胃体部小彎に淡く褪色した領域を認め，内部の血管透見は不明瞭化している（図4a：→ ①〜⑥ は想定される浸潤範囲）．色素所見では高低差のないⅡb型として観察され，上皮の形態変化に乏しく境界はきわめて不明瞭である（図4b → ①〜⑥ は想定される浸潤範囲）．病理組織学的にはⅡc＋Ⅱb型，腫瘍境界部で表層は非癌上皮を介在し，粘膜固有層には小型の中分化型腺癌が側方に進展していた（図4c, d：→ ①〜⑥ は内視鏡像と対応）．

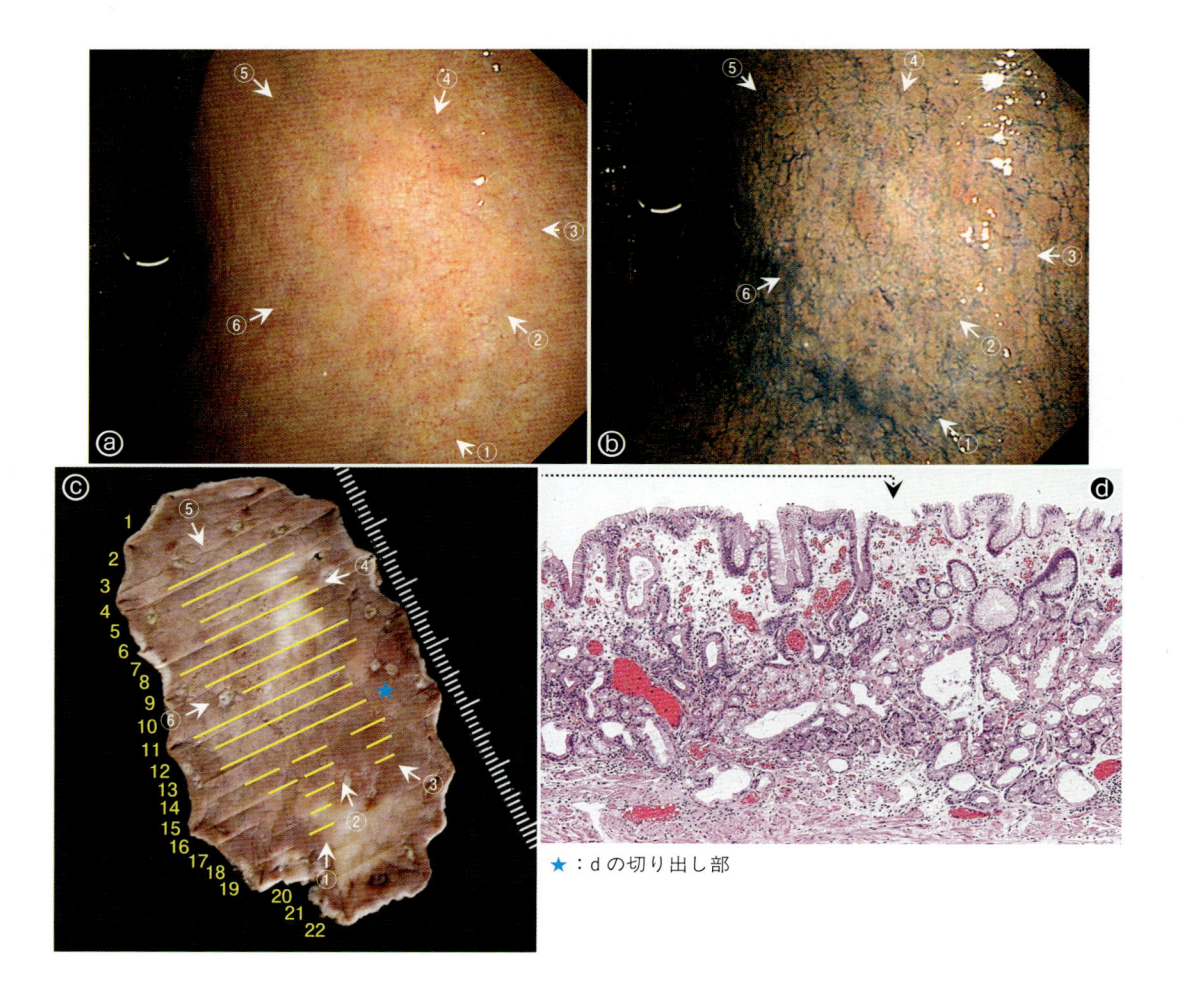

★：dの切り出し部

2. 未分化型癌

　　未分化型癌は胃固有腺管頸部から発生し，腺頸部を破壊しながら粘膜固有層内で増殖する．そして癌細胞量がきわめて少ない時期は，被覆上皮がまったく形状変化のない非癌上皮で覆われたままIIb型を呈する．したがって，色素診断はきわめて困難であるが，白色光所見における褪色の色調変化が浸潤範囲に一致することが多い．

> **症例5**：前庭部前壁の境界明瞭な褪色を示す病変　　　　　　　　　　　　　　図5
>
> 　　白色光観察で前庭部前壁に15 mm大の境界明瞭な褪色領域を認める（図5a：→①〜④）．色素観察では，平坦な病変であり病巣の口側は微細な小区変化を認めるが，肛門側では背景粘膜との形状差に乏しく境界不明瞭である（図5b）．病理組織学的にはO-IIc＋IIbで色調変化に一致した領域に未分化型癌を認め，病巣肛門側では印環細胞癌が粘膜固有層中層を粗に進展していた（図5c, d：→①〜④は内視鏡像と対応）．

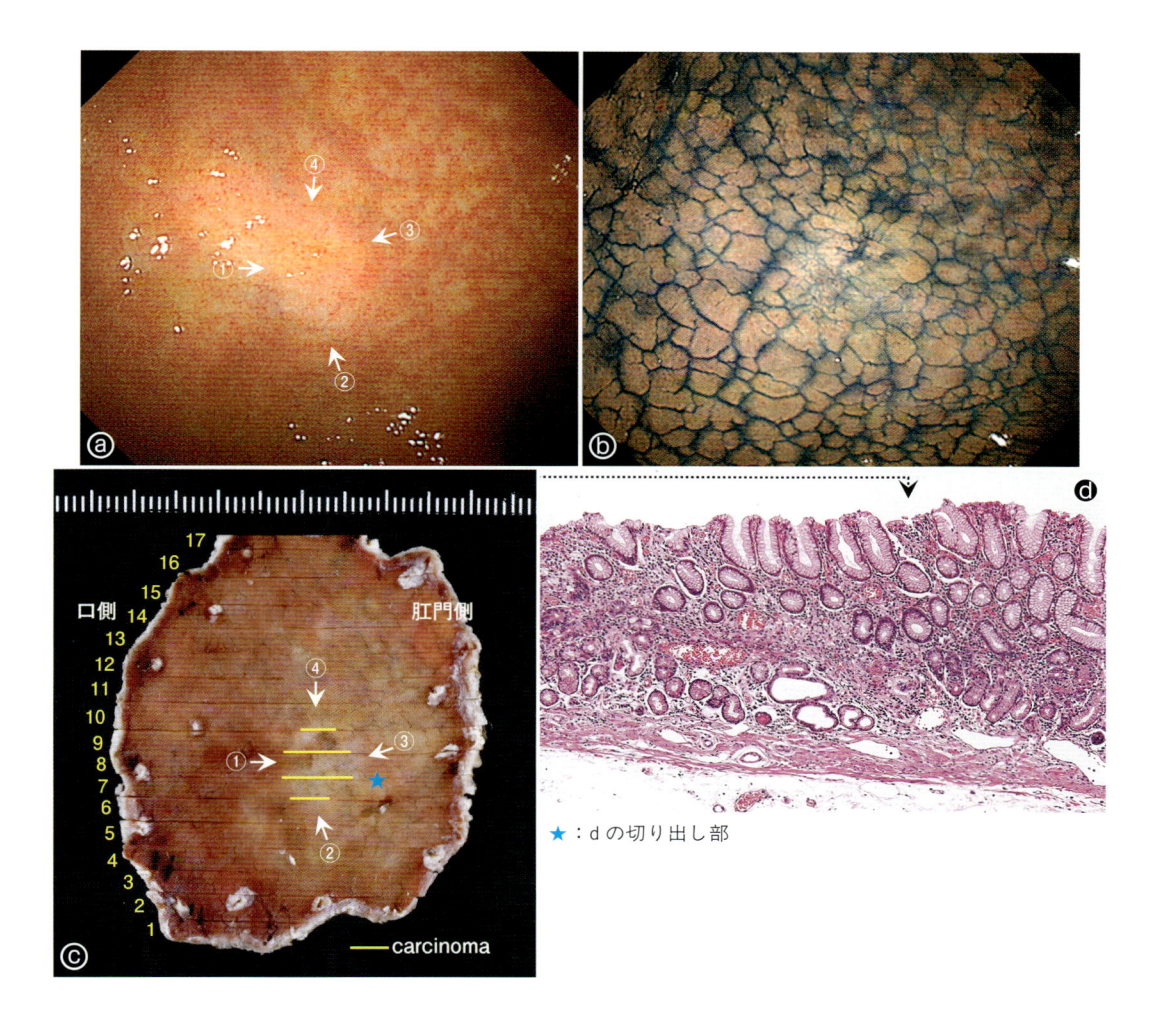

★：dの切り出し部

おわりに

　色素観察で診断困難なIIb型癌を診断するために，また色素所見の解釈の補助所見として，白色光観察をより重視した検査法が必要である．

文　献

1）江頭由太郎，藤井基嗣，芥川　寛，他：胃IIb型癌の病理組織学的特徴．胃と腸　2010；45：23-37
2）田邊　寛，岩下明徳，原岡誠司，他：病理学的にみた早期胃癌に対するESD切除成績と範囲診断困難例の特徴――一括切除例と分割切除例の対比を含めて．胃と腸　2006；41：53-66
3）三島利之，濱本英剛，三宅直人，他：内視鏡による早期胃癌のIIb進展範囲診断．胃と腸　2010；45：39-48
4）八尾恒良，藤原　流，渡辺英伸，他：胃癌の浸潤範囲の内視鏡診断．胃と腸　1972；7：725-738
5）岩下明徳，田邊　寛：低異型度分化型癌の診断．胃と腸　2010；45：1057-1060

（長浜　孝，槙信一朗，八尾建史）

3 | 肉眼型別の特徴（深達度，組織型，鑑別診断）

O-IIc型

POINT

- **良悪性鑑別診断**
  ① ひだ集中のない浅い陥凹では，癌と良性びらんを鑑別する．
  ② ひだ集中を伴う浅い陥凹または深い陥凹では，癌と消化性潰瘍・瘢痕を鑑別する．
- **組織型診断**
  胃癌の三角（① 癌発生の場，② 組織型，③ 肉眼型）の概念と，陥凹型早期胃癌の組織型別（分化型癌と未分化型癌）の特徴を把握する．
- **深達度診断**
  癌がSM以深浸潤することによって生じる深部胃壁の肥厚・伸展不良所見を，空気量や観察角度・距離を変えて読み取る．

　胃癌は患者個々で多種・多様な肉眼形態を呈すること，とくに早期胃癌では進行癌に比べて軽微な凹凸変化しか示さないことから，日常臨床において常に的確な診断を行うことは容易ではない．このような際，癌組織型別の臨床病理学的な特徴を把握しておくと的確な診断に繋がる[1~3]．どのようなModalityであっても，常に病変の組織構築を考慮した画像診断Strategyを組み立てることを基本としたい．

良悪性鑑別診断　　　　　　　　　　　　　　　　Strategy

　陥凹性病変を見た場合，まずは陥凹の深さとひだ集中の有無に着目するとよい[3]．
　① ひだ集中のない浅い陥凹，すなわちUL（−）病変では，良性びらんと0-IIc型癌の鑑別が必要である．びらんの特徴は別項に譲るが，悪性病変ほど全体の形・輪郭や陥凹辺縁・境界がより不規則・不整な像を呈する．
　② ひだ集中を伴う浅い陥凹または深い陥凹，すなわちUL（＋）病変では，消化性潰瘍・瘢痕と0-IIc, 0-IIc＋III型癌との鑑別が必要である．深い陥凹部分に白苔を伴う場合，消化性潰瘍と大差がないため良悪性鑑別が難しい．したがって白苔部分以外の所見に着目する必要があり，そのポイントはひだ先端所見，および随伴する浅い陥凹の存在である．
　良性潰瘍瘢痕ではひだ集中自体が病巣の中心部方向へ線維性収縮するのに対し，悪性

病変ではひだ集中に逆らうように病巣外側方向へ放射性増殖するため，白苔周囲の粘膜面に浅い陥凹局面が存在し，ひだ先端部に不整な像が認められる．

組織型診断　Strategy

　臨床病理学的に有用な概念とされる**中村の「胃癌の三角」**[1]を把握しておくと，良悪性鑑別診断がより求めやすくなる．「胃癌の三角」とは，① **癌発生の場**（腸上皮化生粘膜，胃固有粘膜）と，② **組織型**（分化型癌，未分化型癌），③ **肉眼型**（隆起型，陥凹型）の三つの間には密接な関係があるとされるものである．

　さらに，馬場ら[2]によって陥凹型早期胃癌の組織型別（分化型癌と未分化型癌）の特徴が明らかにされている．組織型診断のポイントは，① 陥凹色調，② 陥凹面，③ 陥凹辺縁，④ ひだ先端，⑤ 背景粘膜の五つである（図1）．図1に示した特徴を捉えることができれば，良悪性鑑別はもとより癌組織型の推定が可能となる．以下に典型症例を呈示する．

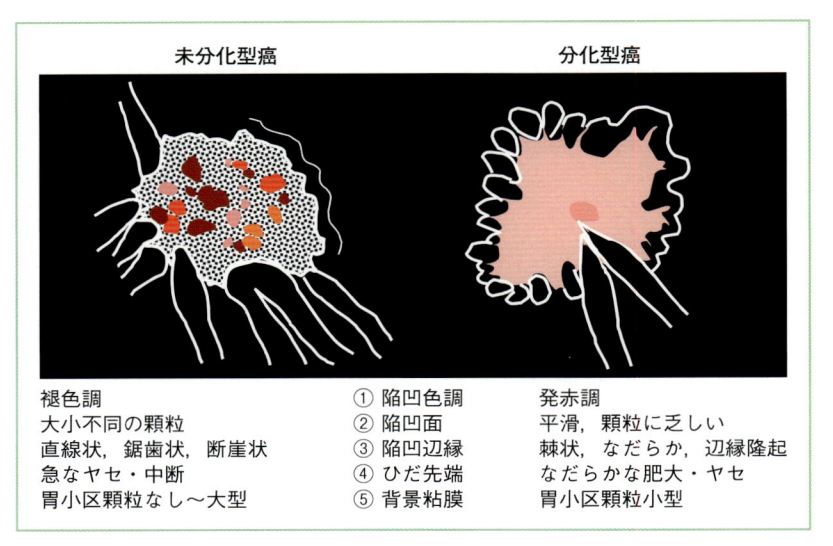

未分化型癌		分化型癌
褐色調	① 陥凹色調	発赤調
大小不同の顆粒	② 陥凹面	平滑，顆粒に乏しい
直線状，鋸歯状，断崖状	③ 陥凹辺縁	棘状，なだらか，辺縁隆起
急なヤセ・中断	④ ひだ先端	なだらかな肥大・ヤセ
胃小区顆粒なし～大型	⑤ 背景粘膜	胃小区顆粒小型

図1　陥凹型早期胃癌の組織型別にみた内視鏡所見の特徴（馬場らの報告[2,3]を参考）

症例1：0-IIc，UL(−)，未分化型M癌　　図2

　胃前庭部後壁に褐色調を示す浅い陥凹性病変が認められた（図2a）．色素撒布像では，陥凹面はひび割れたような模様と淡発赤調の大小顆粒が目立っており，陥凹辺縁は鋸歯状～溝状の断崖状境界を呈していた（図2b）．背景胃小区模様は大型顆粒主体で，萎縮・腸上皮化生軽度の状態が推定された．明らかなひだ集中を認めなかったことから，総合的にUL(−)の未分化型癌と診断した．

　切除標本・組織所見は，未分化型癌（sig），Type 0-IIc，17 mm，UL(−)，pT1a(M)，ly0，v0，N0であった（図2c）．萎縮・腸上皮化生軽度の背景粘膜に，腺管形成に乏しい印環細胞癌が非全層～全層性に粘膜内増殖し，非全層性浸潤部では再生顆粒による凹凸変化の目立つ陥凹局面を形成していた（図2d〜f）．

3 肉眼型別の特徴(深達度,組織型,鑑別診断) O-IIc型 87

図2

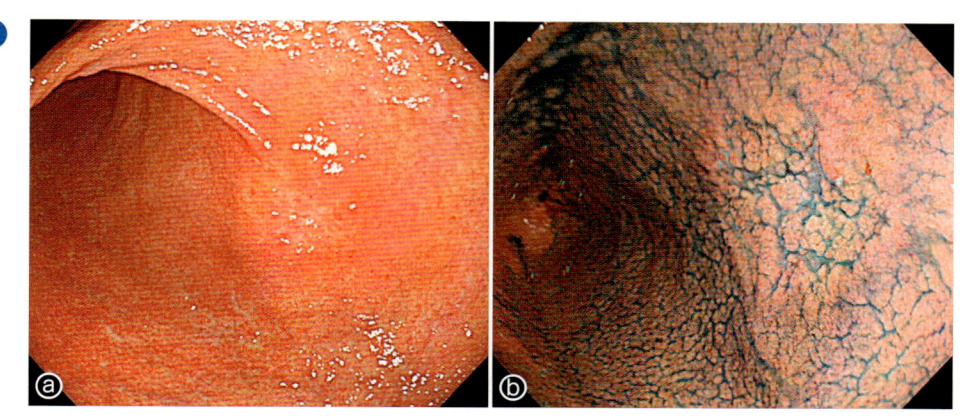

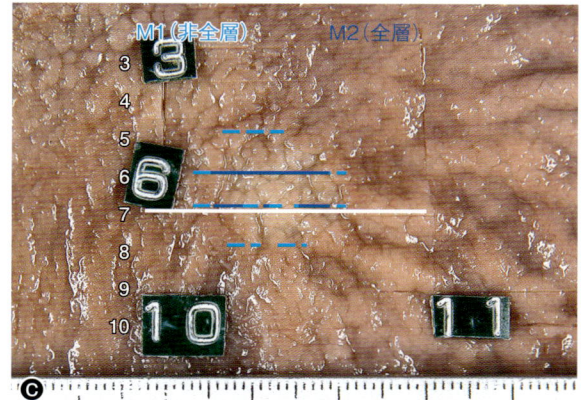

a:通常観察.胃前庭部後壁の褪色調の浅い陥凹性病変
b:色素撒布像.陥凹面に大小の再生顆粒が認められた.

c:切除標本病理組織再構築図.
Type 0-IIc, sig, 17 mm, UL(−), pT1a(M), ly0, v0, N0

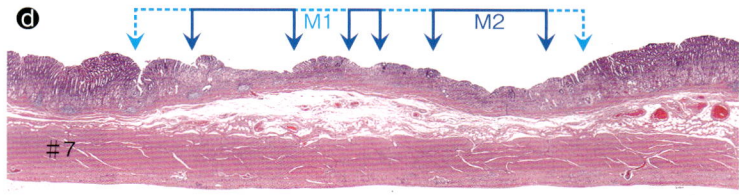

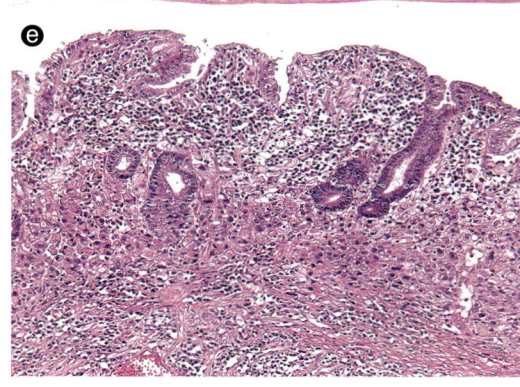

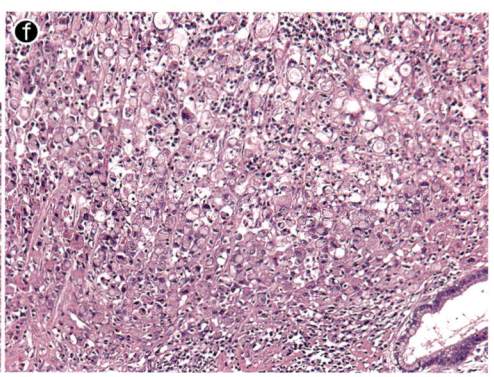

(d～f)組織所見
d:組織割面像.印環細胞癌による凹凸変化の目立つ陥凹形成
e:M1非全層浸潤部.表層は非腫瘍性腺窩上皮が残存した再生顆粒
f:M2全層浸潤部.腺管形成に乏しい印環細胞癌(sig)

症例2：O-IIc, UL(−), 分化型 M 癌　　図3

　胃体上部小彎に同色調〜淡い発赤調を示す浅い陥凹性病変が認められた（図3a）．色素撒布像では，陥凹面は大小顆粒に乏しく平滑で，陥凹辺縁に特徴的な棘状変化と明瞭な辺縁隆起が認められた（図3b）．背景胃小区模様は小型顆粒主体で，萎縮・腸上皮化生高度の状態が推定された．明らかなひだ集中を認めなかったことから，総合的に UL(−) の分化型癌と診断した．
　切除標本・組織所見は，分化型癌（tub1），Type O-IIc, 18 mm, UL(−), pT1a(M), ly0, v0, HM0, VM0 であった（図3c）．萎縮・腸上皮化生高度の背景粘膜に，腺管形成の顕著な高分化型管状腺癌がなだらかで平滑な陥凹局面を形成しながら粘膜内増殖しており，辺縁隆起は非腫瘍性の過形成変化であった（図3d〜f）．

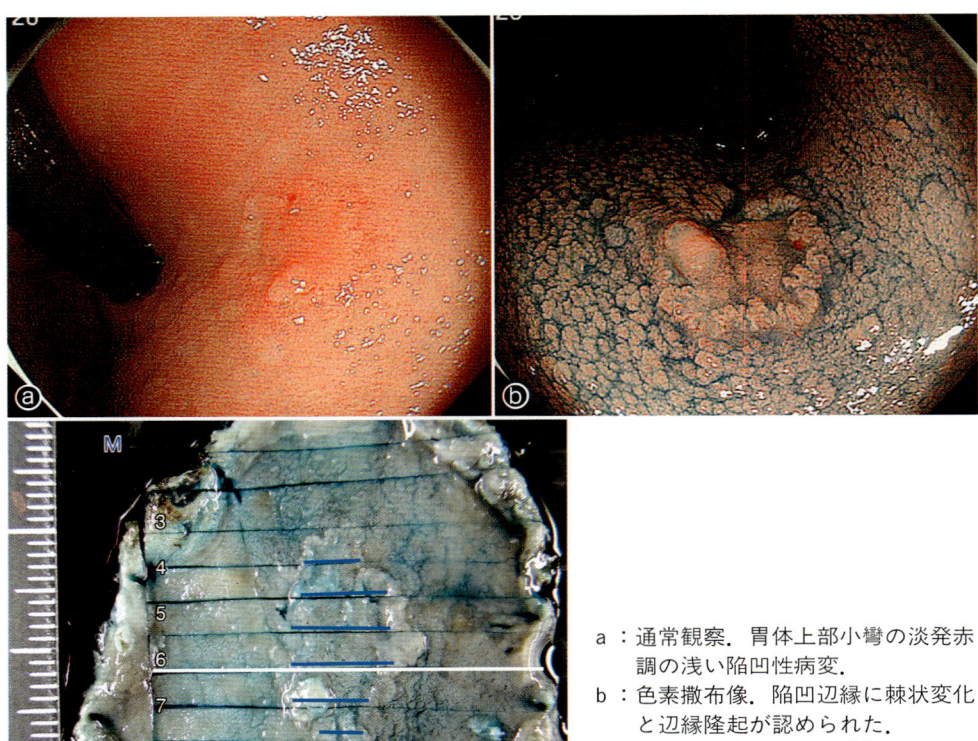

a：通常観察．胃体上部小彎の淡発赤調の浅い陥凹性病変．
b：色素撒布像．陥凹辺縁に棘状変化と辺縁隆起が認められた．
c：切除標本病理組織再構築図．Type O-IIc, tub1, 18 mm, UL(−), pT1a(M), ly0, v0, HM0, VM0

3 　肉眼型別の特徴（深達度，組織型，鑑別診断）　O-IIc型　89

図3

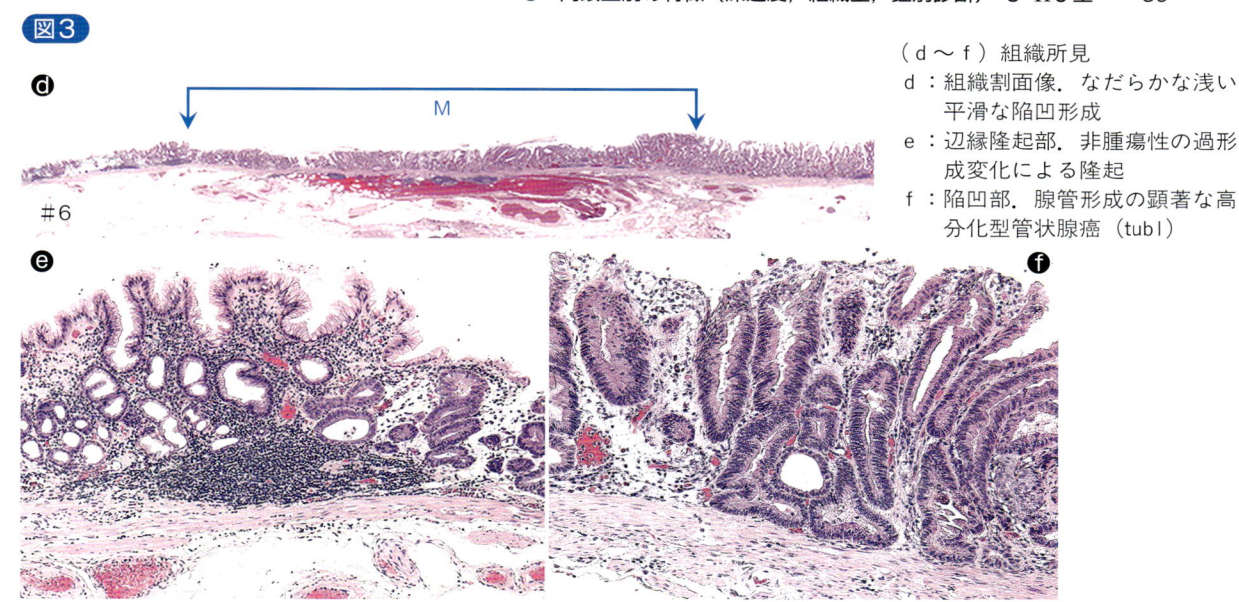

（d～f）組織所見
d：組織割面像．なだらかな浅い平滑な陥凹形成
e：辺縁隆起部．非腫瘍性の過形成変化による隆起
f：陥凹部．腺管形成の顕著な高分化型管状腺癌（tub1）

深達度診断   Strategy

　深達度診断のポイント[4),5)]は，癌がSM以深浸潤することによって生じる**深部胃壁の肥厚・伸展不良所見を，空気量や観察角度・距離を変えて読み取る**ことである．

　この深部胃壁の肥厚・伸展不良所見は，組織学的なSM癌量やSM浸潤形式に左右される．SM浸潤部が塊状でかつ深さ（垂直距離）や幅（水平距離）が大きく癌量が多いほど深部胃壁の肥厚・伸展不良所見が現れやすく，逆に小さいか散在性で癌量が少ないほど現れにくくなる．したがって，SM浸潤距離が0.5 mm未満にすぎないpSM1癌の場合，SM癌量の点で術前に正確に捉えることが困難である．臨床的SM癌の術前診断は，実際には0.5 mm以上のpSM2癌の粘膜下腫瘤塊を捉えているものとみなされる．

　さらに胃癌における深達度診断の難しい点は，食道癌や大腸癌と異なり**悪性サイクル**という臓器特異的な現象があることである．とくにひだ集中を伴うUL(+)の病巣内潰瘍合併例では，消化性潰瘍瘢痕に伴う線維化の規模によってSM浸潤に類似した所見が現れやすく深達度誤診の要因となる．厚くて硬い粘膜下の癌塊を捉えた代表的なSM所見として八尾らの台状挙上[5)]があり，**台状挙上所見はやや遠見の距離で斜め方向からの空気多量観察で判定する**ことが重要と報告されている．

症例3：O-IIc，UL(+)，分化型M癌   図4

　胃体下部小彎前壁にひだ集中を伴う潰瘍瘢痕様の病変が認められ，中央に発赤調の小顆粒が目立つ（図4a, b）．色素撒布像では，集中するひだ先端になだらかな肥大・ヤセが認められ，発赤顆粒周囲に胃小区模様の異なる軽微な凹凸変化が拡がっていた（図4c）．空気量や観察角度を変えた像で台状挙上所見に乏しかったことから，総合的にUL(+)の分化型cM～SM1癌と診断した（図4d）．

　切除標本・組織所見は，分化型癌（tub1），Type 0-IIc，40 mm，Ul-IIs，pT1a(M)，ly0，v0，N0であった（図4e）．萎縮・腸上皮化生高度の背景粘膜に，腺管形成の顕著な高分化型管状腺癌が粘膜内増殖しており，病巣中央にUl-IIsによる中等度の線維化を伴っていた（図4f）．

図4

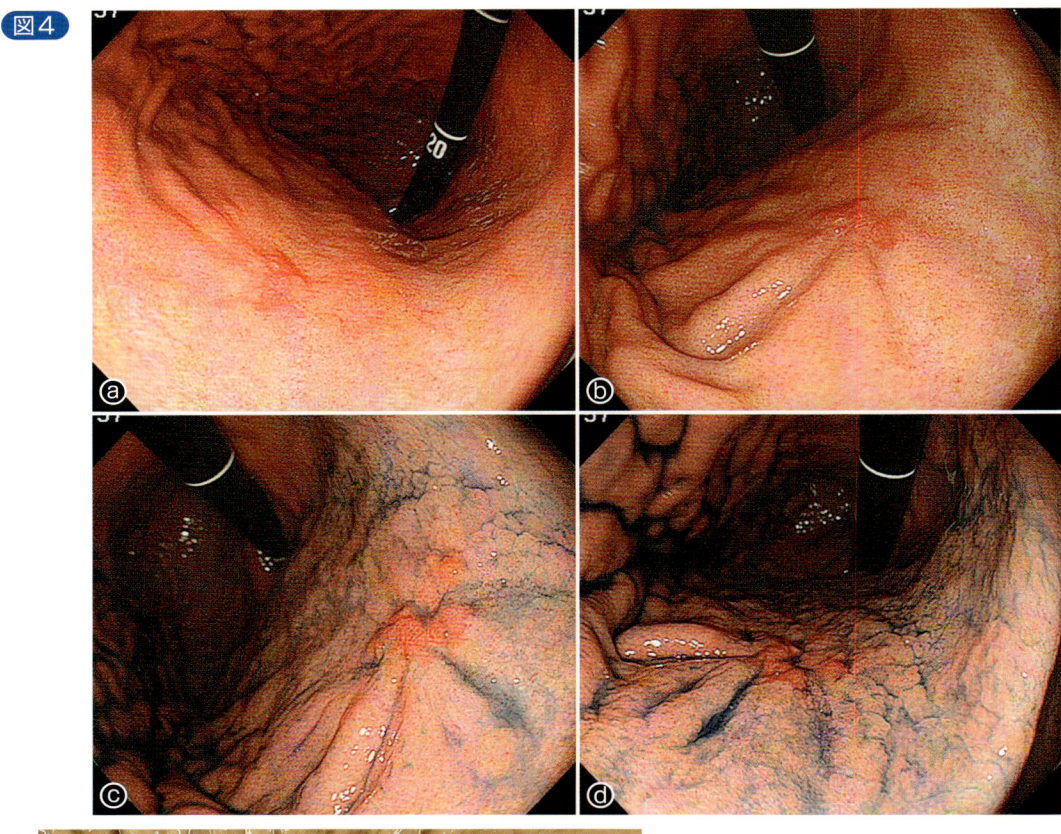

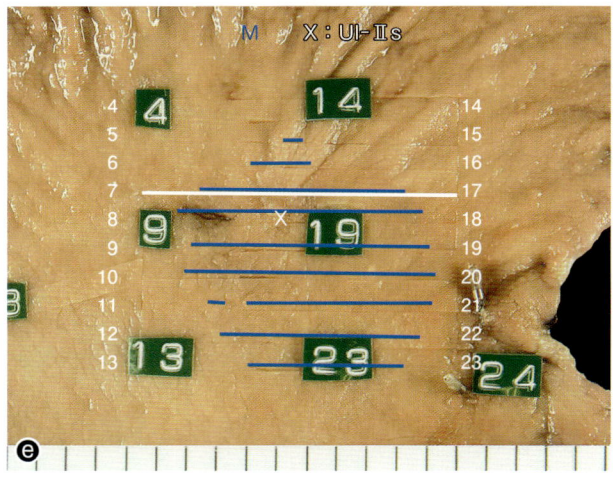

a：通常観察．胃体下部前壁のひだ集中を伴う病変．
b：通常観察．ひだ集中部に発赤調の小顆粒が認められた．
c：色素撒布像．ひだ先端になだらかな肥大・ヤセが認められた．
d：色素撒布像．斜め観察による台状挙上所見は認められなかった．

e：切除標本病理組織再構築図．Type 0-IIc, tub1, 40 mm, UI-IIs, pT1a(M), ly0, v0, N0

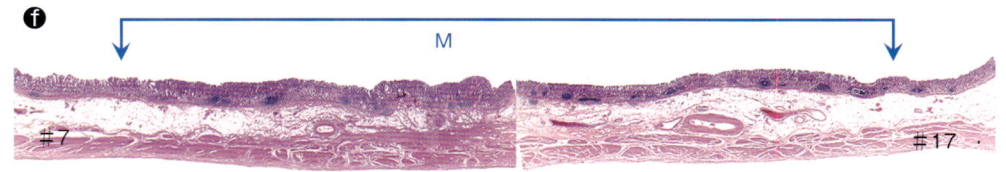

f：組織割面像．病巣中央にUI-IIsに伴う線維化．

症例4：O-IIc，UL(+)，分化型SM2癌 　　　　　図5

　胃体中部小彎にひだ集中を伴う浅い潰瘍性病変が認められた．薄い白苔を有する潰瘍周囲に発赤調を示す境界不明瞭な陥凹が認められた（図5a，b）．色素撒布像では，さらに発赤領域周囲まで胃小区模様の異なる粘膜不整部が拡がっていた（図5c）．空気量や観察角度を変えた像で，潰瘍周囲が粘膜下腫瘍様に隆起しており台状挙上所見が認められたことから（図5d），総合的にUL（+）の分化型cSM2癌と診断した．

　切除標本・組織所見は，分化型癌（tub1＞tub2），Type 0-IIc，35 mm，Ul-IIs，pT1b（SM2），sci，ly2，v0，N2であった（図5e）．萎縮・腸上皮化生高度の背景粘膜に，腺管形成の顕著な高～中分化型管状腺癌が病巣中央部の粘膜下層に中等度の線維化を伴いながらSM2（sm2）散在性浸潤していた（図5f）．

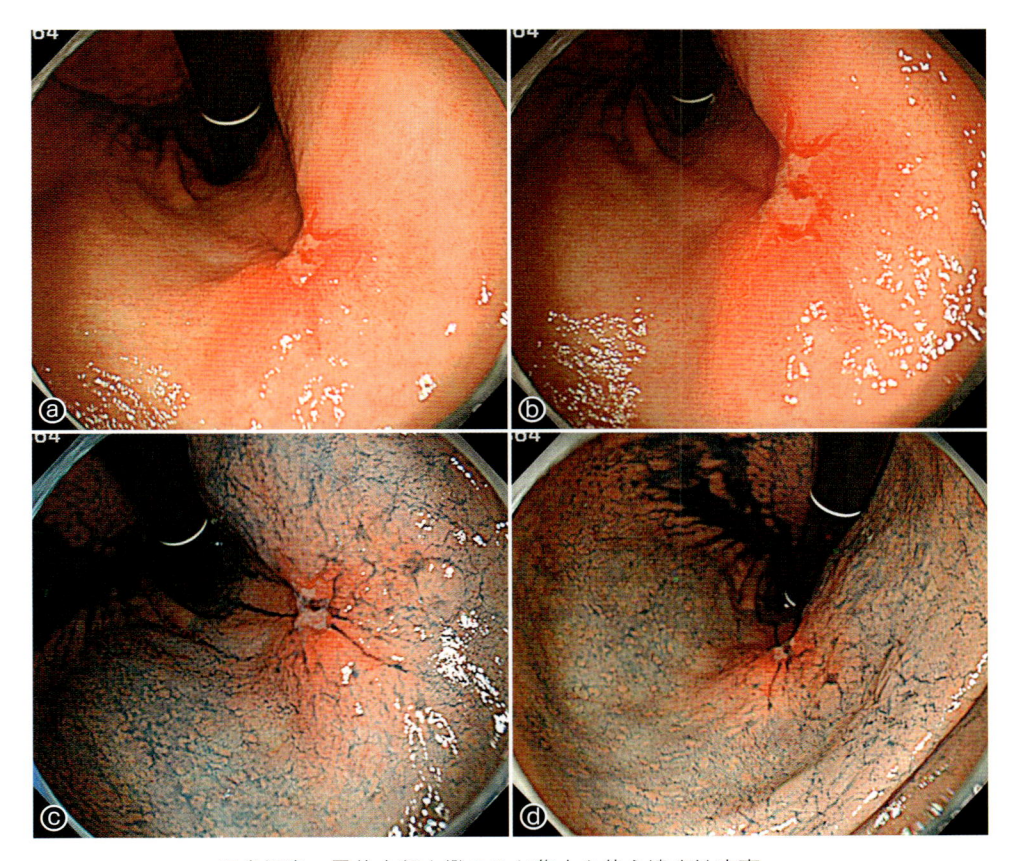

a：通常観察．胃体中部小彎のひだ集中を伴う潰瘍性病変．
b：通常観察．浅い潰瘍周囲に不整な発赤調領域が認められた．
c：色素撒布像．さらに発赤周囲にわずかな粘膜異常が認められた．
d：色素撒布像．斜め観察による台状挙上所見が認められた．

図5

e：切除標本病理組織再構築図．Type 0-IIc, tub1＞tub2, 35 mm, Ul-IIs, pT1b(SM2), sci, ly2, v0, N2
f：組織割面像．病巣中央部の粘膜下層に厚い線維化を伴うSM2散在性浸潤．

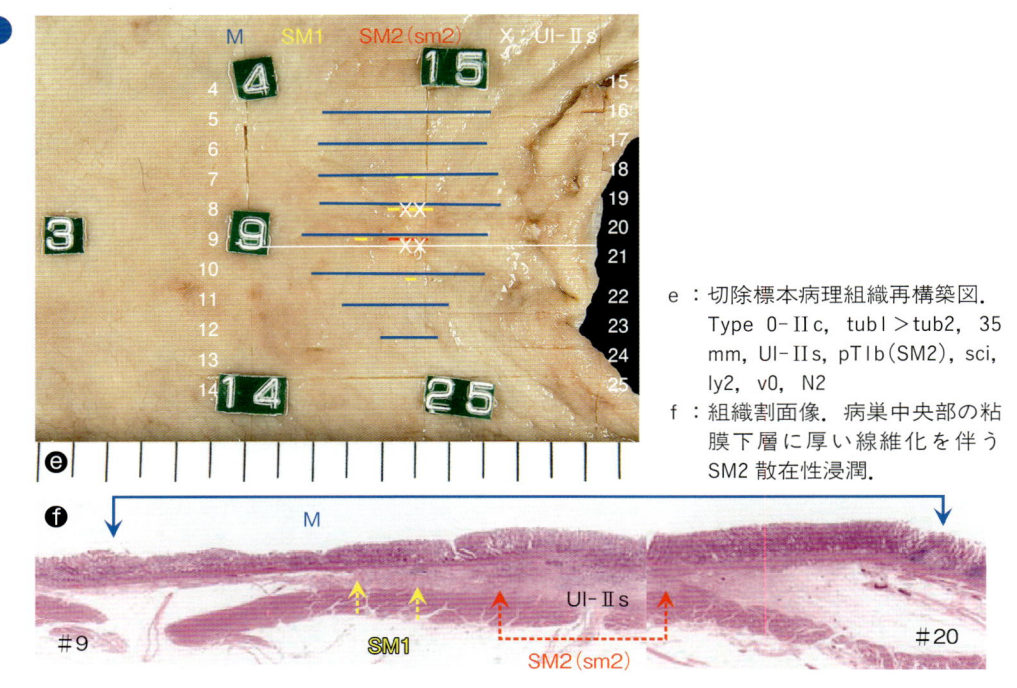

症例5：0-IIc，UL（＋），未分化型SM2癌　図6

　胃角部小彎後壁にひだ集中を伴う陥凹性病変が認められた（図6a, b）．色素撒布像では，陥凹中央に発赤調の粗大顆粒が認められ，大彎側の陥凹辺縁に粘膜下腫瘍様の幅の広い辺縁隆起が目立つ（図6c）．空気量や観察角度を変えた像（図6d）で，陥凹全体に台状挙上所見が認められたことから，総合的にUL（＋）の未分化型cSM2癌と診断した．
　切除標本・組織所見は，未分化型癌（por2＞sig），Type 0-IIc, 30 mm, Ul-IIs, pT1b (SM2), sci, ly1, v0, N0であった（図6e）．萎縮・腸上皮化生軽度の背景粘膜に，腺管形成に乏しい印環細胞癌〜低分化型腺癌が粘膜下層に線維化を伴いながらSM2（sm3）塊状浸潤していた（図6f）．

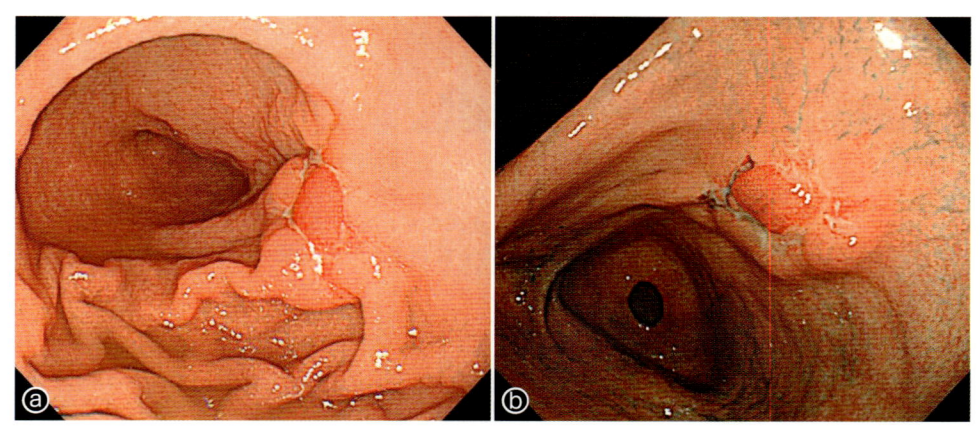

a：通常観察．胃角部後壁のひだ集中を伴う陥凹性病変．
b：通常観察．中央に粗大な発赤顆粒が認められた．

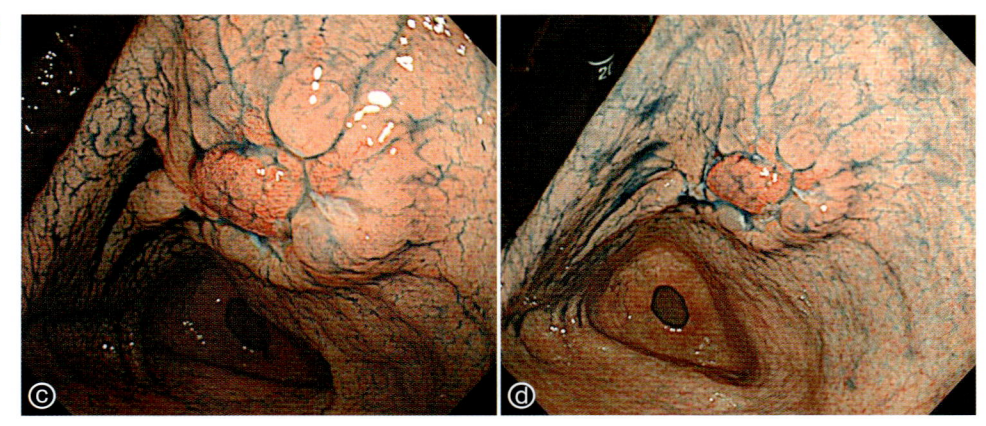

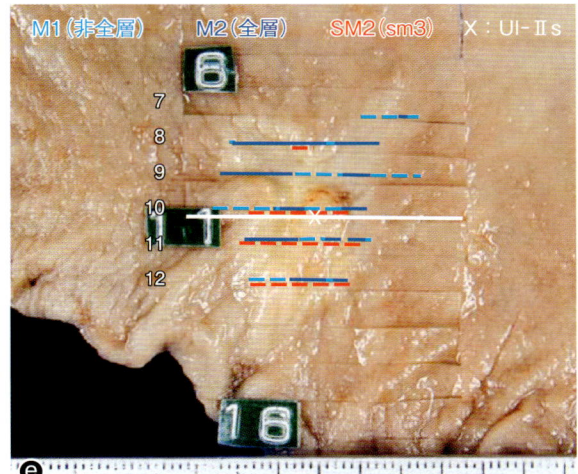

c：色素撒布像．陥凹辺縁は粘膜下腫瘍様の隆起を形成．

d：色素撒布像．斜め観察による台状挙上所見が認められた．

e：切除標本病理組織再構築図．Type 0-IIc, por2＞sig, 30 mm, UI-IIs, pT1b (SM2), sci, ly1, v0, N0

f：組織割面像．病巣直下の粘膜下層に線維化を伴う SM2 塊状浸潤．

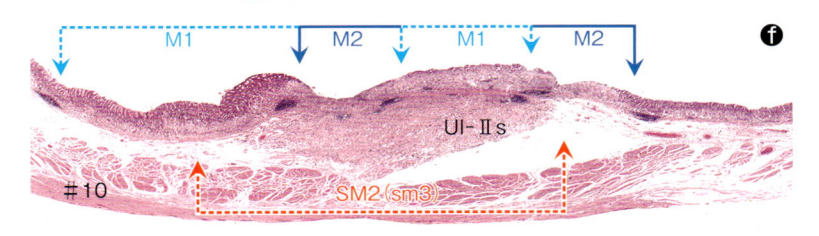

文　献

1) 中村恭一：胃癌の三角―病理学的にみた胃癌診断の考え方．胃と腸　1993；28：161-170
2) 馬場保昌，吉田論史：組織特性からみた早期胃癌の X 線診断．日本消化器がん検診学会誌　2008；46：166-176
3) 中原慶太，渡辺靖友，松尾　健，他：陥凹型早期胃癌の内視鏡診断（鑑別診断）―通常観察．消化器内視鏡　2010；(22) 1：47-55
4) 中原慶太，立石秀夫，鶴田　修，他：陥凹型胃癌に対する X 線的深達度診断プロセス．胃と腸　2006；41：1327-1342
5) 八尾恒良，田邊　寛，長浜　孝，他：胃の陥凹型 SM 癌の病理組織構築と対比した内視鏡所見―pSM2 癌診断のための観察方法と診断限界．胃と腸　2008；43：1109-1125

（中原慶太）

3 | 肉眼型別の特徴（深達度，組織型，鑑別診断）

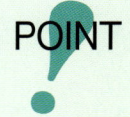

O-IIc 型

POINT

- O-IIc 型分化型腺癌は，発赤調で粘膜を模倣した比較的均一な表面構造を呈する．陥凹辺縁は不整であり，辺縁隆起を伴うことが多い．
- O-IIc 型未分化型腺癌は，褪色調でびらんやインゼルにより多彩で不均一な表面構造を呈する．
- NBI 拡大観察では，分化型腺癌の場合には不整な villi 様構造や pit を呈し，口径不同・走行不整のある異常血管を認める．一方，未分化型腺癌では表面構造は不明瞭化し，network のない細かい異常血管を認める．
- 発赤調を呈する分化型腺癌ではびらんや MALT リンパ腫を，褪色調を呈する未分化型腺癌では萎縮・瘢痕や MALT リンパ腫を鑑別する必要がある．
- 深達度は，陥凹内の凹凸，空気量による壁伸展性の変化，ひだの融合や腫大をもとに診断する．
- 粘膜下層浸潤を疑う病変や潰瘍瘢痕合併病変では，超音波内視鏡や消化管造影検査など他の Modality を併用した深達度診断を考慮する．

O-IIc 型癌の肉眼的特徴

　　O-IIc 型は，「わずかなびらん，また粘膜の浅い陥凹がみられるもの」と定義される[1]．隆起を呈する癌のほとんどが分化型腺癌であるのに対し，O-IIc 型癌では分化型腺癌と未分化型腺癌の両者があり，組織型により背景粘膜や肉眼的特徴が異なる[2,3]．

1．分化型腺癌（症例1参照）

1）背景粘膜

　　分化型腺癌の多くは，**萎縮を背景に発生**する．したがって，ひだの消失や血管透見の亢進を呈する萎縮領域に陥凹性病変を認めた場合には，分化型腺癌を念頭におく必要がある．

2）通常観察

　　O-IIc 型分化型腺癌の多くは，**境界明瞭な発赤調陥凹**を呈し，易出血性でしばしば自然出血を伴う．陥凹辺縁は**不整な蚕食像**を呈し，陥凹周囲には**反応性過形成による辺縁隆**

起を伴うことが多い．また，陥凹面は胃小区を模倣した顆粒状〜結節状で，周囲粘膜と同様の光沢感がある．

3）色素観察（インジゴカルミン撒布）

インジゴカルミンによるコントラスト法は，凹凸，境界，辺縁不整，陥凹面の性状などの評価に有用である．

ただし，粘液の除去が不十分な状態で色素を撒布すると，境界や陥凹面の性状がかえって不明瞭となるため，再度洗浄してから改めて色素撒布を行う．再洗浄の際には，色素がすべて落ちるまで**十分に粘液を除去**してから色素を再撒布することがコツである．

4）NBI 拡大観察

NBI 拡大観察では表面構造と微細血管の変化，および周囲粘膜との境界の有無から癌を診断する．

分化型腺癌は腺管構造を形成するため，**粘膜を模倣した表面構造**（villi 様構造または pit）を呈する．しかし，周囲の非腫瘍粘膜に比べ，**腺管密度は上昇**し，その構造は**大小不同や形状不整**を呈する．分化度が低くなるに伴い，villi 様構造の融合や表面構造の不明瞭化を呈する[4]．

また，微細血管は**口径不同や走行不整**がみられ，表面構造が pit の場合には細かい network を形成する．

症例1：境界やや不明瞭な淡い発赤調の陥凹性病変　　図1

　前庭部小彎に境界のやや不明瞭な淡い発赤調の陥凹性病変を認めた．陥凹の形状は不整に乏しく，炎症性の発赤陥凹との鑑別を要する病変であった（図1a）．インジゴカルミン撒布像では，陥凹面は胃小区模様を模倣した細かい表面構造を呈していたが，境界は不明瞭であった（図1b）．NBI拡大観察では，周囲には white zone および形状の整った villi 様構造を認めたのに対し，病変部では一部に融合傾向を呈する大小不同の villi 様構造を認めた．また，内部には口径不同および走行不整を呈する異常血管の増生もみられ，表面構造および微細血管の差で境界は明瞭であった（図1c）．

　以上より，通常観察および色素観察では境界不明瞭ながら，NBI拡大観察で不整な villi 様構造と異常血管の増生を認め，境界が明瞭であったことから，分化型腺癌と診断した．また，陥凹内は平坦であることから深達度 M と診断し ESD を施行した．最終診断は，Adenocarcinoma, tub1>tub2, T1a(M), HM0, VM0, ly(−), v(−), UL(−), L, Ant, 0-IIc, 22×14 mm であった．

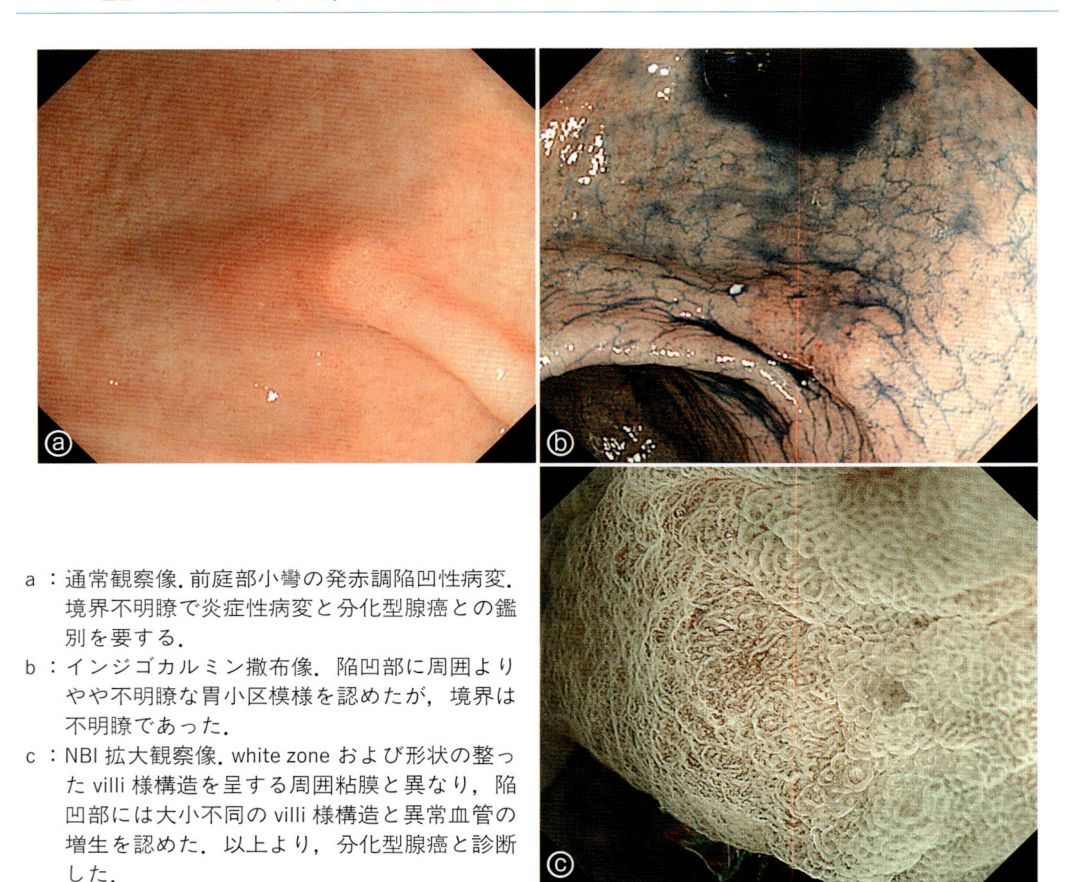

a：通常観察像．前庭部小彎の発赤調陥凹性病変．境界不明瞭で炎症性病変と分化型腺癌との鑑別を要する．
b：インジゴカルミン撒布像．陥凹部に周囲よりやや不明瞭な胃小区模様を認めたが，境界は不明瞭であった．
c：NBI拡大観察像．white zone および形状の整った villi 様構造を呈する周囲粘膜と異なり，陥凹部には大小不同の villi 様構造と異常血管の増生を認めた．以上より，分化型腺癌と診断した．

2. 未分化型腺癌（症例2参照）

1）背景粘膜

未分化型腺癌は**胃底腺を背景**として発生することが多い．したがって，血管透見亢進やひだの消失などの萎縮所見がみられない胃底腺領域に陥凹性病変を認めた場合には，未分化型腺癌を念頭におく必要がある．ただし，**萎縮領域にも未分化型腺癌が発生する**ことがあり，その場合は褪色調の境界不明瞭な陥凹を呈する．

2）通常観察

未分化型腺癌は**褪色調**を呈するが，インゼル（非癌粘膜島）やびらんを伴うと発赤が混在し**多彩な色調**を呈する．陥凹の境界は明瞭で周囲粘膜との段差は断崖状となるが，萎縮領域では不明瞭となる．また，未分化型腺癌では腺管構造を形成しないため，粘膜模様は消失し光沢がなくなり，凹凸不整で不均一な陥凹面を呈する．

3）色素観察（インジゴカルミン撒布）

未分化型腺癌の診断においても，境界や陥凹面の性状を評価するうえで色素観察は有用である．潰瘍瘢痕を合併することも多く，ひだの途絶や先細りなど**細かい粘膜変化が癌と非癌を鑑別するうえで重要**となり，その際にも色素観察は有用である．しかし，萎縮領域では陥凹の境界が不明瞭であるため，色素を撒布するとむしろ境界診断が困難となることが多い．

4）NBI拡大観察

未分化型腺癌は腺管構造を形成しないため，**表面構造は不明瞭**となる．また，微細血管は口径不同や走行不整を呈しnetworkを形成しない．

ただし，未分化型腺癌は粘膜中層を進展する発育様式をとるため，通常**表層は非腫瘍の上皮に被覆**される．この場合，表面構造や微細血管による病変の進展範囲診断は困難であるため，**周囲生検が必要**である．

症例2：境界明瞭な褪色調陥凹性病変　　　図2

　体下部大彎に境界明瞭な褪色調陥凹性病変を認めた．ひだは不明瞭であり軽度の萎縮を伴った粘膜と考えられたが，胃底腺領域の褪色調病変であり，0-IIc型の未分化型腺癌を疑った（図2a）．

　インジゴカルミンを撒布すると，陥凹の境界はより明瞭となり，断崖状の陥凹を呈していた．また，一部には蚕食像もみられた（図2b）．

　NBI拡大観察（水中観察）では，周囲粘膜には円形～管状の整ったpit様構造とvilli様構造を認めた．一方，陥凹部は表面構造が消失し，細かい不整血管の増生を認め，未分化型腺癌と診断した（図2c）．

　以上より，胃底腺領域の褪色調不整形陥凹性病変であり，一部で断崖状の境界を呈し，NBI拡大では構造の不明瞭化とnetworkを形成しない異常血管を認めたことより，未分化型腺癌と診断した．また，目立った凹凸やSMT様の所見を認めないことから深達度はMと診断し，周囲5点生検にて癌陰性を確認したうえでESDにて一括切除した．

　病理組織学的には，陥凹部に一致して表層側に印環細胞癌を認めた．最終診断は，Adenocarcinoma, sig, pT1a(M), HM0, VM0, ly(−), v(−), pType 0-IIc, UL(−), 13×7mm, M, Gre.の適応拡大病変であった．

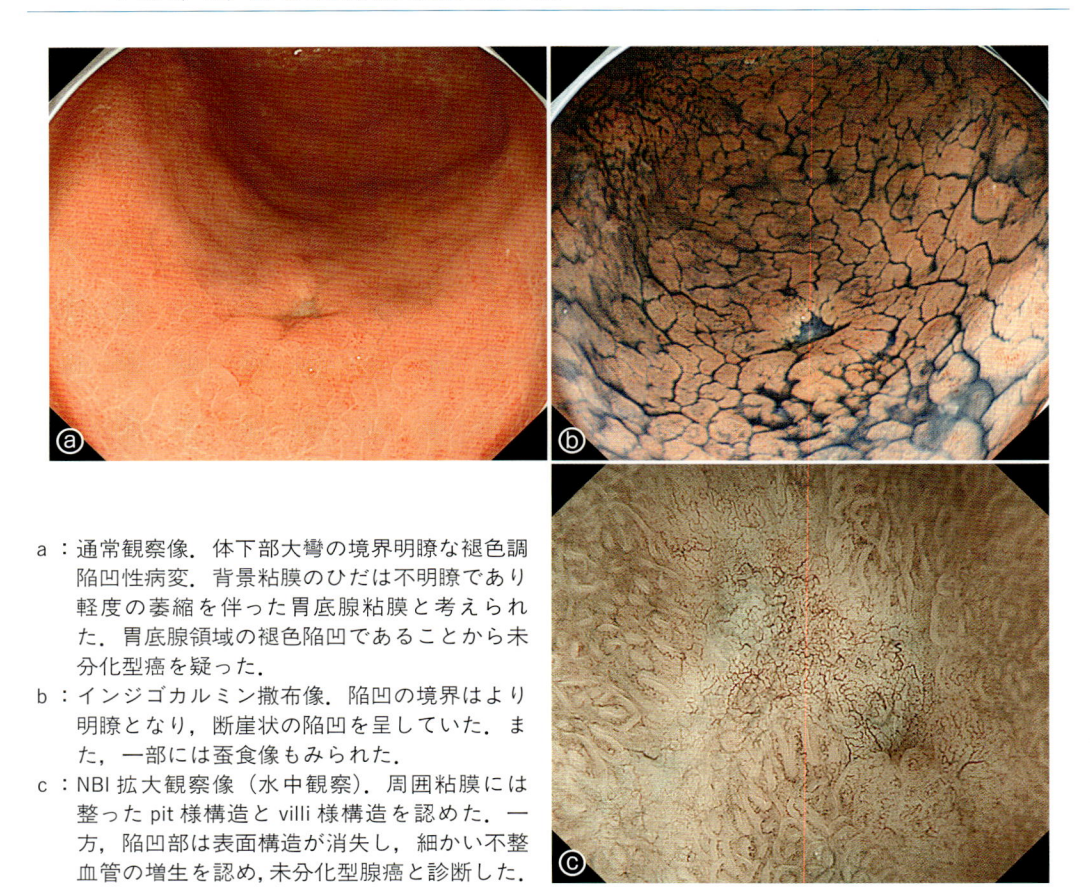

a：通常観察像．体下部大彎の境界明瞭な褪色調陥凹性病変．背景粘膜のひだは不明瞭であり軽度の萎縮を伴った胃底腺粘膜と考えられた．胃底腺領域の褪色陥凹であることから未分化型癌を疑った．
b：インジゴカルミン撒布像．陥凹の境界はより明瞭となり，断崖状の陥凹を呈していた．また，一部には蚕食像もみられた．
c：NBI拡大観察像（水中観察）．周囲粘膜には整ったpit様構造とvilli様構造を認めた．一方，陥凹部は表面構造が消失し，細かい不整血管の増生を認め，未分化型腺癌と診断した．

深達度診断

1. 通常観察

癌が粘膜下層へ浸潤すると，**陥凹内の凹凸や壁の硬化**などの変化が出現する．したがって，以下のような所見を伴った場合には，粘膜下層浸潤を疑う（症例3参照）．

> ① 陥凹内のなだらかな隆起（厚み）や粗大結節，陥凹内のさらに深い陥凹
> ② 壁の伸展不良
> ③ ひだの融合，腫大，陥凹辺縁のSMT様立ち上がり

これらの所見がなく，**平坦な病変であれば，粘膜内癌**と診断する．

なお，潰瘍瘢痕合併のⅡc型癌（症例4参照）では，粘膜内癌であっても上項②「壁の伸展不良」を認める．したがって，瘢痕合併例では，上項①および③の所見に基づいて粘膜下層浸潤の有無を診断する．

粘膜下層浸潤を疑う病変や瘢痕合併例など深達度診断に苦慮する病変に対しては，超音波内視鏡（EUS）や消化管造影検査など他のModalityを用いて，さらなる深達度診断を行う必要がある．

2. EUSによる深達度診断

通常EUSでは，層構造の変化を認めたもっとも深い層までの浸潤と診断する．すなわち筋層は保たれるが粘膜下層に変化があれば粘膜下層癌と診断する．ただし，病巣内に潰瘍瘢痕を合併した場合には，瘢痕により粘膜下層に低エコーが描出される．したがって，**線維組織による変化と癌浸潤による変化とを鑑別する必要**があり，これらを加味した診断分類[5)~7)]を理解しておく必要がある．

症例3：褪色調の境界明瞭な不整形陥凹性病変　　　図3

体上部後壁に褪色調の境界明瞭な不整形陥凹性病変を認めた．辺縁隆起を伴い，陥凹内には易出血性で発赤したなだらかな隆起（厚み）を認めた（図3a）．水中でのNBI中拡大観察では，周囲粘膜には不整のないpit様構造を認めたが，陥凹内は表面構造が不明瞭化し，周囲との境界は明瞭であり，癌と診断した（図3b）．NBI強拡大観察では，表面構造は不明瞭ながら，口径不同および走行不整な異常血管を認め，わずかながらnetworkを形成しており，中分化型腺癌と診断した（図3c）．

インジゴカルミン撒布像では粘液が表面に固着しており，洗浄しきれなかったため，境界や陥凹面の表面構造は評価困難であったが，中央から後壁側に厚みを認めた（図3d）．EUS（20MHz）では低エコー腫瘍像が第2層から連続して第3層に認められ，第3層は菲薄化しており，粘膜下層浸潤癌と診断した（図3e）．以上より，分化型腺癌，深達度SM2と診断した．最終診断は，Adenocarcinoma, tub2＞tub1, pT1b（SM2：1,000μm），HM0，VM0，ly（－），v（－），UL（－），0-IIc，U，Post，11×8 mmであった．

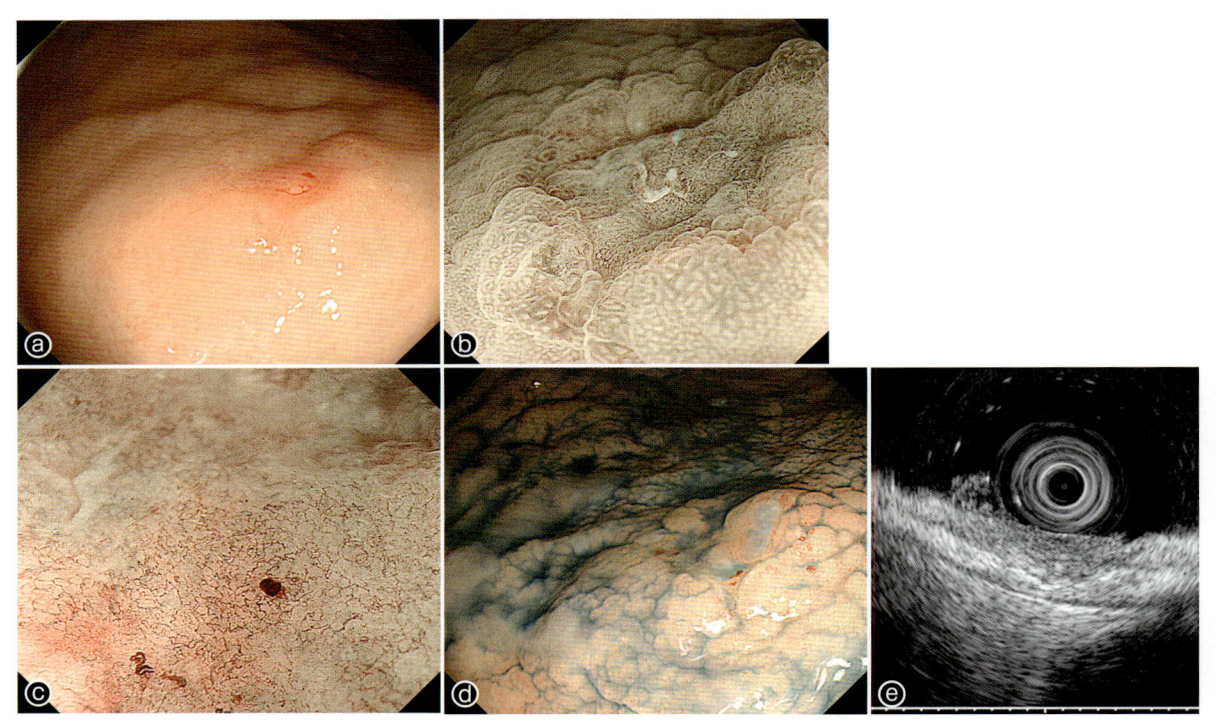

a：通常観察像．体上部後壁に褪色調の境界明瞭な不整形陥凹性病変を認めた．辺縁隆起を伴い，陥凹内には易出血性で発赤したなだらかな隆起（厚み）を認めた．
b：NBI中拡大像（水中観察）．周囲粘膜には不整のないpit様構造を認めたが，陥凹内は表面構造が不明瞭化し，周囲との境界は明瞭であり，癌と診断した．
c：NBI強拡大像（水中観察）．表面構造は不明瞭で，口径不同および走行不整な異常血管を認め，わずかにnetwork様の形態を呈しており，中分化型腺癌と診断した．
d：インジゴカルミン撒布像．粘液が表面に固着しており，境界や陥凹面の表面構造は評価困難であったが，中央から後壁側に厚みを認めた．
e：EUS像（20MHz）．低エコー腫瘍像が第2層から連続して第3層に認められ，第3層は菲薄化しており，粘膜下層浸潤癌と診断した．

症例4：境界の比較的明瞭な褐色調の陥凹性病変 　図4

体上部前壁に比較的境界の明瞭な褐色調の陥凹性病変を認め，陥凹内には点状あるいは斑状に発赤域を伴っていた．またひだ集中を認め，褐色陥凹との境界部で先細りを呈していた（図4a）．

インジゴカルミン撒布像では，陥凹内に大小不同な胃小区様の粘膜模様と，ひだおよび粘膜集中像を認めたが，病変の境界はむしろ不明瞭となった（図4b）．NBI拡大観察では，表面構造は不明瞭であり，networkを形成しない口径不同，走行不整の目立つ異常血管が増生していた（図4c）．

以上より，境界の比較的明瞭な褐色調陥凹で，NBI拡大では構造の不明瞭化とnetworkを形成しない異常血管の増生を認めたことから未分化型腺癌と診断した．また，陥凹中央に粘膜集中を認めUL-IIs合併と診断したが，ひだの癒合やSMT様の隆起もみられず，深達度はMと診断した．

病理組織学的には，褐色陥凹にほぼ一致して粘膜内に未分化型腺癌を認め，一部表層は非腫瘍性上皮に被覆されていた．また，粘膜集中部には粘膜筋板の肥厚と粘膜下層の線維化を認め，潰瘍瘢痕と診断した．最終診断は，Adenocarcinoma，por，T1a(M)，HM0，VM0，ly(−)，v(−)，0-IIc+UL-IIs，M，Ant，30×29 mmであった．

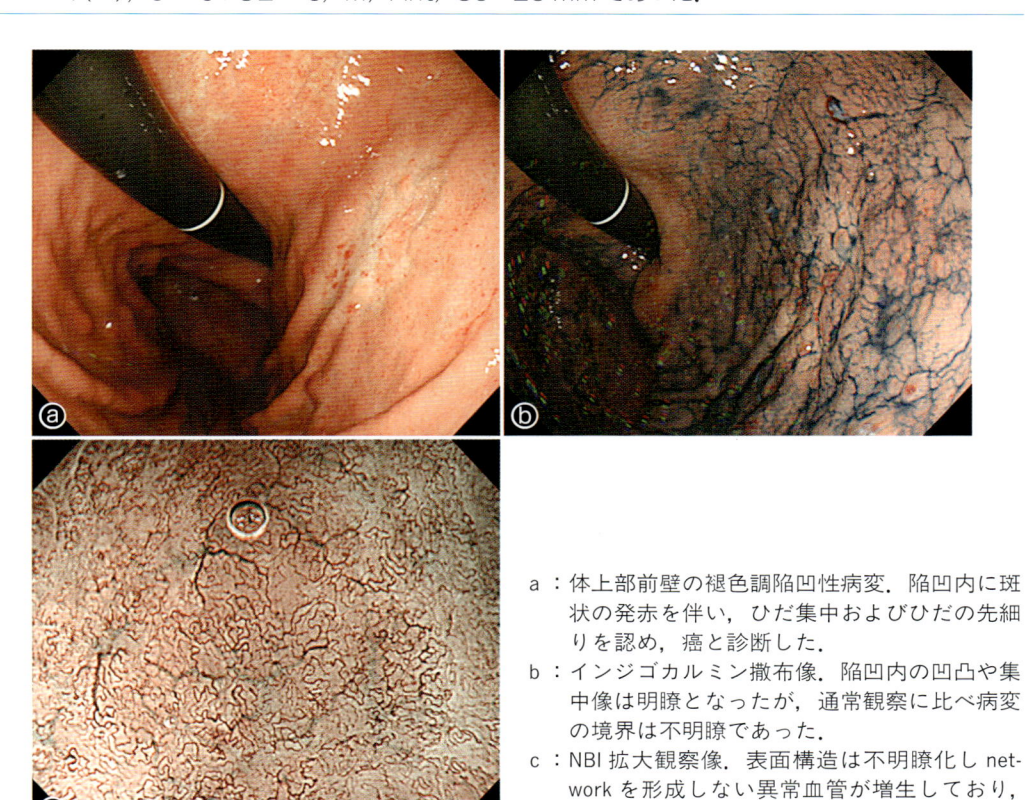

a：体上部前壁の褐色調陥凹性病変．陥凹内に斑状の発赤を伴い，ひだ集中およびひだの先細りを認め，癌と診断した．
b：インジゴカルミン撒布像．陥凹内の凹凸や集中像は明瞭となったが，通常観察に比べ病変の境界は不明瞭であった．
c：NBI拡大観察像．表面構造は不明瞭化しnetworkを形成しない異常血管が増生しており，未分化型腺癌と診断した．

鑑別診断

陥凹性病変では，0-IIc型癌のほか，びらんなどの炎症性変化や萎縮・瘢痕，あるいはMALTリンパ腫などとの鑑別を要する．また，癌であれば，高分化型・中分化型・未分化型といった組織型診断も必要となる．これらに関しては，第2章7．早期胃癌の鑑別

診断4)「びらん」(p.253) および 6. Modality 別の組織型，粘液形質診断の項 (p.199) を参照のこと．

0-IIc 型癌診断の Strategy

陥凹性病変を認めた場合，以下の手順で癌を鑑別する．

1) 境界の確認

陥凹の段差，血管透見の低下あるいは色調において，その境界が一部でも明瞭であれば癌を疑う．

2) 空気量の調整

萎縮が強いと陥凹がより浅くなりIIb様を呈するため，段差による境界は不明瞭となる．したがって，段差による境界を観察する場合には，**適度に空気を抜いた状態で観察**することが重要である（図5a，b）．

3) NBI 拡大観察（NBI 拡大できなければ色素観察へ）

表面構造，微細血管を観察し，癌か非癌かの鑑別を行う．拡大観察時の視野確保にはアタッチメントが必須であるため，精査や再検であれば**あらかじめ先端アタッチメントを装着**しておく．

4) 色素観察

境界の有無，辺縁不整，陥凹内の変化を詳細に捉え，癌か否かの鑑別，癌の進展範囲を診断する．

図5　空気量による変化
a：体上部小彎の褪色調 IIc 病変．周囲粘膜は血管透見が亢進し高度の萎縮を呈する．病変部は血管透見が低下しているが，陥凹は目立たず，また周囲に発赤も散在し病変の存在診断自体やや困難である．
b：空気を適度に抜くと，陥凹面がはっきりとなり，色調および段差で境界を明瞭に認識できる．

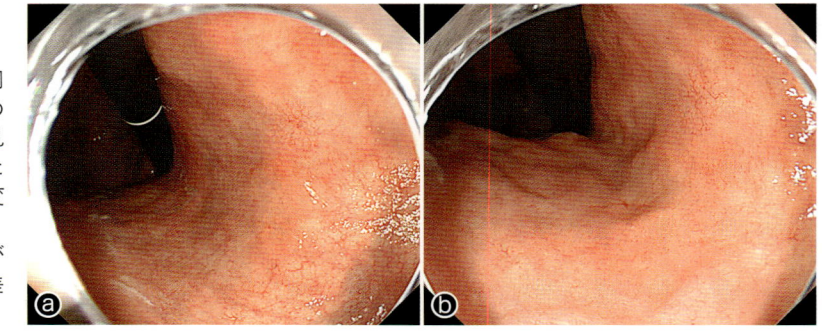

文献

1) 日本胃癌学会 編：胃癌取扱い規約(第14版). 2010, 金原出版, 東京
2) 中村恭一：胃癌の構造. 1990, 医学書院, 東京
3) 中村恭一：胃癌の三角—場と肉眼型と組織型と. 胃と腸　1991；26：15-24
4) 小山恒男 編：ESDのための胃癌術前診断. 2010, 南江堂, 東京
5) 芳野純治, 中澤三郎, 中村常哉, 他：陥凹型早期胃癌の深達度診断—X線診断と超音波内視鏡との対比. 胃と腸　1987；22：169-177
6) 木田光広, 西元寺克禮, 岡部治弥：超音波内視鏡による胃癌深達度診断に関する臨床病理学的研究—陥凹型胃癌を中心に. Gastroenterol Endosc　1989；31：1141-1155
7) 長南明道：陥凹型早期胃癌における超音波内視鏡 (EUS) 深達度診断能の検討—癌巣内線維化巣の深さに基づく新診断基準を中心に. Gastroenterol Endosc　1993；35：1269-1278

〈友利彰寿, 小山恒男〉

3 | 肉眼型別の特徴（深達度，組織型，鑑別診断）

0-Ⅲ型

POINT
- 早期胃癌 0-Ⅲ型は，明らかに深い陥凹が認められるものと定義され，純粋な0-Ⅲ型は少なく，0-Ⅲ＋Ⅱc型，0-Ⅱc＋Ⅲ型といった混合型が多い．
- 潰瘍性病変を認めた場合には，その辺縁に浅い陥凹，不整粘膜など，0-Ⅱc部分と思われる領域が存在しないかどうかを慎重に観察する．
- 潰瘍底（0-Ⅲ部分）には癌細胞は存在しないことが多いので，潰瘍辺縁の不整粘膜（0-Ⅱc部分，きわめて少ない領域のこともある）を狙撃生検する．
- 潰瘍が急性期のときは浮腫を伴い診断が困難となる場合もあり，経過を追い形態変化に注意し場合によっては生検を繰り返す必要がある．

　早期胃癌0-Ⅲ型は，胃癌取扱い規約(第14版)には，表在型の亜分類として「陥凹型：明らかに深い陥凹が認められるもの」と定義されている[1]．実際の日常診療では，純粋な0-Ⅲ型はきわめて少なく，多くは**悪性サイクル**のある時期に，0-Ⅲ＋Ⅱc型，0-Ⅱc＋Ⅲ型といったような混合型として認められる．0-Ⅱcの中央部が大きく潰瘍化し深い陥凹（0-Ⅲ部分）を形成した混合型の場合，通常白苔に覆われた潰瘍底（0-Ⅲ部分）に癌細胞は存在せず，潰瘍辺縁（0-Ⅱc部分）に存在することが多い．

診断の手順（表1）

　存在診断として潰瘍性病変を認めた場合に，一見消化性潰瘍と思われたとしても，その辺縁に全周性あるいは偏在する浅い陥凹，不整粘膜など，0-Ⅱc部分と思われる領域が存在しないかどうかを慎重に観察し，鑑別診断を行う．
　上皮性腫瘍は腫瘍組織が非腫瘍組織と境界（フロント）を形成して連続性に増殖，進展するため，境界をもつ領域を形成する．派手な潰瘍部分ばかりに目を奪われず，随伴する0-Ⅱc部分がないかどうかを，とくに潰瘍辺縁を慎重に観察するべきである．潰瘍が急性期のときは，浮腫を伴い診断が困難となる場合もある．また癌巣内の潰瘍は消化性潰瘍と同様，消長する（**悪性サイクル**）ため，潰瘍の急性期に消化性潰瘍と思われても，経過を追い，形態変化に注意し，場合によっては生検を繰り返す必要がある．
　0-Ⅱc部分の診断には，色調変化，粘膜模様の変化，周囲粘膜との境界・段差・蚕食像

> **表1** 潰瘍性病変を認めた場合 → 癌 or 良性の質的診断ではどのような所見に着目するか？

- 潰瘍辺縁にⅡc部分が存在するか否かを詳細に観察．
- 治癒期（H Stage）良性潰瘍の場合には，潰瘍中央に向かって規則正しく放射状・柵状に配列する．発赤調の再生上皮が観察される．
- 癌の場合は，潰瘍辺縁の全周性あるいは偏在性に不整形陥凹のⅡc部分が存在する．
- Ⅱc部分の存在には，色調変化，粘膜模様の変化，周囲粘膜との境界・段差・蚕食像などに注目する．
- 上記変化の観察には，インジゴカルミン撒布による色素内視鏡観察が有用である．
- NBIなどによる画像強調，拡大内視鏡により胃粘膜の表面微細構造や微小血管構築像の観察もⅡc部分の観察に有用である．
- 観察後は，正確な病理診断のためⅡc部分からの狙撃生検が重要となる．
- 悪性サイクルの過程で，潰瘍部分（Ⅲ）が大きくⅡc部分の領域がわずかにしか存在しない場合，潰瘍部分（Ⅲ）の浮腫のためにⅡc部分の診断が困難な場合があり，注意を要する．

などに注目し，詳細に観察する．その際に粘膜模様の変化，周囲粘膜との境界・段差・蚕食像の診断には，インジゴカルミン撒布による色素内視鏡観察が有用である．また近年ではNBIなどによる画像強調，拡大内視鏡像により胃粘膜の表面微細構造や微小血管構築像の観察が可能となり，より詳細な0-Ⅱcの診断に応用されている．通常潰瘍底には癌細胞は存在しないため生検部位の選択は重要で，0-Ⅱc部分と考えられる部位（きわめてわずかな領域のこともある）を**狙撃生検**する．

鑑別診断（表2）　Strategy

　良性潰瘍である消化性潰瘍との鑑別が必要だが，消化性潰瘍は活動期には潰瘍辺縁が浮腫状を呈し，治癒期には不整に乏しい規則正しい放射状・柵状の再生上皮を認めることが多い．ひだ集中を伴う場合，その先端はなだらかな先細りを呈し，いわゆる蚕食像は認められない．

　一方，0-Ⅲ+Ⅱc型，0-Ⅱc+Ⅲ型早期胃癌は，潰瘍辺縁を詳細に観察すると0-Ⅱc部分に相当する不整な浅い陥凹領域を認める．ひだ集中を認める場合にはひだの中断，痩せを認め，蚕食像を呈する．このような所見より良悪性の鑑別を行うが，多発潰瘍（瘢痕）が隣接して存在する場合，その多発潰瘍（瘢痕）に囲まれた部分が一見陥凹様に観察されることがあり注意を要する．

　その他の鑑別疾患としては，潰瘍形成型の悪性リンパ腫があげられる．悪性リンパ腫は，辺縁平滑な周堤を伴い，粘膜下腫瘍様の要素をもつことが多い．また線維化をきたしにくいため，病変の大きさ，浸潤の深さのわりに壁の伸展性が良好で，柔らかい病変として観察されるという特徴をもつ．

深達度診断，組織型　Strategy

　深達度診断における注意点としては，0-Ⅲ部分の潰瘍は消化性潰瘍であることが多いため，0-Ⅱc部分を中心に判断する．すなわち，潰瘍（0-Ⅲ部分）が深く掘れていても，

表2 潰瘍性病変の鑑別診断のポイント

	潰瘍形状	潰瘍底	潰瘍境界から周囲粘膜
0-Ⅲ+Ⅱc型, 0-Ⅱc+Ⅲ型早期胃癌	整	平滑	境界は整であるが, 周囲に不整形陥凹のⅡc部分が存在
癌性潰瘍（浸潤癌の露出）	不整	不整	境界不整, 時に周囲に周堤隆起
消化性潰瘍	整	平滑	境界整, 治癒期では周囲に規則正しく配列する再生上皮
悪性リンパ腫	癌性潰瘍よりは整	癌性潰瘍よりは平滑	癌性潰瘍よりは境界整, 周囲に耳介様周堤隆起

辺縁の陥凹部（0-Ⅱc部分）が粘膜内病変と考えられれば，癌の深達度としてはMと判断する．ただし，潰瘍が0-Ⅲ部分としての**消化性潰瘍**であるか，**癌性潰瘍**であるかは注意を要し，癌性潰瘍であればSM浸潤癌，あるいは進行癌の可能性を考える必要がある．

消化性潰瘍が辺縁整な形状であり潰瘍底も平滑であるのに対し，癌性潰瘍は辺縁不整で潰瘍底にも凹凸不整が目立つ．また，PPIなど胃酸分泌抑制剤の内服により，潰瘍に治癒傾向がみられる場合には，変形，粘膜のひきつれなどの所見が，癌の浸潤によるものか，潰瘍瘢痕によるものか判断が困難な場合もあり，深達度診断には注意を要する．

組織型については，病変の存在部位と背景粘膜との関係（萎縮との関係），0-Ⅱc部分の性状などより診断するが，詳細は他項に譲る．また当院でのデータによると，2001年から2003年までの3年間に外科的切除あるいは内視鏡切除が施行された単発早期胃癌1,258症例を対象に行った検討で，潰瘍（瘢痕も含む）を合併していたものは，分化型癌で32.2％（293/911），未分化型癌で58.5％（203/347）と未分化型胃癌に多かった．

悪性サイクルとは[2]

胃癌は二次的に潰瘍化しやすく，さらにその潰瘍性変化は縮小しうる．臨床的に**悪性サイクル**とは，陥凹型早期胃癌の癌巣内にみられる潰瘍が，漸次縮小して瘢痕となり，再び潰瘍が発生する現象を指す．0-Ⅲ型胃癌は，この**悪性サイクル**のある時点で短期間にみられる潰瘍性変化が主体の形態と考えられている．

次に症例を呈示する．

症例1：0-Ⅱc+Ⅲ型，深達度M，中分化および低分化腺癌　　図1

52歳，男性．心窩部痛にて近医で上部消化管内視鏡検査を施行，生検で腺癌を認め，当院紹介となった．

通常観察では胃角中央に潰瘍性病変を認めた．潰瘍辺縁には再生上皮と思われる発赤粘膜を認め，潰瘍の形状は軽度不整形であるが潰瘍底はきれいな白苔に覆われ均一で，潰瘍辺縁は整で

あった．潰瘍，再生粘膜の周囲を詳細に観察すると，正色調から褪色調の周囲よりごくわずかに陥凹した領域の存在を疑った（図1a）．さらに肛門側では発赤調の不整形陥凹領域の伸展を認めた（図1b〜d）．インジゴカルミンを撒布した色素内視鏡観察では，陥凹部の周囲との全周性の境界は不明瞭であるが，Ⅱc面として認識可能となった（図1e〜h）．潰瘍底は均一，辺縁は整であることより，癌性潰瘍ではなく消化性潰瘍（O-Ⅲ）と判断，その辺縁にⅡc面と判断できる領域を認めることより，O-Ⅱc＋Ⅲ型の早期胃癌，大きさ約6 cmと診断した．病変部には厚みがあるが，消化性潰瘍の影響も考慮，そしてⅡc面自体は凹凸もなく粘膜模様も保たれており，深達度Mと診断した．Ⅱc面からの狙撃生検で，中分化から低分化腺癌を認めた．

早期胃癌 O-Ⅱc＋Ⅲ，cT1a(M)，N0，M0，cStage ⅠAと診断し，幽門側胃切除術を施行した．

手術検体の新鮮標本を示す（図1i）．胃角中央に辺縁整の潰瘍を認め，周囲に境界明瞭な陥凹が広がっていた．ルーペ像（図1j），弱拡大像（図1k）を呈示する．中分化腺癌および低分化腺癌が，粘膜内で増殖していた．病変内にUL-Ⅲs相当の消化性潰瘍瘢痕（一部開放性）が認められた．腫瘍は粘膜内にとどまっており深達度はMであった．また静脈侵襲，リンパ節転移を認めた．病理診断はL，Less，O-Ⅱc＋Ⅲ，60×33 mm，por＞tub2，pT1a(M)，ly1，v0，pN2（4/40），pPM0，pDM0，pStage ⅡAであった．

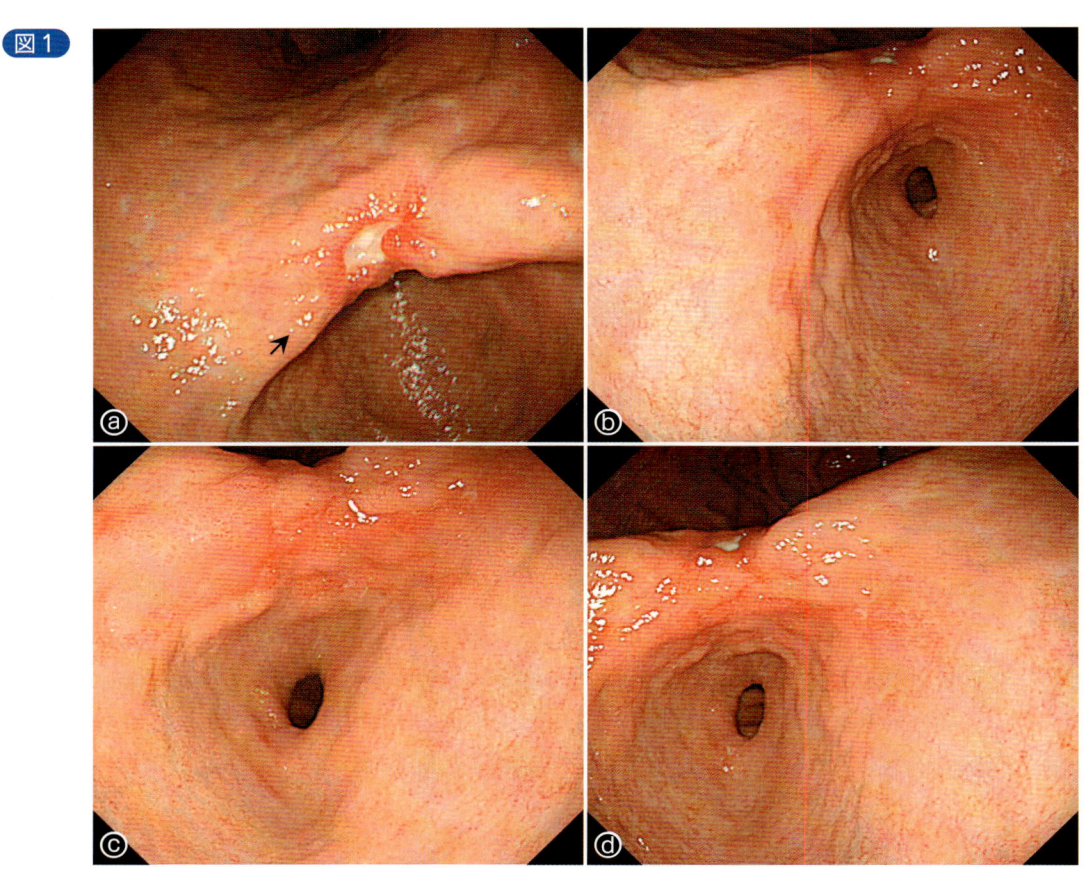

図1

a：胃角中央に潰瘍を認め，周囲に発赤調の再生粘膜を認めた．その周囲を詳細に観察すると，正色調から褪色調の周囲よりごくわずかに陥凹した領域の存在を疑った．
b〜d：肛門側では発赤調の不整形陥凹領域の伸展を認めた．

3 肉眼型別の特徴（深達度，組織型，鑑別診断） O-Ⅲ型

図1

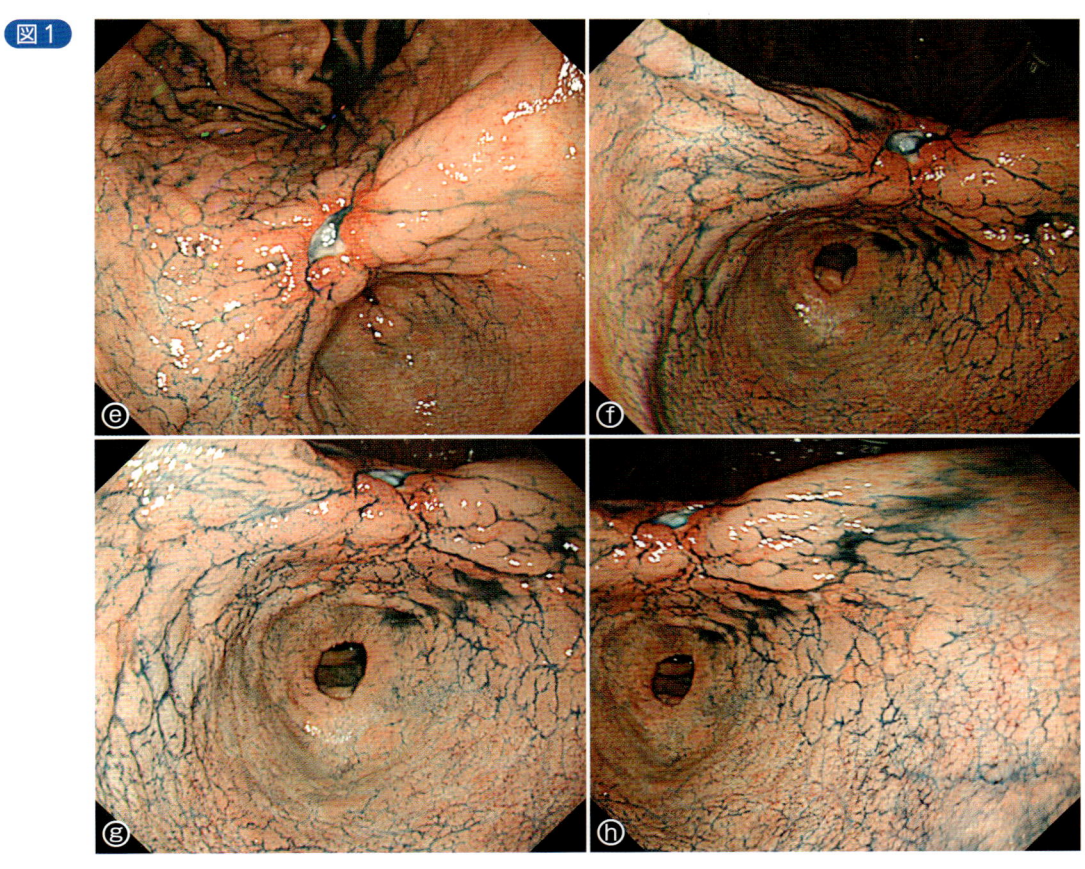

e～h：陥凹部の周囲との全周性の境界は不明瞭であるが，前壁側では蚕食像を認め，Ⅱc面として認識可能となった．

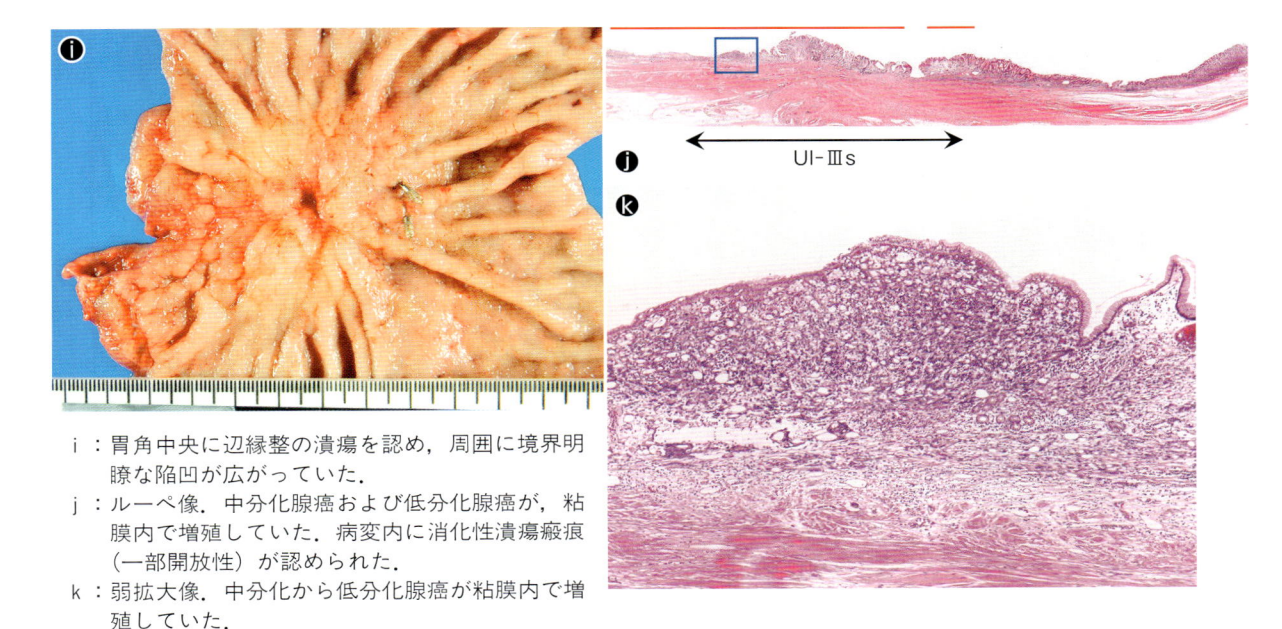

i：胃角中央に辺縁整の潰瘍を認め，周囲に境界明瞭な陥凹が広がっていた．
j：ルーペ像．中分化腺癌および低分化腺癌が，粘膜内で増殖していた．病変内に消化性潰瘍瘢痕（一部開放性）が認められた．
k：弱拡大像．中分化から低分化腺癌が粘膜内で増殖していた．

症例2：0-Ⅲ+Ⅱc型，深達度SM1，中分化管状腺癌　　図2

　49歳，男性．健康診断での上部内視鏡検査にて胃癌を指摘され，当院紹介となった．
　通常観察では，胃体下部から胃角にかけての小彎に潰瘍性病変を認めた．潰瘍の周囲には全周性の発赤調の陥凹性領域を認め，周囲粘膜との境界が色調の差として明瞭に認識できた（図2a）．陥凹部はとくに後壁側で粘膜模様が消失傾向で，陥凹内隆起所見を認め（図2b）SM浸潤を疑った．インジゴカルミンを撒布すると，周囲粘膜との高低差がよりはっきりとし，さらに明瞭に境界が認識可能となった（図2c）．発赤陥凹部は不整形で辺縁には蚕食像を認め，再生粘膜ではなく，0-Ⅱc部分と考えた．潰瘍の形状は軽度不整形であるが，潰瘍辺縁は整であり，0-Ⅲ+Ⅱc型の早期胃癌，大きさ約3.5cm，深達度SMと診断した．発赤陥凹部からの生検では，中分化腺癌を認めた．
　早期胃癌0-Ⅲ+Ⅱc型，cT1b（SM），N0，M0，P0，cStageⅠAと診断し，幽門保存胃切除術（PPG）を施行した．
　手術検体の新鮮標本を示す（図2d）．胃角中央に浅い潰瘍を認め，その周囲に全周性に陥凹性領域を認めた．ルーペ像（図2e），弱拡大像（図2f）を呈示する．高分化から中分化管状腺癌がおもに粘膜内で増殖していた．病変内にUL-Ⅲ open相当の開放性潰瘍が併存し，その辺縁で腫瘍はわずかに粘膜下層に浸潤し，深達度はSM1であった．陥凹内の粘膜模様が消失傾向で陥凹内隆起所見として認識しSM浸潤を疑った部位は，病理組織学的には腫瘍の細胞密度，異型度が高く，分化度が低い，表層にびらんを伴った丈の高い粘膜内病変であった．病理診断はM，Less，0-Ⅲ+Ⅱc，36×32mm，tub2>tub1，pT1b（SM1），ly0，v0，pN0，pPM0，pDM0，pStageⅠAであった．

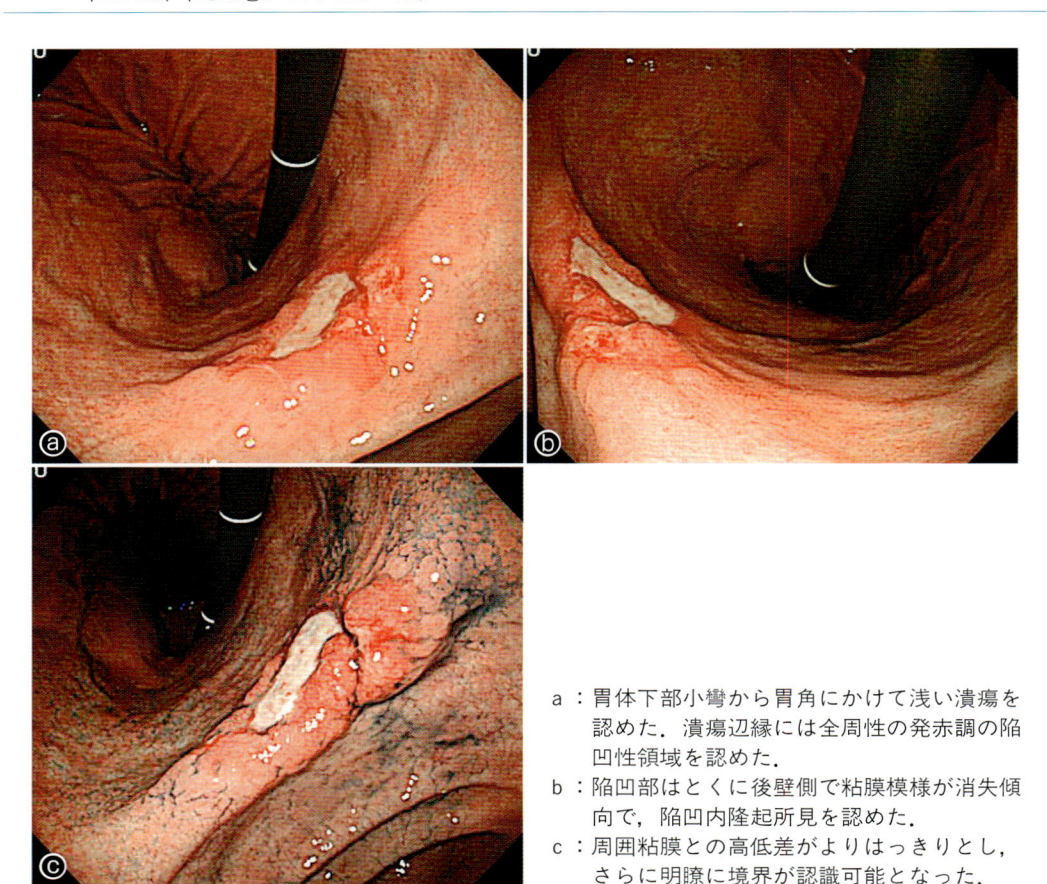

a：胃体下部小彎から胃角にかけて浅い潰瘍を認めた．潰瘍辺縁には全周性の発赤調の陥凹性領域を認めた．
b：陥凹部はとくに後壁側で粘膜模様が消失傾向で，陥凹内隆起所見を認めた．
c：周囲粘膜との高低差がよりはっきりとし，さらに明瞭に境界が認識可能となった．

図2

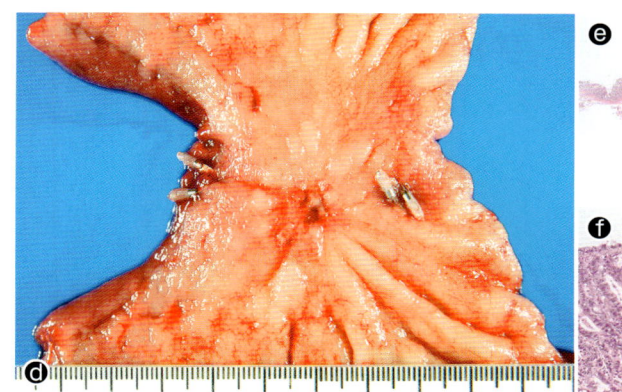

d：胃角中央に浅い潰瘍を認め，その周囲に全周性に陥凹性領域を認めた．
e：ルーペ像．高分化から中分化管状腺癌がおもに粘膜内で増殖していた．病変内に開放性潰瘍が併存し，その辺縁で腫瘍はわずかに粘膜下層に浸潤していた．
f：弱拡大像．粘膜内に増殖する高分化から中分化管状腺癌．

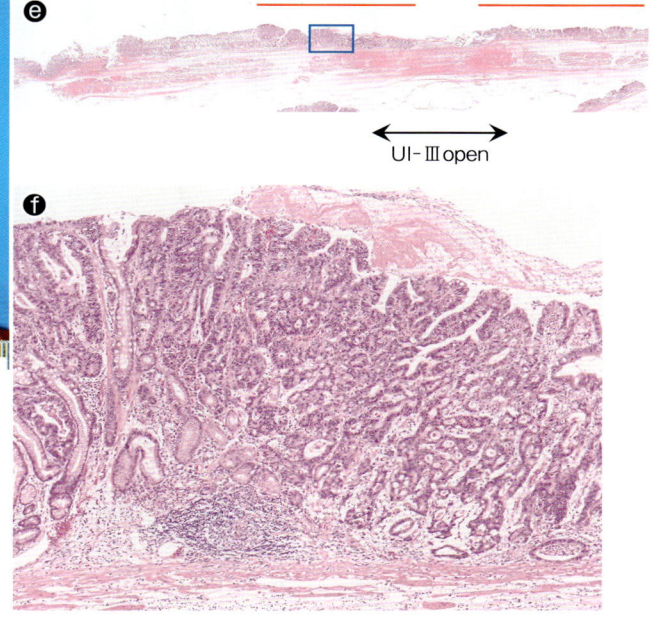

おわりに

　0-Ⅲ（+Ⅱc）型胃癌の特徴を示した．癌を発見するには，常に潰瘍周囲に0-Ⅱc部分がないかどうかを慎重に観察する姿勢が大切であり，同部位を的確に狙撃生検する必要がある．また急性期に消化性（良性）潰瘍と思われても，形態変化に注意し場合によっては生検を繰り返す必要がある．

文　献

1）日本胃癌学会 編：胃癌取扱い規約（14版）．2010, 金原出版，東京
2）八尾恒良 監，「胃と腸」編集委員会 編：胃と腸用語事典．2002, p.78, 医学書院，東京

（河俣浩之，小田一郎，谷口浩和）

3 | 肉眼型別の特徴（深達度，組織型，鑑別診断）

混合型

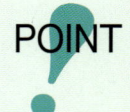

POINT

- 混合型は，隆起と陥凹の混合型（0-Ⅱa＋Ⅱc，0-Ⅱc＋Ⅱa），潰瘍を伴うもの（0-Ⅱc＋Ⅲ，0-Ⅲ＋Ⅱc），いわゆる随伴Ⅱb（0-Ⅱa＋Ⅱb，0-Ⅱc＋Ⅱbなど）に大別される．
- 隆起と陥凹の混合型では，隆起の立ち上がりの性状を評価し，隆起部分が腫瘍か非腫瘍かを鑑別する．
- 陥凹部分は陥凹内の陥凹もしくは隆起に着目し，陥凹内が平坦な場合は厚み，硬さによって深達度を評価する．
- 潰瘍を伴う型では，悪性サイクルにより腫瘍が脱落している可能性を念頭に置き，注意深く潰瘍辺縁を観察する．
- 潰瘍による炎症，再生性変化，線維化の影響で深達度診断が困難なことが多いが，壁の厚み，硬さやひだの所見などを参考に深達度を判断する．
- 随伴Ⅱbの頻度は4.9〜7.0％と意外に高い．Ⅱbの見逃しが内視鏡治療時の側方断端陽性となる主たる原因といわれており，注意が必要である．

混合型早期胃癌

　　　混合型早期胃癌とは複数の肉眼型が混合した早期胃癌である．胃癌取扱い規約第14版では混合型は広い方から順に「＋」記号をつけて表記することになっている．多様な組み合わせが理論上存在しうるが，臨床的に頻度の高い混合型は以下の3パターンである．

① 　隆起と陥凹の混合型･･･････0-Ⅱa＋Ⅱc，0-Ⅱc＋Ⅱa
② 　潰瘍を伴う病変･･･････････0-Ⅱc＋Ⅲ，0-Ⅲ＋Ⅱc
③ 　いわゆる随伴Ⅱb･･････････0-Ⅱa＋Ⅱb，0-Ⅱc＋Ⅱb

隆起と陥凹の混合型（0-Ⅱa＋Ⅱc，0-Ⅱc＋Ⅱa）

　　　隆起と陥凹の混合型には0-Ⅱa＋Ⅱc，0-Ⅱc＋Ⅱaがある．この肉眼型を呈する胃癌は表在型のなかでもっとも粘膜下層浸潤率が高く，約半数から2/3が粘膜下層浸潤癌といわれている[1),2)]．いわゆるⅡc like advancedと呼ばれるような進行癌との鑑別が問題と

なることもある．辺縁の隆起部分が SMT 様になだらかに立ち上がり，かつ 2 cm 以上の場合，進行癌の頻度が増加する[2]．

診断のポイント

癌の範囲は色調，段差，表面構造などで判断する．**隆起と陥凹の混合型の場合は辺縁隆起部が腫瘍か非腫瘍かを鑑別する必要がある**．0-Ⅱc＋Ⅱa や 0-Ⅱa＋Ⅱc 型では，癌は辺縁隆起の内側に存在し，辺縁隆起部は非腫瘍であることが多い．しかし，辺縁隆起そのものが癌の場合もあるため，両者の鑑別を要する．また，癌が辺縁隆起部の粘膜下層へ浸潤すると SMT 様の隆起を形成する場合があり，これらを鑑別することが重要である．

隆起と陥凹の混合型を大別すると，隆起の立ち上がり性状と癌の境界との関係から以下の 3 パターンに分けられる（図1）．

> ⅰ：隆起の立ち上がりと腫瘍の境界が一致しており，隆起部分，陥凹部分ともに癌で構成されているもの
> ⅱ：隆起の立ち上がりは非腫瘍で，隆起の内側に境界を有するもの
> ⅲ：周堤様の隆起を有し，立ち上がりの性状が SMT 様の形態を示すもの

これらの鑑別にはまず癌の境界を診断することが必要である．通常白色光では色調差，段差，表面構造に着目することがポイントである．立ち上がりの境界，表面性状のおおまかな評価にはインジゴカルミン撒布が簡便で有用であり，背景の area 模様や表面構造と比較して隆起部分の性状を評価することにより境界診断を行う．このように通常白色光やインジゴカルミン撒布でもある程度境界診断は可能だが，NBI 拡大を用いるとさらに客観的に評価可能である．癌では white zone の狭小化，消失を伴う不整な villi もしくは pit 様構造を示すことが多い．分化型腺癌では非腫瘍に比べ一般的に腺管密度が高いため，腫瘍部分では pit や villi 様構造の密度が背景粘膜に比べ高いことも境界を判断するうえで重要である．

このように判断した癌/非癌境界が，隆起の立ち上がりと一致している場合は，隆起部分に腫瘍がある（ⅰのパターン）と判断する．

隆起部分の立ち上がりの境界が不明瞭であり，隆起の内側に癌/非癌境界が存在する場合，反応性過形成による隆起を疑う（ⅱのパターン）．反応性隆起は通常分化型腺癌の辺縁に認められ，病理学的には非腫瘍腺管の過形成性変化である．深達度は陥凹部分の性状によって評価する（次項参照）．

周堤様の周辺隆起を伴い，隆起部分が SMT 様の形態を示す場合は，ⅲのパターンであり，粘膜下層に浸潤した腫瘍塊によって隆起が形成されていると考える．深達度は少なくとも SM massive であり，腫瘍径が 2 cm 以上の場合は進行癌の頻度が増加する[2]．

陥凹部分の深達度診断

陥凹部分の深達度診断に関しては，陥凹の凹凸に着目する．**陥凹内陥凹や陥凹内隆起（図2）の存在が粘膜下層浸潤の指標となる**．陥凹内にさらに一段深い陥凹を伴う場合，陥凹部分で SM 浸潤ありと判断する．

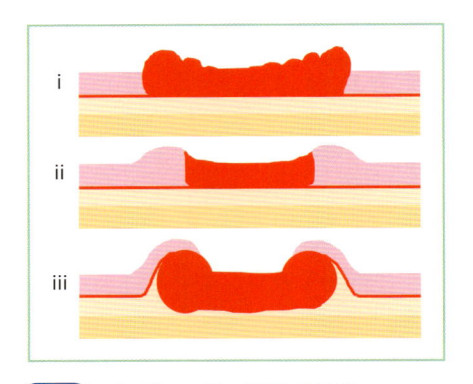

図1　O-IIa＋IIc型癌の特徴
ⅰ：陥凹部から辺縁隆起部のすべてが癌で構成されている．
ⅱ：陥凹部から辺縁隆起の一部までが癌で構成されている．
ⅲ：SM浸潤癌が辺縁部粘膜を押し上げて周堤様隆起を形成する．

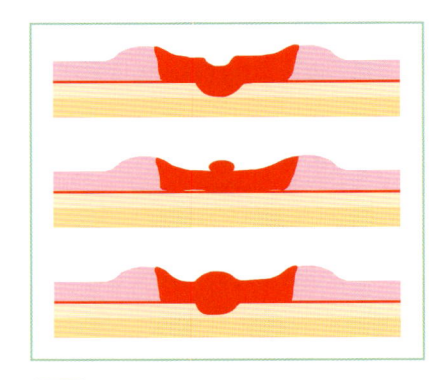

図2　陥凹内陥凹，陥凹内隆起
陥凹内にさらに一段深い陥凹を伴う場合，陥凹部分でSM浸潤ありと判断する（上）．
陥凹内隆起を認める場合は，隆起の立ち上がりに着目し，くびれを有するような明瞭な立ち上がりの場合（中）は粘膜内癌，なだらかな立ち上がりを有する場合（下）を粘膜下層浸潤癌と判断する．

　陥凹内隆起を認める場合は隆起の立ち上がりに着目し，くびれを有するような明瞭な立ち上がりの場合は粘膜内癌，なだらかな立ち上がりを有する場合を粘膜下層浸潤癌と判断する．
　比較的陥凹面が平坦な場合は病変自体の厚み，硬さで深達度を判断する．空気量を変え観察することが重要で，十分送気された状態で病変自体が伸展良好な場合は基本的に粘膜内病変と考え，病変部分に厚みが残る場合は粘膜下層浸潤をしていると考える．

症例1：前庭部後壁の辺縁隆起を伴う陥凹性病変　　図3

　萎縮粘膜を背景として，前庭部後壁に辺縁隆起を伴う陥凹性病変を認めた．陥凹部は発赤調であり，隆起の内側に色調で不整形かつ明瞭な境界を認めたため分化型腺癌，O-IIc＋IIaと診断した．空気大量で撮影した画像では病変の辺縁は比較的明瞭な立ち上がりを示し，伸展良好であった（図3a）．脱気すると病変部に厚みが出現し，立ち上がりの境界は不明瞭となった（図3b）．空気量を変えると厚みが変化することよりSM深部浸潤は否定的と考えた．新鮮切除標本で病変は発赤調の陥凹を主体とする病変であり，色調で境界明瞭であった．病変の肛門側に立ち上がりなだらかで境界不明瞭な丈の高い隆起を認め，同部位は拡大したarea様の表面構造を示していた．隆起の立ち上がりは不明瞭で，隆起の内側の色調の境界を癌の境界と診断し，肛門側の隆起は反応性過形成を疑った（図3c）．HE染色標本では隆起の頂部付近から陥凹部にかけて腫瘍腺管の増殖を認め，立ち上がり部分は非腫瘍であった．粘膜筋板はところどころ断裂し（黒点線が粘膜筋板の保たれている部分，黄色点線は仮想の粘膜筋板），幅60μmの範囲で20μmのSM1浸潤を認めた（図3d）．癌の範囲は新鮮標本で発赤を呈していた部分に一致していた（図3e）．最終診断はGastric carcinoma, type O-IIa＋IIc, pap＞tub2＞por2, pT1b(SM1, 20μm, 幅：60μm, tub2＞por2), ly1, v0, pHM0, pVM0, UL(−), 12×7 mm（in 37×30 mm）であった．

図3

O-IIa+IIc型癌

a：前庭部後壁の O-IIa+IIc 病変．空気大量では病変の伸展は良好で立ち上がり明瞭であった．

b：脱気すると病変全体に厚みが認められ，立ち上がり不明瞭となった．

c：病変は発赤調の O-IIa+IIc 病変．色調で境界明瞭であった．肛門側の隆起は立ち上がりが不明瞭であり，反応性過形成を疑った．

d：隆起頂部から陥凹面に分化型癌を認め，最深部は SM 20 μm であった．黒点線は粘膜筋板が保たれている部分，黄色点線は仮想の粘膜筋板である．

e：新鮮標本の発赤部分にほぼ一致して腫瘍を認めた．最終診断は Gastric carcinoma, type 0-IIa+IIc, pap＞tub2＞por2, pT1b(SM1, 20 μm, 幅：60 μm, tub2＞por2), ly1, v0, pHM0, pVM0, UL(−), 12×7 mm（in 37×30 mm）であった．

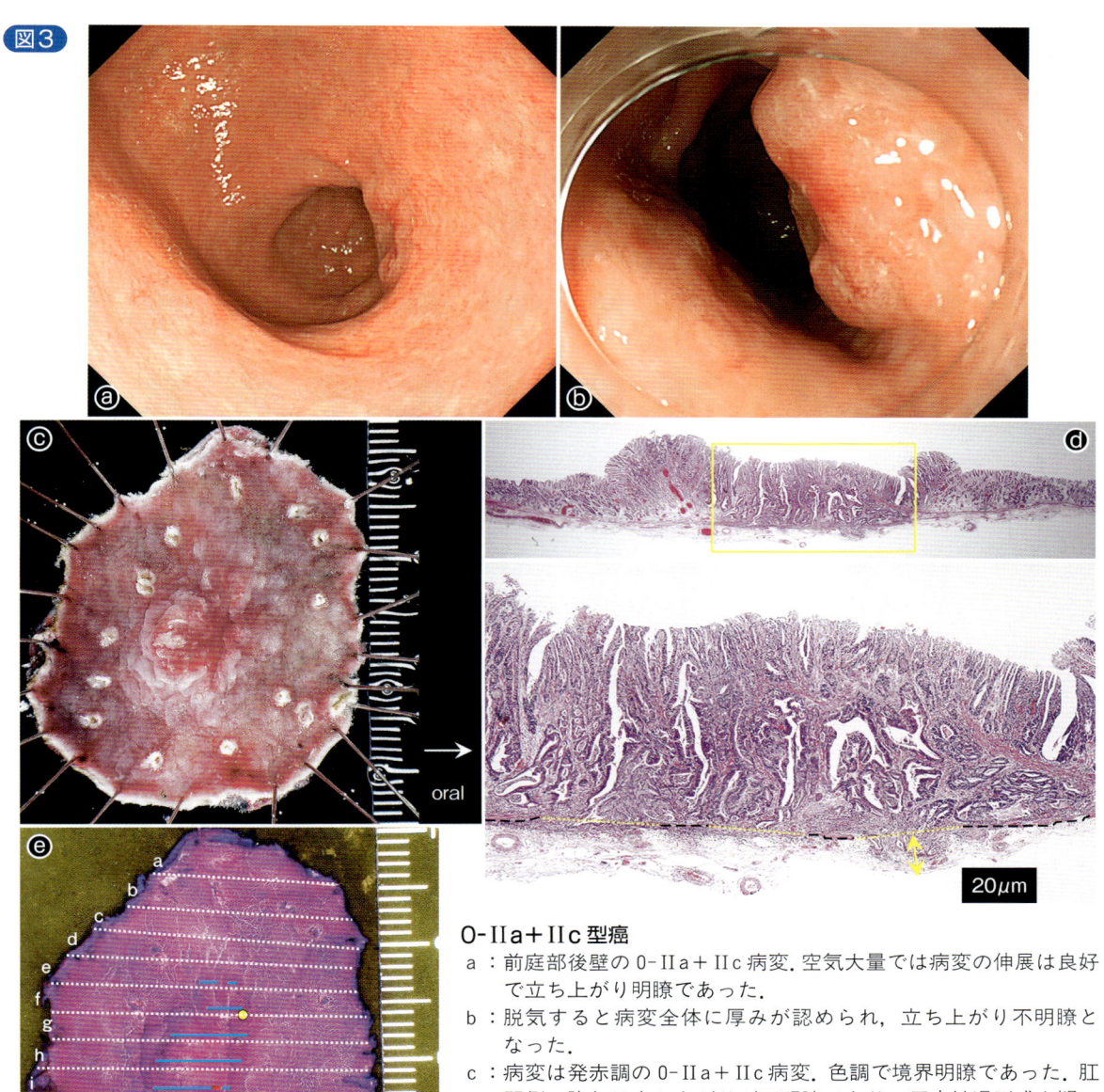

潰瘍を伴う病変（0-IIc+III，0-III+IIc）

　IIcに消化性潰瘍を伴った型で，潰瘍とIIcの大きさにより，潰瘍よりIIc面が広い場合は0-IIc+III，逆に潰瘍面の方が広い場合は0-III+IIcと表記する．

　癌性潰瘍も良性潰瘍と同様，再生，治癒，瘢痕化を繰り返すことがあり「悪性サイクル」と呼ばれている．III→III+IIc→IIc+III→IIc with ULsと肉眼型が変化し，潰瘍が治癒するに従いIIc部分が明瞭となり悪性所見がはっきりとする（図4）．潰瘍の活動期にIIc部分が完全に脱落した場合，腫瘍の存在診断は困難であり，潰瘍治癒後に内視鏡を再検することが必須である．

　通常，良性潰瘍は類円形であることが多いが，癌性潰瘍は辺縁が不整であることが診断の目安となる．しかし再発性潰瘍は瘢痕の影響で不整形となることがあり，良悪性の鑑別に苦慮することがある．潰瘍を見た場合，たとえそれが一見良性潰瘍のようであっても，悪性腫瘍の除外が必要である．

　純粋なIII型は非常にまれであり，悪性腫瘍に伴う潰瘍の場合は基本的に粘膜内癌が潰瘍の辺縁に存在する．**腫瘍は必ずしも潰瘍周囲全周性に存在するわけではなく，潰瘍の活動期にはごく一部にしか粘膜内癌が存在しないこともあるので注意深く潰瘍辺縁を観察する必要がある．**

　白色光観察では段差，色調の変化に着目する．インジゴカルミン撒布は段差の認識に有用であり，通常白色光観察で認識しづらい陥凹がインジゴカルミン撒布により明瞭となることがある．NBI拡大観察では表面構造と，血管像に注目する．弱拡大像でまず背景粘膜から潰瘍に向かい接近していくことが観察のコツである．癌の特徴は腺管密度が高く，表面構造が不整であり，時に不明瞭化することである．したがって，背景粘膜の表面構造に比べ密度が上昇している，もしくは表面構造が不明瞭化している領域を探す．

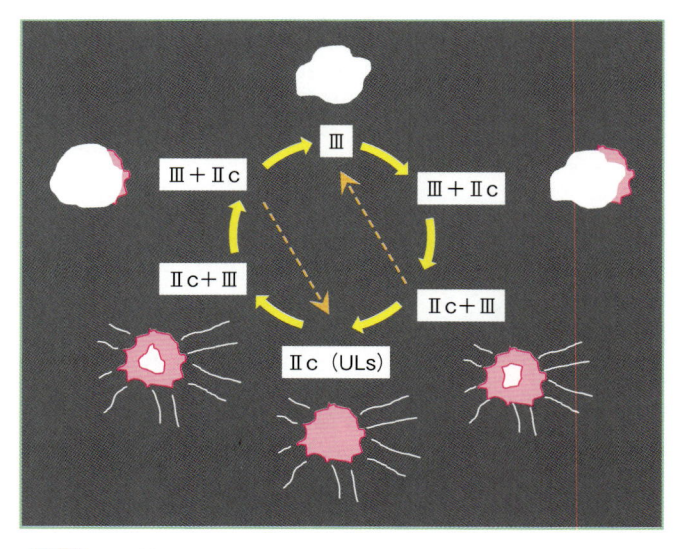

図4　悪性サイクル
　癌性潰瘍も再生，治癒，瘢痕化を繰り返すことがある．潰瘍の治癒に伴いIIcの所見がはっきりしてくる．

分化型腺癌の場合は基本的には明瞭な demarcation line を有し，粘膜表面構造の不整や密度の上昇を認め，軽度の血管の異型を伴う．低分化型腺癌の場合は境界不明瞭な表面構造不明瞭化領域を認め，内部に中等度から高度の走行不整，口径不同などを伴う異常血管の出現を認める．

▶ 深達度診断

消化性潰瘍を伴う病変では，粘膜下層以深に炎症性，線維性の肥厚がみられ，癌浸潤による深部胃壁の肥厚所見との鑑別が問題となり，深達度診断に迷う例が少なくない．UL そのものは SM 浸潤を示唆するものではなく，IIc と IIc with ULs では SM 癌の頻度に差はないと報告されており[1]，むしろ深読みに注意すべきと考える．深達度診断のポイントは病変の厚み，硬さの所見を判断することであるが，ひだ集中を伴う例ではひだの所見が重要である．胃のひだは粘膜と粘膜筋板が内腔へ突出することによって形成され，粘膜内癌ではひだの先細り，やせを認める．癌が粘膜下層に浸潤すると癌がひだとひだの間の粘膜筋板を押し上げることによりひだの癒合が形成される（図5）．したがって**ひだの融合所見があれば粘膜下層浸潤癌と診断できる**[3]．

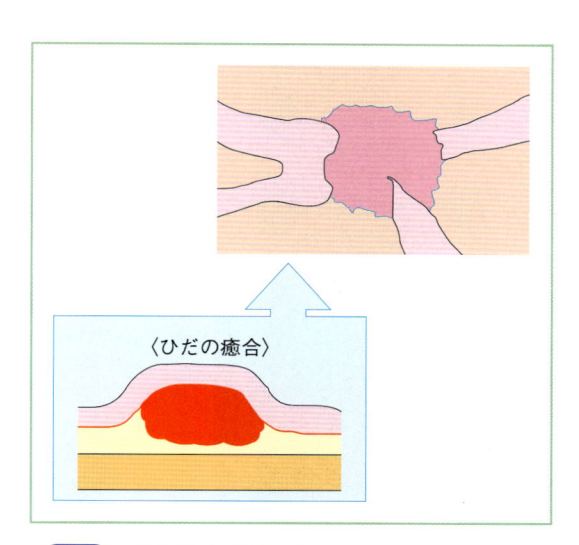

図5　ひだ集中所見のシェーマ
ひだの途絶，先細りは粘膜内癌の指標である．ひだの癒合は粘膜下層の腫瘍がひだを押し上げることにより形成されるため，SM 癌の指標となる．

症例2：前庭部前壁の潰瘍性病変

萎縮粘膜を背景に前庭部前壁に潰瘍性病変を認めた．潰瘍底には白苔が付着し，潰瘍辺縁は不整形であった．陥凹の周囲には色調で境界の追える発赤調の領域（黄色矢印）を認めた（図6a）．インジゴカルミン撒布像では潰瘍の大彎側に明瞭な境界を有する陥凹領域（黄色矢印）を認め，Ⅲ＋Ⅱc 型早期胃癌を疑った（図6b）．NBI 拡大では発赤領域は brownish area として認識でき，内部には white zone の狭小化した大小不同の villi 様構造および pit 様構造の混在を認め，分化型腺癌と診断した（図6c）．PPI 投与にて潰瘍の治療を行い，潰瘍治癒後に ESD を施行した．最終診断は Gastric adenocarcinoma, type 0-Ⅱc with ULs, tub1＞tub2, pT1a（M），ly（－），v（－），pHM0，pVM0，11×9 mm（in 32×20 mm）であった．

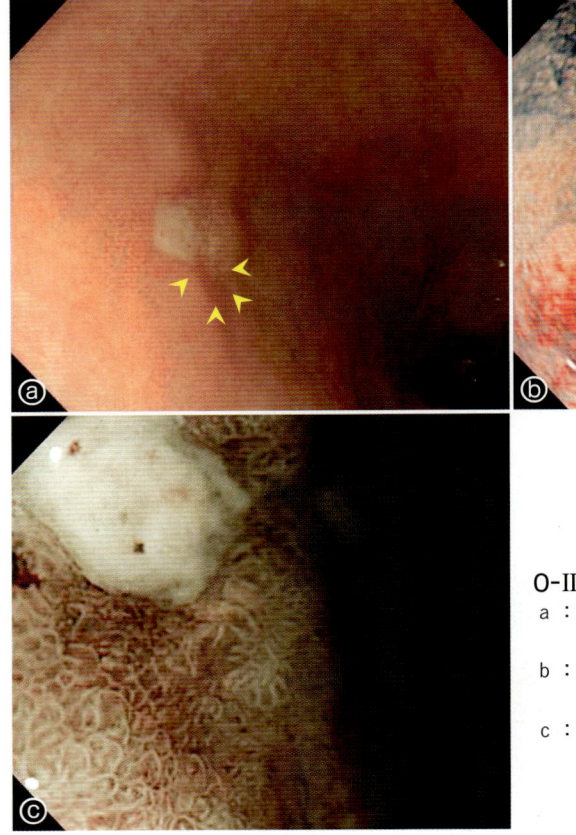

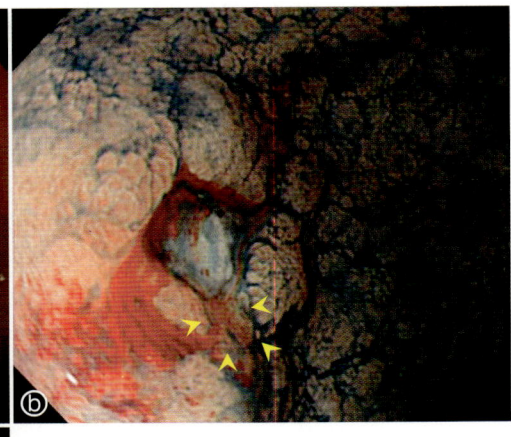

0-Ⅲ＋Ⅱc 型癌
a：前庭部前壁の潰瘍性病変．潰瘍の大彎側に発赤調の陥凹面を認める．
b：インジゴカルミン撒布像では大彎側の陥凹の境界がより明瞭となる．
c：陥凹部分に一致して brownish area を認め，内部に white zone の狭小化した不整な villi と pit 様構造の混在を認める．高分化型腺癌と診断した．

症例3：幽門前部前壁の潰瘍性病変　　図7

　幽門前部前壁に立ち上がりなだらかで丈の高い周堤様隆起を伴う不整形潰瘍性病変を認めた．潰瘍周囲にⅡcを疑う陥凹面を指摘できないが潰瘍辺縁が不整形であること，潰瘍周囲の周堤様隆起が不均一でくびれを有していることなどから癌を疑った（図7a）．インジゴカルミン撒布像では辺縁隆起部分はやや拡大したarea構造を呈しているが明らかな表面模様の不整はなく，粘膜表面に腫瘍を指摘できなかった（図7b）．潰瘍底は白苔に覆われていたが洗浄にて白苔を除去するとその下に細かなvilli様構造が認められた．villiの形態の不整，大小不同が強いこと，一部で表面構造が不明瞭化していることから高～中分化型腺癌と診断した（図7c）．PPI治療に抵抗性で潰瘍の閉鎖を認めなかったため，open ulcerのある状態でESDを行った．筋層直上で剥離を行い潰瘍底も含めて一括切除可能であった．新鮮切除標本では潰瘍辺縁は不整形でそのほとんどは厚い白苔に覆われていたが，白苔のない部分では強い発赤を認めた．潰瘍の口側には立ち上がりなだらかで比較的丈の高い隆起が認められた（図7d）．高分化，中分化型腺癌が混在する腫瘍腺管で，粘膜下層の腫瘍塊によって潰瘍辺縁の正常粘膜が胃内腔側に押し上げられていた（図7e）．図7fはルーペ像に非腫瘍粘膜（緑），腫瘍（赤），粘膜筋板（黒），潰瘍表面の白苔（青）をそれぞれmappingしたものである．癌は潰瘍辺縁から周堤様隆起直下の粘膜下層に存在し，中央部は肉芽組織であった．図7gにmapping図を示す．病変中心部は潰瘍にて腫瘍を認めず，周堤様隆起直下にSM2へ浸潤した腫瘍が認められた．最終診断はGastric adenocarcinoma, type O-Ⅲ, tub2>tub1, pT1b(SM2, 2,000μm), ly(−), v(−), pHM0, pVM0, 14×10 mm（in 31×24 mm）であった．

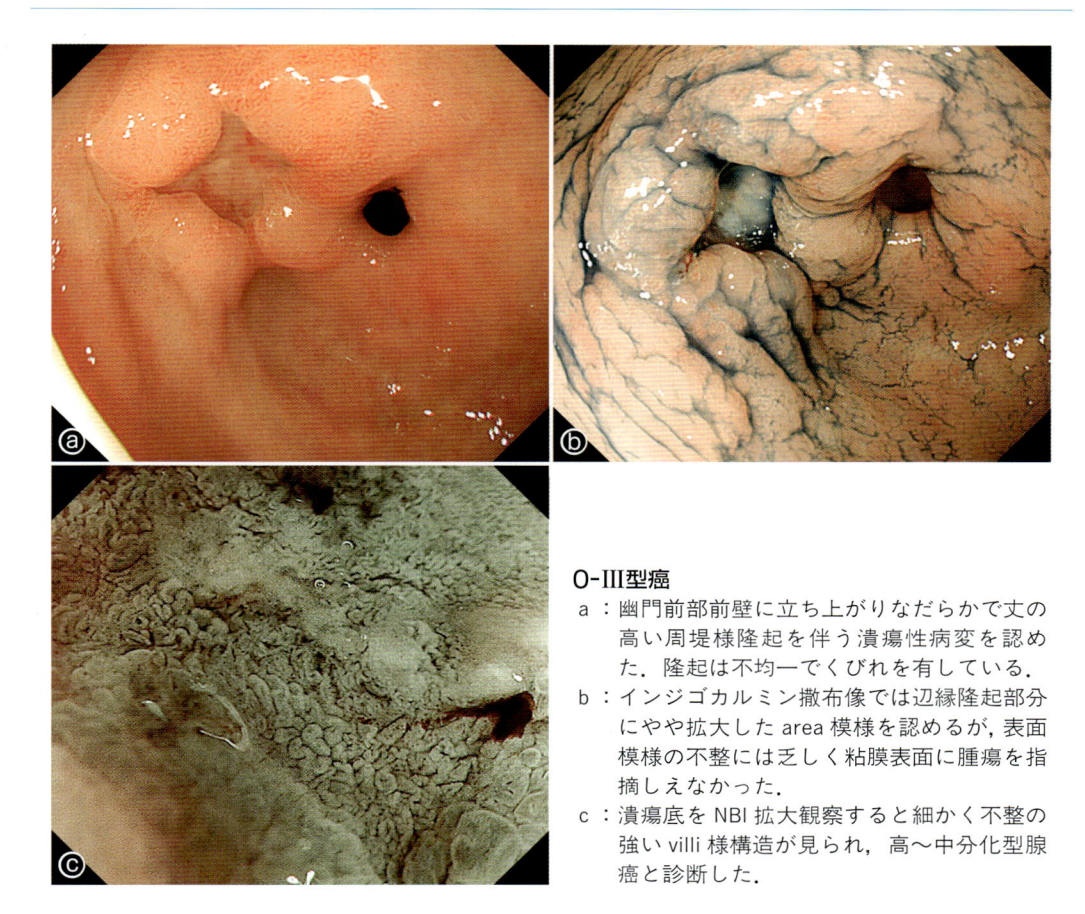

O-Ⅲ型癌

a：幽門前部前壁に立ち上がりなだらかで丈の高い周堤様隆起を伴う潰瘍性病変を認めた．隆起は不均一でくびれを有している．
b：インジゴカルミン撒布像では辺縁隆起部分にやや拡大したarea模様を認めるが，表面模様の不整には乏しく粘膜表面に腫瘍を指摘しえなかった．
c：潰瘍底をNBI拡大観察すると細かく不整の強いvilli様構造が見られ，高～中分化型腺癌と診断した．

図7

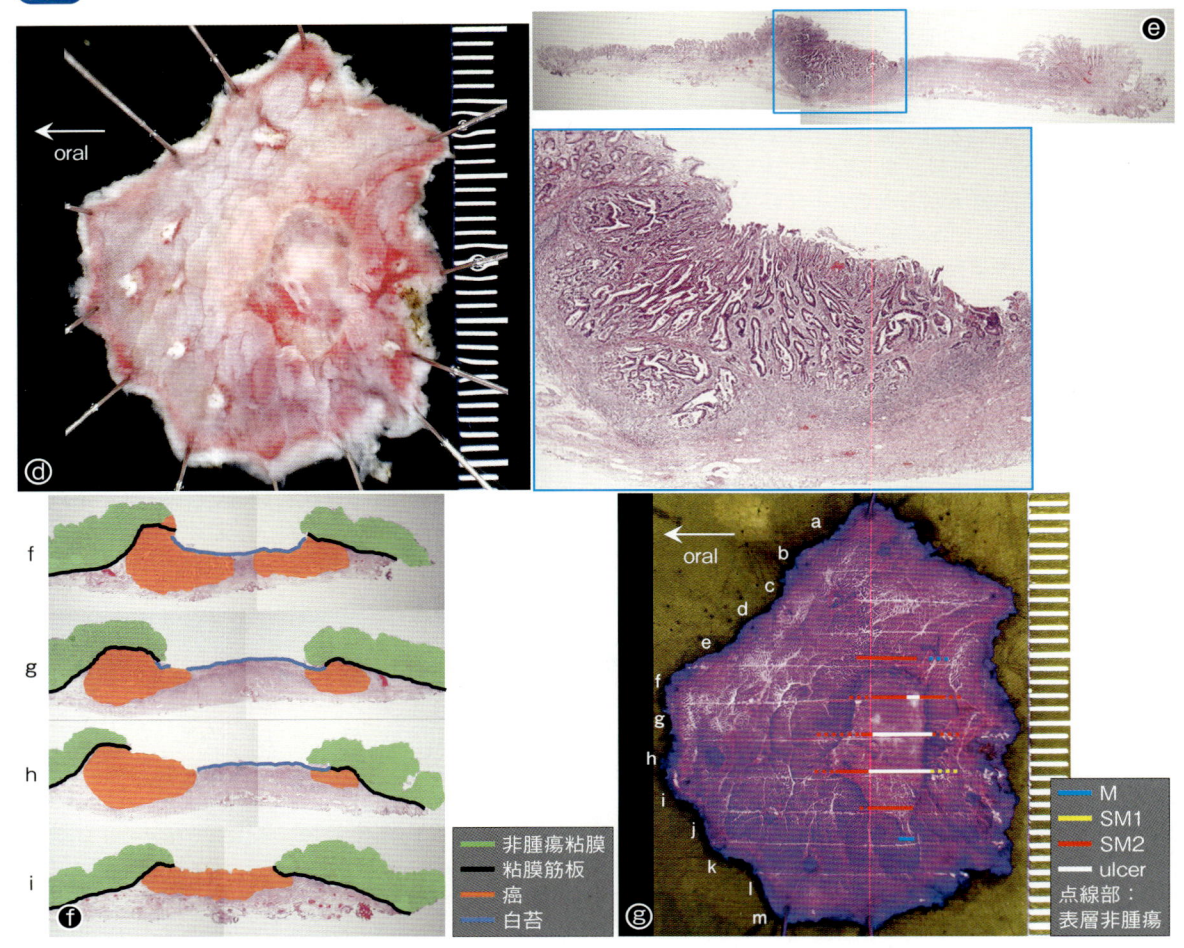

d：新鮮切除標本では厚い白苔に覆われた不整形陥凹を認め，周囲には立ち上がりなだらかで丈の高い隆起を認めた．
e：潰瘍中央部は肉芽組織で腫瘍を認めず，辺縁の粘膜下層に高分化型腺癌を認めた．粘膜下層の腫瘍により周堤様の隆起が形成されていた．
f：癌は粘膜下層にのみ認められ，潰瘍底の大部分は肉芽組織であった．
g：最終診断は Gastric adenocarcinoma, tub2＞tub1, type 0-Ⅲ, pT1b（SM2, 2,000μm）, ly（−）, v（−）, pHM0, pVM0, 14×10 mm（in 31×24 mm）であった．

いわゆる随伴Ⅱb（O-Ⅱa＋Ⅱb，O-Ⅱc＋Ⅱb）

　　　　随伴Ⅱbとは，Ⅱb以外の肉眼型を呈する癌の辺縁に連続して認めるⅡb進展のことである．早期胃癌には隆起，陥凹にかかわらず，周辺にⅡb進展を伴うことがあり，その頻度は 4.9～7.0％[4)〜6)] といわれている．背景粘膜と比較して明らかな陥凹や隆起を呈さないⅡb領域は内視鏡的に見逃されることも多く，随伴Ⅱbの見逃しが内視鏡治療時に断端陽性となる主たる原因といわれている[4)]．病変を観察する場合は，随伴Ⅱbの存在を念頭に置き，腫瘍から十分距離をとり明らかに非腫瘍と思われる背景粘膜と比較しながら，

病変周辺のわずかな色調差，粘膜表面構造や血管像などの違いに注目して観察することが重要である．IIb進展の側方診断正診率は60％と低く，誤診例の多くは分化型腺癌で拡大観察を省略した症例である[4]．IIb進展の頻度が比較的高いことを考えると，たとえ分化型腺癌で一見境界が明瞭であったとしても内視鏡治療時にはNBI拡大にて詳細に観察すべきと考えられる．

　一方，NBI拡大観察を行ったにもかかわらず範囲診断を誤る例は，背景粘膜，病変内部ともvilli様構造を示す低異型度高分化型腺癌に多い．また粘膜中層を横這い型に進展する中分化型腺癌，既存の腺管を残し間質に浸潤する低分化型腺癌などは表面には腫瘍が露出しておらず，NBI拡大をもってしても側方範囲診断が困難な例は存在する．背景粘膜の萎縮，炎症の程度，腫瘍の表面構造や腺管密度などを評価し，そのような表層非腫瘍の側方進展形式をとる腫瘍を疑う場合は，negative biopsyを行うことが必須である．negative biopsyもただ漫然と周囲4点から生検するのではなく，範囲診断に迷うような症例は想定した境界の内側と外側を取り分けるようにする工夫も必要である．

症例4：体上部大彎後壁の発赤と褪色の混在する陥凹性病変　　図8

　体上部大彎後壁に発赤と褪色の混在する陥凹性病変を認めた．一見陥凹部分のみが病変に見えるが，その肛門側にやや褪色調の血管透見性が低下した境界不明瞭な平坦領域を認めた（図8a）．NBI弱拡大像で背景は密度の低いvilli様構造およびpit様構造の混在した粘膜を呈するが，陥凹病変内部は表面構造が不明瞭化しており口側の境界は明瞭であった（図8b）．IIb部分後壁側は白色光観察で境界不明瞭であったが，NBI拡大観察を行ったところ，病変内部は比較的密度が高くwhite zoneの狭小化したvilli様構造を示し，点線の部分で境界が認識可能であった（図8c）．Mapping図ではIIb部分は粘膜内癌で，IIc部分の一部にSM浸潤を認めた（図8d）．ESD後最終診断はGastric adenocarcinoma, type 0-IIb+IIc, por2>tub2, sig, pT1b(SM2, 510μm), ly(−), v(−), pHM0, pVM0, UL(−), 47×42 mm（in 75×66 mm）であった．

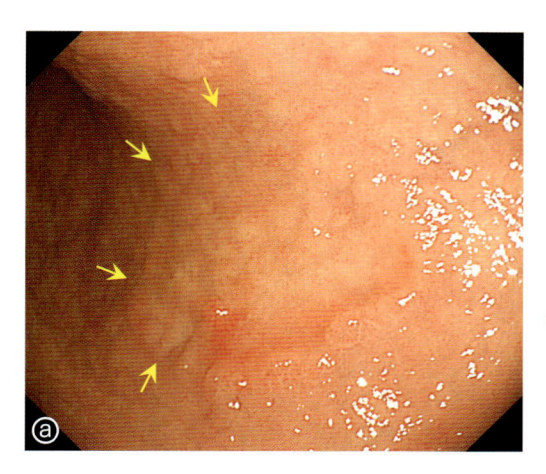

0-IIb+IIc型癌
a：体上部大彎後壁に発赤，褪色の混在する陥凹性病変があり，その肛門側には矢印に示す部位に血管透見性の低下した平坦領域を認めた．

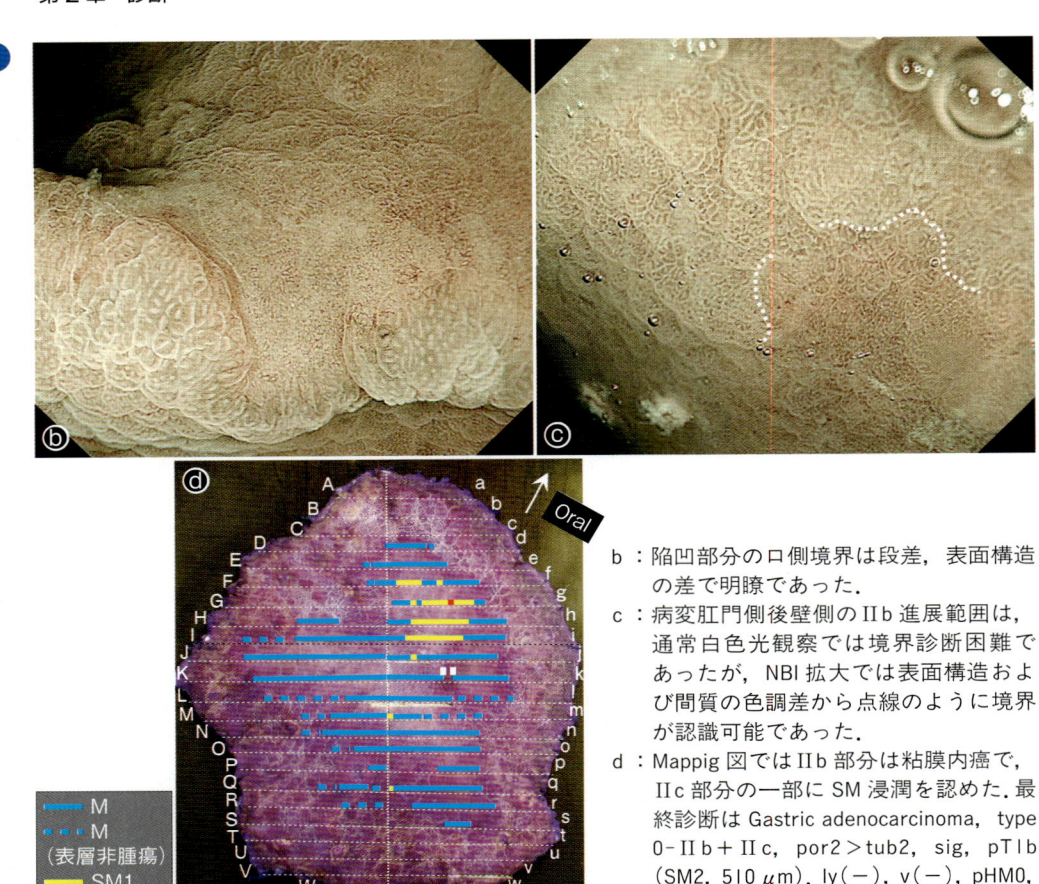

b：陥凹部分の口側境界は段差，表面構造の差で明瞭であった．

c：病変肛門側後壁側のIIb進展範囲は，通常白色光観察では境界診断困難であったが，NBI拡大では表面構造および間質の色調差から点線のように境界が認識可能であった．

d：Mappig図ではIIb部分は粘膜内癌で，IIc部分の一部にSM浸潤を認めた．最終診断はGastric adenocarcinoma, type 0-IIb+IIc, por2>tub2, sig, pT1b (SM2, 510μm). ly(−), v(−), pHM0, pVM0, UL(−), 47×42 mm (in 75×66 mm) であった．

おわりに

　　　　混合型早期胃癌は存在診断，範囲診断，深達度診断ともに困難な症例が多く，慎重な術前診断，1例ごとの詳細な検討が望まれる．

文　献

1）小野裕之，吉田茂昭：胃癌の深達度診断，内視鏡像から見た深達度診断．胃と腸　2001；36：334-340
2）芳野純治，乾　和郎，若林貴夫，他：早期胃癌の肉眼型—決め方・考え方とその典型像，複合型．胃と腸　2009；44：541-550
3）馬場保昌：胃癌のX線深達度診断の指標．「胃と腸」編集委員会編：胃と腸ハンドブック．1992，154-165，医学書院，東京
4）小山恒男，高橋亜紀子，北村陽子，他：内視鏡による早期胃癌のIIb進展範囲診断，NBI拡大の立場から．胃と腸　2010；45：109-121
5）江頭由太郎，藤井基嗣，芥川　寛，他：胃IIb型癌の病理組織学的特徴．胃と腸　2010；45：23-37
6）三島利之，濱本英剛，三宅直人，他：内視鏡による早期胃癌のIIb進展範囲診断—通常内視鏡の立場から．胃と腸　2010；45：39-48

（石井英治，小山恒男）

4 Modality別の側方進展範囲診断
1）通常内視鏡，色素内視鏡

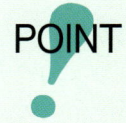

POINT

- 通常内視鏡およびインジゴカルミン撒布色素内視鏡を用いた早期胃癌側方進展範囲診断能はだいたい75～85％程度である．
- 観察前には丁寧に洗浄し，内視鏡が病変や周囲粘膜に接触しないように注意する．
- 外から内へ観察し細かな変化を見逃さないように注意する．わかりにくいときは色素を落として観察し直す．
- 病変に対する前情報は鵜呑みにせず，空気量，レンズの汚れなどに留意しつつ観察する．
- 潰瘍瘢痕を合併した癌はいびつな形態を呈することがあり，範囲診断の際には注意が必要である．

　近年，リンパ節転移陰性の早期胃癌のcharacterが明らかになり，また内視鏡的粘膜下層剝離術（endoscopic submucosal dissection；ESD）が保険収載され多くの施設で行われていることもあり，内視鏡的に切除される早期胃癌が増加している．外科的切除においてももちろんであるが，内視鏡的切除においてはより正確な範囲診断が不可欠である．安易な観察により範囲診断を誤ると癌を遺残させることとなり，結果的に再発をきたしたり追加切除を余儀なくされたりする．また，不必要な切除は治療の技術面や安全性，時間的な問題からも避けるべきである．

　本項では通常内視鏡およびインジゴカルミンを用いた色素撒布後の色素内視鏡による側方進展範囲診断について，その診断精度，診断戦略，pitfallについて述べる．

診断精度

　一般的には通常光内視鏡にて腫瘍・非腫瘍の高さの差によって生じる隆起・陥凹，色調の差もしくは色調そのものによって生じる褪色・発赤，腫瘍表面の不整によって生じる粘膜粗糙などの変化を読み取ることにより病変の範囲診断を行う．そのうえでコントラスト法であるインジゴカルミン撒布法を併用することで隆起・陥凹，粘膜粗糙などを強調させることが可能であるが，その際に褪色・発赤などの色調の変化は逆にわかりにくくなることがあり，そのような場合には一度インジゴカルミンを洗浄し病変上より除

去する必要がある．

　このような通常光内視鏡における早期胃癌の範囲診断に関しての成績は以前より報告されており，長南ら[1]は83.8％（98/117，早期胃癌類似進行癌を含む），田邉ら[2]は85.4％（140/164）と報告しており，Kawaharaら[3]はインジゴカルミン撒布しない通常光内視鏡における診断能が50.0％，インジゴカルミン撒布色素内視鏡における診断能が75.9％であったと報告している．われわれも以前インジゴカルミン撒布も含めた通常光内視鏡における早期胃癌の範囲診断能について検討し78.4％（302/385）という結果であった[4]．われわれの検討では，全例内視鏡切除を行い病理的にも詳細に検討できた症例で，範囲診断能については「全例見直し診断を行い，病変境界を2/3周以上追えない病変」および「2/3周以上追えても治療時に1カ所でもマーキングが病変辺縁より内側にある病変」を「範囲診断困難な症例」と定義し，やや条件が厳しいためか今までの報告例よりも若干低い印象にあり，Kawaharaら[3]のインジゴカルミン撒布色素内視鏡における診断能75.9％に近い値であった．Kawaharaら[3]は2人の内視鏡医が見直し診断を行い，グラフィックソフトを用いて全周性に病変の境界線を描き，それを病理と比較するという方法で行っており厳しい条件といえる．

　以上のように評価方法が異なってはいるが，概して**インジゴカルミン撒布を含め通常光内視鏡の早期胃癌に対する範囲診断能は75〜85％程度**といえよう．

　われわれの検討にて範囲診断を困難にする因子に関して多変量解析を行ったところ，「病変長径31 mm以上」「おもな組織型が未分化型」「粘膜表層に分化型優位の混在あり」「潰瘍瘢痕あり」「0-IIb成分あり」というものであった．術前内視鏡で31 mm以上の大きなものや潰瘍瘢痕を伴うもの，また生検にて分化型・未分化型混合を認めるものはその範囲診断において慎重になる必要があると考える．0-IIb成分の有無に関しては術前に評価することは困難な場合が多いが，そのような症例の拾い上げに別項に記されている酢酸やNBI，AFIなどの新たなモダリティが有用であると思われる．

診断戦略　Strategy

1．観察の前に

▶ 洗浄は丁寧に

　当院においては，前処置としてプロナーゼ®40,000単位，ガスコン®80 mg，NaHCO$_3$ 2 gを含む水100 mlを患者に内服させるが，前処置を行っても粘液が付着していることが多い．病変に粘液が付着している場合にはもちろん粘液を除去する必要があるが，その際には病変から出血しないように気をつける必要がある．そのためには洗浄の際に病変に直接ガスコン水を当てるのではなく，重力の方向も考えつつ病変周囲に当て，広がったガスコン水により病変表面を洗浄する．著者はまずガスコン水で表面を軽く洗浄し，**その後前処置に用いたプロナーゼを含む洗浄液を用いて洗浄，その後ガスコン水で病変表面の粘液やプロナーゼを洗浄する**ようにしている．また色素撒布後粘液がまだ残っていることに気付くことがあるがそのような際にはもう一度きれいに洗浄し直し，再度インジゴカルミンを撒布するようにしている．

▶ 拡大観察は色素内視鏡の後に

近年NBI併用拡大内視鏡の有用性が報告されており，多くの施設で用いられている．拡大観察の際には病変や病変周囲に近接する必要があるが，しばしば内視鏡が接触してしまうために病変や病変周囲の粘膜が発赤，腫脹，出血することがある．拡大観察後にインジゴカルミンを撒布すると発赤，腫脹した部分は色素をはじいて描出されることが多く，また出血のため色素がのらなかったり，病変の上に血液がのってしまったりし，病変の範囲がわかりにくくなる一因となる（図1）．このような状況を防ぐため著者はまず通常観察→中距離からのNBI中拡大観察（焦点を合わせるため）→インジゴカルミン撒布色素内視鏡観察→色素を落として近接NBI拡大観察の順に行うようにしている．場合によっては色素撒布後非NBI拡大観察にて表面の観察を行っている．

症例1：前庭部大彎のO-IIa病変 　　　　　　　図1

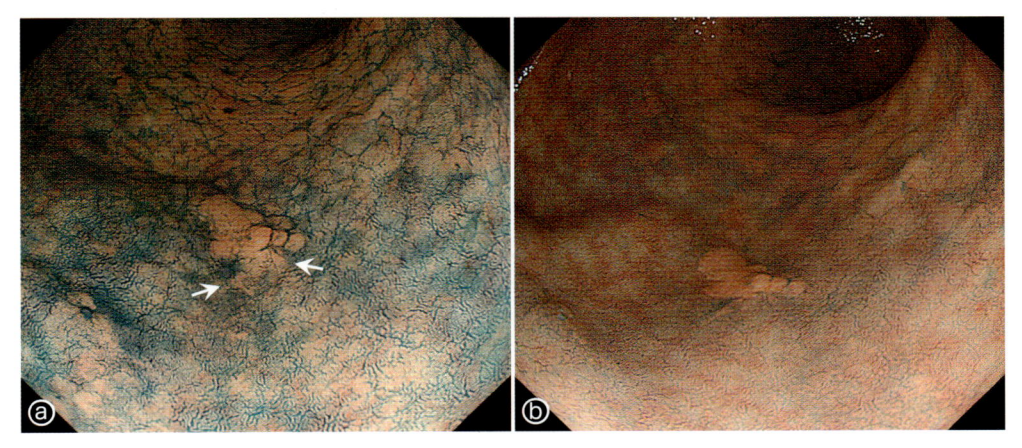

a：拡大観察の後インジゴカルミンを撒布，病変口側に淡く色素をはじく領域を認める（矢印）．また病変より口側大彎側は内視鏡の接触のためかやや色素をはじいている．
b：AIM（Acetic acid-Indigocarmine Mixture）撒布後内視鏡所見では，図1aで認めた病変口側の色素をはじく領域は周囲の粘膜と同様に色素をはじいていない．

▶ 内視鏡が接触する前に観察を

前述のように内視鏡が接触するとその部分の粘膜が発赤，腫脹し細かな範囲診断が困難になることがある．そのようなことを防ぐため噴門部，幽門部の病変はもちろん，体下部〜胃角部大彎の病変はその肛門側の観察を行う前に詳細な観察が必要であり，色素内視鏡観察まで行うようにしている．また，胃角部小彎〜後壁の病変も十二指腸下行脚に挿入すると短縮した際に内視鏡により擦れることがあり，同様に前もって観察する必要がある（図2）．また，体上部〜穹窿部大彎の溜まった水を吸う際に，同部位に存在する病変や病変周囲の粘膜を吸って傷つけないようにすることも肝要である．

症例2：胃角部小彎後壁のO-Ⅱa＋Ⅱc病変　　図2

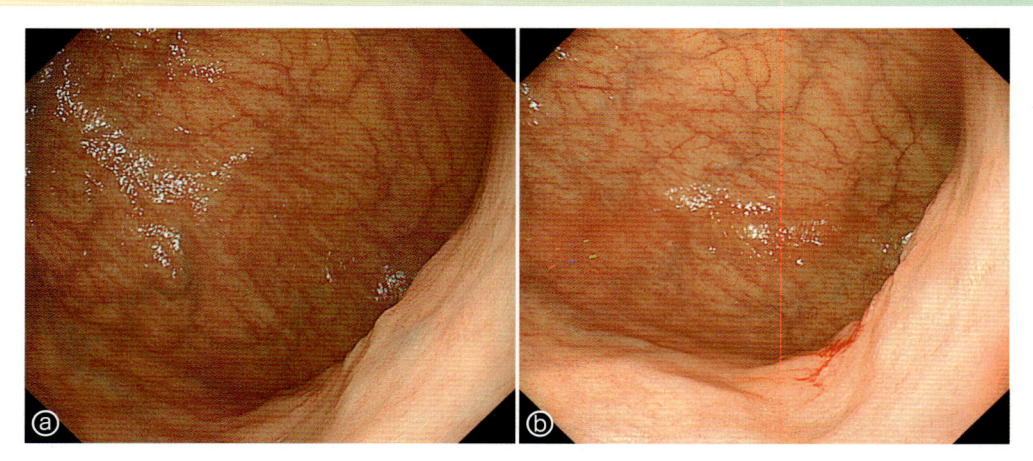

a：内視鏡挿入時には出血は認めない．
b：内視鏡を十二指腸下行脚まで挿入後，病変より出血を認めた．

2．観　察

▶ 外から内へ

　通常，病変内に目立つ部位があるとその部分ばかりに目がいってしまい，そこから外に範囲を追っていきがちである．しかし病変の変化が2段，3段とあった場合，最初の変化で「病変はここまで」と本来の範囲より小さい範囲で診断してしまう．このような誤診を防ぐためには消化管X線造影検査の読影のときも同様であるが，「内から外へ」ではなく「外から内へ」粘膜の変化を追っていく必要がある（図3）．そしてその変化を念頭に「内から外へ」病変の広がりを判断する必要がある．そのためにも色素撒布は病変部だけでなく広く丁寧に行う必要がある．

症例3：前医より「早期胃癌」とのみ記載され紹介された症例　　図3

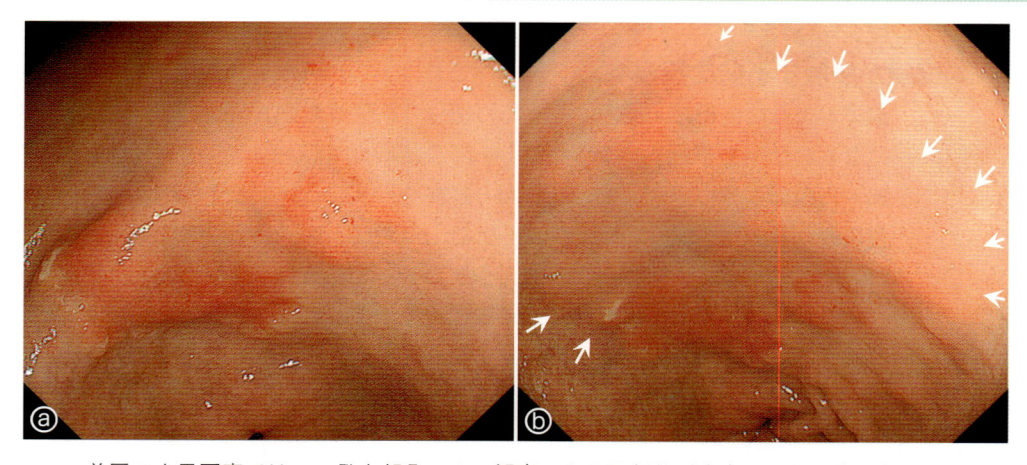

a：前医の白黒写真ではこの発赤部分のみの観察であり同部位が病変という認識と考えられた．
b：外より内へ観察していくと一部境界不明瞭であるが矢印のごとく発赤より口側，前後壁側に広く血管透見が乏しい領域が広がっていた．

▶ 細かな変化も見逃さず

　　0-IIb 部分を伴うような病変では色素撒布にて明らかな段差や顆粒状変化などは呈さないことがある．そのような病変でも通常観察において粘膜下層の血管の透見が周囲に比べやや悪かったり，インジゴカルミン撒布後に粘膜表面の構造がわずかに粗糙であったりすることがある（図4）．そのような変化を逃さず「病変の範囲はここまで」と決めつけず，**常にどこまで広がってもおかしくないことに留意**しつつ観察する必要がある．また隆起，陥凹などの変化が乏しいときは正面からではなく**やや接線方向から観察**することにより高さの違いがより明瞭となり，範囲診断に有用である．

症例4：前医より「20 mm 大の潰瘍合併 0-IIa 病変」として紹介された症例　**図4**

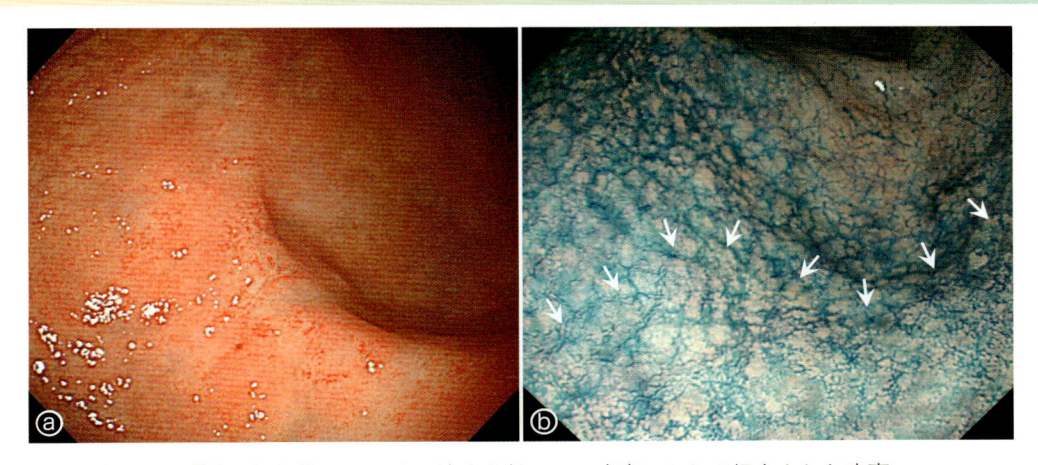

a：前医より「体下部大彎 20 mm 大の潰瘍合併 0-IIa 病変」として紹介された病変
b：色素撒布後内視鏡所見にて胃角部を越え肛門側に広く粗糙な粘膜面の広がりを認めた（矢印）．病理所見上，手繋ぎ/横這い型の 0-IIb 病変が肛門側，後壁側に広範囲に広がっていた．

▶ わからないときは色素を落として

　　前述のような血管透見像低下程度の変化しかない病変や萎縮領域にできた段差の乏しい未分化型癌などは，インジゴカルミンを撒布することによりかえって病変の進展範囲がわかりにくくなることがある．そのような場合には丁寧に色素を除去し観察する．必ずしも色素内視鏡が通常光内視鏡に勝っているわけではなく，**色調，血管透見像の変化などは通常光内視鏡が有用である**ことを忘れてはならない．

Pitfall

▶ 前情報は鵜呑みにせず

　　紹介医の紹介状や前回検査の情報をもとに精査内視鏡を行う際に前情報を参照にすることは重要であるが，そのことが絶対ではないことをいつも心に留めておく必要がある．病変の数はもちろん，病変自体も実はまったく前情報とは違う形態，広がりをもってい

ることがあり，前情報を参考にするが鵜呑みにせず，**いつも新鮮な気持ちで精査を行う**ことが重要である．

▶ 空気は入れすぎず

消化管 X 線造影検査でも同様のことがいえるが，陥凹主体の浅い病変において空気を入れすぎると病変が伸展しすぎてしまい陥凹として認識することが困難になることがある．もちろん空気の十分入ったよい写真を撮ることは重要であるが空気量を減らすことでその病変がより明瞭になることがあり，病変の硬さを知るためだけでなく病変範囲診断にも**空気量を変えて観察する**必要がある（図5）．

症例5：体下部小彎の小さな O-IIc 病変　　　図5

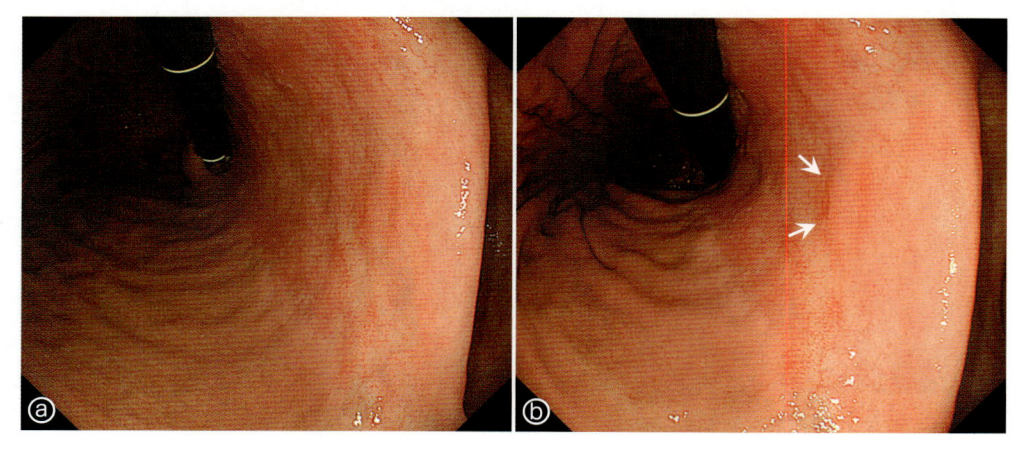

a：空気大量ではわずかな発赤として認識された．
b：空気を減らすと病変の陥凹は認識しやすくなった（矢印）．

▶ レンズはきれいに

精査に熱中するとレンズの隅に粘液が付着していたり，レンズに色素が薄くのっていたりすることがある．検査時は気にならないかもしれないが検査後見直したときに重要な部分が見えなかったり，細かな変化が読めなかったりして治療の際に困ることがある．そのようなことがないように常にレンズをきれいにすることが肝要である．また先端にフードを付けていると水や色素が溜まって視野の一部が欠けることがある（図6）．とくに体部小彎の見上げ観察においてなかなかきれいにすることができず，そのまま写真を撮りがちである．そのようなときにはまず見下ろしの状態にすることにより**重力を利用し溜まった水や粘液を鉗子孔のほうに移動させ吸引する**．詳細な観察に多少の手間を惜しんではならない．

症例6：体下部小彎の0-IIc病変

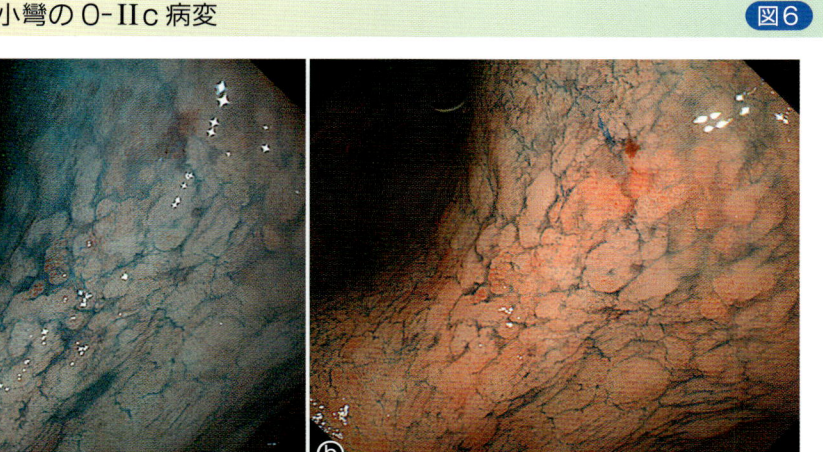

a：画面全体が青く詳細な所見の読み取りは困難であった．
b：レンズを洗浄後，より詳細な所見の読み取りが可能となった．

▶ 常に類円形に広がるとはかぎらない

　　陥凹型早期胃癌などは内側に凸な形状をするが，基本的に「癌はおおよそ類円形に広がる」と考えがちであり，大半はそのような広がりを呈する．そのためわれわれは病変周囲を「4点」生検したり，マーキングの際も「類円形」にマーキングしたりする．しかし，潰瘍瘢痕を伴う病変などは治癒過程により引っ張られたり潰瘍で脱落したりするのかいびつな形態を呈することがある（図7）．またまれではあるが潰瘍瘢痕を伴わずとも特異な広がりを呈することがある．範囲診断の際には常に病変境界を一筆書きで追うようにし，「病変はこの範囲」と適当にぐるっと類円形に境界を追わないようにしなければならない．

症例7：体中部大彎の潰瘍合併の0-IIc病変

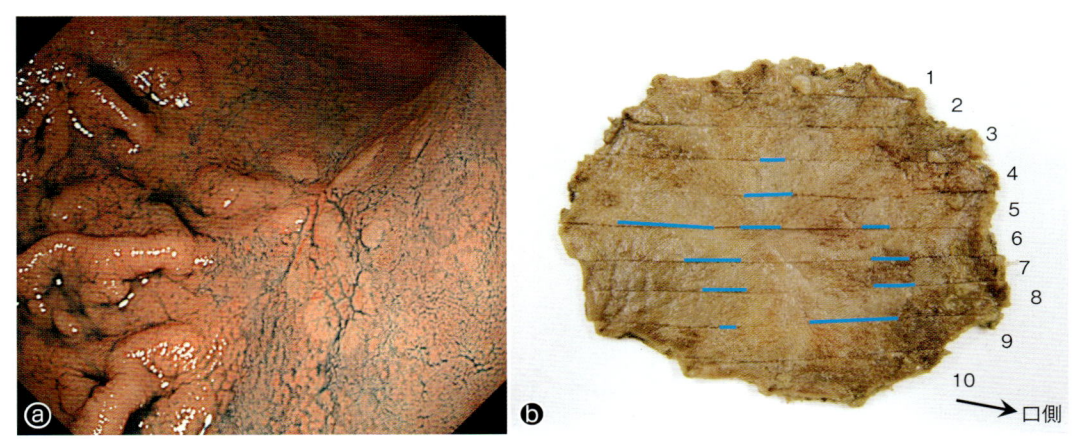

a：色素撒布後内視鏡所見にていびつな形態を呈していた．
b：病理所見上，病変はまだらに存在し特異な広がりを呈していた．

おわりに

　通常内視鏡および色素内視鏡による側方進展範囲診断について，その診断精度，診断戦略，pitfallについて述べた．内視鏡検査は所詮人間の行うことであり絶対ということは存在せず，また癌も人間の決めたルールに基づきその姿を表現してくれるわけではない．それゆえ常に限界というものが存在することに留意しつつ，その限界のなかで最善を尽くし，いま自分がしていることがこの患者の一生を決めかねないということを忘れずに，真摯に検査に臨まなければならない．

文　献

1) 長南明道，望月福治，池田　卓，他：平坦・陥凹型早期胃癌の口側浸潤範囲の内視鏡診断能の検討．Gastroenterol Endosc　1992；34：775-783
2) 田邉　寛，岩下明徳，原岡誠司，他：病理学的にみた早期胃癌に対するESD切除成績と範囲診断困難例の特徴――一括完全切除例と分割切除例の対比を含めて．胃と腸　2006；41：53-66
3) Kawahara Y, Takenaka R, Okada H, et al：Novel chromoendoscopic method using an acetic acid-indigocarmine mixture for diagnostic accuracy in delineating the margin of early gastric cancers. Dig Endosc　2009；21：14-19
4) 吉永繁高，後藤田卓志，小田一郎，他：範囲診断のための精密検査　通常内視鏡．胃と腸　2009；44：650-662

（吉永繁高，九嶋亮治）

4 | Modality別の側方進展範囲診断

2）拡大NBI
① 表面微細構造と微小血管像に基づくA・B type分類

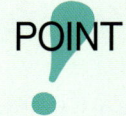

POINT
- 当科でのNBI拡大分類は，乳頭・顆粒状構造内にループ状血管を認めるA typeと，類円形・管状の腺管開口とそれを囲む網目状血管の一方あるいは両方を認めるものをB typeとして分類している．
- NBI拡大観察では，まず弱・中拡大で病変外の非腫瘍部より腫瘍部へと観察し，境界を同定することが重要である．
- 境界を同定後，強拡大観察にて病変の表面微細構造と微小血管構築像を診断する．
- 病変が癌と診断されたら，弱・中拡大で全周性に癌の側方進展範囲診断を行う．

　NBI，AFI，FICEなどのImage Enhanced Endoscopy（IEE）が開発され，とくに早期胃癌におけるNBI併用拡大内視鏡診断学は飛躍的に普及した．NBI光では粘膜表層の微小血管構築像が白色光に比べより明瞭に認識され，粘膜表層の表面微細構造の認識も併せて可能となった．一方，任意の腫瘍径を確実に一括切除できるESDの登場・普及により，根治性の点からESD術前の早期胃癌側方進展範囲診断の重要性は計り知れず，まさしくNBI拡大内視鏡診断とESDは早期胃癌に対する車の両輪であるといえる．本項では，早期胃癌に対するNBI拡大内視鏡診断，当科における側方進展範囲診断の実際（コツとポイント），その困難例・限界例につき述べる．

早期胃癌に対するNBI拡大内視鏡診断

　任意の範囲を正確に切除可能なESDが普及した現在，早期胃癌の側方進展範囲診断はきわめて重要であり，正確でなければならない．たとえ任意の部位や大きさの腫瘍を正確に切除可能としたESDであっても，術前の範囲診断を誤れば，遺残・再発をきたし，遺残・再発病変に対するESDはきわめて困難であり，患者に余計な負担を強いることになる．正確な範囲診断を行うには，従来の通常内視鏡およびインジゴカルミンによる色素内視鏡を基本に，NBI拡大内視鏡による詳細な観察が必須と思われる．

　早期胃癌に対するNBI拡大内視鏡は，癌の表面微細構造と微小血管構築像の異常を基本とする．胃癌の表面微細構造は，周囲非腫瘍部に比べ，大きさや配列が不規則で，腺

管密度が高く，時に無構造を呈する．微小血管構築像は，直線的・らせん状などの走行異常，配列の乱れ，血管径がさまざまな口径不同を呈することが多い．現在まで報告されている胃癌の NBI 拡大内視鏡診断は，この構造と血管の所見の組み合わせにより行う点では共通しているが，用語や分類は報告者によりさまざまであるのが現状である．

Yao ら[1]による VS classification system は，微小血管構築像（V：microvascular pattern）と表面微細構造（S：microsurface pattern）をそれぞれ独立に regular，irregular，absent に分類し，その組み合わせで行う診断基準であり，前提には明瞭な境界を有する demarcation line（DL）が必須である．irregular MV pattern は不均一で多様な形態，大小不同・口径不同，分布の非対称性，配列の不規則を指し，irregular MS pattern は marginal crypt epithelium（MCE：腺窩辺縁上皮）の不規則な形態，MCE の長さや幅は一定ではなく，分布も非対称性で配列は不規則を意味する．DL を伴い irregular MV pattern か irregular MS pattern のどちらかを認めれば癌と診断することになる．一方，Nakayoshi ら[2]は，血管パターンと組織像の相関性に基づき，分化型腺癌に特徴的な網目状パターン（fine network pattern）と低分化型腺癌に特徴的な縮緬状パターン（corkscrew pattern）に分類した．また Yagi ら[3]は mesh pattern，loop pattern，interrupted pattern からなる微小血管分類と，MCE を反映する white zone からなる粘膜構造より胃癌の NBI 拡大分類を行った．さらに小山ら[4]は，表面構造を pit 様構造と villi 様構造に大別し，それぞれの"形状不整"，"大小不同"の有無をもとに，血管構造は"口径不同"，"走行不整"の有無をもとに胃癌の診断を行っている．以上，NBI 観察により見えている所見は同じであっても，用語の使い方や分類方法は異なり，今後可能なかぎり統一された診断基準が望まれる．

▶ 分化型早期胃癌の NBI 拡大所見分類

当科でも[5]分化型早期胃癌における NBI 拡大観察の基本所見は表面微細構造と微小血管像に基づいて行っており（表），乳頭・顆粒状構造内にループ状血管を認める A type（図1）と，類円形・管状の腺管開口とそれを囲む網目状血管の一方あるいは両方を認めるものを B type（図2）に大別し，質的診断および側方進展範囲診断を行っている．なお，A type，B type の微細構造の不明瞭化や構造とは独立した走行異常を呈する微小血管を認めた場合は C type（図3）に分類している．一方，周囲非癌粘膜の NBI 拡大所見は八木らの A-B 分類に従っている．

表　当科の分化型粘膜内癌 NBI 拡大所見分類

	表面微細構造	微小血管像
A	乳頭・顆粒状	ループ状血管
B	類円形・管状開口	網目状血管
C	A or B type から逸脱した，表面微細構造の不明瞭化や異常走行を示す微小血管を示すものを，C type と分類．	

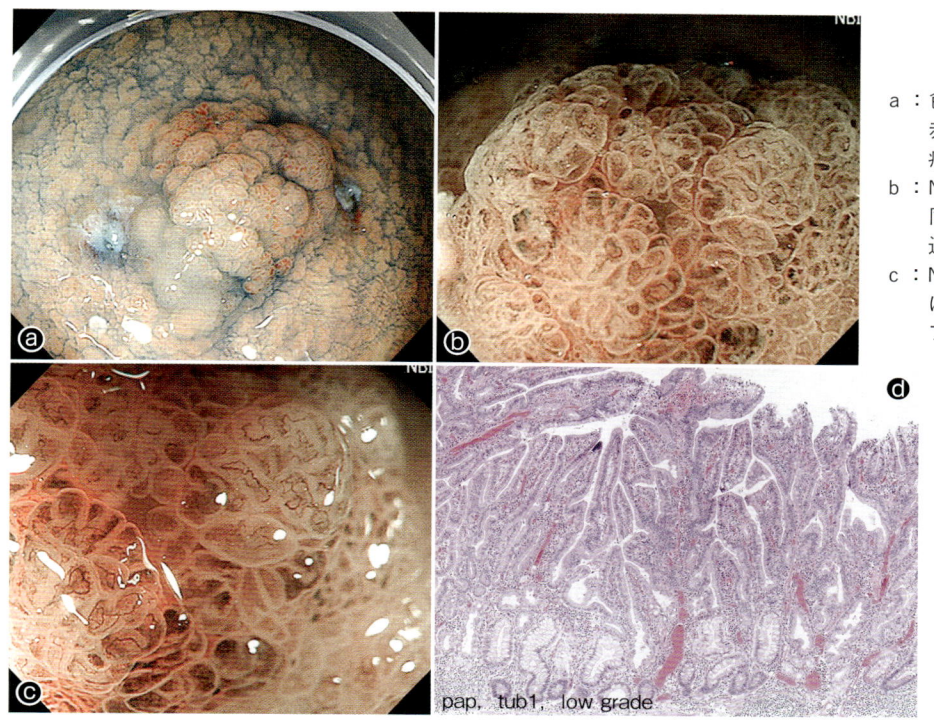

4 Modality 別の側方進展範囲診断　2）拡大 NBI　131

a：色素内視鏡観察では発赤調顆粒状軽度隆起性病変を認める．
b：NBI 中拡大像．大小不同の顆粒状・乳頭状構造を認める．
c：NBI 強拡大像．構造内に走行異常を伴うループ状血管が観察される．

d：病理組織像は低異型度の乳頭状・高分化型管状腺癌．

図1　A type（顆粒状構造・ループ状血管）

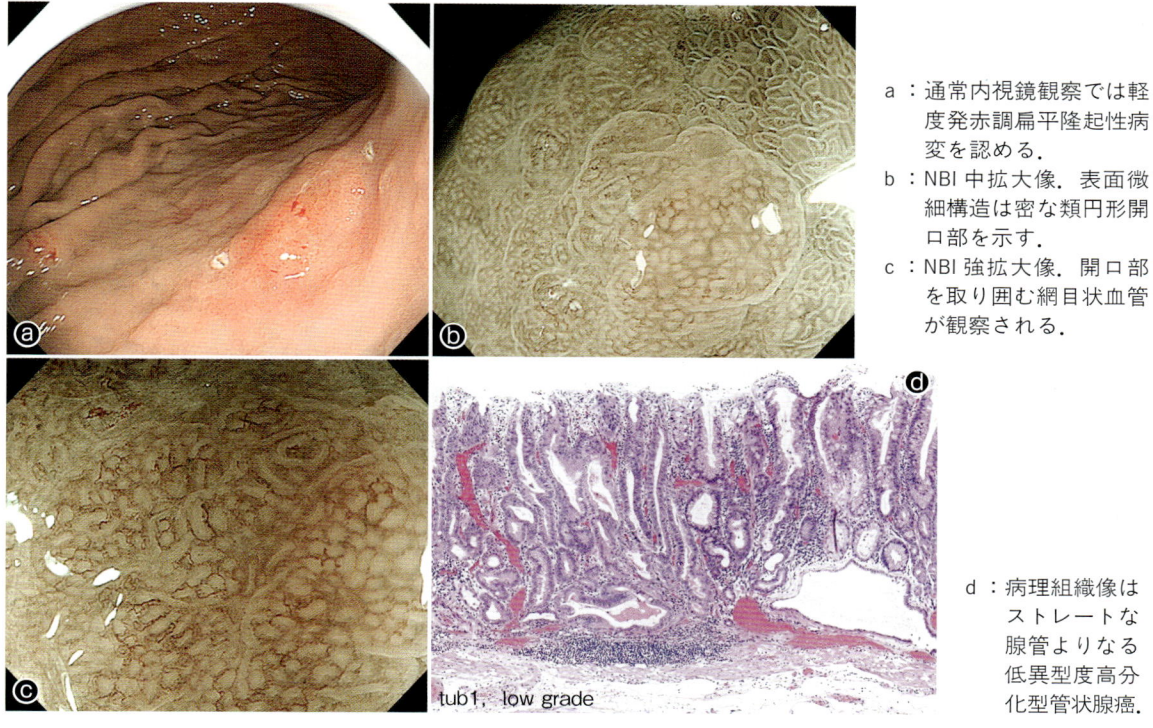

a：通常内視鏡観察では軽度発赤調扁平隆起性病変を認める．
b：NBI 中拡大像．表面微細構造は密な類円形開口部を示す．
c：NBI 強拡大像．開口部を取り囲む網目状血管が観察される．

d：病理組織像はストレートな腺管よりなる低異型度高分化型管状腺癌．

図2　B type（類円形開口・網目状血管）

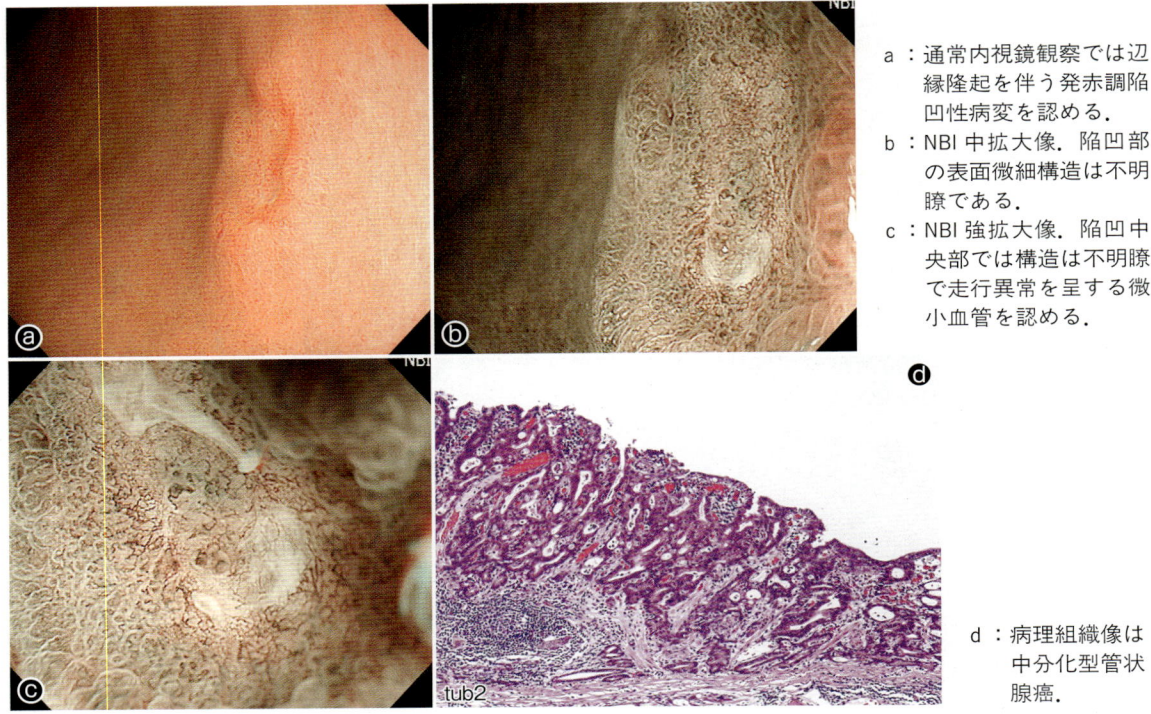

a：通常内視鏡観察では辺縁隆起を伴う発赤調陥凹性病変を認める．
b：NBI 中拡大像．陥凹部の表面微細構造は不明瞭である．
c：NBI 強拡大像．陥凹中央部では構造は不明瞭で走行異常を呈する微小血管を認める．
d：病理組織像は中分化型管状腺癌．

図3 C type（構造不明瞭・異常走行血管）

側方進展範囲診断に関するコツとポイント   Strategy

　まず前処置としてプロナーゼ®20,000単位，重曹1g，ガスコン®水80 ml を内服する．さらに胃内でもガスコン水で十分に粘液を除去しておく．当科で使用する拡大内視鏡はGIF-H260Z（Olympus社）で，拡大観察に必須である先端フードは黒色ゴム製フード（MB46, Olympus社）あるいは透明プラスチックフード（D-12042, Olympus社）を，通常倍率で画面に見えるか見えない程度まで深く挿入しておく．胃では，呼吸性変動や心拍動の影響で病変と内視鏡との距離を一定に保つことが難しく，フード装着によりこの影響を回避できる．また NBI での構造強調機能の設定は B-mode の level 8，色彩モードは0を用いることにより，粘膜表面微細構造と微小血管構築像をより明瞭に観察可能である．

▶ ESD 時の NBI 拡大観察の実際

　① 非癌部の観察：通常観察で病変を認識後，弱・中拡大で病変の境界と思われる部位のやや外側（非癌部）に近づく．このとき scope を押し・引きのみで近づくのではなく，空気の出し入れにより病変との至適距離を得ることがコツで，押しつけすぎると病変は出血し，詳細な観察ができなくなる．また拡大観察時は弱めに水洗を行い，ガスコン水は用いず，生理食塩水を使用するとその後の粘液析出が抑えられ，非常に有用である．
　② 癌部の観察：この倍率で観察部位が八木らの胃炎拡大分類パターンに相当するな

らば，内側（癌部）へと同じ倍率で観察を行い，DL を同定する．次に DL を最大倍率にし，癌部の表面微細構造と微小血管構築像を観察し，癌のパターンを診断する．

③ **境界診断（側方進展範囲診断）**：引き続き，**境界と判断した部位の NBI 弱・中拡大での所見を十分認識して，側方進展範囲診断を行う**．小さな病変であれば，弱・中拡大のまま境界に従ってゆっくりとした scope・angle 操作あるいは空気の出し入れにより，病変の全周を追っていき，境界が不明なところは強拡大で再び診断する．広範な病変であれば，弱拡大で病変の範囲を全周性に観察し，弱拡大で不明な部位は，そのつど中・強拡大を行い，境界を判断する．

④ **マーキング**：このような観察を行い，最後に弱拡大で境界を追い，全周性にマーキングを行う．ちなみに当科では NBI 拡大所見と病理組織所見の対比を行うため，任意の境界 2 点にマーキングし検討を行っている．

症例 1：広範囲に拡がる O-IIb 病変　　　　　　　　　　　　　　　　　　　図4

前庭部後壁の通常観察では，病変の境界は不明瞭であるが（図4a），白枠の NBI 拡大観察では，癌部が大小不同の顆粒状・乳頭状様構造や密な類円形腺管開口部と不整微細血管を認め，矢印のように境界が認識可能であった（図4b）．前庭部小彎側も通常観察では境界不明瞭であったが（図4c），NBI 拡大観察では，癌は大小不同の顆粒状構造内にループ状血管を伴い，矢印のごとく境界が追えた（図4d）．さらに体中部大彎前壁（図4e），体中部後壁（図4g）の通常内視鏡で境界不明瞭な部分も，NBI 拡大観察では，大小不同の小型顆粒状構造内に口径不同を伴う不規則な微小血管（図4f）や構造が不明瞭で走行異常を呈する血管（図4h）を認め，それぞれ矢印のように範囲診断を行った．これらをもとに NBI 弱拡大観察で全周性に側方進展範囲診断を行いつつマーキングを施行し（図4i, j），病変は前庭部から体上部の前壁・小彎・後壁に及ぶ非常に広範な病変であったが，明らかに SM 浸潤を示唆する所見に乏しいため，ESD にて一括切除を施行した（図4k, l）．切除標本固定写真を示す（図4m）．切除標本径は 205×110 mm であった．中分化型・高分化型粘膜内管状腺癌を赤線部に認め，脈管侵襲陰性，切除断端陰性，O-IIb，腫瘍径 180×85 mm であった（図4n）．図4n 病変肛門側白枠の病理組織像では粘膜内にとどまる中分化型腺癌を認め，腸上皮化生の非腫瘍部とは高低差を認めなかった（図4o, p）．なおこの癌は MUC5AC, MUC6 陽性，MUC2, CD10 陰性の胃型形質を呈していた．

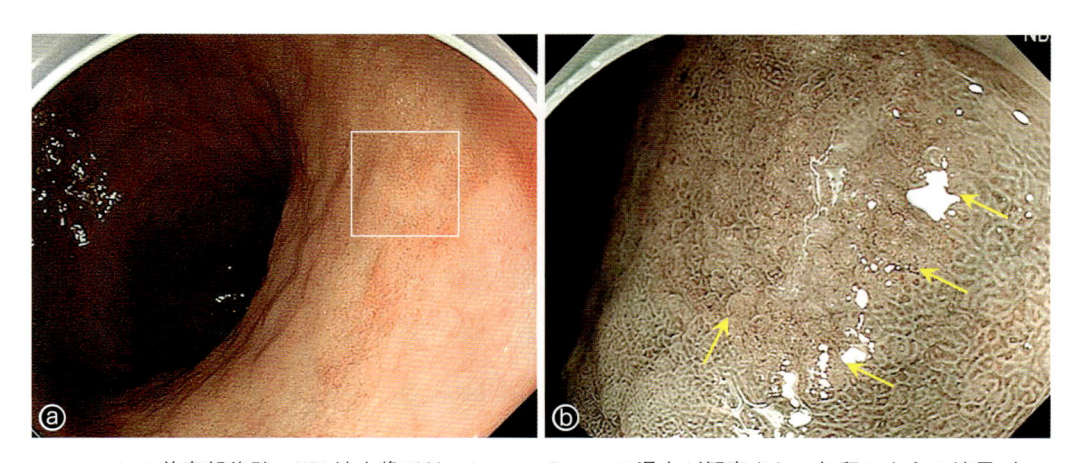

a, b：前庭部後壁．NBI 拡大像では，A type，B type の混在が観察され，矢印のように境界が認識可能である．

広範な病変で通常内視鏡でもまったく範囲が不明な場合は，初めから癌の部分の拡大を行い，そこから外側（非癌部）へ向かい境界を診断することもある．本症例は，他院での食道胃十二指腸内視鏡検査（EGD）で体中部小彎の径 30 mm 大の癌として紹介いただいた症例である．図 4 b の境界を認識した経緯は，NBI 拡大観察により体中部小彎の明らかな癌の部位より観察を辺縁に向かい行い，明らかに非癌と認識できる部位まで観察し続けたことにより境界を発見可能であった．

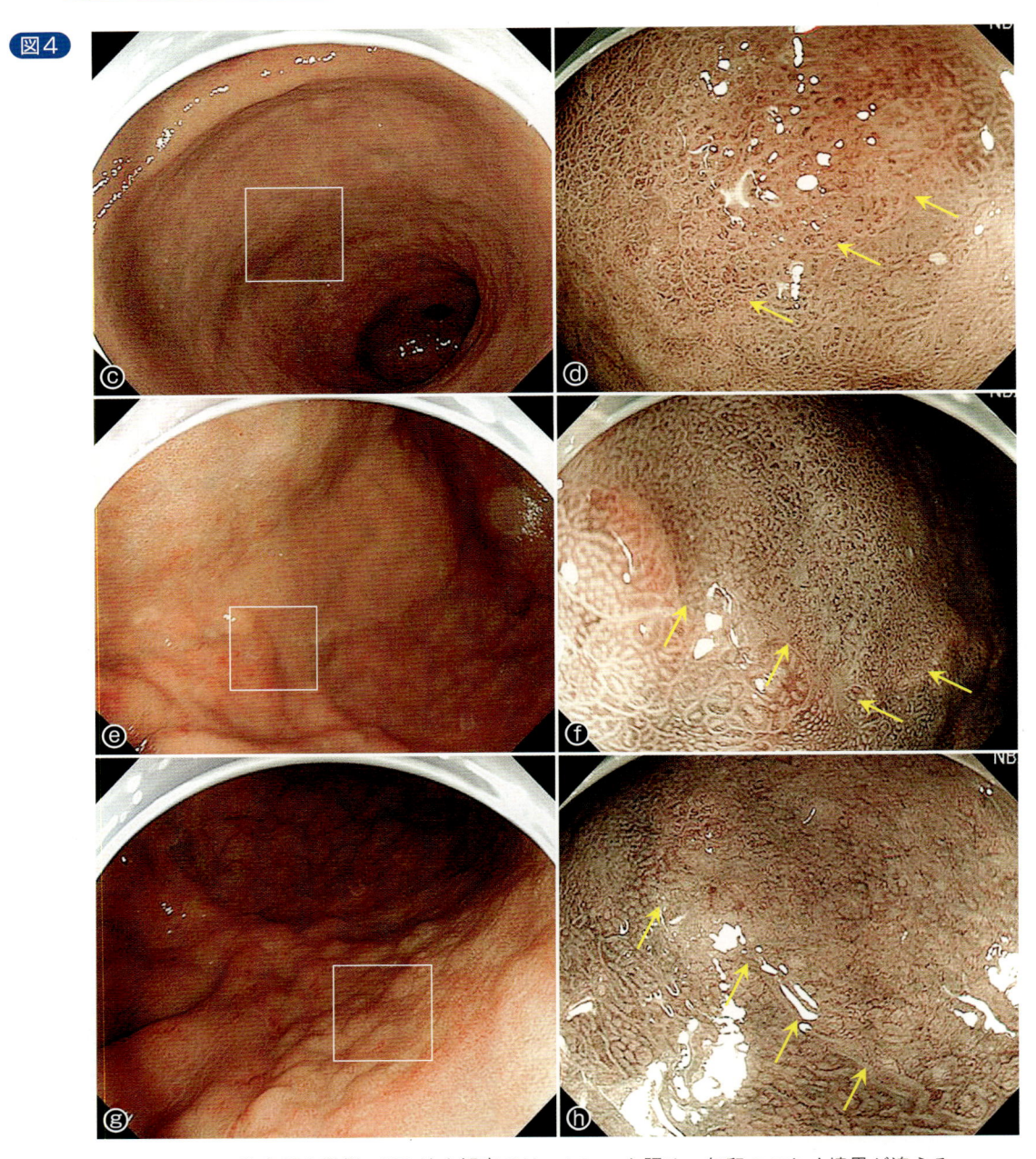

図4

c，d：前庭部小彎側．NBI 拡大観察では，A type を認め，矢印のごとく境界が追える．
e，f：体中部大彎前壁．NBI 拡大像では，矢印で示す内側に A type を認める．
g，h：体中部後壁．NBI 拡大像では，C type を認め，境界は明瞭である．

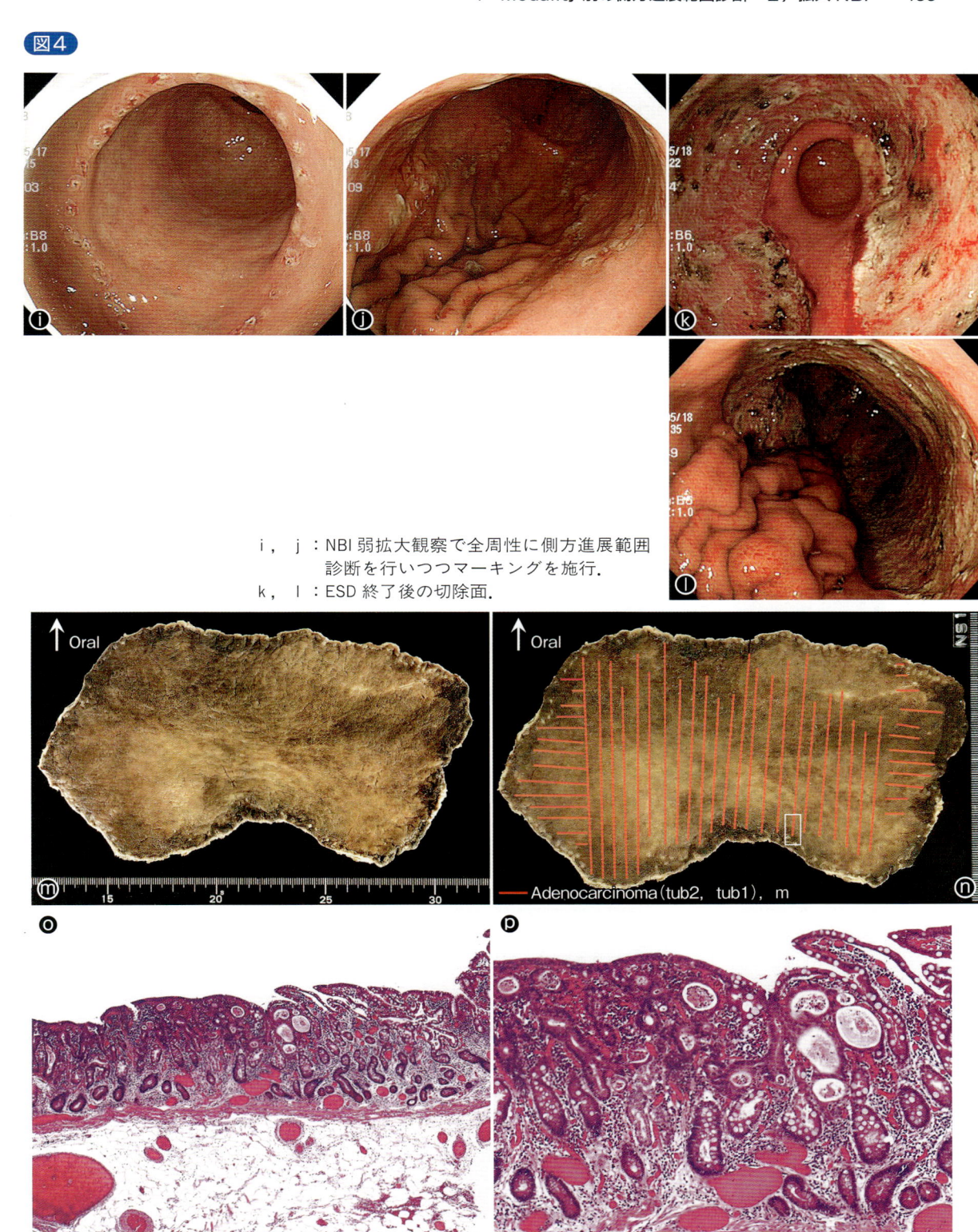

図4

i, j：NBI弱拡大観察で全周性に側方進展範囲
　　　診断を行いつつマーキングを施行．
k, l：ESD終了後の切除面．

m：切除標本固定写真．切除標本径は205×110 mm．
n：中分化型・高分化型粘膜内管状腺癌を赤線部に認める．腫瘍径180×85 mm．
o, p：病理組織像は粘膜内にとどまる中分化型腺癌を認め，非腫瘍部とは高低差を認めない．

症例2：範囲診断が一部困難であった軽度隆起性病変　　図5

　体下部小彎には通常内視鏡で血管透見の低下した褪色調・発赤調の混在する軽度隆起性病変を認めるが，前壁側の境界は不明瞭であった（図5a）．酢酸撒布するも，やはり範囲診断は困難であった（図5b）．近傍に1点マーキングを行い，これをメルクマールとしNBI拡大観察を施行した（図5c，d）．黄色矢印より右側には大小不同の乳頭・顆粒状構造内にループ状血管を認め，A typeの分化型腺癌と診断可能であり，周囲粘膜は小型で均一なうろこ状表面構造で八木らのA-1に相当する胃炎と診断し，範囲診断可能であった．ESD切除標本固定写真では，赤線部に一部中分化型を含む高分化型粘膜内癌を認めた（図5e）（図5b，c，eの青矢印のマーキングは対応する）．癌部の病理組織像では，表層で腺窩上皮様に分化傾向を示し，中間層では腺管の蛇行，癒合を認めた（図5f）．

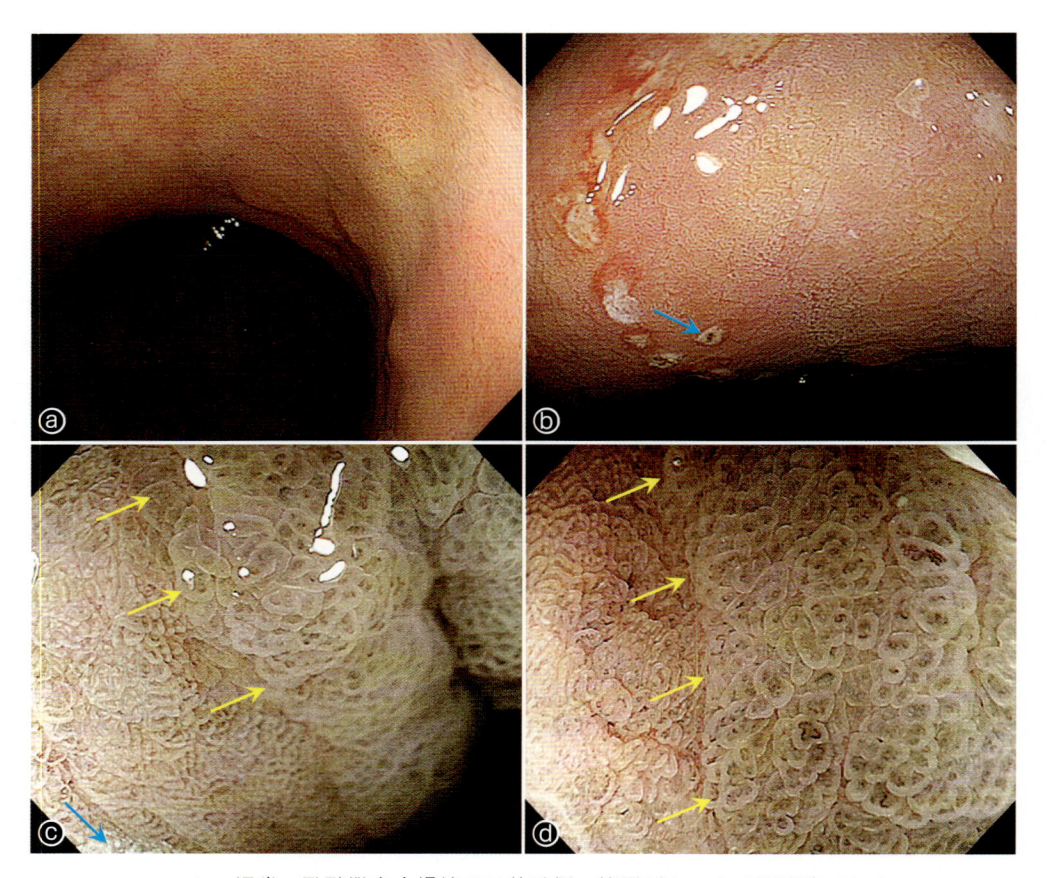

a，b：通常・酢酸撒布内視鏡では前壁側の範囲がきわめて不明瞭である．
c，d：前壁側のNBI拡大像では黄色矢印右側の癌部は，A typeを示す．

図5

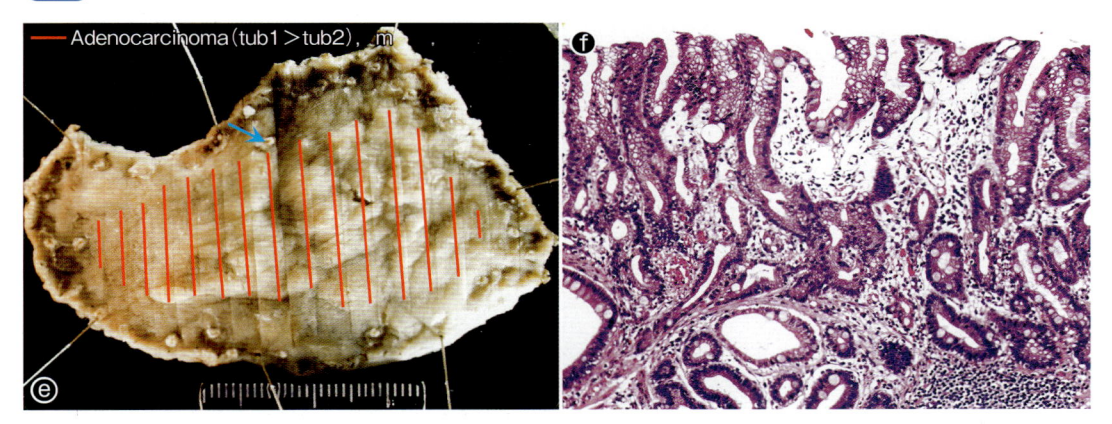

e：切除標本固定写真．赤線部に分化型腺癌を認め，青矢印のマーキングは
　　b，c の青矢印に対応．
f：癌部の病理組織像．

側方進展範囲診断困難例・限界例

　従来から分化型早期胃癌のなかで胃型形質を有するものや高低差の乏しいIIb進展部は，通常・色素内視鏡観察では境界がきわめて不明瞭で，側方進展範囲の誤診が危惧されていた．当科では，NBI拡大分類と癌の粘液形質の検討を行い，乳頭・顆粒状構造を呈する A type の胃癌は胃型や胃型優位の胃腸混合型の粘液形質を多く認めることがわかり，この A type の胃癌において，周囲非癌粘膜が胃炎拡大分類の A-1 や A-2 のうろこ状や顆粒状構造を呈し，癌部と非癌部の構造が類似することが通常・色素内視鏡で範囲不明瞭になる原因と考える．しかし，癌部の乳頭・顆粒状構造には周囲粘膜と異なり大小不同が存在し，ループ状血管にも拡張・走行不整を認めるため，以下の症例のように NBI 拡大観察で範囲診断が可能である．

症例3：癌部・非癌部の構造が類似していた隆起性病変　　図6

　前庭部小彎に軽度発赤調を呈し，中心にわずかに陥凹を伴う隆起性病変を認めた（図6a）．図6a 白枠の NBI 中拡大像では，病変はわずかに茶褐色調を呈し，さまざまな形態や大きさの顆粒状・乳頭状構造が観察されたが，周囲粘膜も同様の構造を呈していたため，その境界は不明瞭であった（図6b）．NBI 強拡大観察では，周囲粘膜との構造は比較的明瞭となり，上記構造内に不整なループ状血管を認めたため，範囲診断が可能であった（図6c）．境界と診断した部位より1mm程度外側にメルクマールとなるマーキングを施行した（図6d）．NBI 画像と切除標本のマーキングは対応し，赤線部に粘膜内高分化型腺癌を認め，病理組織像でもマーキングが確認され，境界診断は正診であった（図6e，f）．

図6

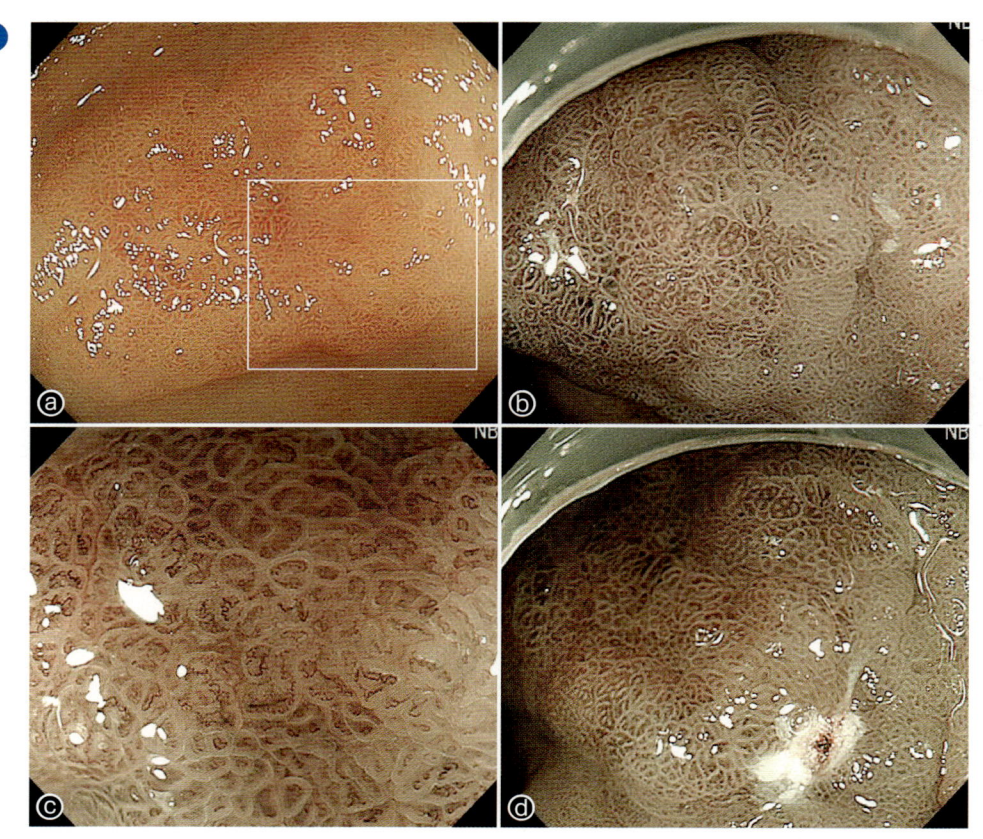

a：中心にわずかに陥凹する軽度隆起性病変を認める．
b：a 白枠の NBI 中拡大像．境界は不明瞭である．
c：NBI 強拡大観察では，A type を認める．
d：境界と診断した部位より 1 mm 程度外側にメルクマールとなるマーキングを施行．

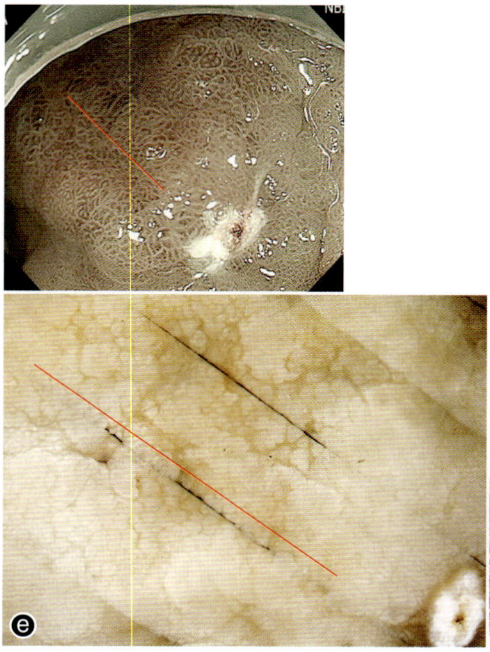

e，f：NBI 画像と切除標本のマーキングは対応し，赤線部に粘膜内高分化型腺癌を認め，病理組織像でもマーキングが確認され，境界診断は正診である．

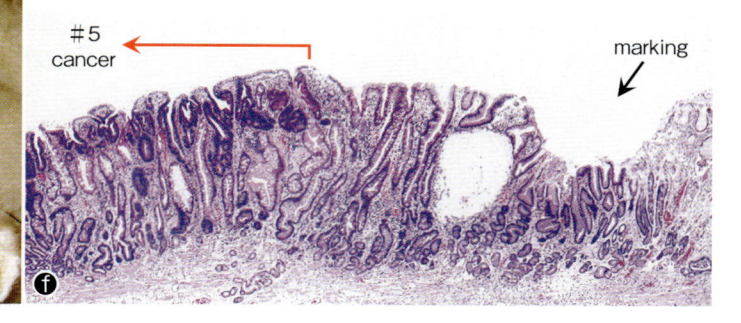

NBI 光は短波長のため，原則粘膜深層の血管所見を捉えることは不可能である．よって癌が表層に露呈ないし表層近くまで存在しない病変では，NBI 拡大を用いても正確な範囲診断はできない．このような病変は病理組織学的に粘膜中層・深層を腺頸部に沿って側方に進展する中分化型・低分化型腺癌が挙げられる．**表層腺窩上皮が非腫瘍であっても，表層近くまで癌が進展すれば，表面微細構造の大小不同を認め，ループ状血管も拡張し走行不整も呈することより進展範囲の同定が可能である**が，実際，ESD 後の病理診断では断端陽性となることがある．よって現段階では低分化型腺癌では必ず周囲 4 点生検を施行し，範囲決定すべきである．

症例 4：NBI 拡大観察では範囲診断不可能であった陥凹性病変　図7

通常観察では体中部大彎に比較的境界明瞭な褪色調陥凹性病変を認め（図 7a），色素内視鏡でも陥凹辺縁は境界明瞭であった（図 7b）．引き続き病変肛門側陥凹境界部の NBI 拡大観察を施行した（図 7c）．黒枠の NBI 拡大観察では，表面微細構造は消失・不明瞭化とともに，cork-screw pattern を示す微小血管を認め（図 7d），病理組織では印鑑細胞癌や低分化型腺癌を表層まで認め，既存の腺窩上皮は認めなかった（図 7e）．さらにその肛門側黄色枠の NBI 拡大所見はやや不明瞭な表面微細構造だが，開大した窩間部には拡張し密度の高いらせん状の微小血管を認め（図 7f），病理組織像では，腺窩上皮は一部残存し，表層近くまで癌の進展を認め（図 7g），ここまでは NBI 拡大観察で癌の範囲を同定可能であった．しかし，さらに肛門側赤枠の NBI 観察では，周囲胃炎の変化とまったく鑑別困難であり，癌の存在は指摘しえなかったが（図 7h），病理組織像では既存の腺窩上皮を残したまま，粘膜中層・深層を低分化型腺癌・印鑑細胞癌が進展しており（図 7i），この部分の進展範囲を認識することは，NBI 拡大観察では不可能であった．

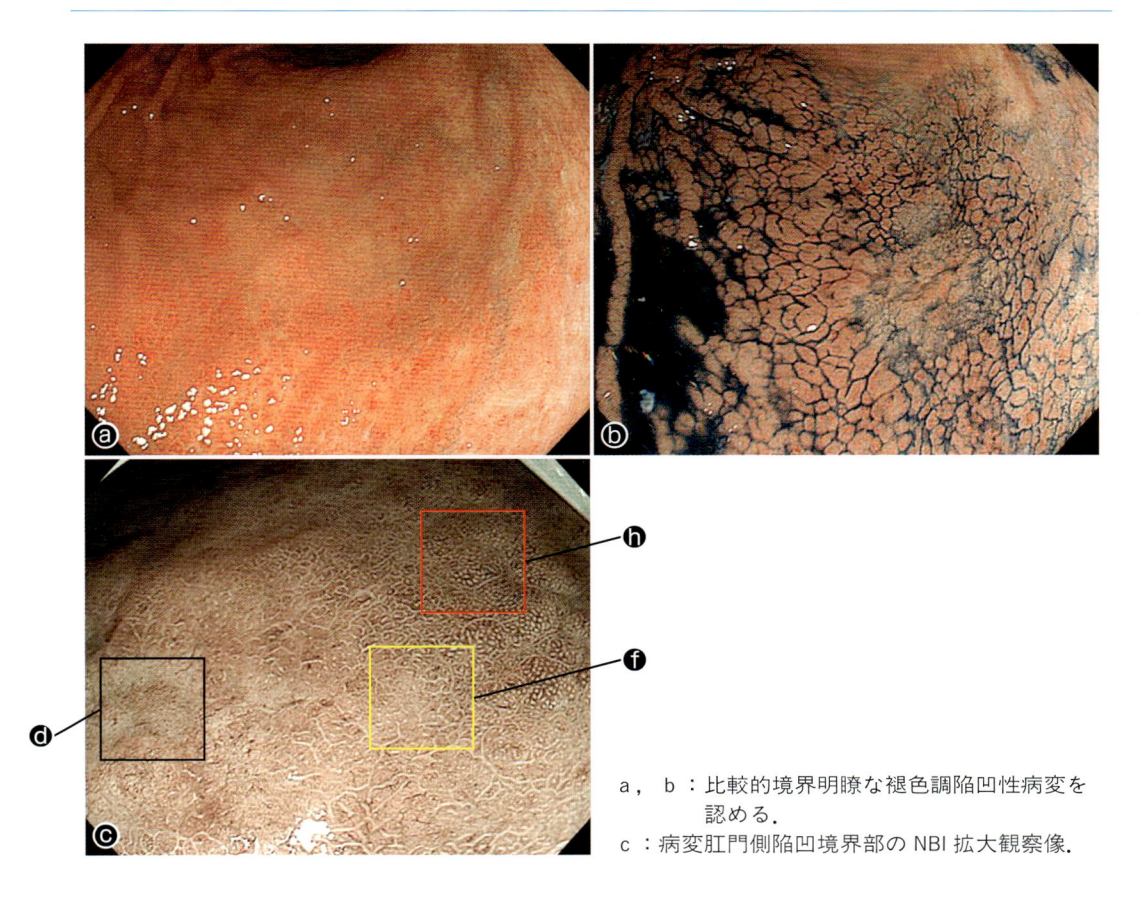

a, b：比較的境界明瞭な褪色調陥凹性病変を認める．
c：病変肛門側陥凹境界部の NBI 拡大観察像．

図7

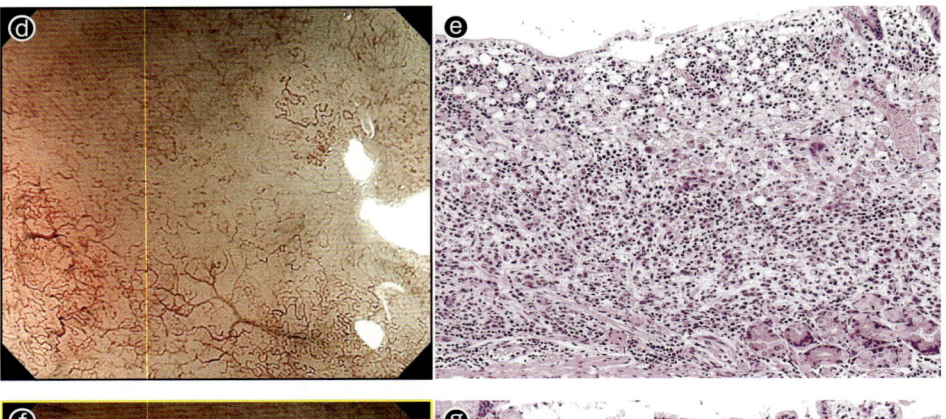

d：c黒枠のNBI拡大像．典型的な低分化型腺癌のpatternを認める．
e：病理組織像

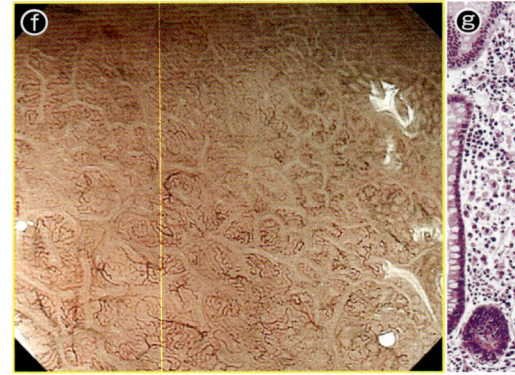

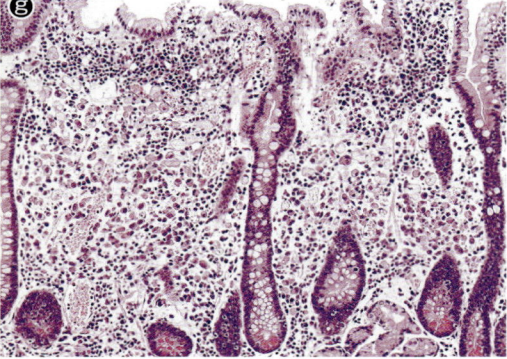

f：c黄色枠のNBI拡大像．開大した窩間部に拡張し密度の高いらせん状の微小血管を認める．
g：病理組織像

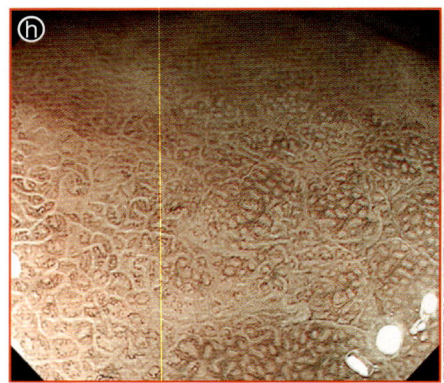

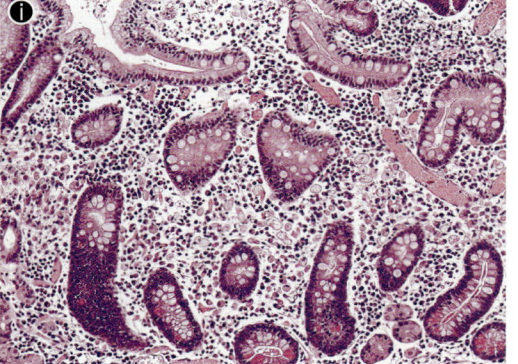

h：c赤枠のNBI拡大像．周囲胃炎の変化とまったく鑑別困難であり，癌の存在は指摘しえない．
i：病理組織像

文 献
1) Yao K, Anagnostopoulos GK, Ragunath K：Magnifying endoscopy for diagnosing and delineating early gastric cancer. Endoscopy 2009；41：462-468
2) Nakayoshi T, Tajiri H, Matsuda K, et al：Magnifying endoscopy combined with narrow band imaging system for early gastric cancer：correlation of vascular pattern with histopathology (including video). Endoscopy 2004；36：1080-1084
3) Yagi K, Nakamura A, Sekine A, et al：Magnifying endoscopy with narrow band imaging for early differentiated gastric adenocarcinoma. Dig Endosc 2008；20：115-122
4) 小山恒男，高橋亜紀子，北村陽子，他：内視鏡による早期胃癌のIIb進展範囲診断―NBI拡大内視鏡の立場から．胃と腸 2010；45：109-122
5) 小林正明，竹内 学，橋本 哲，他：内視鏡による早期胃癌のIIb進展範囲診断―NBI (narrow band imaging) 拡大内視鏡の立場から．胃と腸 2010；45：123-131

（竹内　学，小林正明，橋本　哲）

4 | Modality 別の側方進展範囲診断

3）拡大 NBI
② 表面構造（villi/pit）と血管構造（network の有無）に注目する

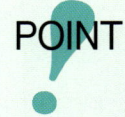

POINT
- NBI 拡大観察では表面構造と血管構造に注目する．
- 表面構造は villi と pit に分けられる．
- 側方進展範囲診断では外側から癌部へ観察をすることが重要である．
- NBI 拡大観察にて分化型癌では境界診断できるが，未分化型癌では難しい．
- NBI 拡大観察での限界症例は，①背景粘膜が villi，癌部も villi で類似，②未分化型癌である．

　NBI と拡大機能を併用することで，癌を診断する Modality が増えた．しかしこれを使いこなすには，NBI 拡大の仕方と観察するべきポイントを十分に理解する必要がある．とくに ESD の対象となる症例では精密な側方進展範囲診断が必要である．

準　　備

　NBI 拡大観察では先端透明フードを装着することが望ましい．フードの長さも工夫が必要であり，強拡大では 2 mm，中拡大では 3〜4 mm の長さとし，隆起型病変では長め，陥凹型病変では短めとする．拡大観察では接触させると出血や粘液で観察しにくくなるため，愛護的な観察と素早い診断に努める．

NBI 拡大所見の基本[1]

　NBI 拡大内視鏡で観察するのは「表面構造」と「血管構造」であり，至適拡大率が異なる．まず「表面構造」を中拡大で観察し，次に「血管構造」を強拡大で観察する．

▶「表面構造」の観察

　表面構造は「villi」と「pit」に大分される．「villi」とは white zone に囲まれた指状あるいは絨毛様の構造である．「pit」とはいわゆる孔であり，大きな孔は黒色に見える．しかし腺窩辺縁上皮が光を乱反射するため，小さい孔は白い丸に見える．
　胃内には噴門腺，胃底腺，幽門腺があり，萎縮のない胃底腺領域では「pit」，噴門腺・

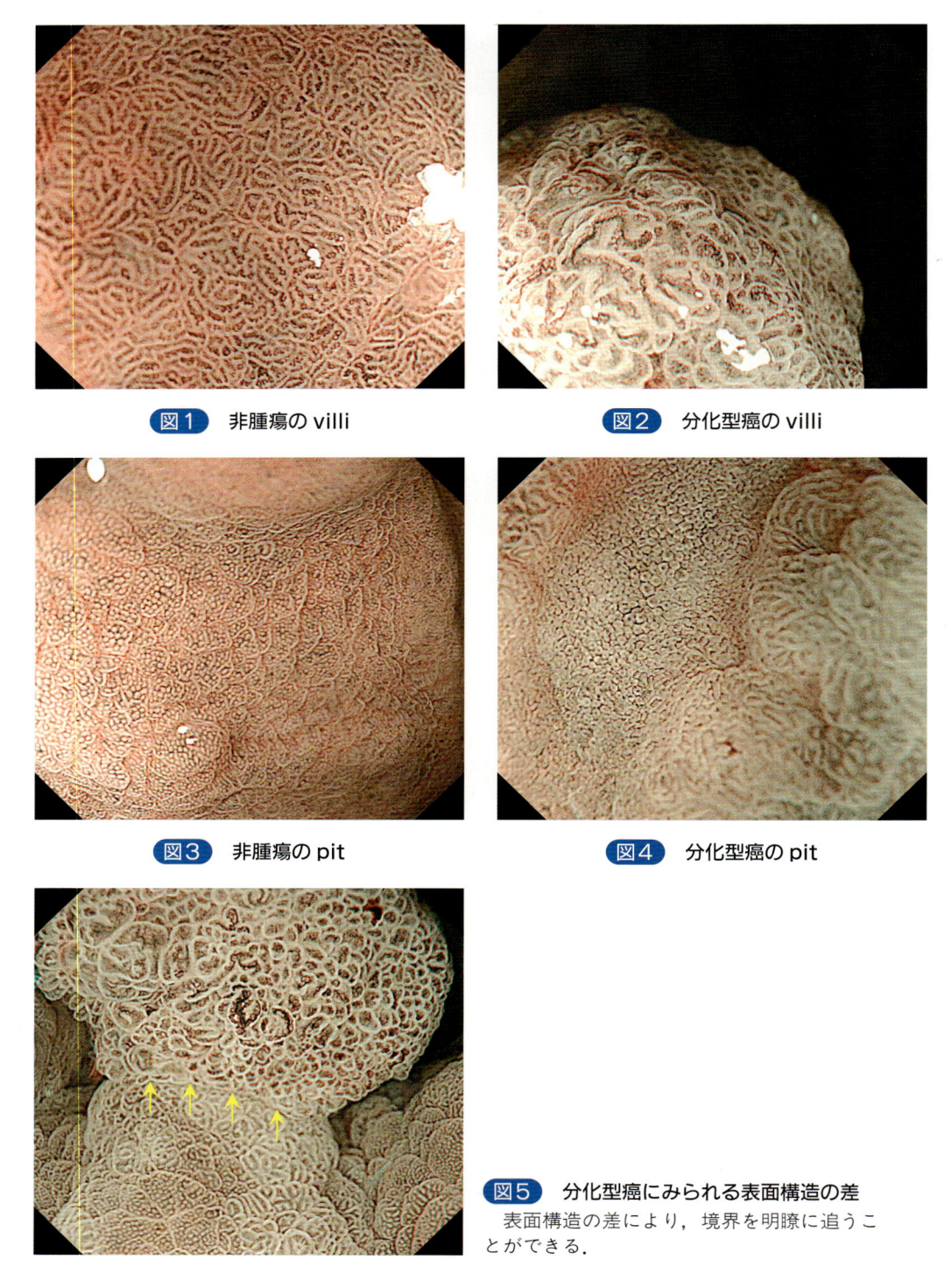

| 図1 | 非腫瘍の villi |

| 図2 | 分化型癌の villi |

| 図3 | 非腫瘍の pit |

| 図4 | 分化型癌の pit |

| 図5 | 分化型癌にみられる表面構造の差
表面構造の差により，境界を明瞭に追うことができる．

　幽門腺は「villi」を呈する．萎縮や腸上皮化生の影響を受ける場合もあり，かなりバリエーションがある．
　これらにおいて「不整」の有無，「大小不同」の有無，「密度」の高低に注目し，「villi」では融合の有無も観察する．また背景粘膜の表面構造と比べて**境界の有無**も重要である．

図1に非腫瘍のvilliを示す．villiの不整はなく，大小不同もほとんど認めず，white zoneも保たれている．一方，図2に分化型癌のvilliを示す．不整で大小不同のあるvilliがみられ，密度も上昇している．

図3に非腫瘍のpitを示す．pitの大小不同はほとんど認めず，均一に配列している．一方，図4に分化型癌のpitを示す．大小不同のあるpitを密に認める．小さなpitは白く見えるが，大きなpitは黒色に見えている．

分化型癌では表面構造の差により，境界を明瞭に追うことができる（図5）．

▶「血管構造」の観察

「血管構造」では，「Network pattern」があるか，ないか（「Non-network pattern」）に注目し，それぞれの「口径不同」と「走行不整」も観察する．フローチャートを図6に示す．

分化型癌の血管構造では，大小不同のあるpit構造の周囲を口径不同の少ない血管が取り囲み，Network patternを呈している（図4）．

未分化型癌では表面構造全体が不明瞭化するため，血管構造で判断する．未分化型癌

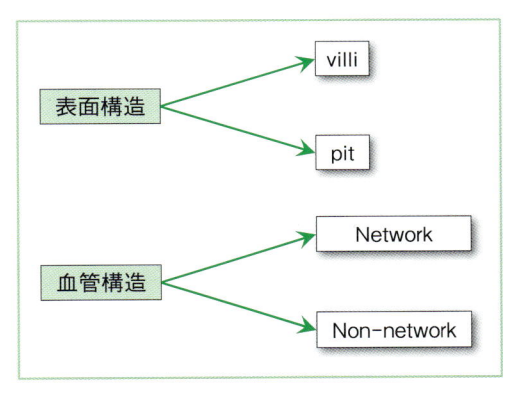

図6　「表面構造」と「血管構造」の観察フローチャート

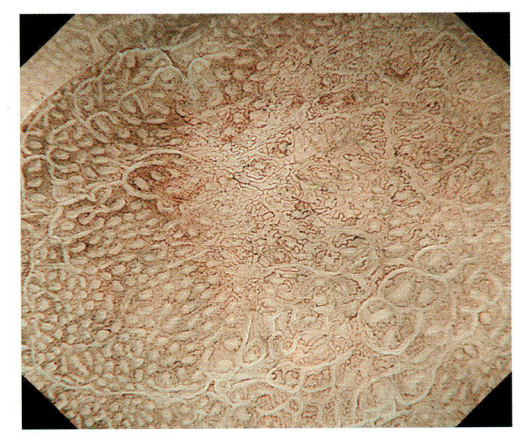

図7　未分化型癌の血管構造

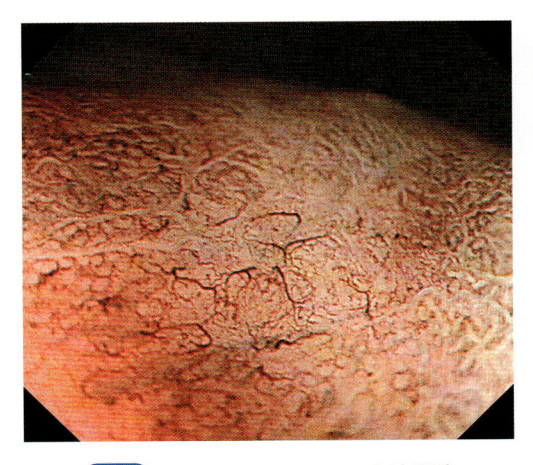

図8　focal atrophyの血管構造

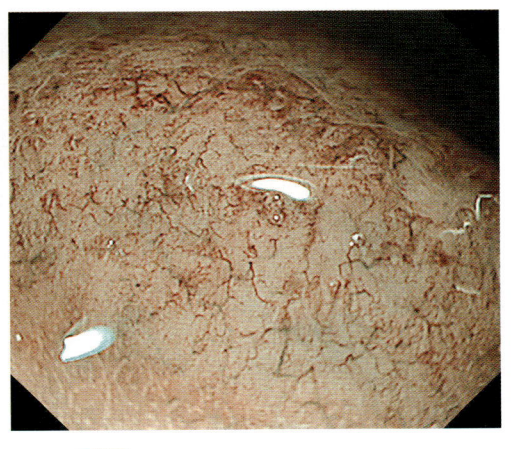

図9　MALTリンパ腫の血管構造

では、Non-network pattern であり口径不同と走行不整を呈する異常血管が認められる。また**境界部はなだらかに移行するため、側方範囲診断が難しい**（図7）。

なお focal atrophy（図8）では表面構造が不明瞭化し、血管構造の不整が出現するため、未分化型癌や MALT リンパ腫（図9）との鑑別が難しい。

側方進展範囲診断時における NBI 拡大観察の方法 　Strategy

まず確実に非腫瘍と診断した部位、つまり**外側から観察を始め**背景粘膜の NBI 所見を頭に入れた後、**徐々に内側へ観察を**すすめる。まず弱拡大で表面構造を観察し、側方進展範囲診断を行う。その後必要に応じて、強拡大で血管構造を観察する。いきなり強拡大にするとオリエンテーションがわからなくなるため、**弱拡大→中拡大→強拡大**の順に観察する。

NBI 拡大観察が側方進展範囲診断に有効であった症例を示す。

症例1：胃噴門部小彎の隆起性病変　　　図10

胃噴門部小彎に境界明瞭な発赤した隆起性病変を認めた（図10 a）。インジゴカルミン撒布にて隆起部分で境界明瞭で、周囲に粘膜不整は認めなかった（図10 b）。NBI 中拡大観察にて背景粘膜は大小不同の少ない整った villi 構造であった。隆起部の表面構造は不明瞭であった。また青色矢印で示すように隆起の後壁側にも表面構造が不明瞭な領域を認めた（図10 c）。以上より 0-IIa＋IIb 型分化型癌と診断し、ESD にて一括切除した。最終診断は gastric adenocarcinoma, tub1, pT1a(M), ly0, v0, HM0, VM0, pType 0-IIa＋IIb, 9×5 mm であった（図10 d）。NBI 拡大にて IIb 進展を診断しえた症例であった。

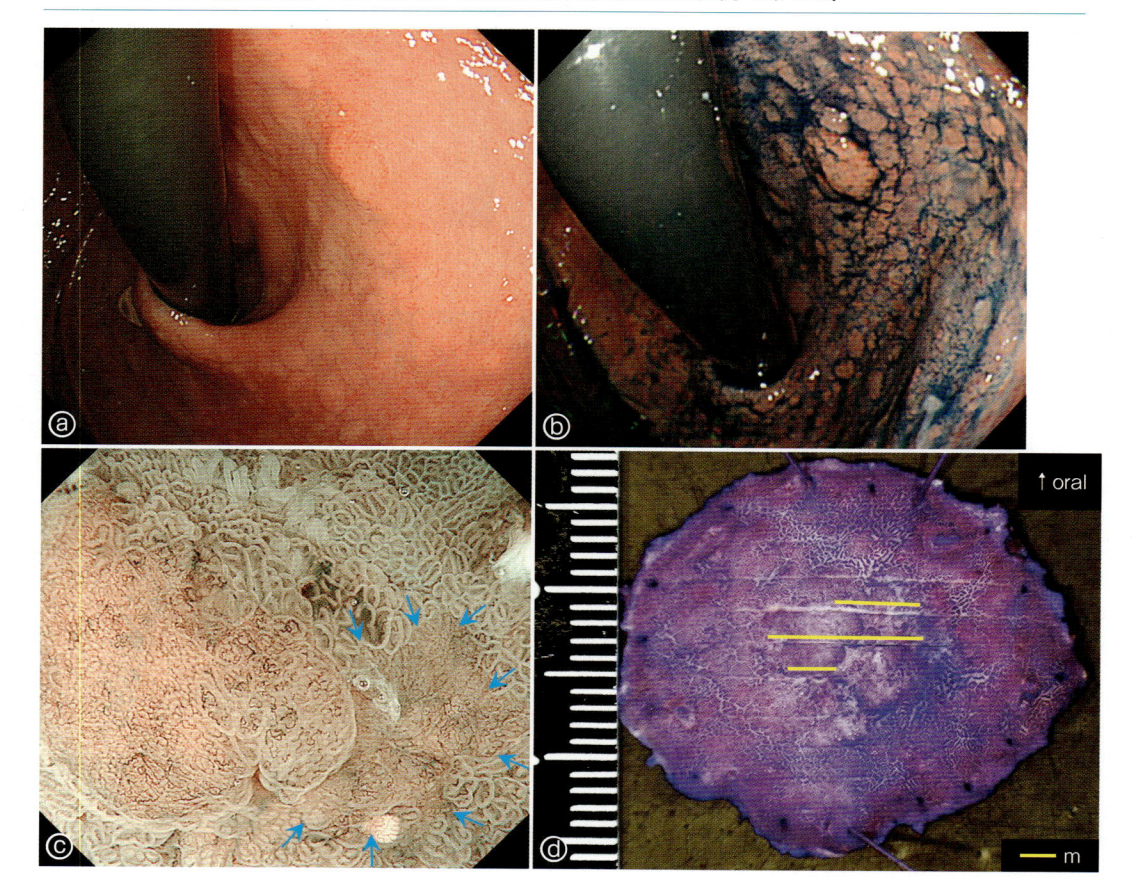

症例2：胃体上部後壁の陥凹性病変

胃体上部後壁に発赤調の不整形な陥凹性病変を認めた（図11 a）．インジゴカルミン撒布を行うと不整形陥凹に一致し，インジゴカルミンのたまりを認めた（図11 b）．図11 a と図11 b の矢印がそれぞれ対応する．前壁肛門側の NBI 拡大を図11 c に示す．背景粘膜は不整の少ない villi 様構造を呈したが，口側では表面構造が不明瞭化していた．矢印の部分が病変境界で，上方が癌，下方が非癌と判断した．以上より，前壁と肛門側に IIb 進展を伴っていると診断し，NBI 拡大内視鏡下に全周マーキングを行った（図11 d）．図11 c で NBI 拡大した部分は四角で囲んだ部分と一致する．最終診断は gastric adenocarcinoma, tub2＞tub1＞por, pT1b(SM1), ly0, v0, HM0, VM0, pType 0-IIc＋IIb＋uls, 62×36 mm であった．

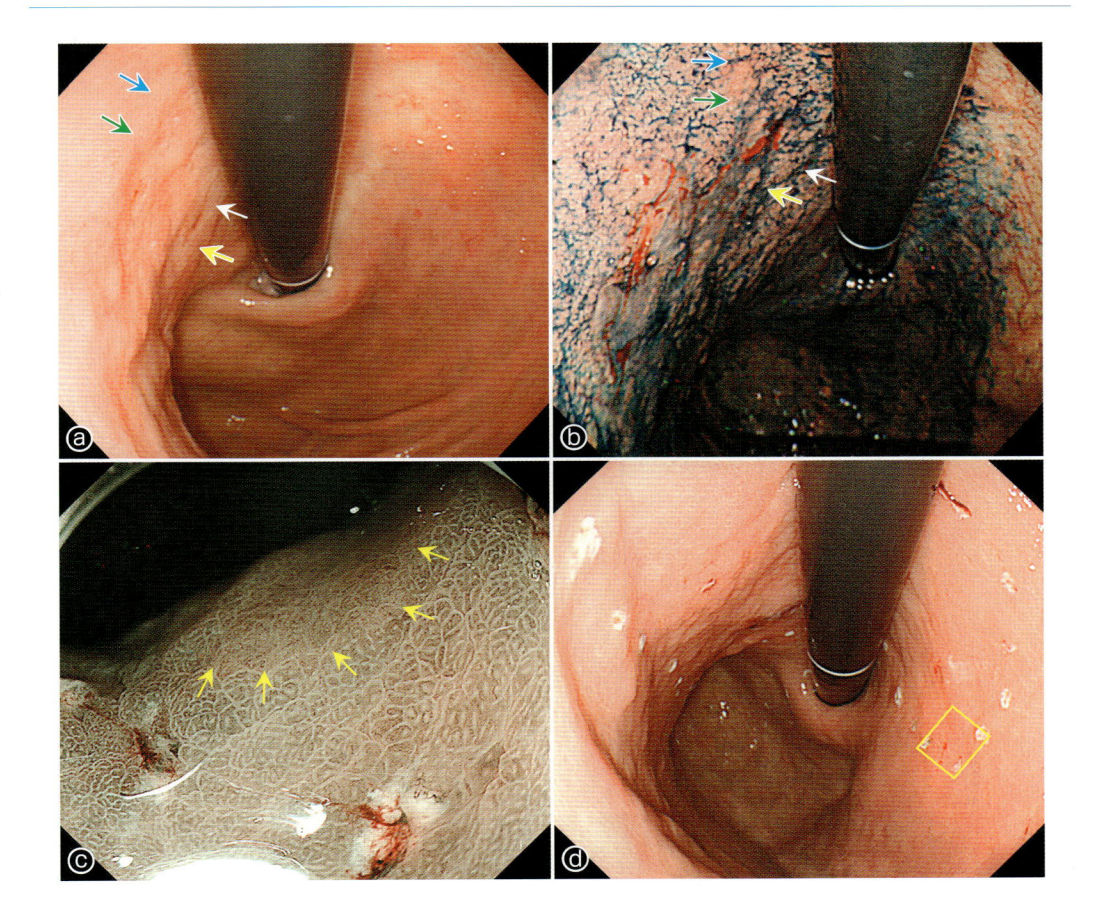

図11

NBI 拡大内視鏡の限界

1. 分化型癌

　　　　NBI 拡大内視鏡は有用ではあるが万能ではなく，弱点もいくつかある．分化型癌では表面構造と血管構造にて基本的には境界明瞭であるが，**背景粘膜が不整のある villi 様構造を呈し，病変部も villi 様で類似している症例では側方進展範囲診断が難しい**．このような場合は境界と診断した線の内外から生検を採取することで，組織学的に境界を判定する[2]．

症例3：胃体下部前壁大彎寄りの陥凹性病変　　　　　　　　　　　　　　図12

　胃体下部前壁大彎寄りに白色調と発赤調の混在した浅い陥凹性病変を認め，境界は明瞭であった（図12 a）．インジゴカルミン撒布を行うと周囲と比べアレア模様は粗糙であるが，境界はかえって不明瞭となった（図12 b）．
　病変口側の NBI 拡大観察を図12 c に示す．背景の整った villi 様構造と比べ，病変部では大小不同で white zone が不整な villi 様構造を認めた．表面構造の差で矢印の範囲で病変境界と判断し，右が癌，左が非癌とした．
　前壁肛門側の NBI 拡大観察を図12 d に示す．下方には白色調で大小不同・不整のある villi 様構造を認め，その上方には高密度だが比較的整った villi 様構造を認め，矢印が境界と判断した．

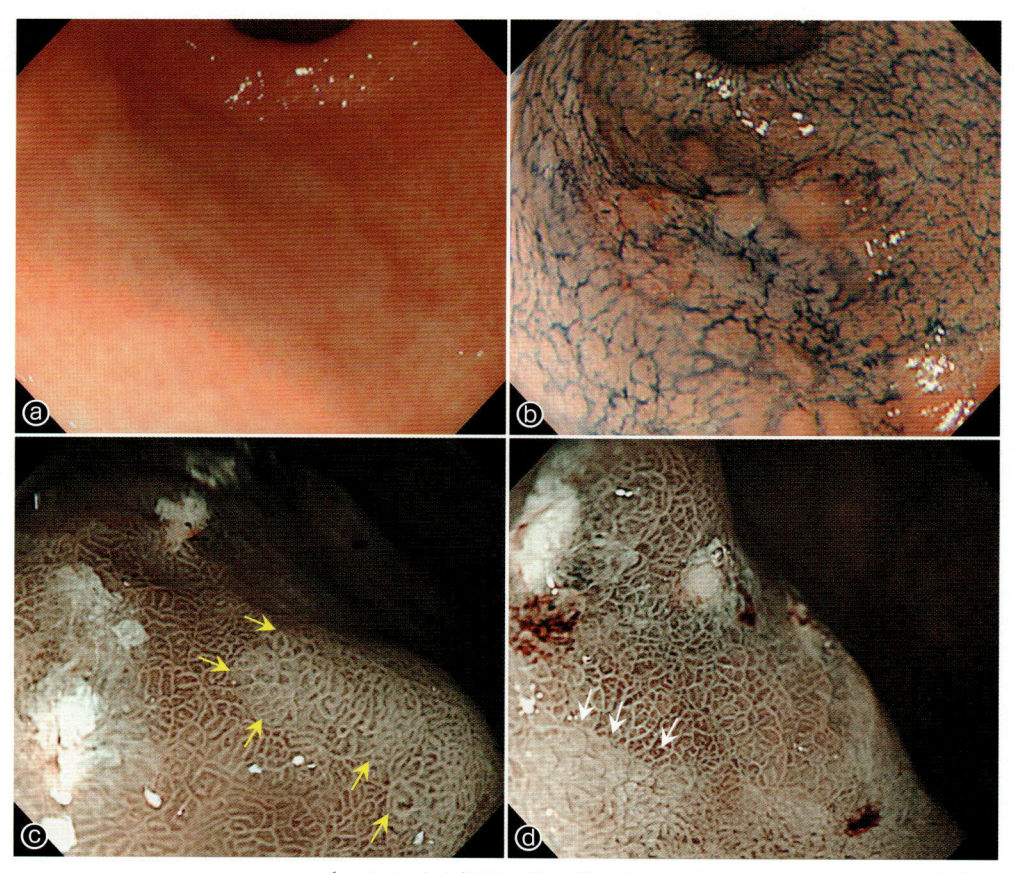

〔a，b は小山恒男，他：胃と腸　2010；45：109-122[3] より引用〕

以上より図12eのようにマーキングを行い、ESDにて一括切除した。青色四角が図12c、緑色四角が図12dでNBI拡大した部位と一致する。図12fにESD切除標本上へのマッピングを示す。肛門側前壁で側方断端陽性であった。青色四角（図12cで拡大した部分）は正診、緑色四角（図12dで拡大した部分）は誤診していた。再度図12dを見直すと上方のvilliは軽度ながら不整で大小不同もみられるため、癌と診断すべきであった。このように範囲診断が難しい際はさらに外側から観察し直すべきである[3]。

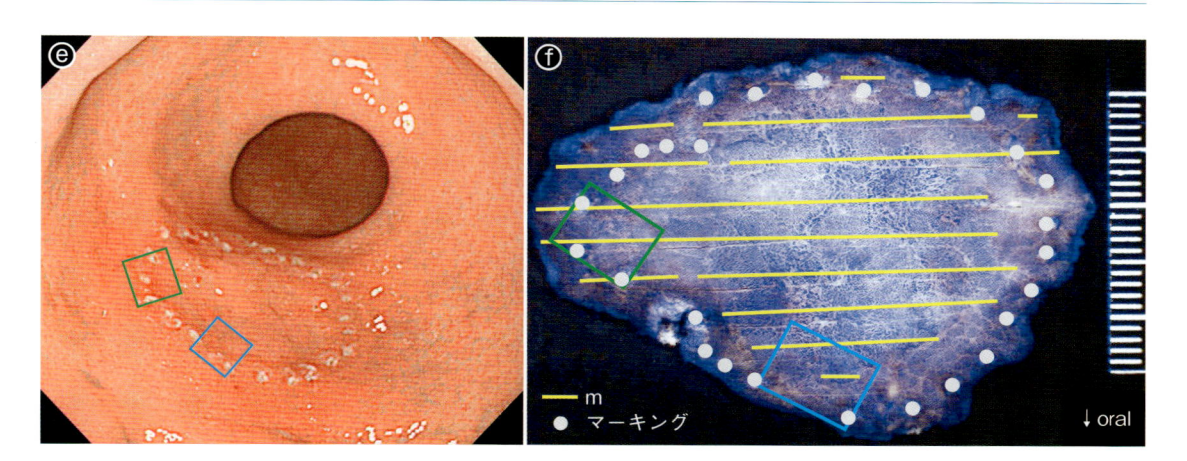

2．未分化型癌

　未分化型癌は腺頸部を側方進展するため、NBI拡大観察のみで側方範囲診断を行うには限界がある。このため事前に周囲生検を行い、陰性を確認する必要がある（図13）。

　図14に未分化型癌の境界部を示す。赤色丸印部では表面構造が不明瞭化し、Non-network patternであり、走行不整高度と口径不同軽度の異常血管を認める。これらは典型的な未分化癌の所見である（図14a）。黄色丸印部の左側では整ったpitを認めるが、右側では表面構造が不明瞭化している。また左側では異常血管は認めないが、右側では口径不同と走行不整のある異常血管を認める（図14b）。青色丸印部では整ったpitを認め、その周囲の血管は細く、口径不同や走行不整は認めないことより、非腫瘍と診断した（図14c）。

　このように、未分化癌では境界がなだらかに移行するため、側方進展範囲診断が難しい。表面構造と血管構造に異常のない領域にまで癌が進展することもあるので、生検は必須である。

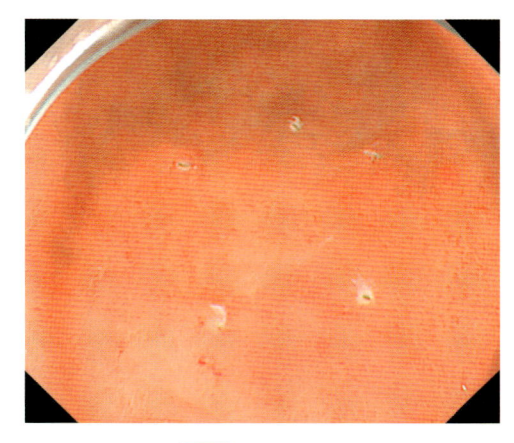

図13　周囲生検

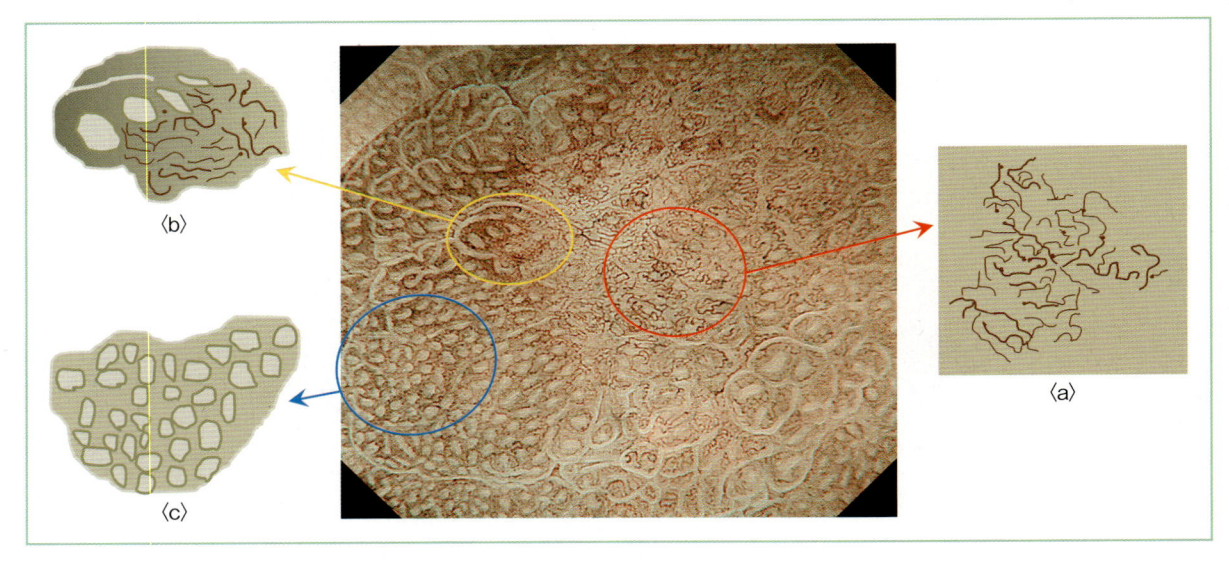

図14 未分化型癌の側方進展範囲診断（図13と同一病変）

おわりに

　　NBI拡大観察は分化型癌の側方進展範囲診断に有用だが，背景粘膜と病変部がともにvilli様構造のときは診断が難しいため注意を要する．また未分化型癌は表層に露出せず腺頸部を側方進展するため，NBI拡大観察でも診断が困難なことが多く，現段階では生検を併用せざるをえないことを認識すべきである．

引用文献

1) 小山恒男：拡大内視鏡による胃癌診断．小山恒男 編：ESDのための胃癌術前診断．2010, 43-59, 南江堂, 東京
2) 髙橋亜紀子：側方進展範囲診断．小山恒男 編：ESDのための胃癌術前診断．2010, 34-42, 南江堂, 東京
3) 小山恒男, 髙橋亜紀子, 北村陽子, 他：内視鏡による早期胃癌のIIb進展範囲診断—NBI拡大内視鏡の立場から．胃と腸 2010；45：109-122

参考文献

1) 八木一芳, 佐藤聡史, 中村厚夫, 他：早期胃癌の画像診断—範囲診断のための精密検査：拡大内視鏡検査—NBI併用拡大内視鏡と"化学的"内視鏡診断．胃と腸 2009；44：663-674
2) Uedo N, Ishihara R, Iishi H, et al：A new method of diagnosing gastric intestinal metaplasia：narrow-band imaging with magnifying endoscopy. Endoscopy 2006；38：819-824

（髙橋亜紀子）

4 | Modality別の側方進展範囲診断

4) 拡大NBI
③ VS classification system

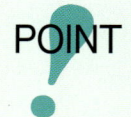

POINT
- 癌・非癌を診断するVS classification systemを理解する．
- 電子内視鏡システムを適切に設定する．
- 拡大観察には，柔らかいフードの装着は，必須．
- できれば，制酸剤の投薬をする．
- 早期胃癌の境界診断のStrategyは，組織型が分化型癌か未分化型癌かにより，大きく異なる．
- 未分化型癌は，生検を拠り所にして，境界診断を行う．
- 観察のコツは，フード先端の一部を非癌粘膜に接触させ，内視鏡と粘膜を固定し，癌粘膜には，フード先端が接触しないようにすることである．

著者らは，早期胃癌に特徴的な拡大内視鏡像を報告し[1]，世界に先駆けて拡大内視鏡の早期胃癌の側方進展範囲診断（以下，境界診断）の有用性を報告した[2,3]．その後，NBIを胃拡大内視鏡観察に併用できるようになり，系統的に研究を継続し，分化型癌については，従来まで診断が不可能であった0-IIbや随伴IIbの境界診断に，NBI併用拡大内視鏡は有用であることを報告した[4,5]．本項では，もはや，現代の術前境界診断のスタンダードとなったNBI併用胃拡大内視鏡を用いた境界診断法とストラテジーについて概説する．

癌・非癌を診断する診断体系

▶ VS (vessel plus surface) classification system[6,7]

著者らは，NBI併用拡大内視鏡で視覚化される解剖学的構造を指標とし，微小血管構築像（V，microvascular pattern）と表面微細構造（S，microsurface pattern），それぞれについて，regular/irregular/absentと分類し，一定の診断規準に基づいて診断するというVS classification systemを提唱している．診断規準は，明瞭なdemarcation lineの内側にirregular microvascular (MV) patternまたは，irregular microsurface (MS) patternを認めれば，癌と診断し，それ以外を非癌と診断する．これらの診断体系を十分に理解し，実際の症例を経験しておくことがまず重要である．

使用する機器，デバイス，前投薬・前処置

1．電子内視鏡システム

　　著者らは，オリンパス社製ビデオプロセッサー CV260SL を使用している．あらかじめ，白色光観察，NBI それぞれについて，3 段階の構造強調を設定できる．構造強調のモードには，A モードと B モードがあり，A モードは，構造強調のレベルを上げるにつれ，拡大観察される血管の径が太くなるので，それを避けるために，著者は B モードを用いている．工場出荷時には，構造強調は，A モードのレベル 1，3，5 に設定してあるので，ユーザー自身でビデオプロセッサーの構造強調を設定する必要がある．著者は，いずれの観察法も，B モードのレベル 4，6，8 に設定し，非拡大観察時には，B モードのレベル 4 または 6 を用い，拡大観察時には，常に B モードのレベル 8 に切り替えている．NBI の色彩モードについては，胃の場合は，色彩モード 1 を用いている．

2．スコープと black soft hood

　　著者の施設では，光学的拡大観察には，オリンパス社製 GIF-Q240Z と GIF-H260Z の 2 種類のスコープを用いている．検査前にスコープ先端に必ず black soft hood（MB162：GIF-Q240Z 用，MB46：GIF-H260Z 用）を装着している[8]．

3．前投薬・前処置

　　可能であれば，1 週間以上前から，プロトンポンプ阻害剤や H_2 ブロッカーを内服させる．これらの薬剤により，背景粘膜と腫瘍粘膜における炎症の活動性が低くなり，検査中のフード先端の接触による粘膜の出血や粘液の分泌が少なくなると同時に，特異的な拡大内視鏡所見が得られる．

　　プロナーゼ 2 万単位，重曹 1 g，バロス® 消泡剤（dimethylpolysiloxane 20 mg/ml，堀井薬品，大阪）10 ml を 100 ml の水道水に溶解し，検査の 30 分前に，被検者に飲用させる．咽頭麻酔を行い，境界診断の場合は，できるだけ鎮静剤を使用している．鎮痙剤の筋肉注射後に検査を開始する．

早期胃癌の境界診断の Strategy と臨床的対応　　Strategy

1．色素内視鏡を併用した通常内視鏡診断

　　著者らの施設では，早期胃癌の診断は，まず色素撒布法を併用したおもに側視鏡も用いた通常内視鏡観察により行う．境界診断と同時に大きさの診断，深達度診断，潰瘍合併の有無，可能であれば組織型を詳細に診断する．

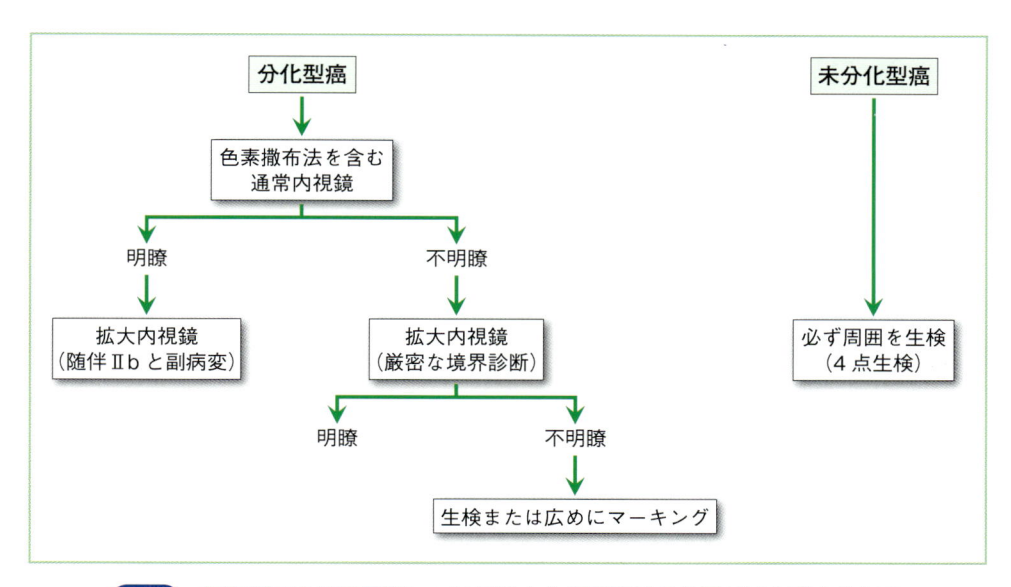

図1 早期胃癌の境界診断における拡大内視鏡診断の位置付けと臨床的対応
〔八尾建史 著：胃拡大内視鏡．p.223，日本メディカルセンター，2009[9]）より引用〕

2．NBI併用胃拡大内視鏡による境界診断のストラテジーと臨床的対応（図1）[9]）

　　図1に示したように，NBI併用胃拡大内視鏡に限らず，内視鏡観察による早期胃癌の境界診断のストラテジーは，癌の組織型により大きく異なる．

　　未分化型癌は，NBI併用拡大内視鏡を用いても，通常内視鏡観察に対する上乗せ効果が得られないので，境界診断には必ず生検を用いる．未分化型癌については，通常内視鏡で詳細に観察を行い，ESDの場合は，通常内視鏡所見により癌周囲の肉眼的に非癌粘膜と考えられる部位から4点または，5点生検を行い，採取した生検の組織学的診断により，癌が陰性であることを確認し，境界診断を行う．手術症例の場合は，通常内視鏡により癌の境界診断を行い，想定される切除線の病変側の粘膜から多数個の生検を採取し，必ず，生検部位に癌組織が含まれないことを確認する．

　　一方，分化型癌については，NBI併用胃拡大内視鏡は，非常に有効な方法である．図1に示したように，通常内視鏡のみで境界診断が可能な病変については，随伴IIbや近傍の副病変の存在を除外するために，弱拡大で周辺の背景粘膜を観察する．

NBI併用拡大内視鏡を用いた分化型癌に対する境界診断に関するコツとポイント（図2），限界と臨床的対応

1．通常内視鏡やNBI併用胃拡大内視鏡による境界診断・マーキングを，いつ行うか？

　　原則として，著者の施設では，色素内視鏡を用いた通常内視鏡診断と拡大内視鏡診断は，別の日に行っている．

　　通常内視鏡で境界明瞭な場合は，ESD当日に通常内視鏡所見に基づきマーキングする．色素撒布を併用した通常内視鏡観察で境界診断が困難である病変について，NBI併

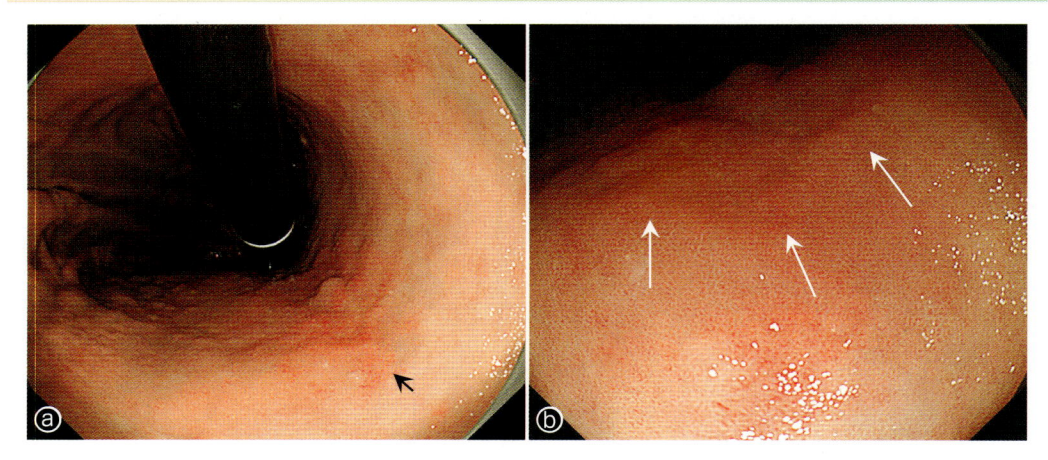

症例：胃体中部小彎の O-IIc 型早期胃癌　　図2

a：白色光非拡大観察．胃体中部小彎に境界不明瞭な淡発赤調の O-IIc 型早期癌を認める．矢印の病変の外側から反転観察でアプローチし，拡大観察を開始する．
b：白色光弱拡大観察．スコープを反転観察のまま，少し引き抜き，アップアングルをゆっくり解除し，画面下のフードの一部分のみを非癌粘膜に接触させスコープ先端を粘膜に固定する．フードの一部を粘膜に接触させたまま，ほんの少し拡大の倍率を上げ，病変に近づき，白色光弱拡大観察で，非癌粘膜の規則的な粘膜微細模様が消失する demarcation line（矢印）を同定する．

用拡大内視鏡を用いて，マーキングを行っている．広い病変については術前の別の日に，または，小さい病変については ESD 当日に，NBI 併用胃拡大内視鏡を用いて境界診断を行い，マーキングを行っている．また，NBI 併用拡大内視鏡で境界が不明瞭な病変については，できれば，ESD の前日または前々日に NBI 併用拡大内視鏡を用い，厳密な境界診断を行う．NBI 併用拡大内視鏡を用いても，境界が不明瞭な場合は，広めにマーキングするか，前々日であれば，境界不明瞭な部位から生検を適宜施行し，生検組織診断の結果を待って最終的な境界診断の目安とする．

● 2．病変にアプローチする原則

　　NBI 併用拡大内視鏡を用いた境界診断の前提は，まず通常内視鏡所見を詳細に検討し，どの部分が境界不明瞭なのか，すでに判明している組織学的所見により癌がどのような組織学的所見を呈するのかを十分に検討しておくことである．
　　原則は，病変の外側から病変に向かってアプローチすることである．逆に病変の内側から外側に向かってアプローチすると，正しく境界を診断できないことが多く，癌粘膜を傷つけ出血させ，観察ができなくなる．
　　また，初心者の場合は，4 点生検の場合と同様に，たとえ出血しても病変が血液で覆われないように，出血した際に血液が流れる方向からアプローチする．

● 3．弱拡大マーキングとフルズームマーキングの使い分け

　　① 弱拡大で非腫瘍粘膜にマーキング：あらかじめ弱拡大で範囲診断が容易とわかっ

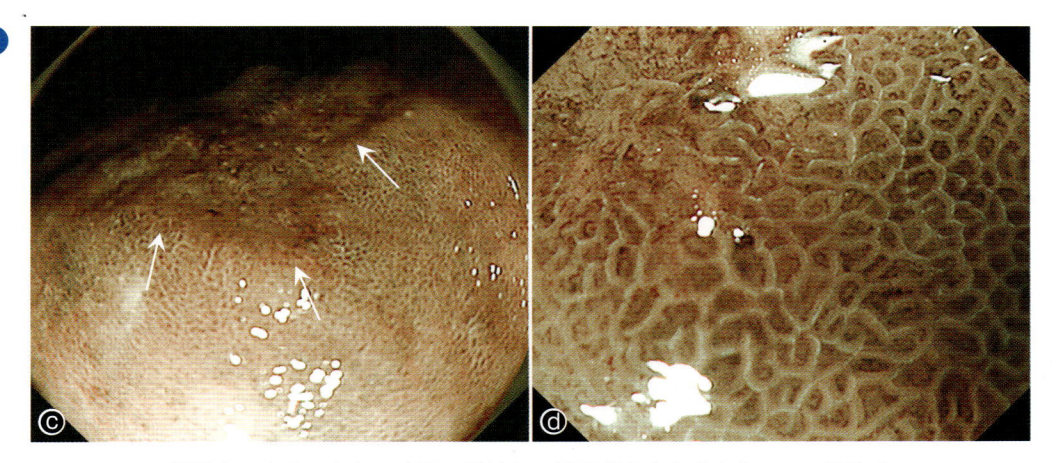

c：弱拡大のまま，さらに病変に近接し，観察光を白色光からNBIに変える．
d：NBI併用拡大観察（やや強拡大）．倍率を上げ，強拡大観察で，regular MV pattern plus regular MS patternが消失したdemarcation lineの内側に，癌に特徴的なirregular MV patternまたはirregular MS patternの存在を確認し，癌に特異的な境界を同定する．このときフードの先端は，画面下の方向の非癌粘膜にほんの少し接触しているのみで癌粘膜からは離れている．このようなテクニックが重要である．

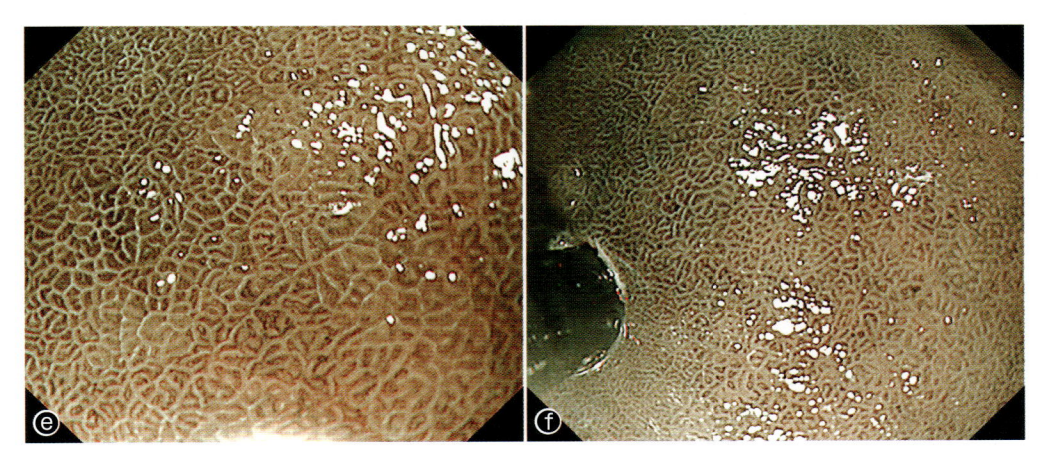

e：NBI併用拡大観察（やや強拡大）．dに引き続き，スコープのシャフト操作で，スコープ先端をずらし境界部のほんの少し外側の非癌粘膜のregular MV pattern plus regular MS patternを確認する．
f：マーキング．フックナイフの先端の電気メスを出さずに先端を粘膜に軽く押し当て，ほんの少しスコープを引き，弱拡大に戻し，確実にregular MV pattern plus regular MS patternが存在している部位にフックナイフの先端があることを直視下に確認すると同時に，マーキングする．

ている病変や，最大倍率で連続して全周性に境界を追うことが技術的に困難な部位（体部大彎，胃角小彎など）にある病変，出血しやすい病変や接触により粘液分泌が著明な病変については，弱拡大でdemarcation lineを同定し，外側の非腫瘍粘膜にマーキングを行う（図2a〜g）．マーキングの後，改めて（できれば浸水法water immersion techniqueも併用し），最大倍率でdemarcation lineの内側にirregular MV patternまたはirregular MS patternの存在を厳密に評価し，弱拡大でおいたマーキングが外側の非腫

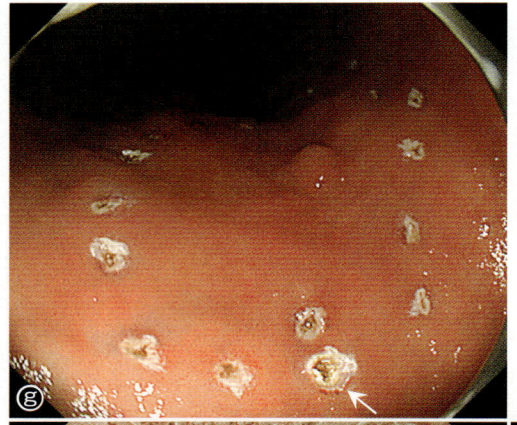

g：白色光非拡大観察．e〜g の操作を繰り返し，弱拡大からやや強拡大 NBI 併用拡大観察下に，全周にわたり demarcation line の外側の非癌粘膜にマーキングをおく．矢印で示したように，切除標本でオリエンテーション（肛門側）を同定できるように，縦方向にマーキングを追加する（オリエンテーションマーキング）．

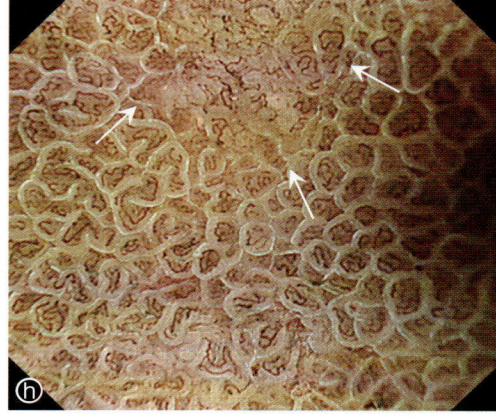

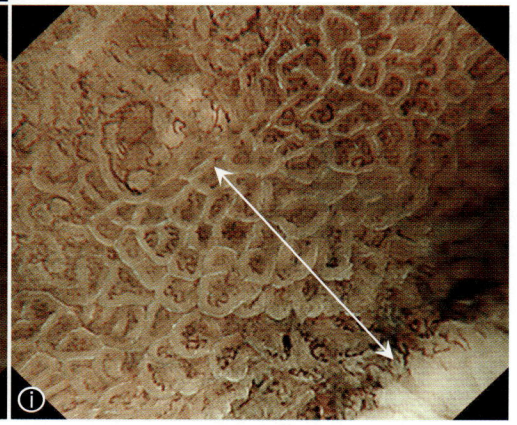

h：NBI 併用拡大観察（最大倍率，浸水法併用）．すべてのマーキングが終わった後に，最大倍率（フルズーム）で，マーキングが demarcation line の外側に正しく置かれているかを，最終的に全周にわたり確認する．フルズーム（浸水観察）により，非癌粘膜と癌粘膜の詳細な微小血管構築像と表面微細構造が，明瞭に観察でき，より正確な診断が可能である（矢印は，demarcation line）．このときも画面下方向のフードは非癌粘膜に接触しているが，画面上方向の癌部には，フードの先端は接触していない．

i：NBI 併用拡大観察（最大倍率，浸水法併用）．マーキングと demarcation line の間（←→）に，非癌粘膜が存在することを全周にわたりフルズームで確認し，境界診断とマーキングを終了する．

瘍粘膜に正しくおかれていたかを，確認することが重要である（図 2 h，i）．

　②**フルズームで全周性にマーキング**：最大倍率のまま連続して全周性にマーキングを行うことがもっとも正確であることは，いうまでもない．弱拡大で demarcation line を同定した後，最大倍率にする．前述したように，フードの先端を非腫瘍粘膜に接触させ，腫瘍（癌）粘膜には接触させないように，全周にわたり最大倍率で観察し，demarcation line の内側に irregular MV pattern または，irregular MS pattern が存在していることを確認する．その外側の regular MV pattern または regular MS pattern を呈する粘膜を確認し，同部にマーキングをおく．この操作を全周にわたり連続して行う．

　③**フルズーム全周マーキングで出血させないコツ**：著者は，先端に装着した black soft hood の先端の一部が非癌粘膜に接触し，他の先端が絶対に癌粘膜には接触しないように，スコープをコントロールしている（図 3）．非癌粘膜にフード先端が接触するよ

4 Modality 別の側方進展範囲診断　4）拡大 NBI

図2

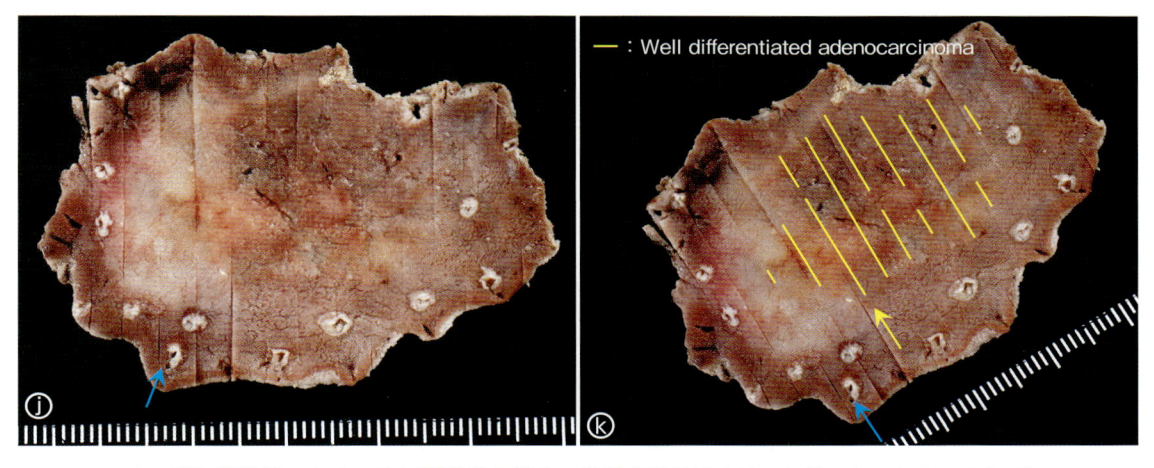

j：ESD 切除後，ホルマリン固定後の標本．矢印の部位にオリエンテーションマーキングを同定し，2～3 mm 間隔に割を入れる．

k：ESD 切除後，ホルマリン固定後の標本（再構築像）．標本上に癌の進展範囲をマッピングの後，青矢印のオリエンテーションマーキングを指標にして，内視鏡観察と同じ方向に回転し，術前の内視鏡所見と対比を行う．**h** の内視鏡画像は，黄色矢印の部位に対応するので，同部の組織学的所見を **l** に示す．

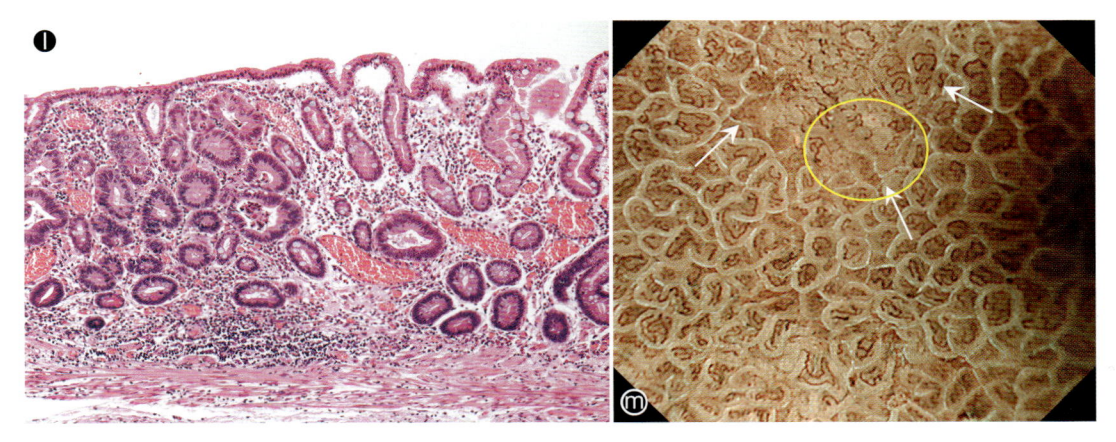

l：**h** の拡大内視鏡像に対応する **k** の黄色矢印部の病理組織学的所見．境界部の背景粘膜は腸上皮化生からなり，**h** の背景粘膜の NBI 併用拡大内視鏡所見による LBC を有する表面微細構造をよく説明できる．境界部は，非癌上皮下に高分化腺癌が進展している組織像（subepithelial invasion）を認める．

m：NBI 併用拡大観察（最大倍率，浸水法併用）．黄色丸の部分は，上皮内浸潤（intraepithelial microinvasion；IEMI）のなかでも，subepithelial invasion の像である．

うに，病変にアプローチし，胃内の空気量を調節し，スコープのシャフト操作・送気を微妙に行い，境界診断を行っている．

　④オリエンテーションマーキング：切除標本でしばしば口側か肛門側の同定が困難になることがあるので，①または②が終了した後，通常のマーキングに追加して口側または肛門側にオリエンテーションマーキングをおく（図2g）．

　⑤内視鏡所見と切除標本の病理学的所見との対比：切除標本上でオリエンテーションマーキングを同定する（図2j）．その後，内視鏡と同じ方向に回転し（図2k），術前に

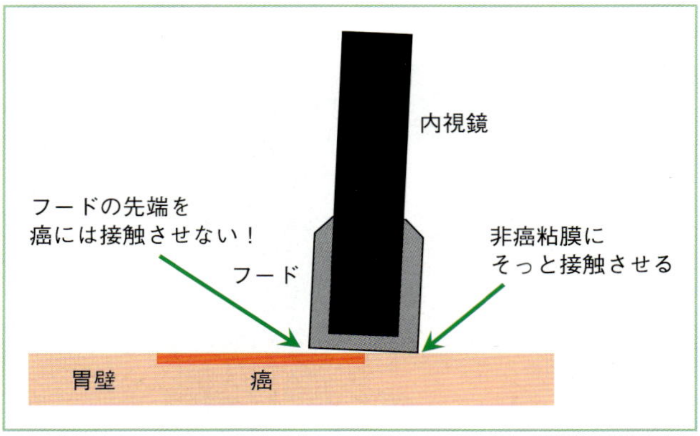

図3　境界診断におけるコツ
フードの先端の一部を常に非癌粘膜に接触しスコープと粘膜を固定し，癌粘膜には，絶対に接触しないようにスコープを操作することが重要である．

観察していた拡大内視鏡所見に相当する部位を切除標本上に同定する．同部の組織学的所見では，背景粘膜の上皮下に腫瘍腺管が浸潤している像を呈していた（図21）．

⑥ NBI併用拡大内視鏡所見の再検討：その後，図2hの画像を詳細に見直すと，図2mで黄色丸で囲んだ範囲に，light blue crest（LBC）を有する周囲の慢性胃炎粘膜の腺窩辺縁上皮の構造は一部で保たれているが，窩間部上皮下には，irregular MV pattern を認め，癌が上皮下に浸潤している像〔上皮内浸潤 intraepithelial microinvasion（IEMI）：subepithelial invasion〕が視覚化されていることが理解できる．以上のようにして，単に，境界診断が単に正確にできているか否かのみでなく，NBI併用拡大内視鏡像の成り立ちを検討することが，診断能の向上に有用である．

4. 限界と臨床的対応

著者の施設では，ESD症例を対象とし，NBI併用拡大内視鏡を用いても，全周にわたり境界診断ができない病変の頻度は，4％であった．限界例となる原因は，技術的要因や病変の大きさ・肉眼型よりも，早期胃癌の組織学的所見に依存していた[4),5)]．逆に言えば，広い病変や肉眼型がⅡbであっても，本内視鏡観察は有用である．

限界例となる組織学的所見は，未分化型癌，構造異型の弱い一部の分化型癌（超高分化腺癌・中分化腺癌）であった[4)]．

これらに対する臨床的対応は，未分化型癌はあらかじめ生検などで未分化型と判明している場合は，前述したように通常内視鏡観察を詳細に行い周囲の非癌粘膜と思われる粘膜から4ないし5点生検を採取し，採取した生検の組織学的所見から非癌であることを確認することは，従来の方法と変わりはない[9)]．

構造異型の弱い分化型癌については，ほんの一部の境界が不明な場合は，広めにマーキングをおくか，生検を行い癌組織がない粘膜を検索する方法がある[9)]．全周にわたり，構造異型の弱い分化型癌でしかも癌が表層を置換し，非癌腺管を混在する組織構築を有

する場合は，診断が困難であり，術前にこのような癌が進展していることを予測することは，不可能である．たとえ生検を採取しても，病理組織学的に癌の存在を指摘することは，困難であることが多く，切除標本を評価し，診断を確定する以外，現在のところ方法がない[4]．

おわりに

　以上，概説したように，早期胃癌は，背景粘膜も癌そのものも組織学的に消化管の癌のなかでは，もっとも多彩である．本項で述べた最新の診断法を用いても，まれではあるが限界があることを認識し，日々の診療に臨むことが肝要である．

文　献

1) Yao K, Oishi T, Matsui T, et al：Novel magnified endoscopic findings of microvascular architecture in intramucosal gastric cancer. Gastrointest Endosc 2002；56：279-284
2) Yao K, Yao T, Iwashita A：Determining the horizontal extent of early gastric carcinoma：two modern techniques based of differences in the mucosal microvascular architecture and density between carcinomatous and non-carcinomatous mucosa. Dig Endosc 2002；14：S83-S87
3) Yao K, Iwashita A, Kikuchi Y, et al：Novel zoom endoscopy technique for visualizing the microvascular architecture in gastric mucosa. Clin Gastroenterol Hepatol 2005；3：S23-S26
4) 八尾建史，長浜　孝，槙信一郎，他：0 IIbに対する進展範囲度診断：通常内視鏡・境界不明瞭病変に対する拡大内視鏡の有用性と限界―フルズーム派の立場から．胃と腸 2010；45：86-100
5) Nagahama T, Yao K, Maki S, et al：Advantage of magnifying endoscopy (ME) with narrow-band imaging (NBI) over standard endoscopy for determining the margins of lateral extent of early gastric cancer. Endoscopy 2010；42 (Suppl 1)：A99
6) Yao K, Anagnostopoulos GK, Ragunath K：Magnifying endoscopy for diagnosing and delineating early gastric cancer. Endoscopy 2009；41：462-467
7) 八尾建史：第12章 早期胃癌診断に用いるVS classification system．八尾建史 著：胃拡大内視鏡．2009, 107-118, 日本メディカルセンター，東京
8) 八尾建史，長浜　孝，松井敏幸：胃粘膜微小血管像をターゲットにした胃拡大内視鏡観察手技．Gastroenterol Endosc 2008；50：1145-1153
9) 八尾建史：第14章 白色光・NBI併用胃拡大内視鏡の新しい臨床応用．八尾建史 著：胃拡大内視鏡．2009, 183-223, 日本メディカルセンター，東京

　　　　　　　　　　（八尾建史，八坂太親，松井敏幸）

4 | Modality 別の側方進展範囲診断

5）酢酸法

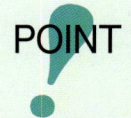

POINT
- 酢酸を用いる方法を四つに分けて説明した．すなわち，① 酢酸エンハンス法，② 酢酸ダイナミック・ケミカル法，③ 酢酸・インジゴカルミン・サンドイッチ法，④ 酢酸撒布下 NBI 観察法である．
- 酢酸エンハンス法は，酢酸撒布により白色化し立体的に見える状況下で拡大内視鏡観察を行い，粘膜構造を詳細に観察・診断する方法である．
- 酢酸ダイナミック・ケミカル法は，酢酸撒布後に粘膜が白色化するが，癌部の白色化が周囲の非癌粘膜に比して，早期に消失する原理を用いて診断する方法である．
- 酢酸・インジゴカルミン・サンドイッチ法は，インジゴカルミンを酢酸撒布後に追加撒布すると非癌粘膜にはインジゴカルミンが付着するが癌部にはインジゴカルミンが付着しない原理を用いて診断する方法である．
- 酢酸撒布下 NBI 観察法は，酢酸撒布後に NBI 併用観察すると癌部は茶色，非癌部は緑色に観察される原理を用いて診断する方法である．
- 以上の酢酸を用いた方法を著者は「化学的」色素法と呼んでいる．

側方進展範囲診断における戦略 *Strategy*

1）癌の組織像をイメージする．高分化か，中分化か，未分化型か．さらに分化型であればどのような腺管からなる癌か．
　NBI 拡大で観察される white zone と血管からそれらを読み取る．そのうえで胃炎との境界部を診断していく．血管で診断するときはフル・ズームが良いが，white zone[1),2)] で診断するときは弱拡大観察が有効なことが多い．
　未分化や中分化では表層には非癌上皮が被うことが多い．酢酸法では誤診の原因になることを知っておく．
2）NBI 拡大で腺管が読めないときは酢酸撒布で構造を読む．そして仮想組織イメージングを行う．
3）広い病変では AI サンドイッチ法を併用して全体像を見ることも重要である．
4）内視鏡像と組織像の一対一対応が十分できるようなマーキングを必ず行う．とくに診断に自信がない部分は明確なマーキングをおいて，切除後に必ず対比を行う．診断力を伸ばす自己鍛錬にはもっとも重要な「戦略」である．

酢酸撒布を併用した胃癌の内視鏡診断法

酢酸撒布を併用した胃癌・内視鏡診断法は次の4種類に分けられる．
① **酢酸エンハンス法**：酢酸撒布後，拡大内視鏡観察で構造を詳細に観察する方法．
② **酢酸ダイナミック・ケミカル法**：酢酸撒布後に癌部の白色化が早期に消失する原理を用いる方法．
③ **酢酸・インジゴカルミン・サンドイッチ法**：インジゴカルミンを酢酸撒布後に追加撒布する方法．
④ **酢酸撒布下 NBI 観察法**：酢酸撒布後に NBI 併用観察する方法．

以上の酢酸を用いた方法を著者は「化学的」色素法[1,2] と呼んできた．それぞれについて症例を呈示しながら解説する．

酢酸エンハンス法

1.5％酢酸を粘膜に撒布すると数秒で**粘膜が白色化して，拡大観察すると立体的な画像で観察**できる．走査電子顕微鏡のような画像である．胃癌の構造を観察するには非常に有用である．

▶ コ ツ

安易に酢酸撒布で癌か非癌かを鑑別できると考えて撒布するとさらに診断は難しくなる．NBI 拡大観察で**血管像と white zone から組織構造をイメージしてから 1.5％酢酸を撒布**する．

▶ ポイント

white zone が不鮮明な病変の構造を確認するには非常に有用である．

▶ 限　界

white zone の不鮮明化は癌と非癌の境界を診断する際の大切な所見である[2]．酢酸撒布で構造が明瞭化してむしろ境界が不明になることも多い．

症例1：体中部小彎の O-IIa 病変　　　図1

通常観察でも範囲診断可能である（図1a）．白ボックスを NBI 拡大観察した像が図1b である．白点線内が癌の領域と診断できる．赤点線内は一部途絶があるが網目状の血管像であり，mesh pattern[1,2] と診断できる（図1b）．その周囲の血管は粘膜表層を走行した後，粘膜深部へ向かうように観察され（図1b），loop pattern[1,2] と診断できる．しかし white zone は不鮮明で粘膜模様が観察できない．1.5％酢酸を撒布して観察すると赤点線内は円形からスリット状のピットが観察された（図1c）．mesh pattern を示す分化型管状腺癌にみられるピット・パターンである[1,2]．一方，赤点線の周囲は乳頭・顆粒状の粘膜パターン[2] であることが判明した（図1c）．このように NBI 拡大で粘膜模様が観察されなくとも酢酸撒布では明瞭に観察されることは多い[2]．図1b，c の赤点線で囲った部位を ESD 標本上に赤点線で示す（図1d）．赤点線内の組織像はストレートな管状腺癌から構成された，丈の低い癌粘膜であった（図1e）．一方，赤点線周囲の乳頭・顆粒状の粘膜パターンを呈した部分は窩間部に間質を伴った棍棒状の癌腺管からなり，丈の高い癌粘膜であった（図1f）．

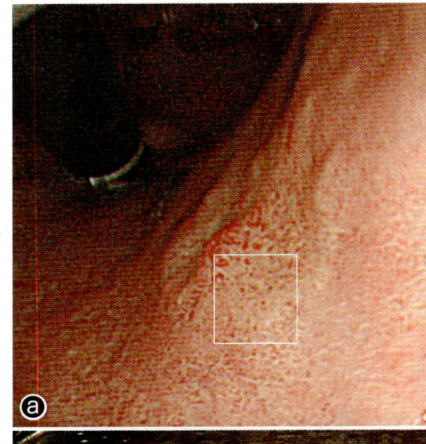

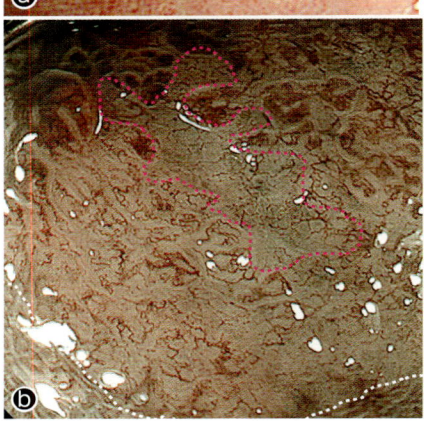

図1
a：体中部小彎のⅡa病変
b：図1aの白ボックスのNBI拡大像．白点線の上側が癌．赤点線内はmesh patternの領域（構造強調：B-8，色彩モード：0）〔文献7）より引用〕
c：1.5％酢酸を撒布後のNBI拡大像．赤点線内は円形からスリット状のピットが観察される．〔文献7）より引用〕
d：ESD標本．b，cの赤点線の領域を同様に赤点線で示している． 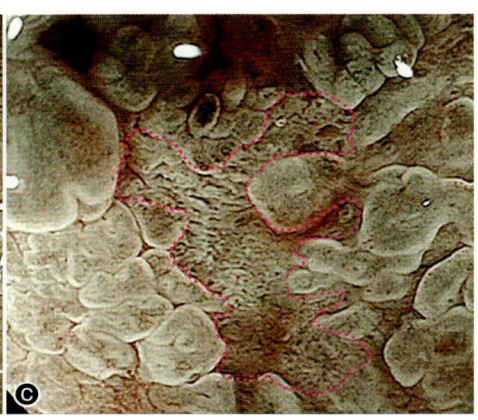 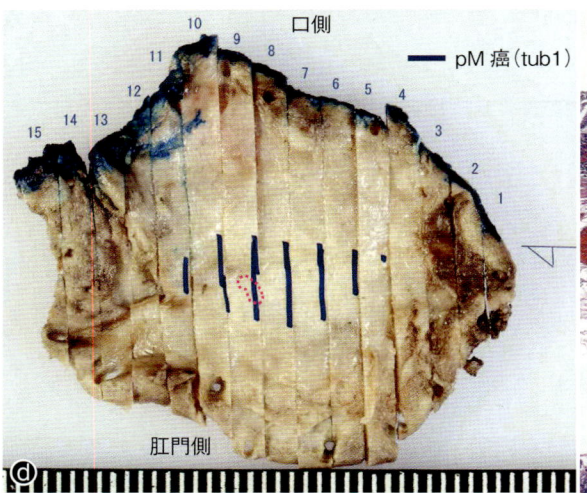 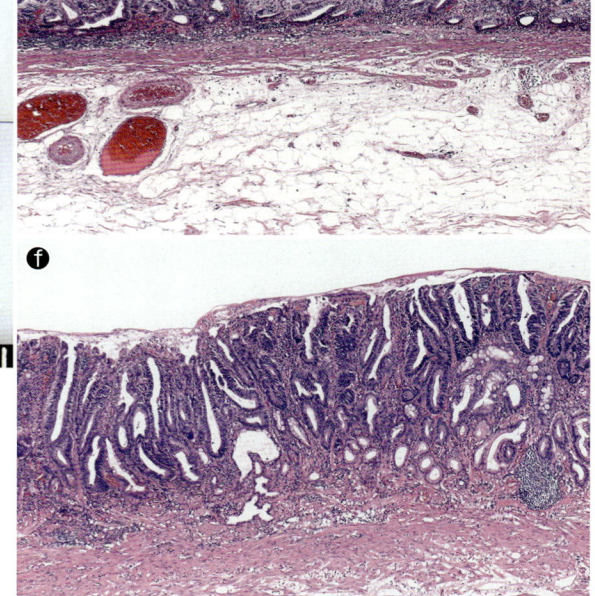
e：赤点線内の組織像
f：赤点線外の癌部分の組織像

酢酸ダイナミック・ケミカル法

酢酸撒布した後，癌部も非癌部も白色化するが，**癌部は非癌部に比して早期に消失する**[3)~5)]．そのため赤と白のコントラストで癌と非癌のコントラストが観察できる．

▶ コ　ツ

1.5％酢酸を撒布し，10秒ほど経過すると癌部の白色化は消失する．しかし非癌部では白色化が続く（非癌粘膜は1分ほど白色化が続く）．その結果，癌部は透明感のある発赤所見として浮き上がって観察される．その赤と周囲の白のコントラストで範囲診断する．

▶ ポイント

高分化腺癌では10秒ほどで白色化が消失するが，**中分化腺癌では2，3秒で白色化が消失**することが多い．一方，**低異型度の高分化腺癌や腺腫では白色化が数十秒継続し**，周囲の非癌粘膜との間にコントラストが生じないこともある．さまざまな病変の白色化の消失現象を実際に観察して体得することが大切である．

▶ 限　界

低異型度の高分化腺癌や腺腫では範囲がむしろ不明瞭になることがある．また癌部の表層に非癌上皮が被っている場合は白色化が継続し，非癌部と判断されるような画像が観察される．未分化型癌や一部の中分化腺癌では注意を要する．

症例2：体上部小彎のO-IIa病変　　図2

通常観察では範囲は白点線か黄点線を考える（図2a②）．NBI弱拡大観察で病変はmesh pattern[1),2)]を示すことが確認された（図2b①）．病変の範囲は図2a②の白点線の部分が典型的なmesh patternで認識できるが（図2b②では青点線で囲まれた範囲），図2b②の緑点線の部分も不整なネットワークからなるmesh patternを示す癌の領域と読める．図2b②の緑点線肛門側に2点のマーキングをおいて（図2c①，黄矢印），その後，全体のマーキングを行った（図2c①）．図2b②の青点線と緑点線は図2c②の青点線と緑点線に一致する．マーキング後に1.5％酢酸を撒布して範囲を確認してみる．酢酸撒布後数秒間は酢酸エンハンス法となり，粘膜模様が立体的に観察できる．円形ピットからなる管状腺癌の拡大像が確認でき，円形ピットは図2b②の緑点線と同じ部分まで認め（図2d，緑点線），癌の領域診断は一致する．10秒ほど経過すると癌部の白色化は消失するが，周囲の非癌粘膜の白色化は継続している（図2e）．ここで出現する赤と白のコントラストで範囲診断を行うのが酢酸ダイナミック・ケミカル法である．肛門側は白色化の消失した緑点線と診断できる（図2e）．拡大を上げて観察すると癌部では白色化が消失しているため，mesh patternの血管が観察できる（図2f）．図2bのNBI拡大，図2dの酢酸エンハンス法，図2e，fの酢酸ダイナミック・ケミカル法とすべての方法での範囲診断が一致した．ESDを行った．切除標本マッピング図（図2g）から癌の肛門側範囲は図2b~fで示した緑点線部分に一致すると考えられた．7番の切片を図2h，8番の切片を図2iに示す．癌部の主体はストレートな管状腺癌から形成されていた．

図2

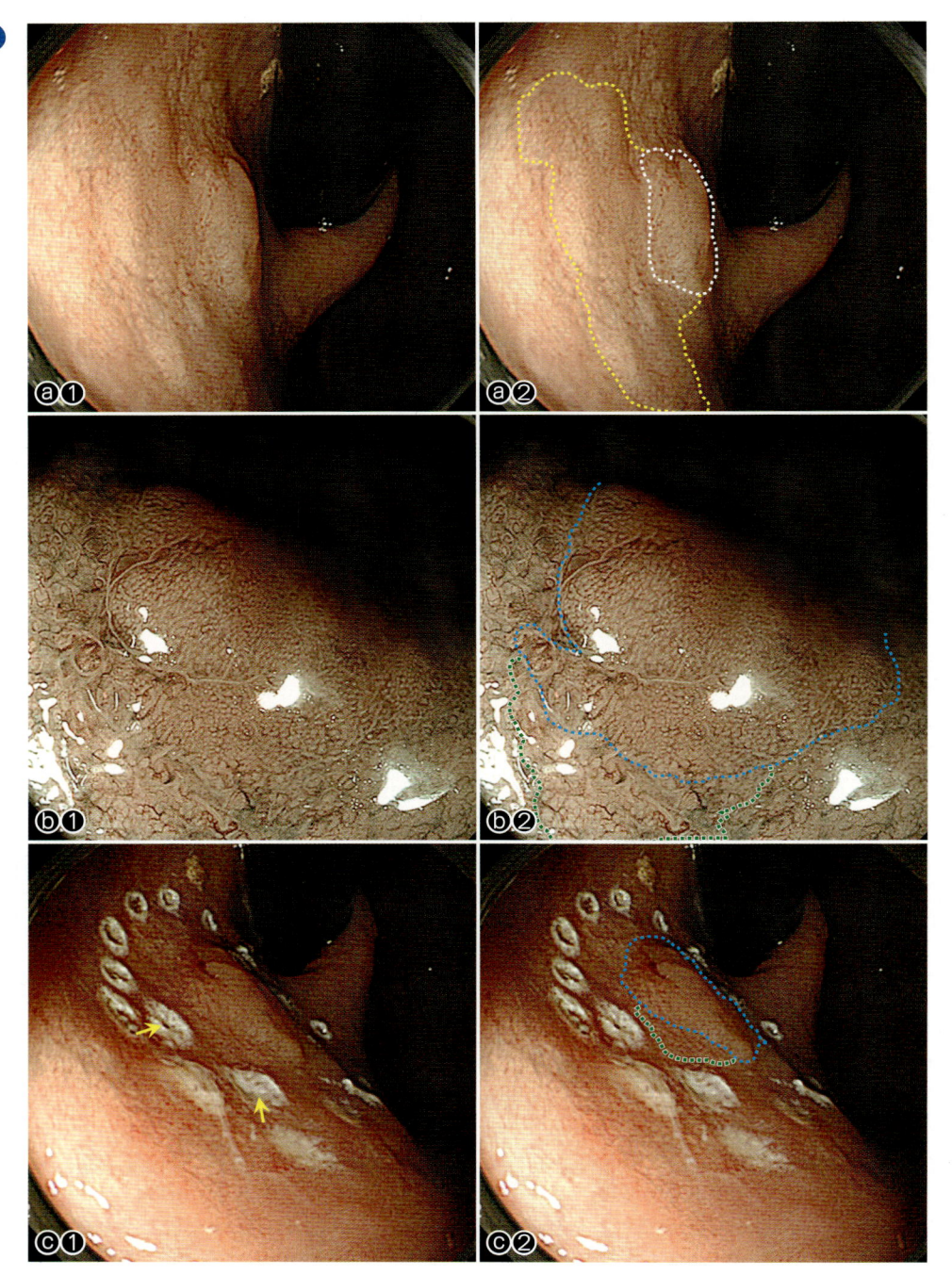

a：① 体上部小彎のⅡa病変．② 範囲はやや隆起が高い白点線内だけとするか，Ⅱbに近い黄点線も含めるか，の判断が必要である．
b：① NBI 弱拡大観察．② 青点線は典型的な mesh pattern であるが，緑点線も不整なネットワークからなる mesh pattern と診断する（構造強調：B-8，色彩モード：0）．
c：① b2 の緑点線肛門側に2点のマーキングをする（黄矢印）．② b2 の青点線と緑点線を通常内視鏡像上に示す．

図2

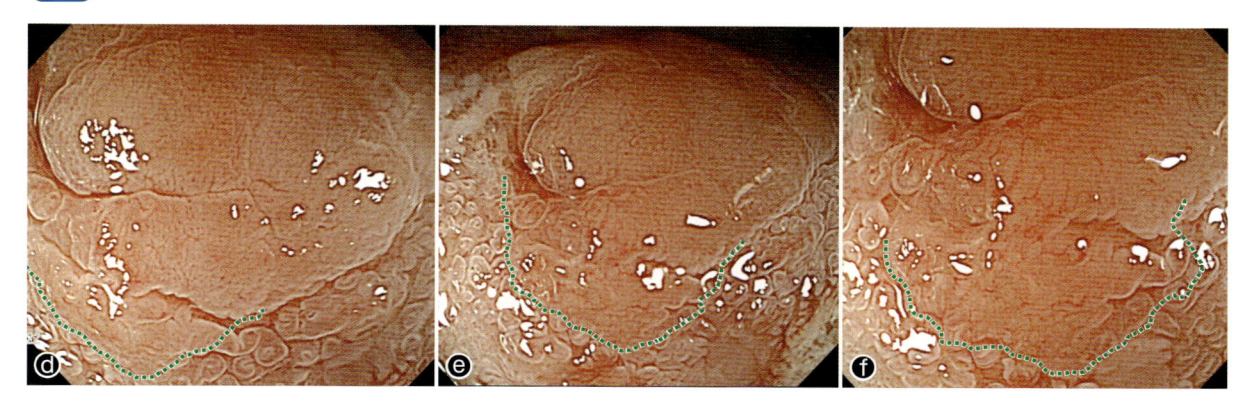

d：酢酸エンハンス法による拡大像．円形ピットを示す癌は緑点線まで観察される．
e：酢酸ダイナミック・ケミカル法（弱拡大）．肛門側範囲は緑点線と診断する．
f：酢酸ダイナミック・ケミカル法（強拡大）．肛門側範囲は緑点線までである．

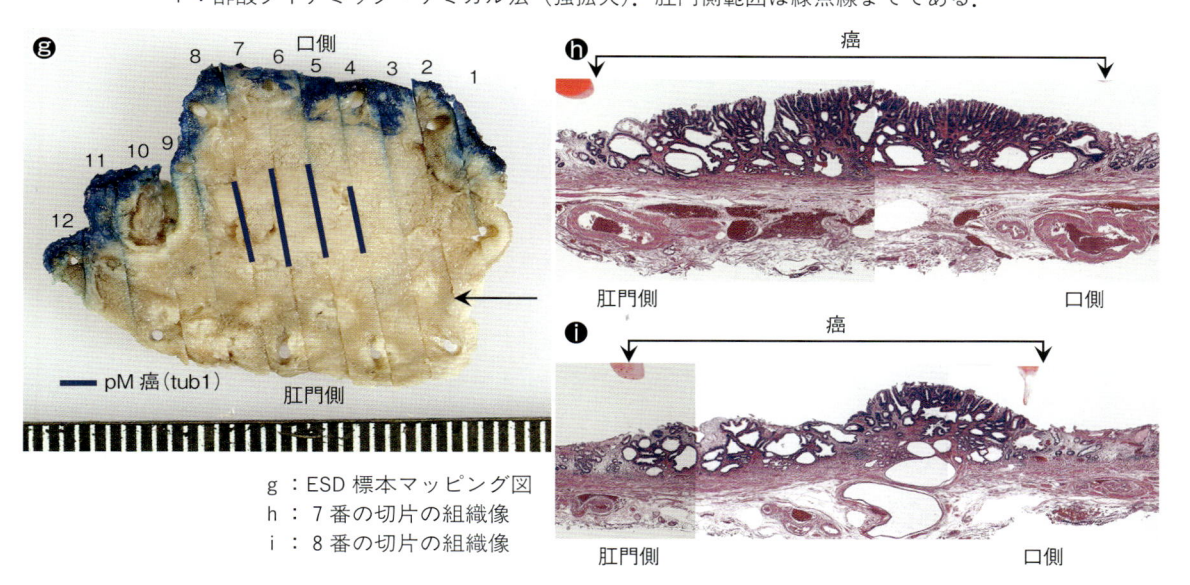

g：ESD 標本マッピング図
h：7番の切片の組織像
i：8番の切片の組織像

酢酸・インジゴカルミン・サンドイッチ法

　1.5％酢酸撒布後にインジゴカルミンを撒布すると**癌部にはインジゴカルミンが付着しないが非癌部にはインジゴカルミンが付着する**という現象が生ずる．この方法を酢酸・インジゴカルミン・サンドイッチ法（AI サンドイッチ法）と呼んで報告してきた[1),2),6)]．

症例2：体上部小彎の O-IIa 病変（つづき） 図3

　症例2の続きである．酢酸ダイナミック・ケミカル法を行った後に，インジゴカルミンを撒布した．癌部にはインジゴカルミンが付着しないが，非癌部には付着し，赤と青のコントラストで範囲診断ができる（図3a）．赤と青は反対色であるので，範囲が明瞭であり，見た目も美しい．肛門側の境界も明瞭に観察できる（図3a，緑点線）．拡大観察を行うと，癌部にはインジゴカルミンが付着していないので血管を観察することも可能である（図3b）．

図3

a：酢酸インジゴカルミン・サンドイッチ法．図2fの後，インジゴカルミンを撒布した．肛門側の境界は緑点線であることは明瞭である．
b：拡大観察で癌部のmesh patternを示す血管が観察できる．

広い病変の全体像を見る場合や拍動などで拡大観察が困難な病変には，AIサンドイッチ法は大変有用である．

▶ コ　ツ

1.5％酢酸を撒布して，癌部の白色化が消失し始めてから2倍希釈のインジゴカルミンを撒布する．**数秒から十数秒で癌部ではインジゴカルミンは消失**するが，非癌部ではインジゴカルミンの付着が続く．そのため生ずる赤と青のコントラストで癌の範囲診断を行う．癌部でインジゴカルミンの消失が不十分なときは，水で洗浄してみることも有用であるが，強く洗うと非癌部のインジゴカルミンも洗い落としてしまう．洗浄する場合はきわめてやさしく行うことが重要である．

▶ ポイント

酢酸ダイナミック・ケミカル法では不明瞭な病変もこの方法で明瞭になることが多い[6]．

▶ 限　界

酢酸ダイナミック・ケミカル法と同様に，癌部の表層を非癌上皮が被っている場合はインジゴカルミンが付着し，非癌部と判断されるような画像が描出される．未分化型癌や一部の中分化腺癌では注意を要する．

症例3：前庭部小彎のEMR瘢痕部　図4

以前行った多分割EMRの瘢痕部を前庭部小彎に認める(図4a，黄サークル)．その小彎から後壁に向かってIIb病変を認める(図4a)．癌の範囲は一部なんとか読めるが，全周を線引きするような診断は不可能である(図4a〜c)．NBI拡大観察で全周の範囲診断が可能であったが(内視鏡写真は略)，広い病変であるため，AIサンドイッチ法を行った．病変の口側の境界(図4d，黄点線)，肛門側の境界(図4e，黄点線)ともに癌部にはインジゴカルミンは付着せず，インジゴカルミンの付着する周囲非癌粘膜との間にコントラストが生じ，範囲は明瞭に描出された．

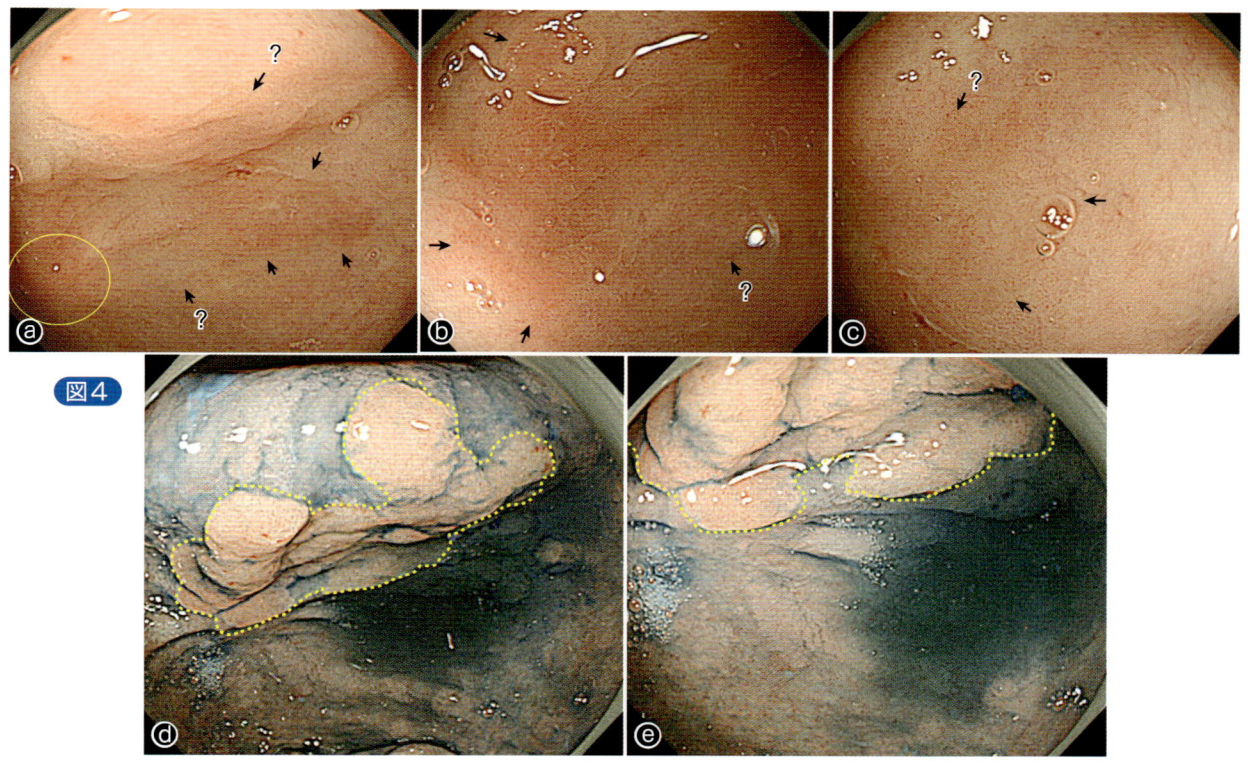

a：前庭部小彎から後壁のⅡb病変．黄サークルは以前のEMR瘢痕．
　→は癌と非癌の境界と考えられるが一部は不明瞭〔文献7〕より引用〕
b：前壁側．→は癌と非癌の境界と考えられるが一部は不明瞭
c：後壁側．→は癌と非癌の境界と考えられるが一部は不明瞭
d：AIサンドイッチ法．黄点線が癌の領域〔文献7〕より引用〕
e：AIサンドイッチ法．病変の肛門側．黄点線が癌の領域

酢酸撒布下 NBI 観察法

　1.5％酢酸撒布後にNBI光を用いて病変の観察を行う方法である[2),6)]．白色光では癌部の白色化の早期消失のため癌部は赤く非癌部は白く見え，そのコントラストから範囲診断を行った．しかしNBI光では**酢酸撒布後，癌部は茶色に，非癌部は緑色**に見える．白色光では白色化の消失がはっきりしない病変でもNBIに切り替えることで茶色と緑色のコントラストで認識できることが多い[2),6)]．構造強調はB-8，色彩モードは0で行っている．

症例4：前庭部後壁のO-Ⅱa病変　　　　図5

　前庭部後壁にⅡa病変を認める（図5a①）．口側の範囲診断は隆起で行うか（図5a②，白点線），色調変化で行うか（図5a②，黄点線），悩む病変である．NBI拡大観察を行うと癌部はwhite zoneの形状不均一と方向性不同を伴ったloop patternと診断でき（図5b①），周囲の胃炎粘膜との境界診断は可能であった（図5b②，黄点線）．念のため，酢酸撒布下NBI拡大観察を行った（図5c①）．癌部は茶色に，非癌部は緑色に観察され，両者の範囲診断は一致した

（図5c②）．マーキング後にAIサンドイッチ法を行い，全体像を描出した（図5d，黄点線）．ESD標本から範囲は術前診断のとおりであることを確認できた（図5e）．中心で1,000μmのSM浸潤があり，適応外病変であった．4番の切片の口側組織像を示す（図5f）．周囲胃炎粘膜を模倣した構造の癌組織である．図5gはSM浸潤部の組織像である．

図5

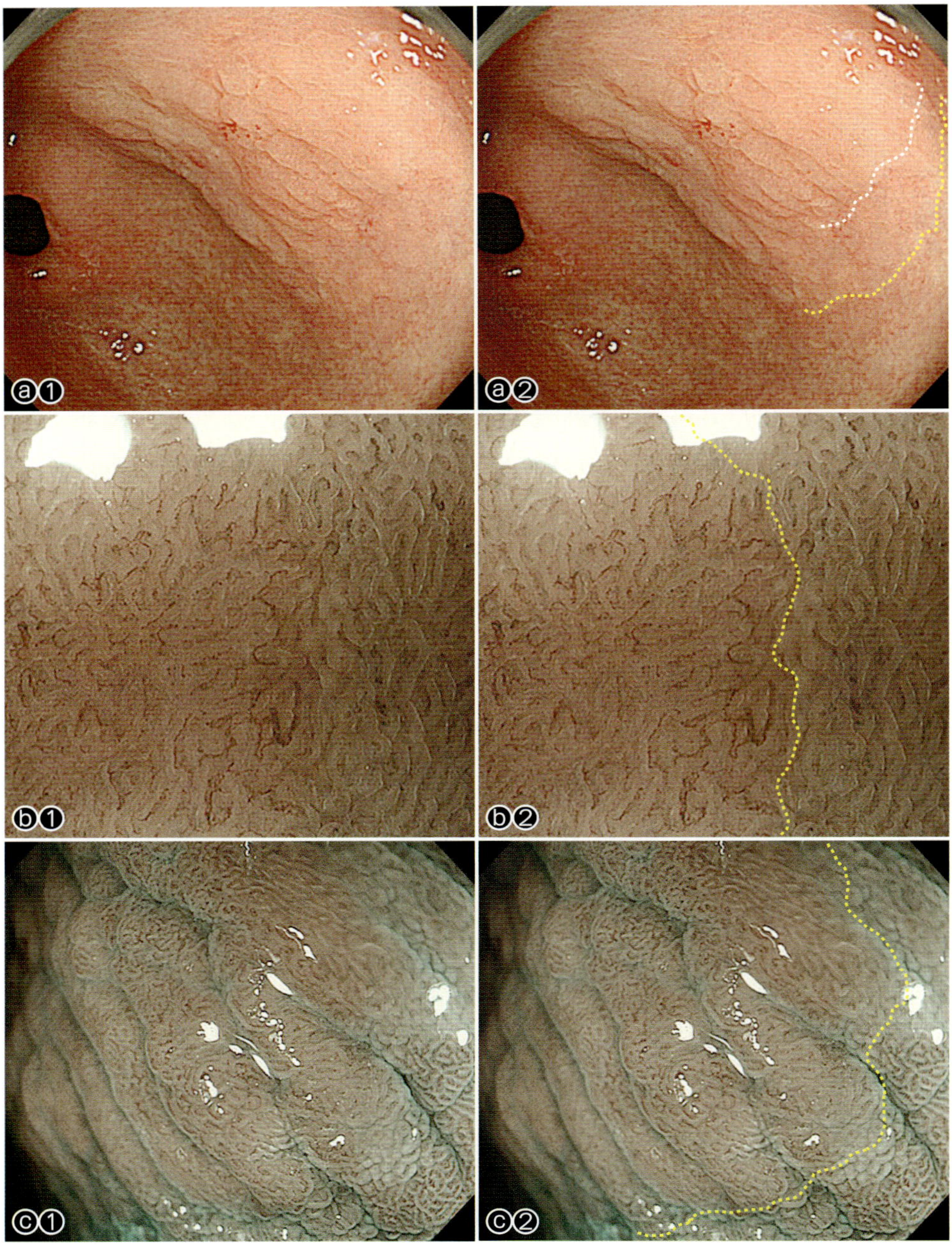

a：① 前庭部後壁のⅡa病変．② 口側の範囲診断を隆起で行う（白点線）か，色調変化で行う（黄点線）か悩む病変である．
b：① NBI拡大内視鏡像．② 黄点線の左側が癌
c：① 1.5％酢酸撒布後のNBI弱拡大観察像．② 黄点線の左上方が癌

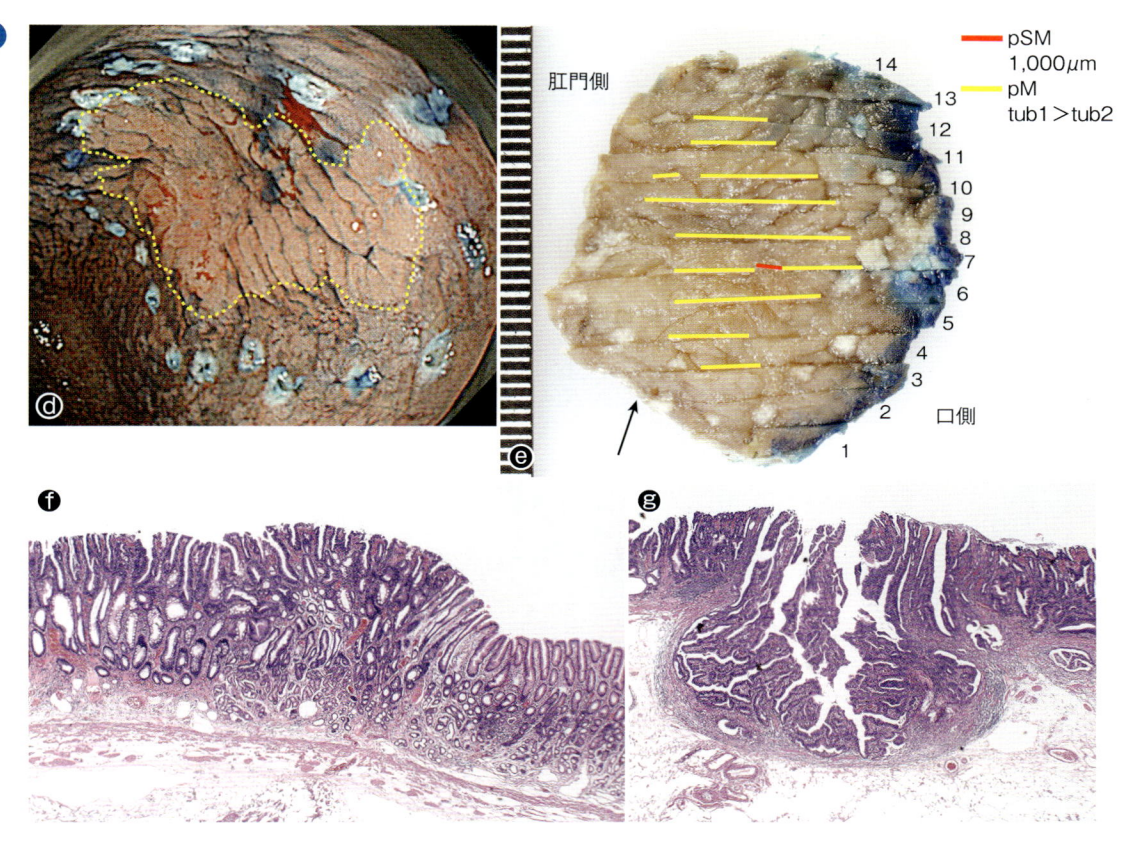

d：マーキング後の AI サンドイッチ法の内視鏡像．黄点線内が癌の領域
e：ESD 標本マッピング像
f：4 番の切片の口側組織像
g：7 番の切片の SM 浸潤部組織像

コツ・ポイント・限界

酢酸ダイナミック・ケミカル法と同様である．

文献

1）八木一芳，佐藤聡史，中村厚夫，他：5．早期胃癌の画像診断　3）範囲診断のための精密検査(3)拡大内視鏡検査―NBI 併用拡大内視鏡と「化学的」内視鏡診断．胃と腸　2009；44：663-674
2）八木一芳，味岡洋一：胃の拡大内視鏡診断　第Ⅲ章 分化型早期胃癌の拡大内視鏡．2010，31-49，医学書院，東京
3）Yagi K, Aruga Y, Nakamura A, et al：The study of dynamic chemical magnifying endosopy in gastric neoplasia. Gastrointest Endosc　2005；62：962-969
4）八木一芳，有賀諭生，中村厚夫，他：切開・剝離法（ESD）に必要な胃癌術前診断―新しい診断法：拡大内視鏡．胃と腸　2005；40：799
5）八木一芳，坪井清孝，中村厚夫，他：陥凹性小胃癌の診断―酢酸散布拡大内視鏡の立場から：dynamic chemical magnifying endoscopy．胃と腸　2006；41：811-818
6）八木一芳，水野研一，中村厚夫，他：内視鏡によるⅡb 進展範囲診断―酢酸拡大内視鏡検査の立場から．胃と腸　2010；45：60-70
7）八木一芳，水野研一，中村厚夫，他：酢酸を併用した内視鏡診断．Gastroenterol Endosc 2011（in press）

（八木一芳，中村厚夫，関根厚雄）

4 | Modality別の側方進展範囲診断

6）AFI

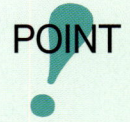

POINT

- AFIで蛍光強度の強い領域は明るい緑色に，蛍光の減弱した領域は紫色に描出される．
- 萎縮・腸上皮化生のない正常の胃底腺は紫〜深緑色であるが，萎縮性胃炎のある体部粘膜は明るい緑色に描出される．
- 腫瘍の色調は形態に大きく関連し，原則として隆起性病変は紫色に，陥凹性病変は緑色に描出される．
- AFI観察は色素，拡大観察の前に行う．背景粘膜，腫瘍ともに炎症による非特異的な影響を受けやすいため，炎症や潰瘍を伴う病変の所見の解釈には注意を要する．

自家蛍光内視鏡とは

　蛍光物質に短波長の励起光を照射すると，照射光とは異なる帯域（多くは長波長）の光，蛍光が生じる．生体組織に含まれるNADHやポルフィリン，エラスチン，コラーゲンなども蛍光物質の一種で，励起光を照射すると微弱な蛍光を発するが，このような内因性の蛍光物質から生じる蛍光を自家蛍光と呼ぶ．自家蛍光は非常に微弱なため通常の肉眼で視認することは不可能であるが，消化管に励起光を照射した際に生じる自家蛍光を高感度の撮像素子（CCD）で捉え，画像処理してモニタ上に疑似カラー表示するのが自家蛍光内視鏡装置である．消化管組織では粘膜下層に含まれるコラーゲンから比較的強い緑色の帯域の蛍光が生じることが知られているが，腫瘍では粘膜の厚みや血流（ヘモグロビン）量の増加，組織構築の違い（N/C比や腺管密度の差）などの要因によって自家蛍光の強度は減弱している．そのような蛍光特性の違い（おもに強度）が蛍光内視鏡画像上の色調差として描出される（図1）．

　従来の自家蛍光内視鏡はファイバースコープを用いたシステムのため，実臨床での汎用は困難であった．新しく開発されたAutofluorescence imaging videoendoscopy system（AFI）は蛍光観察用の高感度CCDを電子スコープ先端に内蔵することで，外観・操作性は通常の電子内視鏡と同様に高解像度の電子内視鏡による白色光観察からボタン一つで切り換えて蛍光観察を行うことができる[1]．また，AFIでは腫瘍部と血流の増加した部位との区別を可能とするために，血液（ヘモグロビン）により強く吸光される緑色

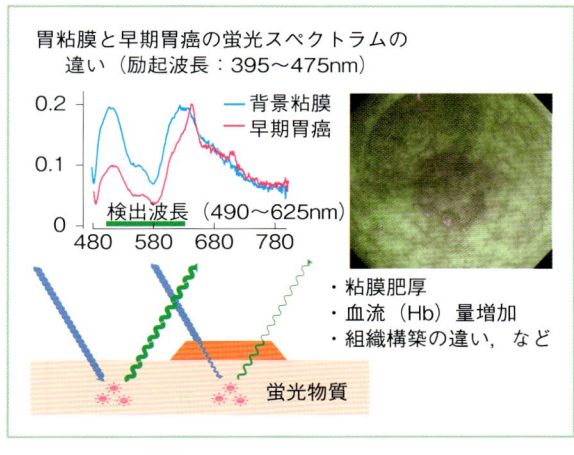

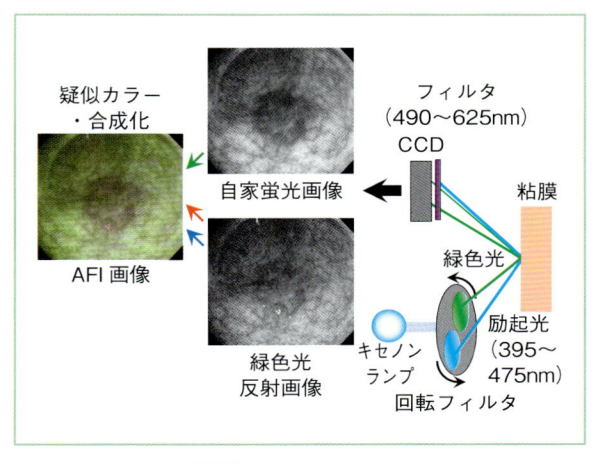

図1 自家蛍光内視鏡の原理

図2 AFIのしくみ

光の反射画像を面順次方式で合成している（図2）。同システムでは自家蛍光と緑色光いずれもが明るい部位は明るい緑色に、自家蛍光のみが減弱した部位（腫瘍）は紫色（赤紫色）に、自家蛍光と緑色光の両者が減弱した部位（血液）は深緑色に描出される。

AFIによる背景粘膜の色調（萎縮性胃炎の診断）

通常，AFI画像で食道，大腸の粘膜は明るい緑色に描出されるが，*Helicobacter pylori* 陰性の萎縮のない正常の胃体部粘膜は自家蛍光が減弱した紫色に，それに対して幽門腺粘膜や萎縮性胃炎により胃底腺の減少した萎縮粘膜は他の消化管と同様に明るい緑色に描出される。*Helicobacter pylori* 陽性の萎縮性胃炎例を対象にして胃体部の緑色の領域と紫色の領域よりそれぞれ生検組織を採取し，シドニーシステムによって胃炎（活動性：好中球浸潤，炎症：単核球浸潤，萎縮：腺管の減少，腸上皮化生）の程度を評価したところ，紫色の領域は萎縮，腸上皮化生がほとんどない胃底腺粘膜であった。それに対して，緑色の領域は炎症，萎縮，腸上皮化生が紫色の領域に比べて有意に高度であった（図3）。したがって，AFIでは胃体部における萎縮性胃炎のひろがりを緑色の領域として捉えることができる（図4）[2]。AFI観察による胃体部の緑色の粘膜は，組織学的な萎縮に対して感度72％・特異度78％の，腸上皮化生に対して感度77％・特異度75％の診断能をもっていた[3]。

早期胃癌の組織型や肉眼型は，背景胃粘膜の萎縮のひろがりと腺領域からみた占居部位とに密接に関連している。AFIではそれらの診断を容易にすることで，胃癌発生の高危険群の診断や，萎縮性胃炎のひろがりとの関連から系統的な内視鏡診断を可能とする。また，早期胃癌の色調パターンと側方進展範囲を診断するうえでも背景粘膜の色調を評価することは重要である。

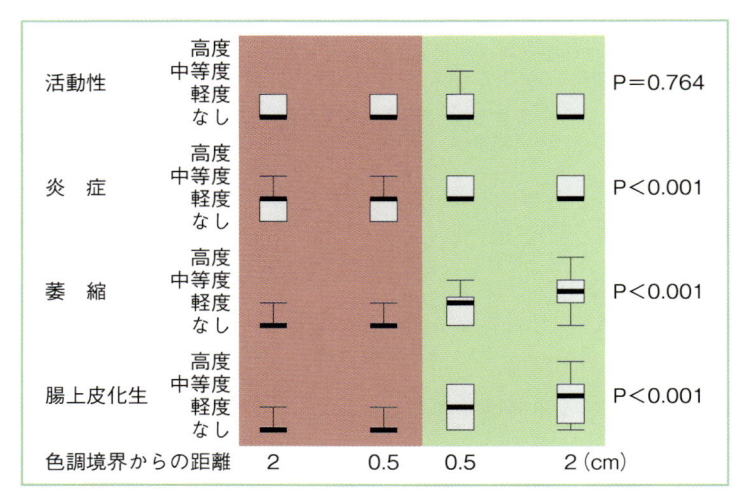

図3　胃体部粘膜のAFI画像での色調と組織学的な胃炎の程度

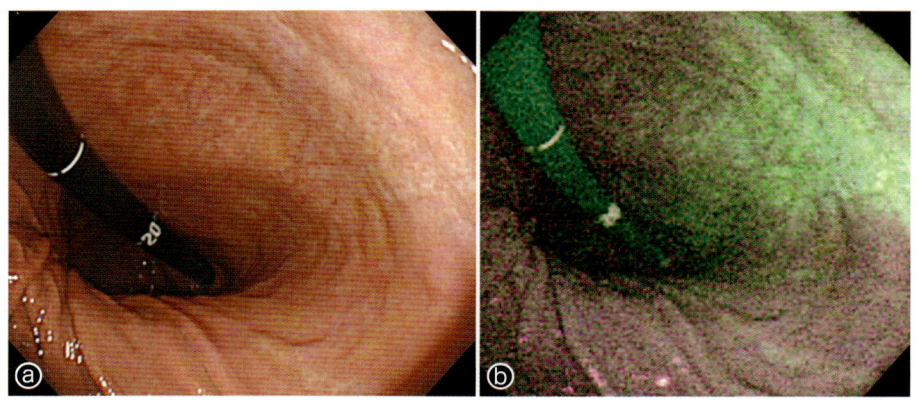

図4　体部胃炎の白色光観察（a）とAFI画像（b）

早期胃癌のAFI画像

　AFI画像での早期胃癌の色調は，紫色と緑色の二つに大別できる．腫瘍の色調は肉眼型（隆起・陥凹，odds比16.4）と背景胃粘膜の色調（紫色・緑色，odds比3.4）とに独立して有意に関連していた．したがって，AFI画像における早期胃癌の色調パターンは癌と背景粘膜の色調の関係から図5のように四つに大別される[3]．このパターンを認識することは，AFI画像において腫瘍の形態を把握し，ひろがり診断を進めるうえで重要である．このうち，背景粘膜と癌のいずれもが紫色となるものは胃底腺領域内や背景粘膜に炎症が強い場合の隆起型胃癌で，頻度は少ないがAFI画像の色調からの診断は困難である．したがって，おもに以下の三つが早期胃癌のひろがり診断に有用なAFI画像の色調パターンとなる．

① 緑色の背景粘膜内の紫色域：萎縮・幽門腺粘膜内の隆起型癌（図6）
② 緑色の背景粘膜内で紫に縁取られた緑色域：萎縮粘膜内の陥凹型癌（図7）
③ 紫色の背景粘膜内の緑色域：胃底腺粘膜または腺境界部の陥凹型癌（図8）
　また，陥凹型の癌では内部に癌または再生上皮などの隆起による紫色の結節を伴うことが多い．

AFI画像上での色調パターンは，萎縮粘膜では粘膜が薄いため粘膜下層からの自家蛍光が強いのに対して，胃底腺粘膜は厚いため自家蛍光が減弱し，また，隆起型の癌は病巣の厚みや血流の増加によって蛍光が減弱するが，陥凹型の癌は粘膜の厚みの減弱や腫瘍自体の線維化などの組織学的な変化によって蛍光強度が相対的に強いことによって生じると考えられる（図9）．

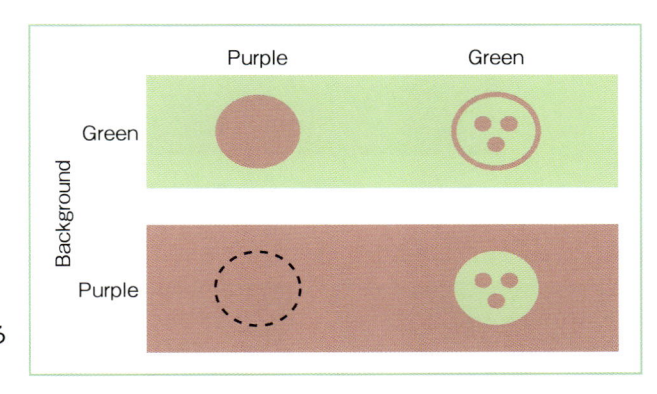

図5　早期胃癌のAFI画像における色調パターン

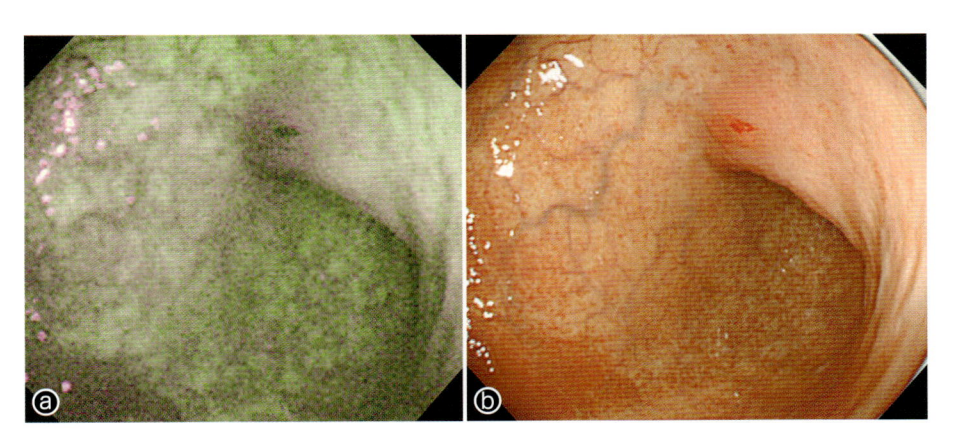

図6　a：緑色の背景の紫色の腫瘍．b：体下部小彎の0-Ⅱa

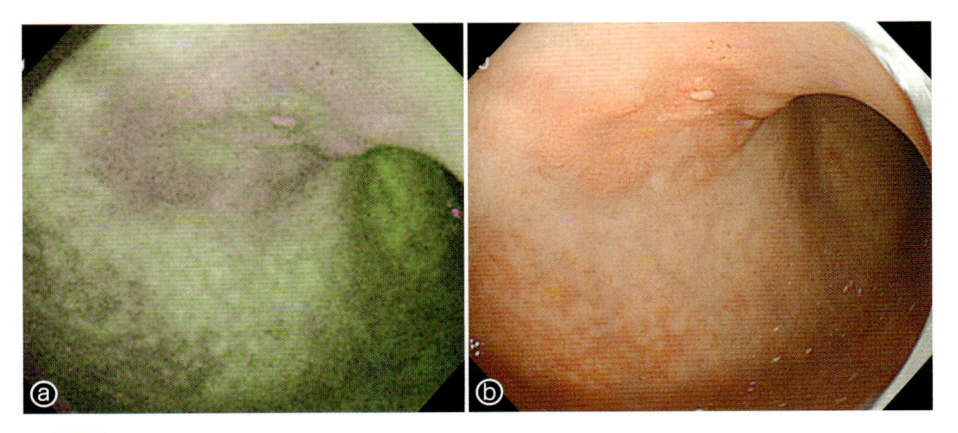

図7　a：緑色の背景の紫に縁取られた緑色の腫瘍．b：体下部前壁の0-Ⅱc＋Ⅱa

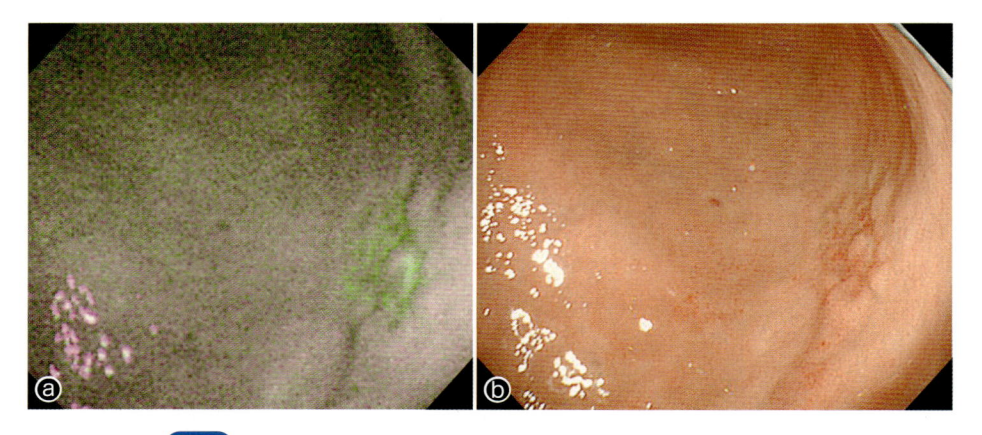

図8 a：紫色の背景の緑色の腫瘍． b：体下部後壁の 0-IIc

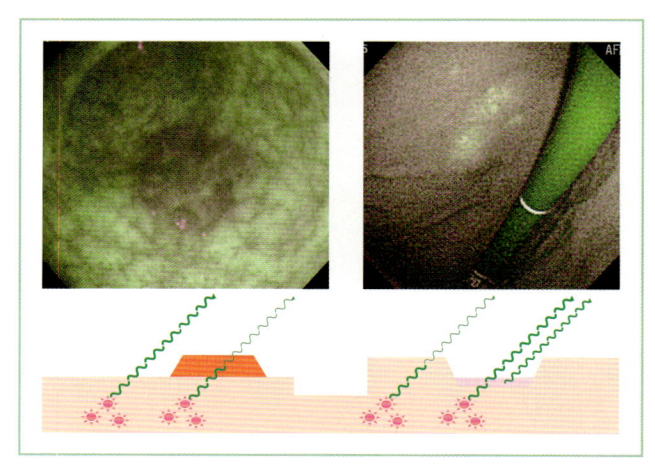

図9 早期胃癌の色調パターンの違い

　幽門腺・萎縮粘膜内の隆起型腫瘍の場合，背景粘膜は蛍光の減弱が少ないため明るい緑色に見えるのに対して腫瘍部は蛍光の減弱した紫色に見える（図左）．一方，胃底腺粘膜内の陥凹型腫瘍の場合，背景粘膜は蛍光の減弱した紫色に見えるのに対して腫瘍部は蛍光の強い緑色に見える．

AFIによる早期胃癌のひろがり診断能

　上記色調パターンに基づいて，既知の早期胃癌例（n=22）を対象にそのひろがりに対するAFIの診断能を，白色光観察，色素内視鏡と比較検討を行ったところ，AFIの正診率は68％で，白色光観察の36％より優れた傾向にあったが，色素内視鏡の91％には劣っていた．しかしその内訳をみると，潰瘍や背景粘膜に炎症を伴う病変（n=5）では浮腫や粘膜の肥厚などが偽陽性所見となり正診率が33％と低かったが，**形態や色調変化の乏しい平坦病変（n=5）に対する正診率は80％**と，色素内視鏡（100％）とほぼ同等であった[4]．

手技・観察のコツと注意点 **Strategy**

　AFIによる蛍光観察は，進行胃癌では周囲粘膜の炎症や浮腫などの影響により背景粘膜と明瞭な色調差を得られることは少ないため，早期胃癌が観察のおもな対象となる．

　AFIは弱い自家蛍光を増幅して画像化するため，近接観察では過度に明るい画像となってしまう．また，接線方向での観察も病変と周囲粘膜との蛍光特性の差を捉え難い．そのため，**やや遠景で可能なかぎり正面視に近い条件で観察**する必要がある．

　唾液や粘液などは蛍光観察に影響するため，**消泡剤の投与や粘液除去**を行ったほうがよい．あまり強く洗浄しすぎると粘膜に浮腫や出血を生じ，観察に影響を及ぼすため注意が必要である．また，拡大観察を行った後ではスコープ先端が触れた部位に浮腫性変化が生じ，AFI画像での色調を変化させる．また，色素撒布もAFI画像での色調差を低下させることがあるため，**AFIによるひろがり診断は白色光観察に引き続き最初に行う**べきである（図10）．

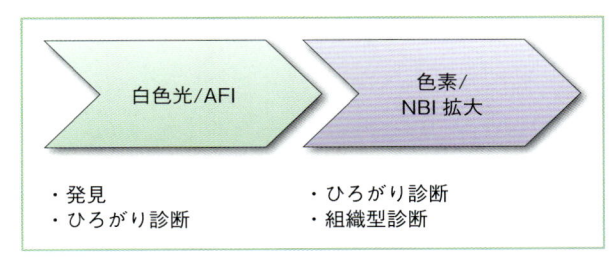

図10　AFI検査の順序

白色光/AFI
・発見
・ひろがり診断

色素/NBI拡大
・ひろがり診断
・組織型診断

症例：幽門前部小彎の隆起性病変　　図11

　70歳代，男性．前医で胃の前庭部に隆起性病変を指摘，生検でgroup 4と診断され精査加療目的に当科を紹介受診した．幽門前部小彎，5～6 mm大の発赤調の不整形の隆起性病変を認めた（図11 a）．AFIで観察すると病変は緑色の背景の紫色の領域として描出された．不整形隆起の後壁側に20 mm程度の紫色の平坦粘膜がひろがっているのが観察された．また，不整形隆起の前壁側にも5～6 mm大の小領域が紫色に描出された（図11 b）．NBIで平坦な紫色領域の辺縁（白四角内）を拡大観察すると，紫色部には白色沈着物（white opaque substance；WOS）の付着したやや不整な腺管が存在しているのが観察された（図11 c）．インジゴカルミン色素内視鏡を行うと，後壁側への平坦な腫瘍のひろがりと前壁側の副病変はやや褪色調の領域としてより明瞭に認識することができた（図11 d）．マーキング後，ESDで全体を一括切除した（図11 e）．後壁側の平坦な腫瘍の辺縁部の病理組織像で，腫瘍は粘膜固有層の中層から表層にかけて周囲粘膜より密でやや不整な管状の腺管を形成していた（図11 f）．切除標本のマッピング像で，AFIで隆起の後壁側に認めた紫色部のひろがりと前壁側の小領域に一致して粘膜内に低異型度の高分化型管状腺癌が存在しているのが確認された（図11 g）．

図11

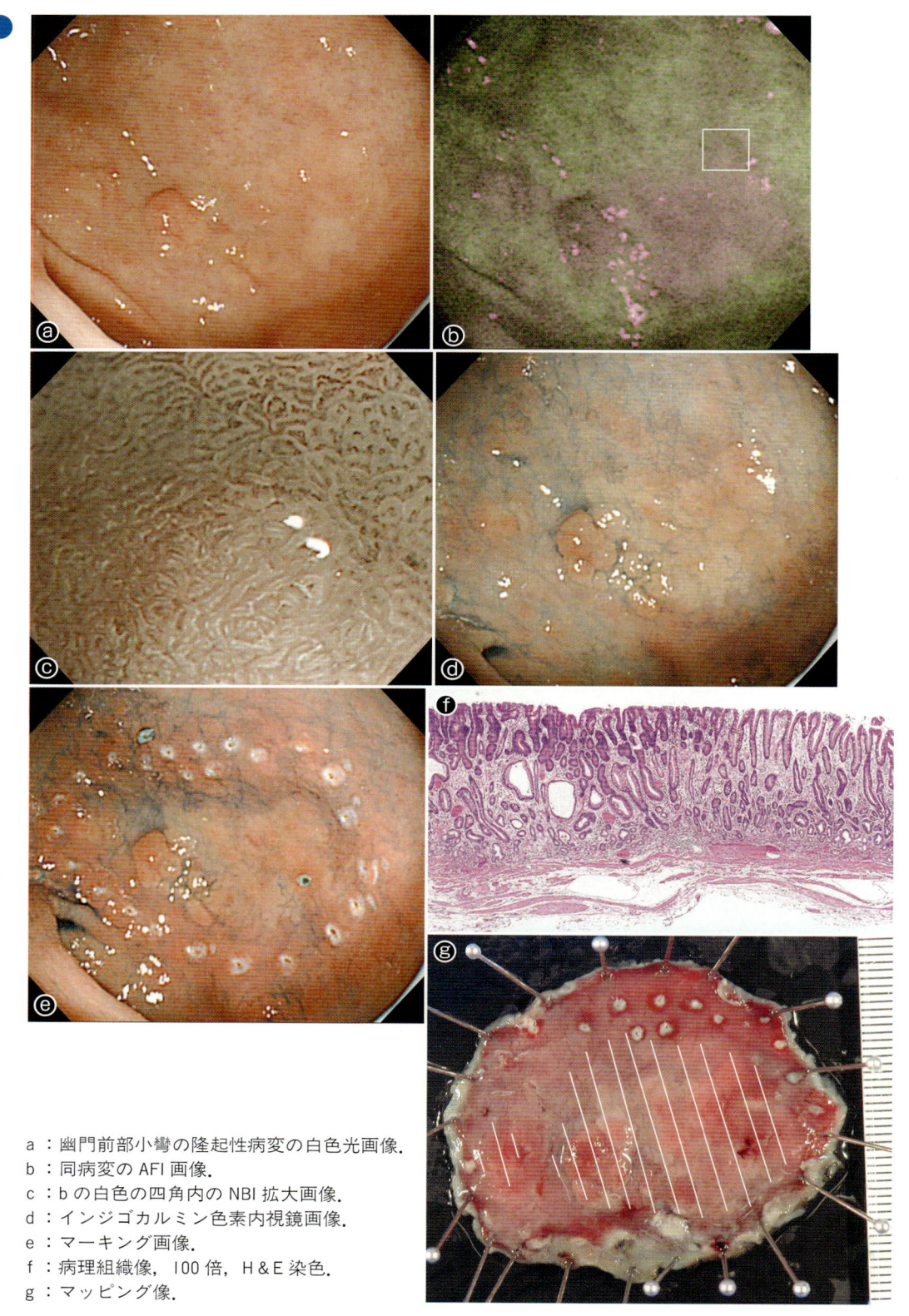

a：幽門前部小彎の隆起性病変の白色光画像．
b：同病変の AFI 画像．
c：b の白色の四角内の NBI 拡大画像．
d：インジゴカルミン色素内視鏡画像．
e：マーキング画像．
f：病理組織像，100 倍，H＆E 染色．
g：マッピング像．

まとめ

　AFI画像は解像力が低いことや電気的増幅によって生じるノイズ，偽陽性所見が多いなどの問題からも，精密診断としては高解像度電子内視鏡による白色光やNBI画像に比べて見劣りがする．また，背景粘膜，病巣ともに炎症や潰瘍性変化などの影響を受けやすく診断能を全体でみても色素法を大きく上回ることは少ない．ただ，白色光観察では気づき難い，随伴する平坦病変を診断する端緒となることがあり，その手間は色素を撒布するよりも少ない．われわれはAFIをスクリーニングで早期胃癌を発見した際，または術前の精密検査の際に，側方進展範囲診断のため最初に行う補助診断法の一つと位置づけている．白色光観察と対比しながらAFI所見を診断し，引き続いて色素内視鏡やNBI拡大観察で同所見について評価を行う．ただし，周囲粘膜や病巣自体が炎症・潰瘍などの影響で解釈が困難な所見を示すものについては画像を記録するにとどめ，他の観察法の所見を重視して診断を進めている．また，早期胃癌ESD後例のように背景粘膜が均一に緑色となるような高度萎縮性胃炎例においては，スクリーニング検査として異常所見を拾い上げる目的に用いている[5]．

　画像強調観察は，白色光観察では視え難かった病変の描出を可能とするが，しかし，その観察はある一定の情報を特異的に抽出し，限られた側面を強調したものであることが多い．白色光観察はわれわれが通常肉眼で視ているのと同様に可視光すべての情報を含む画像であるため常に内視鏡診断の基本である．画像強調観察は白色光観察を駆逐する万能のものではない．原理をよく理解したうえで，今後さらに白色光画像や病理組織像との対比からその利点・欠点を明らかにし，消化管疾患の診断への活用法を確立してくことが重要と考える．

文　献

1）Uedo N, Iishi H, Tatsuta M, et al：A novel videoendoscopy system by using autofluorescence and reflectance imaging for diagnosis of esophagogastric cancers. Gastrointest Endosc　2005；62：521-528
2）Inoue T, Uedo N, Ishihara R, et al：Autofluorescence imaging videoendoscopy in diagnosis of chronic atrophic fundal gastritis. J Gastroenterol　2010；5：45-51
3）Kato M, Uedo N, Ishihara R, et al：Analysis of the color patterns of early gastric cancer using an autofluorescence imaging video endoscopy system. Gastric Cancer　2009；12：219-224
4）Uedo N, Iishi H, Ishihara R, et al：A novel autofluorescence videoendoscopy imaging system for diagnosis of cancers in the digestive tract. Dig Endosc　2006；18(Suppl 1)：S131-S136
5）Uedo N, Iishi H, Takeuchi Y, et al：Diagnosis of early gastric cancer using endoscopic screening with autofluorescence videoendoscopy. Endoscopy　2005；37(Suppl I)：A26

〈上堂文也〉

4 | Modality別の側方進展範囲診断

7）FICE

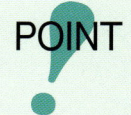

POINT
- FICEはデフォルトで10通りのパターンがあるが，胃病変に関してはNo.1（R 550，G 500，B 470）を勧める．
- 観察のポイントは可能なかぎり正面視に病変をとらえること．正面視が困難な場合は先端アタッチメントの使用なども検討．
- 粘液付着が顕著な際は念入りに洗浄をする必要があるが，出血をきたさないよう細心の注意を要する．
- 早期胃癌の質的診断に関しては，FICEは中拡大での観察で十分なことが多い．

　早期胃癌に対するESDは2007年に保険適応となりこの数年の間に爆発的に全国へ普及するに至った．ESD技術の向上，各種デバイスの開発・改良により，テクニカルな面は長足の進歩を遂げているが，早期胃癌の存在診断，深部診断，範囲診断などの診断能力も併せて向上することが，真のESD技術の発展と考える．通常光観察下での早期胃癌に特徴的な所見やインジゴカルミンを用いた色素内視鏡所見が基本である点に異論はないが，近年FICE（富士フイルム社製）やNBI（オリンパスメディカルシステムズ社），i-scan（HOYA社ペンタックス）といった分光内視鏡の発展が目覚ましく，早期胃癌の質的診断に必須のアイテムとなってきているのは周知の事実である．2010年4月よりFICE，NBIに関しては拡大内視鏡を併用することにより加算が算定できるようになったことも，分光内視鏡の普及に拍車をかけることが予想される．

　本項では分光内視鏡FICE（富士フイルム社製）の早期胃癌の側方進展範囲診断の有用性について言及したい．

FICEの原理・特徴

　オリンパス社のNBIと混同されるFICE（Flexible spectral Imaging Color Enhancement）だが，そもそも原理が異なる．NBIの放つ光は415 nmと540 nmのヘモグロビンの吸収特性に特化した波長で，血管の視認性に優れているのに対し，通常可視光を用い画像処理により任意のRGB画像を構成するFICEは早期胃癌診断に関しては，血管はもとより表面の腺管構造の観察を得意とする．また静止画像に対しても分光画像処理が可

能で，検査後に別の設定画像を見ることも可能である．デフォルトで10パターン（FICE No.0〜9）の設定があり，胃病変に関してはFICEプリセットNo.1（R 550，G 500，B 470）やNo.0（R 525，G 495，B 495）が有用であるという報告が多いが，**当施設ではとくにNo.1（R 550，G 500，B 470）を勧めている**．

また比較的管腔の広い胃内の遠景観察に関しては，暗すぎて不得意とされるNBIと異なり，FICEは比較的明るい特性より胃内の遠景観察でも色調コントラストを呈する病変の拾い上げに有用である点も強調したい．

早期胃癌の側方進展範囲診断の実際 　Strategy

実際の診断手順を示す．内視鏡は拡大機能を有する富士フイルム社製EG-590ZW，プロセッサーは高画質の画像が得られ，FICEのパフォーマンスを最大限に引き出すadvanciaが望ましい．

●観察手順
① 通常光での遠景観察．
② FICE（当施設ではおもにNo.1（R 550，G 500，B 470））に切り替えてからの遠景観察．→色調コントラストでの大まかな病変認識．
③ 近接後に中拡大（30〜50倍程度）でのFICE観察で病変の表面structure patternやIMVP（irregular microvascular pattern）の観察．demarcation line（以下，DLと略す）の同定．

背景粘膜の萎縮や腸上皮化生が高度だと，DL認識が困難であり，まれにnegative biopsyで病変の広がりを確認することもある．

観察のポイントは可能なかぎり正面視に病変をとらえることで，どうしても接線方向でしかアプローチできない場合は先端アタッチメントが有用である．当施設では黒フード（オリンパス社製MB-46）を用いている．

また，病変表面に粘液が付着し，拡大下でのstructure pattern観察に支障をきたす場合に多々遭遇するが，念入りに洗浄したり，時には生検鉗子などで慎重にはがすなどの労を惜しんではならない．ただ，洗浄も細心の注意を払わないと容易に出血を惹起してしまう．出血時も時間をおかずに，持続的にゆるやかな洗浄を続けるうちに止血が得られ，観察可能となる場合もある．時間をおいてしまうと凝血してしまい，詳細な観察は困難となってしまう．

●よりきれいな画像を得るための工夫
① 構造強調機能（プロセッサーにon-off切り替えボタンあり）によりFICEでのstructure patternがシャープになる．
② 手ぶれが気になる際はシャッタースピードを上げる（60倍→100倍→200倍へと）．
③ 近接での観察の際，ハレーションが気になる場合は，浸水下観察により良好な画像を得られることがある．

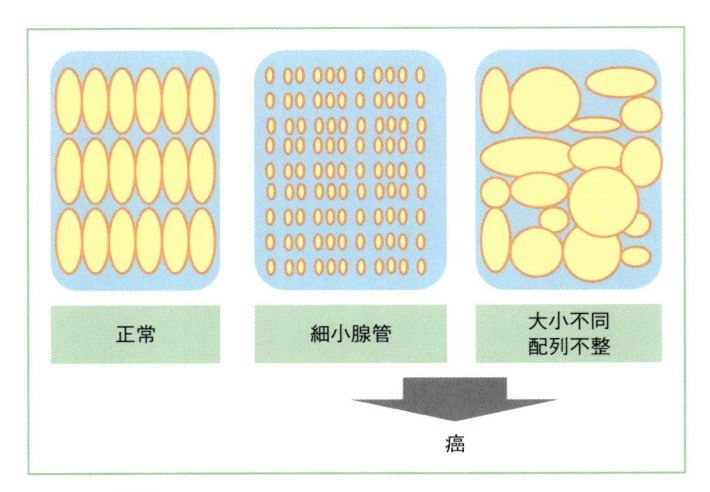

図1 FICE 拡大観察による胃癌診断のポイント

（正常／細小腺管／大小不同 配列不整 → 癌）

FICE 拡大観察時の早期胃癌の所見 （表面 structure pattern，微小血管）

FICE においては，IMVP の有無も重要であるが，表面 structure pattern の観察をむしろ重要視している．多くの場合，中拡大での観察で十分な所見が得られることが多く，フルズームの観察によりサイズの大きな病変でオリエンテーションを失ったり，無用な出血を惹起したりすることもなく，低侵襲，簡便な観察が可能である．

実際の胃癌診断のポイントであるが（図1），
① 一見無構造のような所見だが，拡大で観察すると微小な腺管が並ぶ細小腺管パターン
② 通常の正常腺管は個別の腺管の大きさや配列が整っているが，大小不同な腺管で配列も崩れた大小不同パターン
③ 腺管構造が欠落した無構造パターン
といった特徴的なパターンに分類できる．

症例1：胃前庭部小彎の 0-IIa 病変　　図2

66歳，女性．通常光（図2a）のみならず FICE 非拡大画像（図2b）でも DL の同定が困難であった．50 倍程度の FICE 観察（図2c）を行うと，大小不同で配列が不整な癌に特徴的なパターンが予想外に広がっておりマーキングも広範となってしまった（図2d）．

最終病理の結果，残念ながら追加手術となった症例であったが，側方進展範囲診断困難な随伴 IIb 症例において FICE が有用であると実感した症例であった（図2e）．

図2

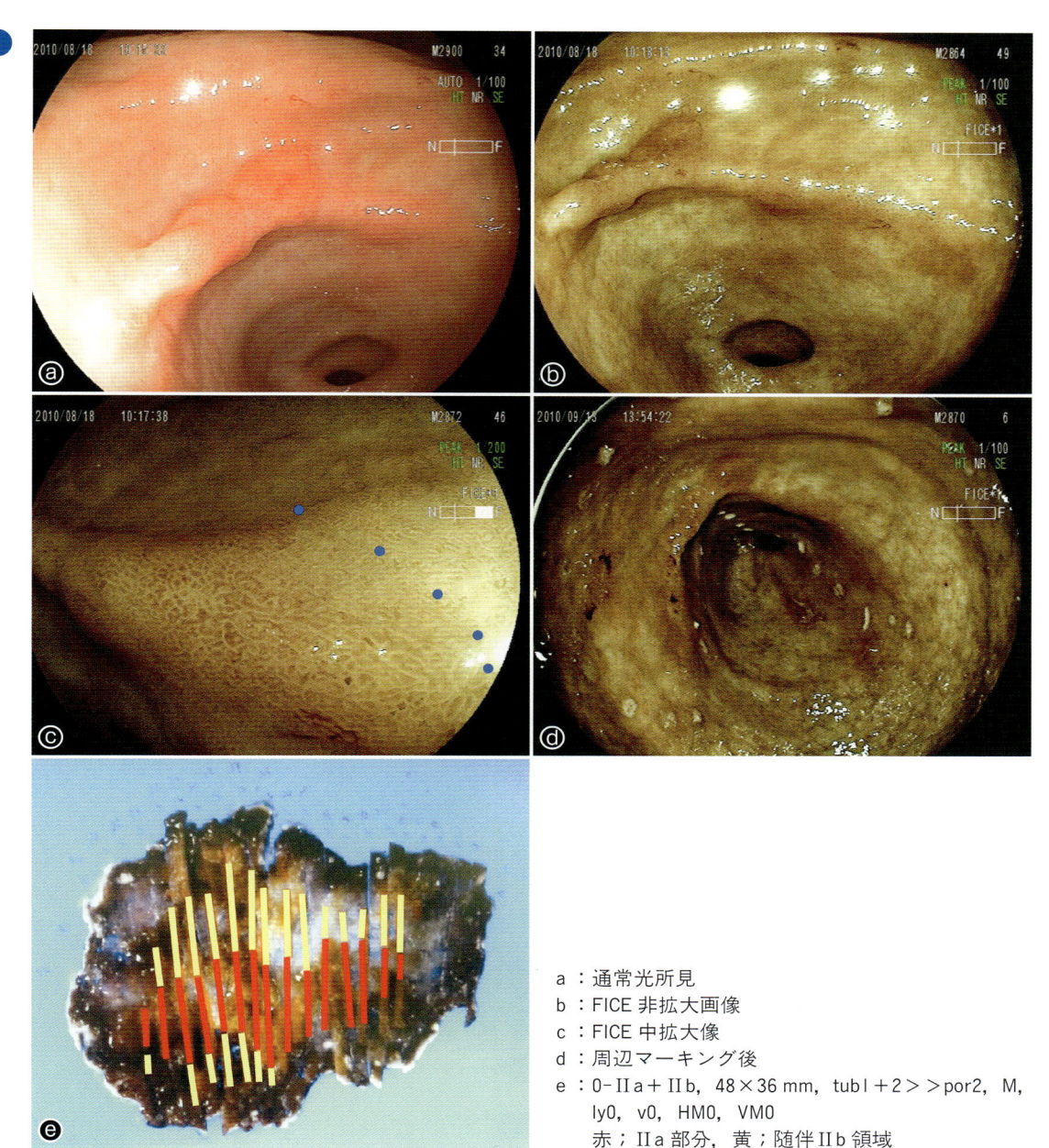

a：通常光所見
b：FICE 非拡大画像
c：FICE 中拡大像
d：周辺マーキング後
e：0-Ⅱa＋Ⅱb，48×36 mm，tub1＋2＞＞por2，M，ly0，v0，HM0，VM0
　　赤；Ⅱa部分，黄；随伴Ⅱb領域

　ⅡaやⅡcといった段差や色調コントラストがつきやすい病変は境界診断も比較的容易だが，コントラストの乏しいⅡb病変や高度の萎縮や腸上皮化生が背景にある病変，随伴Ⅱb病変は境界診断に苦慮することも多く，FICE観察においてもフルズームでの観察を余儀なくされる場面がある．

症例2：胃角小彎のO-IIa病変　　　図3

63歳，男性．通常光観察（図3a）．FICEに切り替えると色調コントラストにより境界は明瞭となる（図3b）．病変中心部を拡大で観察すると大小不同パターンに加え細小腺管パターンも認め，癌の診断は容易であった（図3c）．

DLもおおむね色調コントラストや，表面腺管パターンにより容易に判別できた（図3d）．後壁側が一部診断困難であったが，近接FICE拡大観察により，周囲の正常粘膜との腺管構造の違いによりなんとかDL同定可能であった（図3e）．ESD後の病理結果は完全切除であった（図3f）．

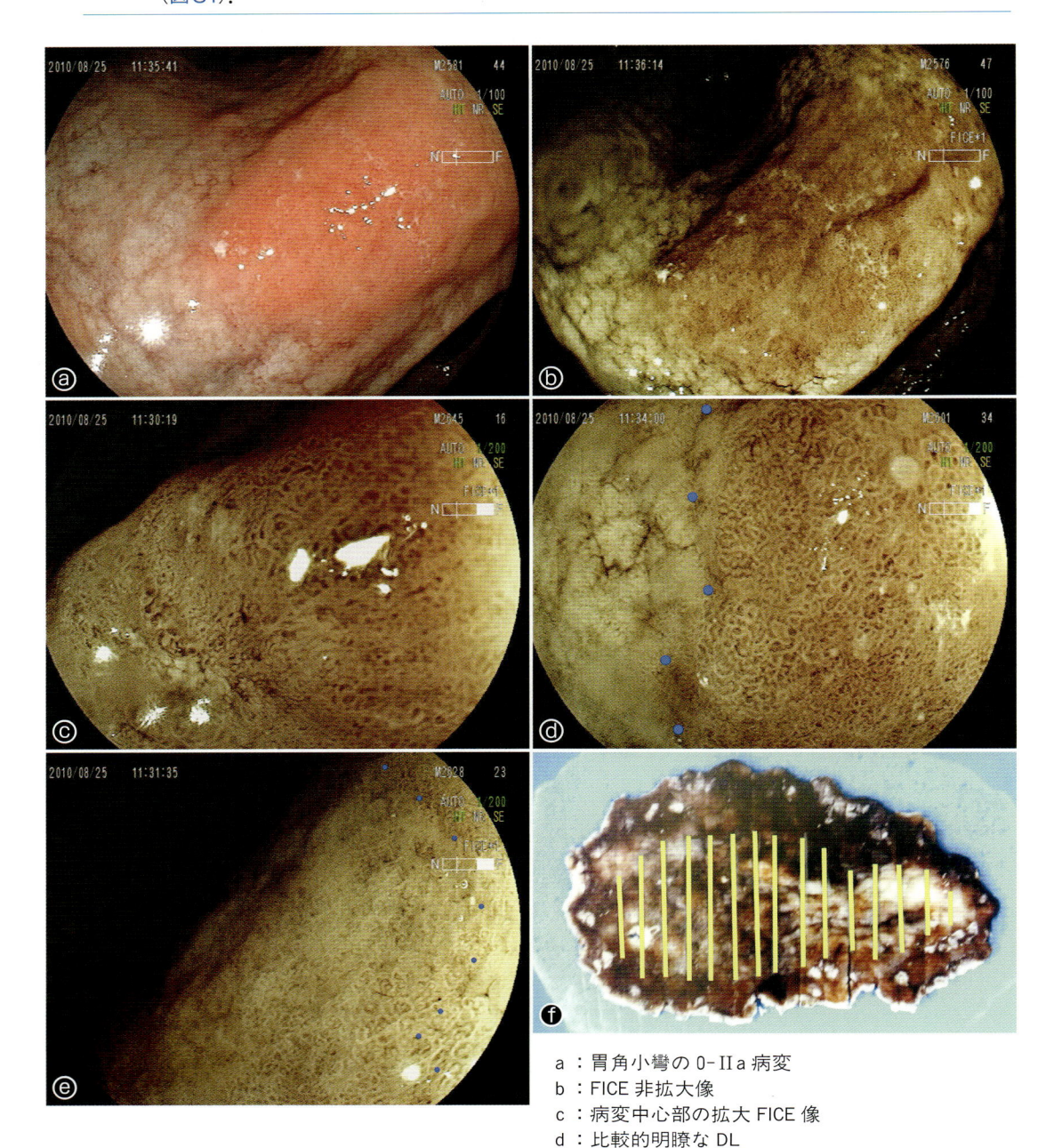

a：胃角小彎のO-IIa病変
b：FICE非拡大像
c：病変中心部の拡大FICE像
d：比較的明瞭なDL
e：やや診断に苦慮した後壁側のDL
f：0-IIa，56×33mm，tub1＞tub2，M，ly0，v0，HM0，VM0

おわりに

　近年の分光内視鏡の発展には目覚ましいものがあり，とくにFICEでは遠景でも明るく色調コントラストが得られることから，早期胃癌の拾い上げ診断にも有利であり，存在診断から精査としての側方進展範囲診断にまで有用性が高い．個人的な印象だとインジゴカルミン撒布を要する症例が激減しており，近いうちに色素内視鏡にとってかわる可能性がある．

　そのためには，さらなる画質の向上，分光内視鏡の普及，分光内視鏡下での早期胃癌の特徴的所見の周知が必要と考える．

（阿治部弘成，山本博徳）

4 | Modality 別の側方進展範囲診断

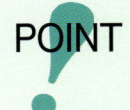

8）i-scan

POINT

- i-scan を用いた胃癌側方進展範囲診断は，i-scan のなかのモードの一つである TE（tone enhacement）で行う．
- 現在 i-scan 用の拡大内視鏡は開発中であり，非拡大観察による胃癌側方進展範囲診断には TE のなかの胃精査用に開発された TE-g を用いることが多い．
- TE-g による胃癌側方進展範囲診断（非拡大）は，微細な粘膜構造の差を認識し，demarcation line を同定するが，症例に応じて色素内視鏡などを併用し，総合的に判断する．
- TE-g による非拡大観察では，構造の差がわずかな病変の診断は困難である．また微小血管構造の観察はできず，構造不整を認めた部位が腫瘍か否かの判断には限界がある．
- 開発中の拡大内視鏡（プロトタイプ）の使用経験では，TE-r との併用で微小血管構造の観察が可能で，胃癌側方進展範囲診断に対する有用性が期待できる．

　ESD の開発・普及に伴い，従来の適応を大きく超える消化管腫瘍に対しても内視鏡的に切除することが可能になっている．早期胃癌に対しても，リンパ節転移の可能性を無視できる病変であれば技術的に巨大病変でも十分切除できるようになっており，従来であれば胃全摘になっていた病変であっても内視鏡切除で手術を回避できた病変も多数存在する．しかし，切開ラインを自由に設定できる ESD においては，術前診断の誤りが切除断端陽性，胃癌の遺残・再発に直結してしまうため，術前の範囲診断の重要性が急速に増大している．

　そのような状況のなか，近年の内視鏡画像診断に対する技術の発展は目覚ましく，内視鏡開発各社からさまざまな画像強調機能が開発されている．本項では HOYA 株式会社ペンタックスライフケア事業部が開発した画像強調機能である i-scan を用いた早期胃癌の範囲診断について記載していく．

i-scan とは

　i-scan とは，HOYA 株式会社ペンタックスライフケア事業部が開発した内視鏡シス

テム，EPKi に搭載されている内視鏡画像強調機能であり，**エッジの認識により構造強調を行う SE（surface enhancement），低輝度領域を色づけすることでおもに陥凹部位を強調する CE（contrast enhancement），画素ごとの RGB（red, green, blue）成分の組み合わせを変更することでさまざまな画像強調を行う TE（tone enhancement）の 3 種類から構成される**．

　SE と CE は白色光の色調を大きく変えずに，微細な構造や凹凸を強調する機能であり，現段階ではおもにスクリーニングによる胃癌の拾い上げに対して使用することが多い．一方 TE は，無数に存在する RGB の組み合わせを各臓器別や強調すべき部位別に設定し，現在は食道観察用の TE-e，胃観察用の TE-g，大腸観察用の TE-c，発赤領域観察用の TE-r，褪色調領域観察用の TE-d，血管観察用の TE-b の計 6 種類を使用でき，おもに認識された病変の精査に対して使用することが多い．胃癌側方進展範囲診断に対しては TE をおもに使用するため，はじめに TE の原理を説明する．

▶ TE の原理

　通常内視鏡画像は，粘膜に照射した白色光の反射光を CCD が捉えることでモニターに画像を映し出すが，TE では白色光画像の RGB 成分を分解し，R，G，B 成分それぞれを各モードによって定められたトーンカーブに沿って独立に変換した後に再合成することで画像を構築していく（図1）．前述の 6 種類のモードが搭載されているが，これら

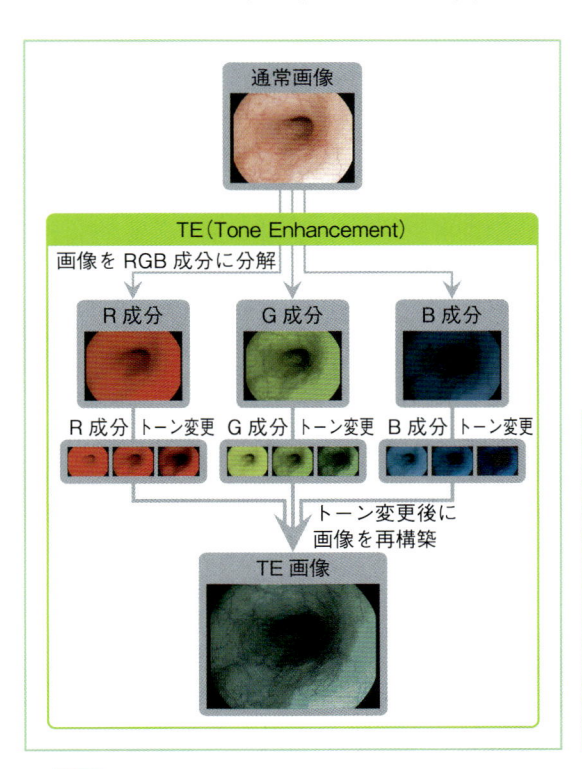

図1　TE の原理
　TE は白色光画像の RGB 成分を分解し，それぞれをトーンカーブに沿って変換し，再合成して画像を構築する．

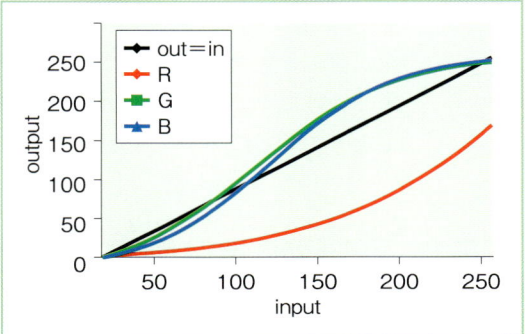

図2　TE-g のトーンカーブ
　トーンカーブは R, G, B 成分のトーンを変更させて TE 画像を作り上げる設計図にあたる．TE-g は R 成分の色調を抑え，G, B 成分の強弱を強調させる画像を作り上げる．

表1　TE-g 処理前後の各成分の色調変化

TE-g をかけることにより，正常粘膜と血管構造，発赤調粘膜の比較ではR成分の色調差が強くなり，正常粘膜と腺管開口部，褪色調病変の比較ではG，B成分の色調差が強くなり，内視鏡上のコントラストが得られる．

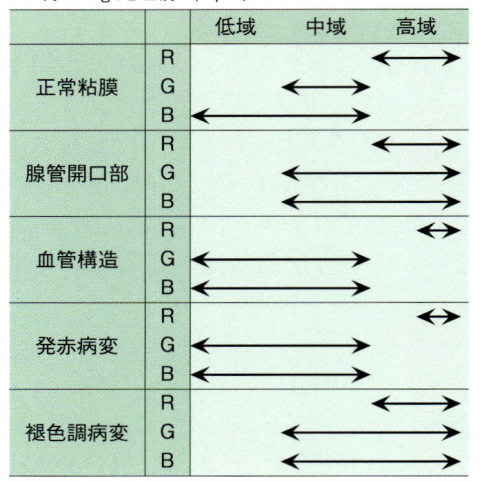

〈胃 TE-g 処理前（input）〉　　　　　〈胃 TE-g 処理後（output）〉

はボタン一つで瞬時に切り替わり，ストレスなく観察を行うことができる．

トーンカーブとは各モードのR，G，B成分のトーンを変更させる設計図にあたり，その自由度は高く，さまざまな形態を作ることができる．おもに非拡大観察による胃癌側方進展範囲診断を行う TE-g のトーンカーブ（図2）は，R成分の output を input よりも全体的に低く抑えることで赤の色調を抑えた画像とし，G，B成分の output は，input が強い領域はより強く，input が弱い領域はより弱くすることで，G，Bの強弱を強調させる画像を作り上げる．このトーンカーブは，強調させたい構造の色調の差を拡大させることを目的とし，臨床上の利便性を合わせて設計されており，TE-g であれば，胃正常粘膜の色調と胃発赤調腫瘍・褪色調腫瘍の色調の差，正常粘膜と血管・腺管開口部の色調の差が画像強調をかけることで拡大させる（表1）．そのため，病変全体の色調変化を発赤調病変，褪色調病変にかかわらず正常粘膜とのコントラストを上げて認識しやすく，かつ色調の変化している部位を明瞭に認識できるようになる．また微細な粘膜構造を認識できるようになることから，微細な構造の変化をきたしている部位を認識できるようになっている．

TE による早期胃癌側方進展範囲診断（非拡大）　Strategy

TE は RGB の各成分をトーンカーブで変換することにより，モードによって多少画像が暗くなる場合があるが，TE-g は明るさを保ちつつ画像強調をかけるように設定されているため，管腔の広い胃内も白色光観察に近い広い視野で観察を行うことができる．

現在 i-scan を使用できる拡大内視鏡は開発中であり，i-scan で通常行われる内視鏡観察は非拡大で行うが，i-scan，TE が搭載されている内視鏡システムである EPKi の特徴の

一つである megapixel（約 130 万画素）により，非拡大観察であっても他社内視鏡システムの弱拡大程度の解像度が得られ，粘膜表面の微細構造は明瞭に認識できると考える．

以下に TE-g を用いた早期胃癌に対する側方進展範囲診断の方法を述べる．

① 白色光観察にて病変を認識する（基本的にはすでに生検による胃癌の病理診断が得られている病変）．明らかに非腫瘍であると認識できる点から，（胃癌の診断が得られた）病変中心に向けて視線を移していき，不規則な表面構造へ移行していくライン（demarcation line）を同定する．
② TE-g 観察にて，①と同様に demarcation line を同定する．
③ TE-g 観察にて全周性に demarcation line を同定できた場合は，この範囲を胃癌側方進展範囲と診断する．全周性に同定できなかった場合，インジゴカルミンによる色素内視鏡観察を行い，demarcation line を同定する．

TE-g による胃癌側方進展診断の限界（非拡大）

インジゴカルミンによる色素内視鏡は，病変境界に段差が認められる病変に対しては明瞭な境界を描出することができるが，0-IIb のような段差が認められない腫瘍に対しては逆に境界が認識しづらくなる．そのため TE-g は，表面構造の変化がラインとして認識できる腫瘍に関しては，インジゴカルミンによる色素内視鏡と比較して正確な境界を得ることができると考えられる．一方 TE-g でラインとして境界を認識できない病変のなかには，インジゴカルミンで境界が認識しやすくなるものもある（点としてのみ認識できる病変境界を，インジゴカルミンにより点と点を結び線にするイメージ）ため，TE-g を用いた非拡大観察による側方進展診断には色素内視鏡が必要な症例もあると考える．

また上記の TE-g による胃癌側方進展診断は，非拡大観察によるものであるため，構造の差がわずかな病変の診断は困難である．また微小血管構造の観察はできておらず，現段階では構造変化を認めた領域が腫瘍性変化か否かの判断には十分ではない．現在開発中である EPKi 用拡大内視鏡のプロトタイプの使用経験では，拡大観察と TE-r（もしくは TE-d）の併用にて粘膜表面の微細構造だけではなく，微小血管構築像も描出することができ，さらに精度の高い胃癌範囲診断を行うことができるようになると考える．

症例1：非拡大観察症例：TE-g 使用　　図3

60 歳代，男性．胃体中部後壁に褪色調の不整粘膜を認める．前医で行われた生検にて高分化型腺癌の診断が得られているが，白色光観察ではその境界は不明瞭である（図3a）．TE-g 画像による観察では，周囲の背景粘膜に規則正しい腺管構造を認識でき，周囲から病変へ視線を移していくと構造の変化を認識できるライン（demarcation line）を全周性に同定できる（図3b，c）．インジゴカルミンによる色素内視鏡では，構造の変化は認識しづらくなり，境界不明瞭となる（図3d）．TE-g 画像により得られたラインを病変境界と診断し，ESD で一括切除を行った．切除標本（図3e）は，内視鏡像との対比のため左を口側としている．病変の口側に前医での生検瘢痕を認め（白矢印），マッピングとの対比により，癌の進展範囲は TE-g で得られた領域と一致していると考えられた（図3e）．最終診断は adenocarcinoma, tub1, T1（M），ly0，v0，LM0，VM0，0-IIc，11×8 mm，であった．

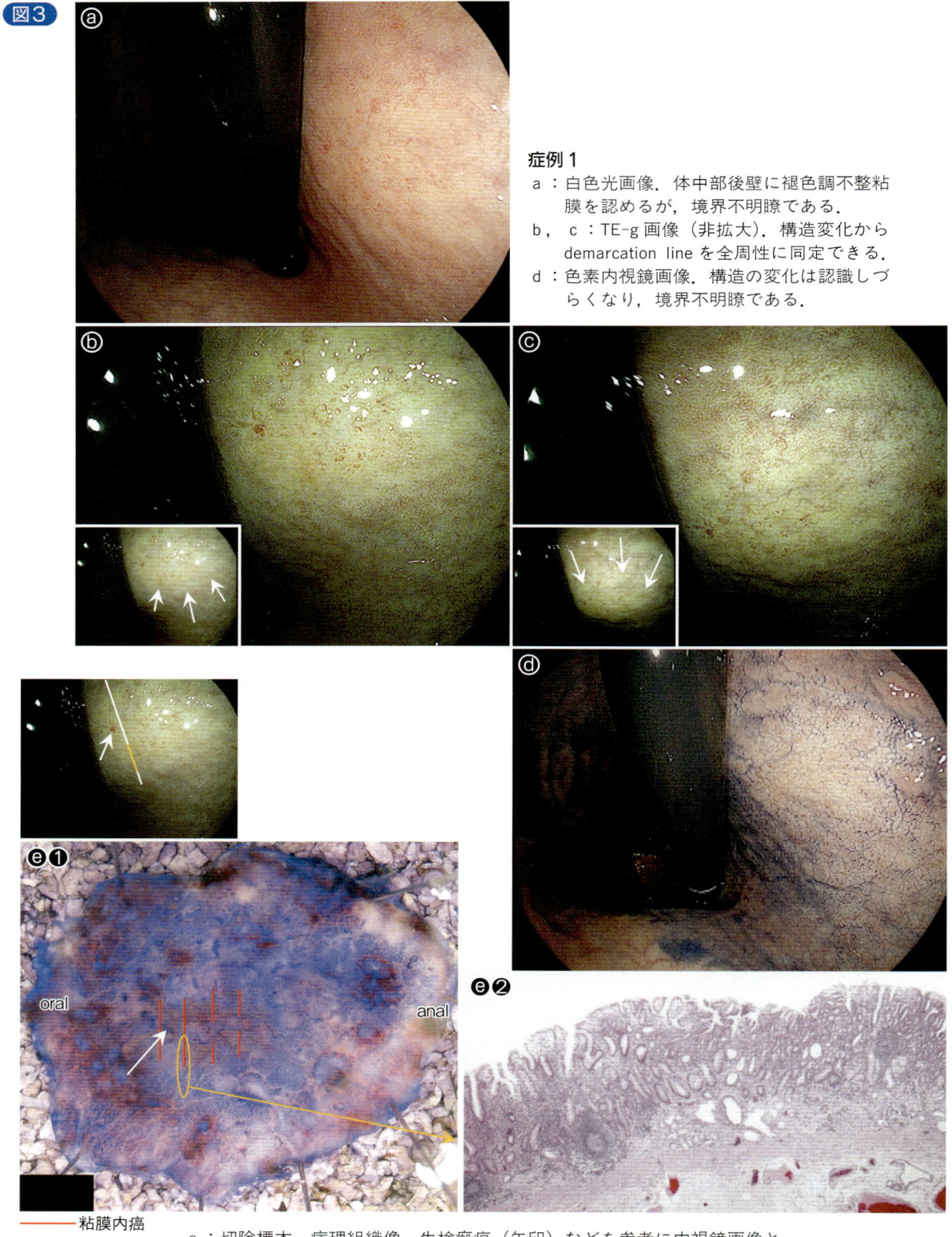

図3

症例1
a：白色光画像．体中部後壁に褪色調不整粘膜を認めるが，境界不明瞭である．
b，c：TE-g 画像（非拡大）．構造変化から demarcation line を全周性に同定できる．
d：色素内視鏡画像．構造の変化は認識しづらくなり，境界不明瞭である．

— 粘膜内癌

e：切除標本，病理組織像．生検瘢痕（矢印）などを参考に内視鏡画像と対比し，TE-g で得られた範囲の高分化型粘膜内癌の診断であった．

症例2：拡大内視鏡（プロトタイプ）観察症例：TE-r 使用　　図4

　70歳代，男性．胃体下部前壁に凹凸の目立つ不整粘膜を認める．白色光観察では，とくに小彎側の境界が不明瞭である（図4a）．インジゴカルミンによる色素内視鏡では，白色光で認識できた不整粘膜付近にインジゴカルミンをはじく領域を認め，病変範囲と推測するが，正確なdemarcation lineを引くことはできない（図4b）．近接による弱拡大観察をTE（TE-r）で行うと，周囲の背景粘膜に規則正しい腺管構造を明瞭に認識でき，周囲から病変中心へ視線を移していくと構造の変化を認識できるライン（demarcation line）を全周性に認識できる（図4c, d）．同部位をさらに近接し強拡大観察を行うと，demarcation line内にirregularな異型血管構造を認めた（図4e）．以上よりdemarcation lineを病変境界とする早期胃癌と診断し，ESDで一括切除を行った．切除標本（図4f）は，内視鏡像との対比のため左を口側としている．病変中心に発赤調の隆起を伴っており（白矢印），その周囲に腫瘍の伸び出しが認められ，マッピングでは，癌の進展範囲はTEで得られた領域と一致していると考えられた．最終診断は，adenocarcinoma, tub1, T1(M), ly0, v0, LM0, VM0, 0-Ⅱc, 25×24 mm，であった．

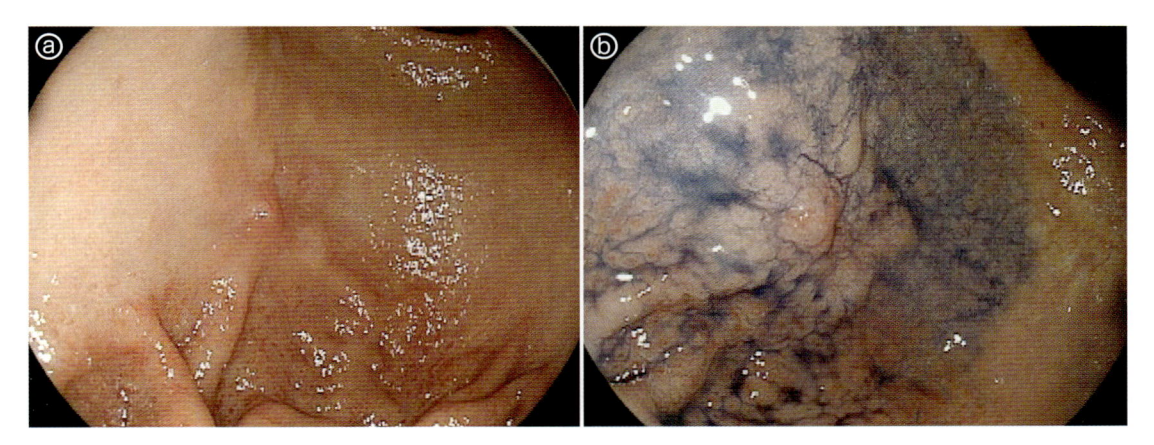

a：白色光画像．体下部前壁に凹凸のある不整粘膜を認めるが，境界不明瞭である．
b：色素内視鏡画像．インジゴカルミンをはじく領域を認め，病変範囲を推測できるが，正確なラインは認識できない．

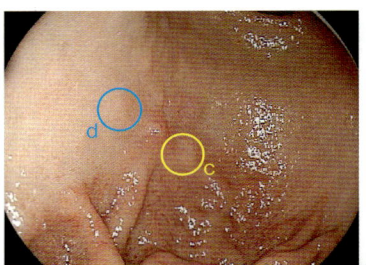

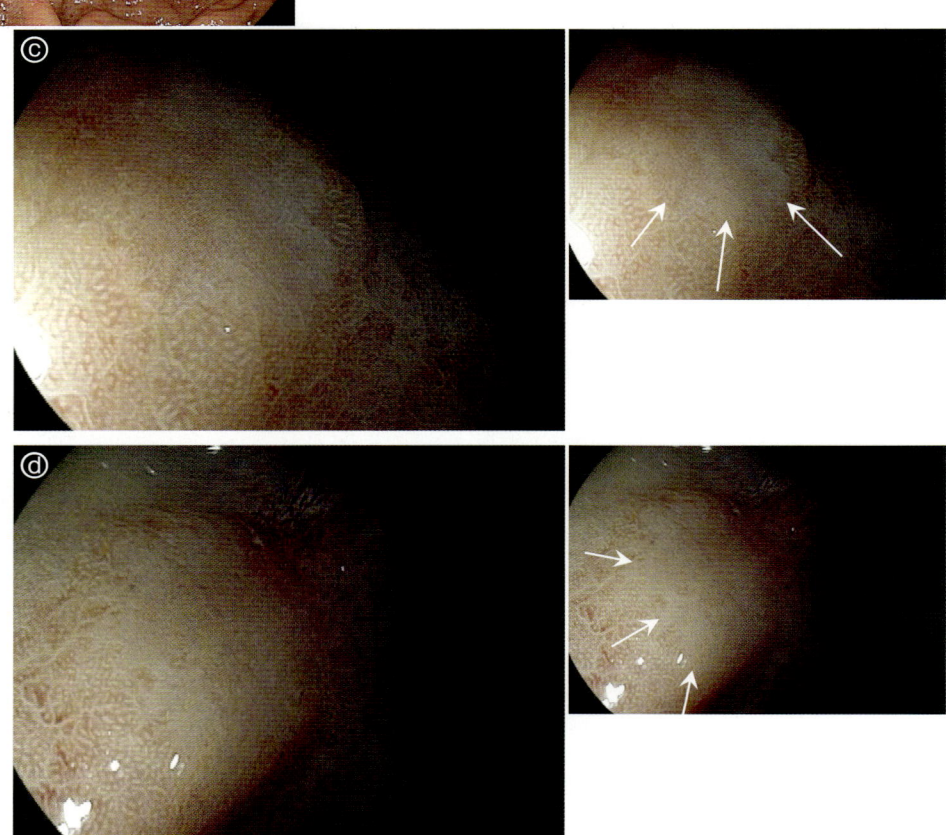

c，d：TE-r画像（弱拡大観察）．全周性にdemarcation lineを同定することができる．

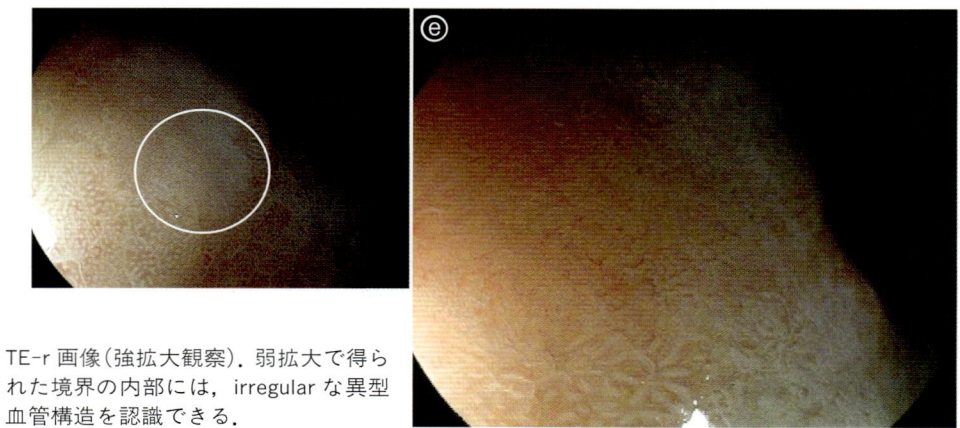

e：TE-r画像（強拡大観察）．弱拡大で得られた境界の内部には，irregularな異型血管構造を認識できる．

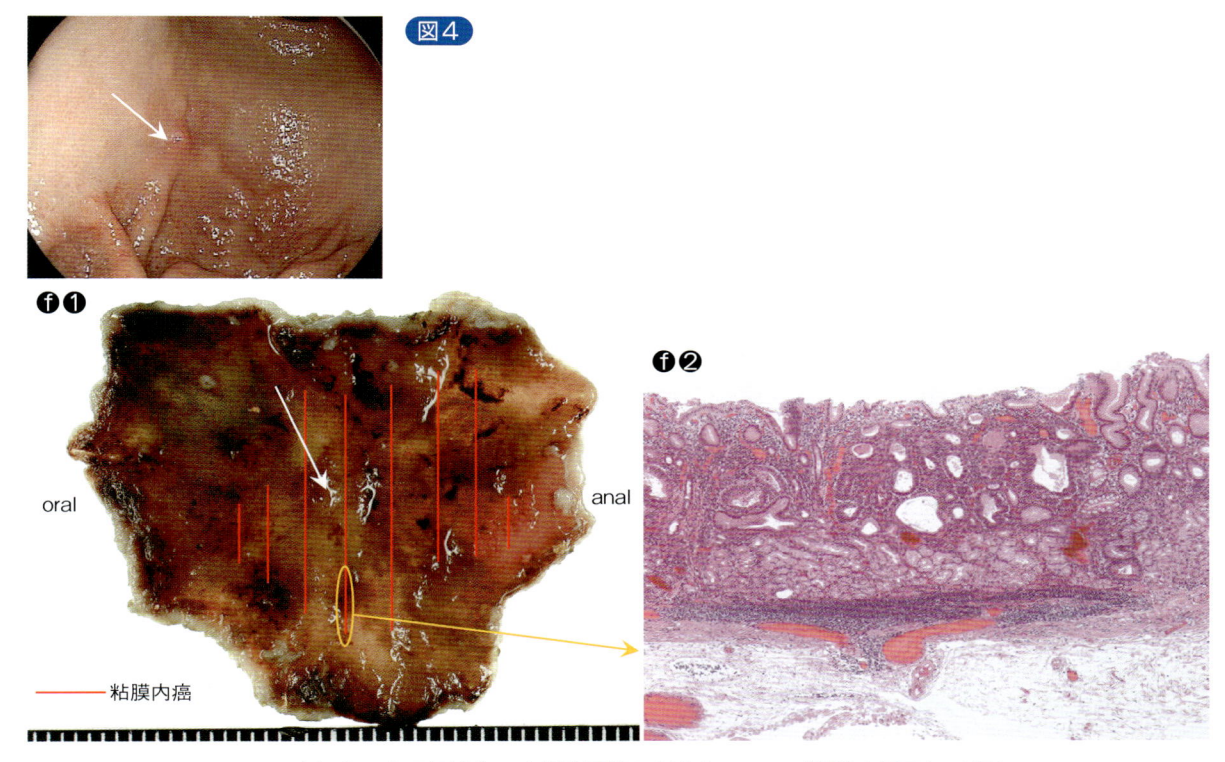

f：切除標本，病理組織像．内視鏡画像と対比し，TE-r（弱拡大観察）で得られた範囲の高分化型粘膜内癌の診断であった．

おわりに

　i-scan（TE）による胃癌側方進展範囲診断について述べた．現段階ではTE-gによる非拡大観察で範囲診断を行っているが，おもに内視鏡治療病変の切除ライン決定に簡便で有用な方法と考えている．非拡大観察であるという欠点を補うため，現在拡大内視鏡の開発が進められているが，前述のとおり，プロトタイプの使用経験では微細血管構造の観察を合わせてより精度の高い胃癌側方進展範囲診断が期待できる．

〔小田島慎也，藤城光弘，小池和彦〕

5 超音波内視鏡による深達度診断

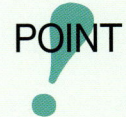

POINT
- EUS上，胃壁は高低高低高の5層構造を呈する．
- UL（−）早期胃癌では第3層上縁に変化を認めないものをM～SM1癌，第3層の画然とした破壊を認めるものはSM2癌と診断する．
- UL（＋）早期胃癌では第3層が先細り状に収束し，UL-Ⅱ～Ⅳの潰瘍・潰瘍瘢痕と近似のEUS像を示す．
- UL（＋）早期胃癌では壁肥厚を伴わないか，胃内腔側にのみ肥厚するものをM～SM1癌と診断し，胃壁が胃の内外両方向に軽度肥厚するものをSM2癌と診断する．
- UL（−）早期胃癌の診断能は良好であるが，UL（＋）病巣の診断能はUL（−）病巣に比べ低く，注意を要する．

　近年の胃癌治療の多様化に伴い，治療法選択のための深達度診断はより重要性を増している．そこで本稿では，超音波内視鏡（以下，EUSと略す）による早期胃癌の深達度診断のコツとポイントについて述べる．

EUS機器

1. 機種，走査法，描出法

　EUSの機種は専用機（図1a）と細径超音波プローブ（図1b）に大別される．**専用機**は先端に超音波探触子を有する内視鏡で，探触子が大きいため，鮮明な画像が得やすい．低周波数・高周波数切り替え式が一般的で，さまざまな病巣に対応可能である．しかし，スコープの径が太く先端硬性部が長いためやや操作性が劣り，病巣の部位によっては走査が困難である．一方，**細径超音波プローブ**は内視鏡の鉗子口より挿入し，走査できるため，病巣の部位の制約もほとんどない．しかし，探触子が小さいため，至適に走査できる範囲が狭く画質は劣る．また，高周波数であるため，丈の高い病巣，潰瘍性変化を伴う病巣，あるいは肉厚の病巣の深部では減衰してしまう．

　EUSの走査方法は内視鏡の長軸に直行し，360度走査されるラジアルセクタ式と，内視鏡長軸に平行し，約60度走査されるリニア式がある．リニア式は画質が良好であるが，

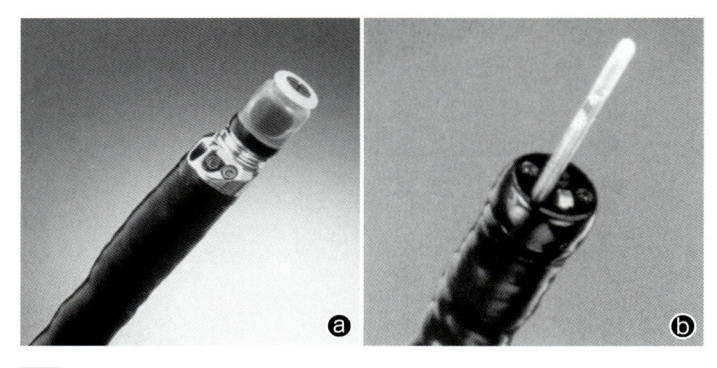

図1 EUS 機器
a：専用機（Olympus GF TYPE UMQ240；7.5/20 MHz）
b：細径超音波プローブ（Olympus UM-2R；12 MHz，UM-3R；20 MHz）

全周性の走査が時に困難であり，走査が簡便なラジアルセクタ式が一般に普及している．
　また，**描出法**には，胃内に脱気水を満たしてその中で走査する**脱気水充満法**と，探触子の周囲のバルーンに脱気水を満たしてバルーンを病巣に押し当てながら走査する**バルーン圧迫法**がある．

2. 前処置，前投薬および描出のコツ

　胃の EUS 検査では，**胃液をいかに排除するかが検査の精度を上げるポイント**となる．そこでわれわれは検査前に通常内視鏡検査同様，プロナーゼ処置（プロナーゼ MS® 2万単位＋重曹 1 g＋バルギン® 消泡液 1 ml＋水 50 ml を内服）を行っている．EUS は 15〜20 分の長い検査であり，とくに専用機は径が太いのでセデーション下の検査が望ましい．次に胃内を十分に洗浄することが大切である．脱気水 100〜200 ml で胃内を洗浄し吸引した後，改めて脱気水を胃内に満たす．
　専用機と細径超音波プローブは，病巣の大きさ，部位，性状に応じて使い分ける．原則として潰瘍性変化を伴わない，小さく，丈の低い，あるいは陥凹の浅い病巣では細径超音波プローブを用い，潰瘍性変化を伴う病巣，範囲の広い病巣，丈の高い，あるいは深い陥凹を伴う病巣などには専用機を選択する．
　また，脱気水充満法が基本となるが，胃体部大彎など粘膜ひだの間の病巣の診断，病巣の硬さの判定，あるいは脱気水充満が困難な部位では随時バルーン圧迫法を併用する．部位的には，噴門部大彎，幽門前部，近位前庭部小彎の病巣は描出が困難であり，専用機によるバルーン圧迫法や細径超音波プローブを選択する．

EUS による正常胃壁の基本層構造（図2）

　5 層構造を基本とし[1]，高エコーの第 1 層は境界エコー＋粘膜固有層（M 層）表層，低エコーの第 2 層は粘膜固有層（M 層）深層＋粘膜筋板（MM 層），高エコーの第 3 層は粘膜下層（SM 層），低エコーの第 4 層は固有筋層（MP 層），高エコーの第 5 層は漿膜下

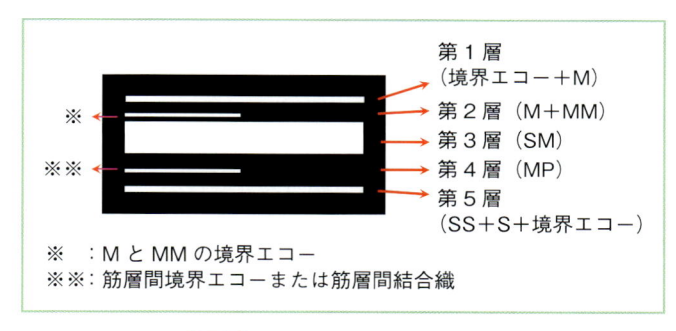

図2 正常胃壁の基本層構造

層（SS層）＋漿膜（S層）＋境界エコーに相当する．時として第2層と第3層の間に高エコー層が1層認められる．これはM層とMM層の境界エコーに相当し，その外側の低エコー層がMM層に相当する．また，第4層内にも高エコー層を1層認めることがある．これは筋層間の境界エコーあるいは筋層間結合織である．

早期胃癌のEUSによる深達度診断

潰瘍・潰瘍瘢痕（以下，ULと略す）の有無によるわれわれのパターン分類を紹介し，診断のコツを述べる[2)~5)]（図3a, b）．

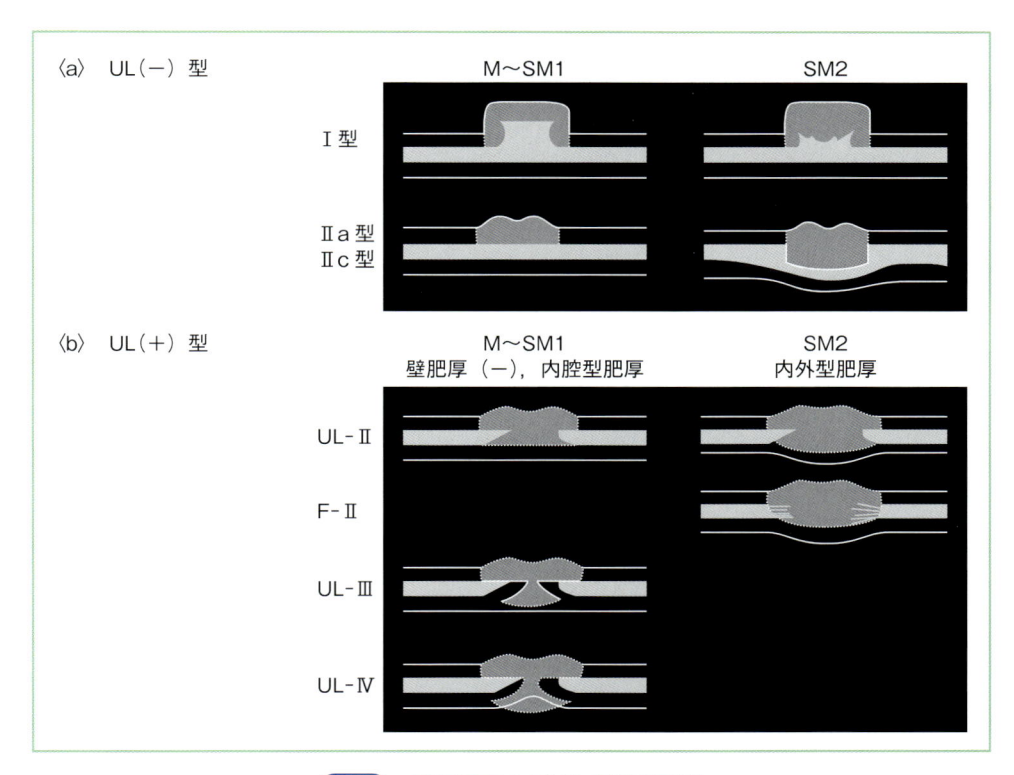

図3 早期胃癌のEUS深達度診断
a：UL(−)型，b：UL(＋)型

1. UL（−）早期胃癌の EUS 深達度診断（図3a）

　癌巣内に UL を伴わない UL（−）病巣では，癌巣によって破壊される最深部の層をもって深達度を診断する．すなわち，**第 3 層上縁に変化を認めないものを M-SM1 癌，第 3 層が画然と破壊されるが第 4 層以深に変化のないものを SM2 癌**と診断する．

　なお，Ⅰ型では，隆起内で粘膜筋板が杯状に挙上するため，EUS 上，SM 層も隆起内に挙上し，診断に注意を要する．すなわち，挙上した第 3 層に不整を認めないものを M-SM1 癌，画然とした破壊を認めるものを SM2 癌と診断する．

症例1：UL（−）Ⅱc 型早期胃癌（SM2） 　　　図4

　図4a は UL（−）Ⅱc 型早期胃癌の細径プローブ像である．第 3 層上縁の画然とした破壊を認め，深達度 SM2 と診断できる．組織学的には浸潤 0.8 mm の pSM2 癌であった（図4b）．

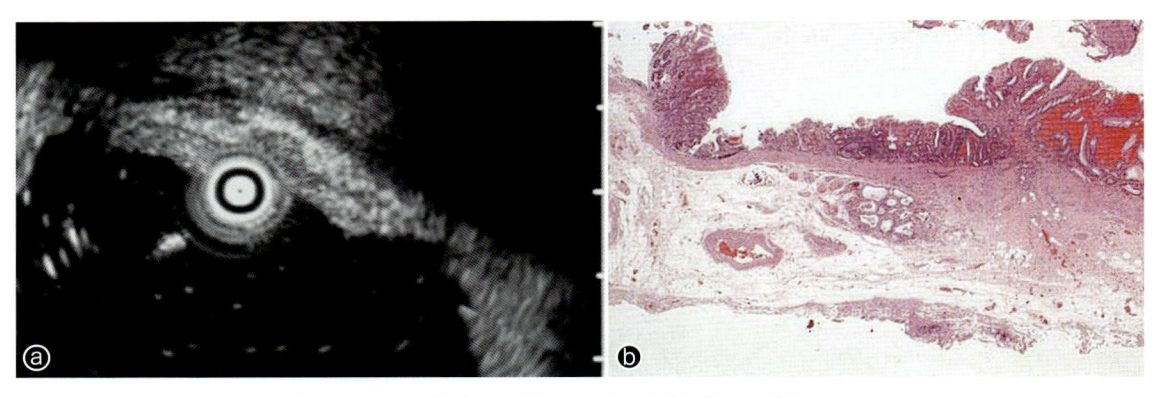

a：UL（−）Ⅱc 型 SM2 癌の細径プローブ像
b：同症例の組織像

2. UL(+)早期胃癌のEUS深達度診断（図3b）

　早期胃癌ではULを伴う病巣が多いにもかかわらず，癌とULのエコーレベルがほぼ同一であり分離できないため，UL(+)病巣ではパターン化による深達度診断が試みられている[2)~9)]．

　UL(+)病巣では第3層は先細り状に収束し，UL-Ⅱ，Ⅲ，Ⅳの潰瘍・潰瘍瘢痕と同様のEUS像を示す．われわれは胃壁肥厚度を重視し，**壁肥厚を伴わないか，伴っても軽度で胃内腔側にのみ肥厚するものをM-SM1癌，胃内外両方向への壁肥厚を認めるものをSM2癌**と診断している[2)~5)]．

　なお，病巣部で第3層が両側性に拡がりながら不明瞭に中断し，かつ胃内外への壁肥厚を認めるものは，SM層の線維化巣内びまん浸潤癌に対応するものと考え，F-Ⅱ，SM2癌と診断する．また，癌巣内線維化巣がMP層以深に及ぶUL-Ⅲ，Ⅳ群では線維化によりMP層が挙上するためSM癌はまれであり，胃内外両方向への壁肥厚を認めれば進行癌と診断する[2)~5)]．

症例2：UL(+) Ⅱc型早期胃癌（UL-Ⅱ合併，SM1） 図5

　図5aはUL(+)Ⅱc型早期胃癌のEUS像である．第4層は保たれ，第3層は先細り状に途絶している．周囲と比べて壁肥厚はみられず，深いUL-Ⅱ潰瘍瘢痕を伴うM～SM1癌と診断される．組織学的には深いUL-Ⅱ潰瘍瘢痕を伴うⅡcで，深達度は0.3mmの浸潤を伴うpSM1癌であった（図5b）．

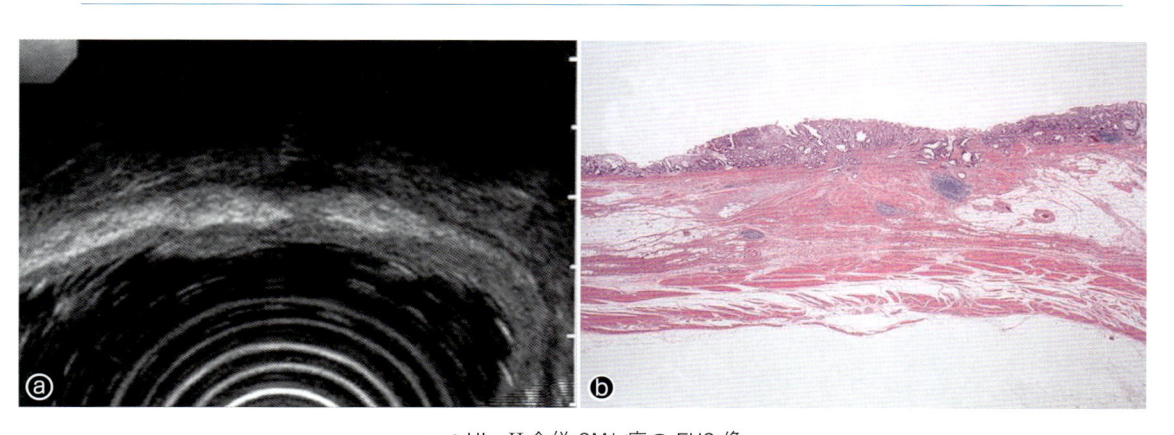

a：UL-Ⅱ合併SM1癌のEUS像
b：同症例の組織像

症例3：UL(+) IIc型早期胃癌（F-II合併，SM2） 図6

図6aはUL(+) IIc型早期胃癌のEUS像である．第4層は保たれているが，第3層は不整に途絶し，胃壁は胃の内外に軽度肥厚している．深いF-II線維化巣を伴うSM2癌と診断する．組織学的には線維化巣内にびまん性に癌浸潤を伴うIIcで深達度pSM2であった（図6b）．

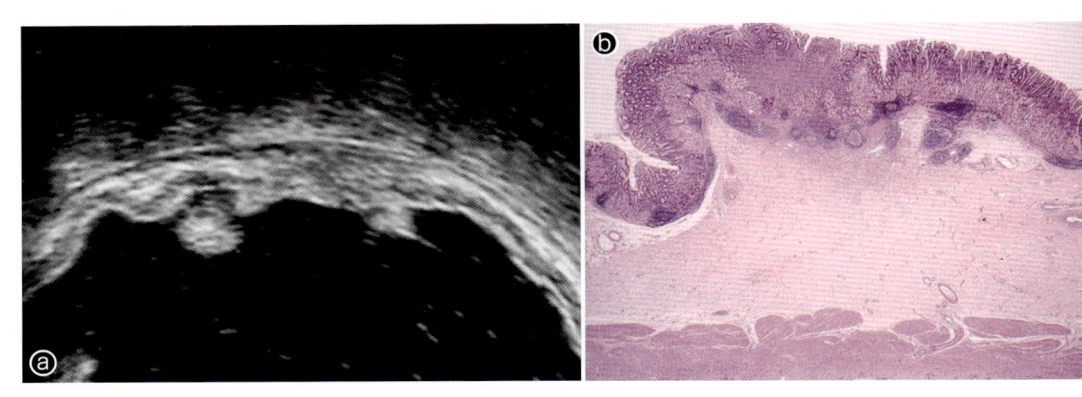

a：F-II合併SM2癌のEUS像
b：同症例の組織像

症例4：UL(+) IIc型早期胃癌（UL-IV合併，M） 図7

図7aはUL(+) IIc型早期胃癌のEUS像である．第3層は先細り状に途絶し，第4層がハの字状に挙上して第2層と癒合するfusion所見を認める．第5層に切痕も認める．壁肥厚はみられず，UL-IV潰瘍瘢痕を伴うM癌と診断した．組織学的にも深いUL-IV潰瘍瘢痕を伴うIIcで，深達度はpMであった（図7b）．

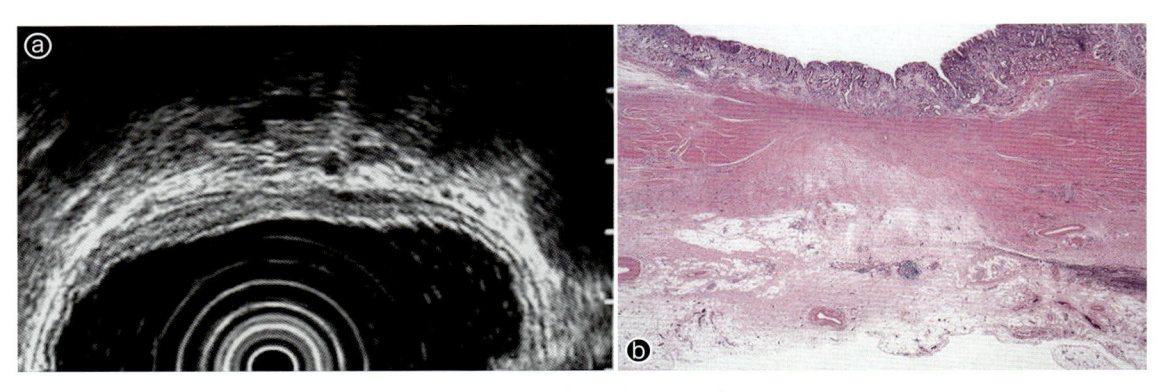

a：UL-IV合併M癌のEUS像
b：同症例の組織像

3. EUSによる早期胃癌の深達度診断能

UL(−)病巣の診断能はM〜SM1癌で80〜100％, SM2癌で74〜85％[3),8),9)]と良好であるが, I型など丈の高い病巣では, SM浸潤の診断が困難なことも多い. また, UL(＋)病巣の診断能はM〜SM1癌で62〜86％, SM2癌で65〜75％[3),8),9)]と, UL(−)病巣に比べ低下する. なかでも開放性潰瘍を伴う病巣の診断は困難なことも多い. また, リンパ濾胞, 粘膜下囊腫などと癌浸潤の鑑別に注意を要する.

おわりに

深達度診断におけるEUSの役割は大きいが, 内視鏡・X線診断と併せて, 相補的に診断すべきである.

文献

1) 相部 剛:超音波内視鏡による消化管壁の層構造に関する基礎的, 臨床的研究(1)―胃壁の層構造について. Gastroenterol Endosc 1984;26:1447-1464
2) 長南明道:陥凹型早期胃癌における超音波内視鏡(EUS)深達度診断能の検討―癌巣内線維化巣の深さに基づく新深達度基準を中心に. Gastroenterol Endosc 1993;35:1269-1281
3) 望月福治, 長南明道:EUSからみた早期胃癌の深達度分類―潰瘍合併病変を中心に. 胃と腸 1999;34:1087-1093
4) 長南明道, 三島利之, 石橋潤一, 他:胃癌の超音波内視鏡診断. 胃と腸 2003;38:31-42
5) 長南明道, 三島利之, 松田知己:超音波内視鏡による消化管癌の深達度診断. 日本消化器病学会誌 2004;101:755-761
6) 木田光広, 西元寺克禮, 岡部治弥:超音波内視鏡による胃癌深達度診断に関する臨床病理学的研究―陥凹型胃癌を中心に. Gastroenterol Endosc 1989;31:1141-1155
7) 大橋信治, 中澤三郎, 芳野純治:超音波内視鏡による陥凹型早期胃癌の深達度診断―潰瘍合併例を中心に. Gastroenterol Endosc 1989;31:1471-1479
8) 木田光広, 国東幹夫, 渡辺摩也, 他:潰瘍の有無からみた早期胃癌のEUS診断. 胃と腸 1999;34:1095-1103
9) 中村常哉, 鈴木隆史, 松浦 昭, 他:潰瘍の有無からみた早期胃癌のEUS診断―X線・内視鏡診断学との比較を含めて. 胃と腸 1999;34:1105-1117

(長南明道, 三島利之, 三宅直人)

6 Modality別の組織型，粘液形質診断
1）通常内視鏡

POINT

- 肉眼型は内視鏡的に組織診断を行う重要なポイントである．隆起型のほとんどは分化型である．
- 褪色調を呈する陥凹性病変は未分化型である．
- 色素内視鏡を用いて病変の肉眼型を構成する因子，反応性の隆起を形成しているか（分化型），陥凹が断崖状か（未分化型）などの特徴をつかむことにより組織診断が可能である．

　通常内視鏡像は早期胃癌診断の基本であり，インジゴカルミン色素内視鏡画像のみでほとんどの症例で治療方針を決定することができる．拡大内視鏡，超音波内視鏡を使用してさらに診断の向上があるが，すべて通常内視鏡ありきである．通常内視鏡を用いて肉眼型，範囲診断・質診断を行ったうえで次の段階の診断へいくべきである．

通常内視鏡による組織型診断における重要なポイント　Strategy

1. 肉眼型
2. 色調
3. 肉眼型を構成する要因：インジゴカルミン色素内視鏡で診断する．

肉眼型

　通常内視鏡を施行し，組織型診断を予測するうえで重要なポイントは肉眼型である．癌研有明病院手術例からの検索で隆起型を呈した症例の90％は分化型である．これに対して陥凹型では分化型，未分化型は約半数にみられている（表1）．隆起型を呈する早期胃癌はほぼ分化型と考えられる．

表1　手術例にみる肉眼型別の組織型

		分化型	未分化型
隆起型	514	464（90）	50（10）
陥凹型	3,625	1,820（50）	1,805（50）

（　）：％　　　　　　　　　　　　　　　癌研有明病院手術例

色　調

▶ 発赤か褪色か

境界明瞭な発赤面は典型的な分化型早期胃癌を表している．

症例1：典型的な分化型癌（発赤を示す病変）　　　図1

典型的な分化型癌IIc，M癌の症例である．発赤を呈した境界鮮明な陥凹である．辺縁にアレア状の隆起を伴っている（図1a〜c）．サイズは10 mm大である．ESD適応内病変である．ESDを施行し，深達度Mの分化型腺癌IIc（図1d，e）であった．

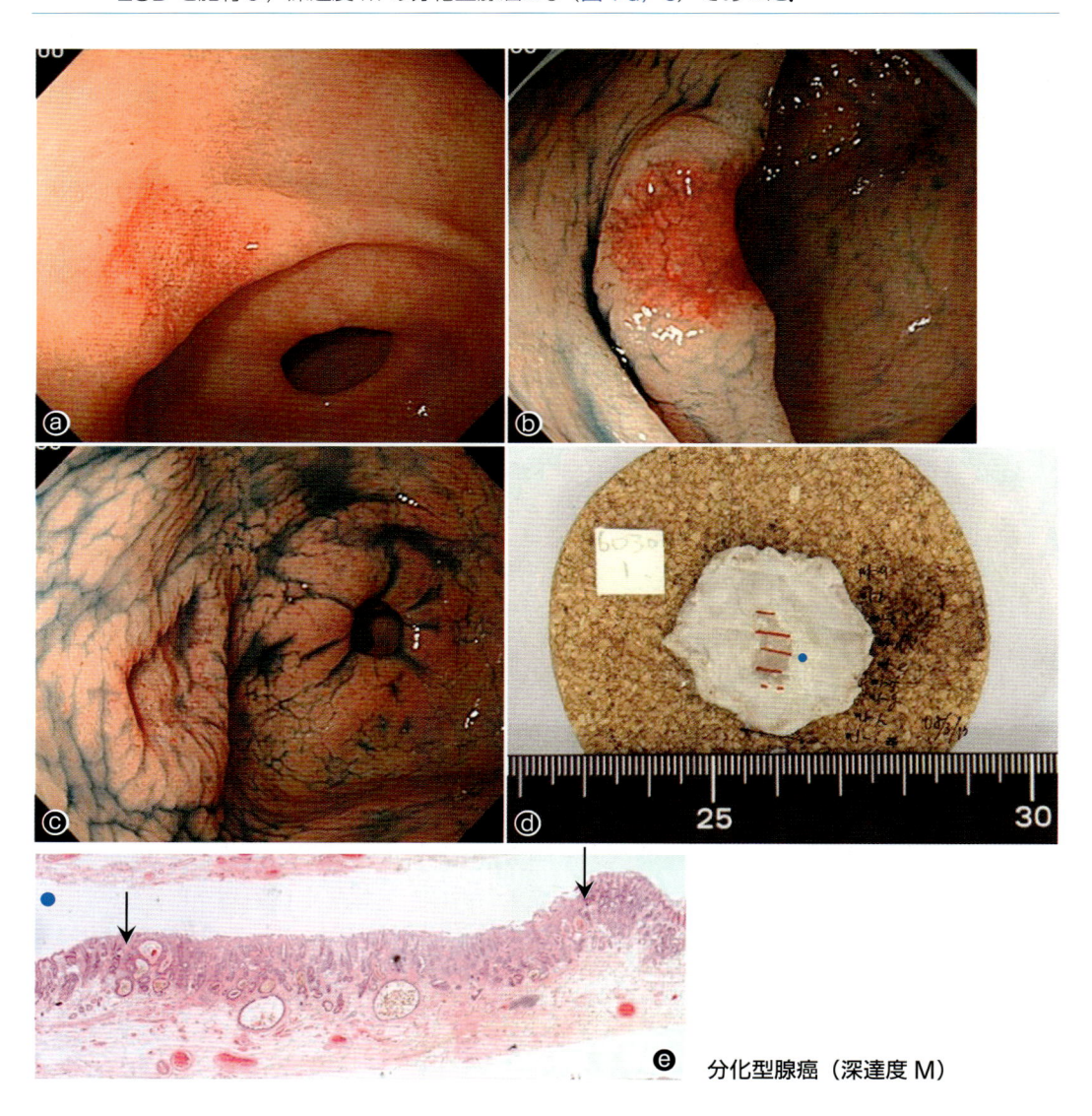

ⓔ 分化型腺癌（深達度M）

八尾らは Hb index による色調の差を分化型，未分化型で表し，分化型で Hb index が高いことを示した[1]．分化型が発赤，未分化型が褪色を示す理由である．

これに対して褪色は未分化型癌である．

症例2：典型的な未分化型癌（褪色を示す病変） 図2

典型的な未分化型癌の症例である．胃体中部前壁の褪色である．病変は胃底腺領域にあるため境界は明瞭である（図2a，b）．大きさは約1cm．適応拡大病変として ESD を施行し，粘膜中層に限局する印環細胞癌，深達度 M であった（図2c，d）．

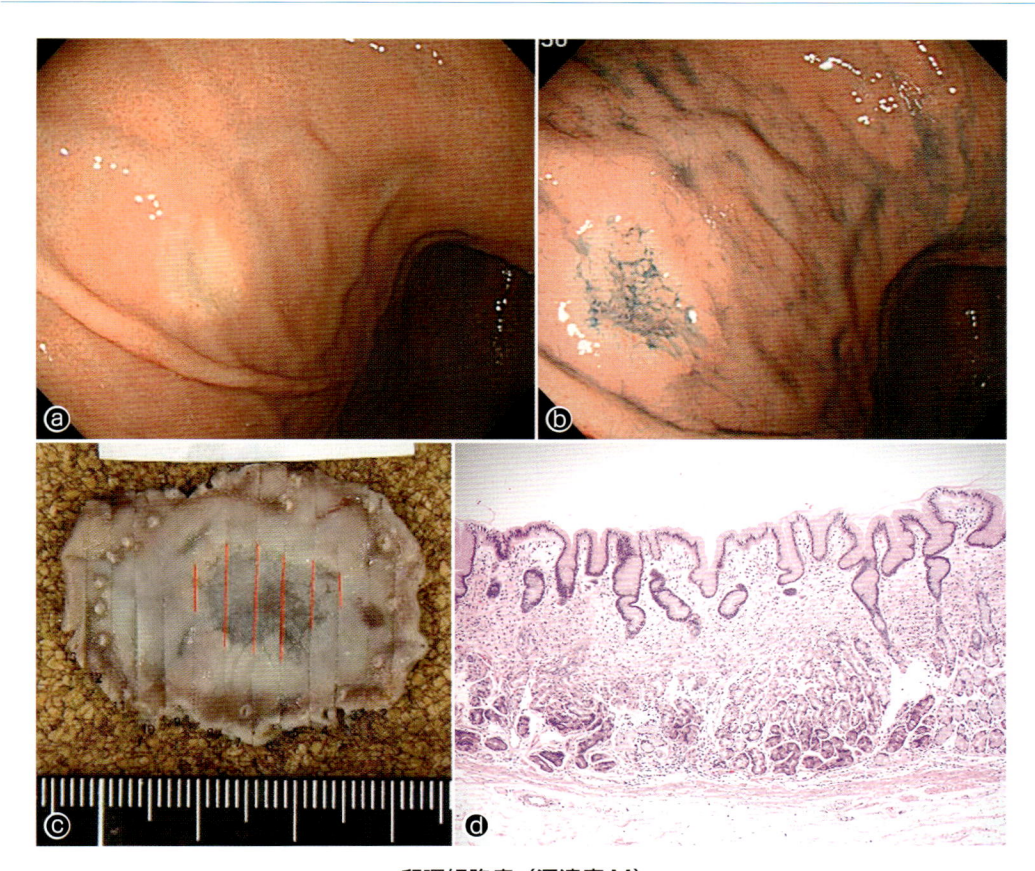

印環細胞癌（深達度 M）

症例3・4：褪色を示す病変（胃底腺領域，萎縮領域） 図3 図4

胃底腺領域にある褪色は境界明瞭で病変の認識が可能である（図3）．これに対し，萎縮領域にある褪色は周囲の背景が褪色調であるため病変の認識が困難である（図4）．体下部小彎後壁寄りのIIc病変である．褪色域がみられるが，病変は萎縮内にみられる病変でとくに肛門側の境界は不明瞭である．

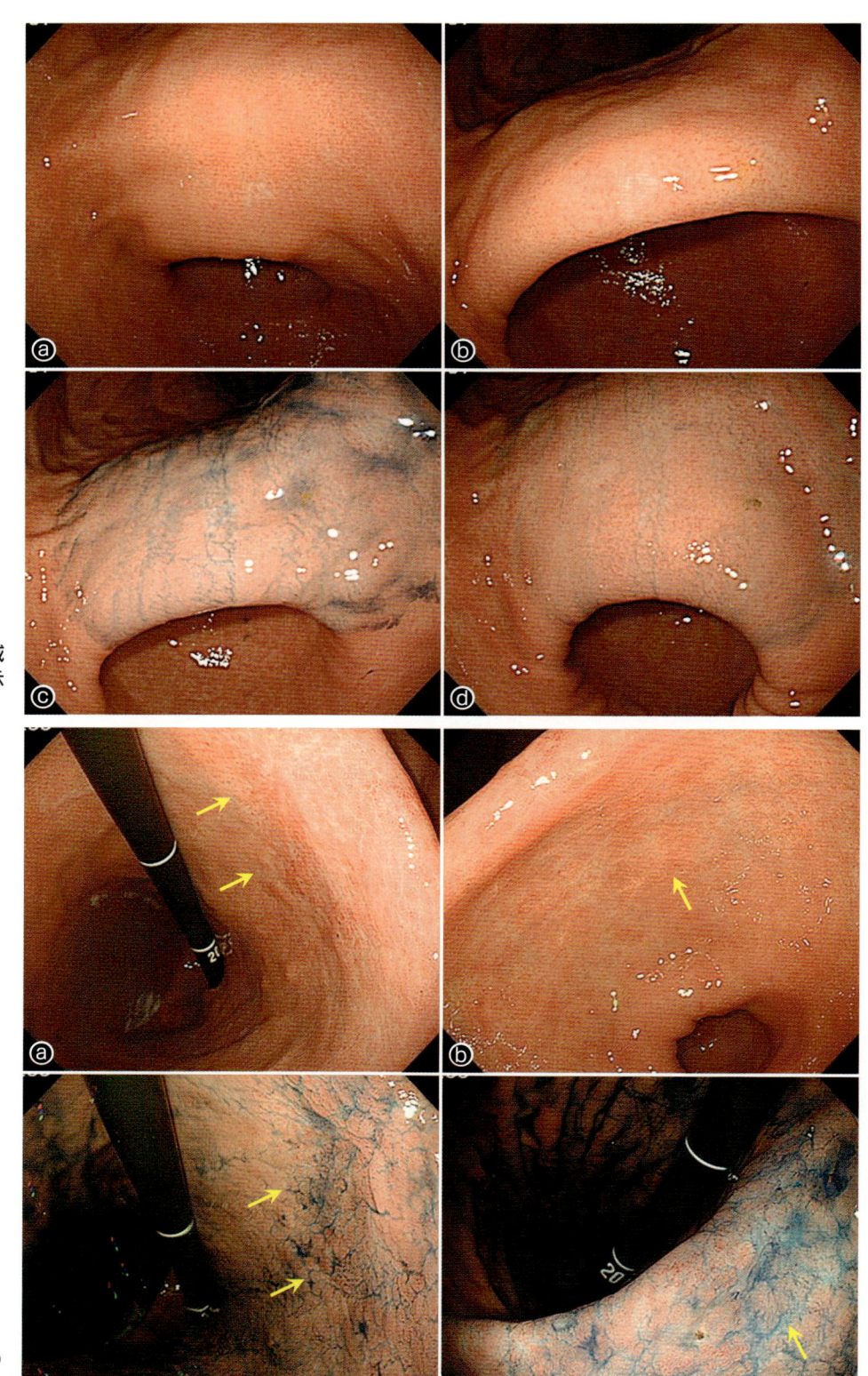

図3　胃底腺領域の褪色を示す病変

図4　萎縮領域の褪色を示す病変

▶ 未分化型癌の色調

また未分化型癌でも色調に違いがあることを示す．ESDを施行した未分化型癌82例の検討から，褪色を呈した症例の87％がsignet-ring cell carcinomaであり，発赤を示した症例の64％はpoorly differentiated adenocarcinomaであった（表2）．

signet-ring cell carcinomaは褪色を呈しているが（図2），poorly differentiated adenocarcinomaは発赤を呈することが多い（図5）．

表2 陥凹型 未分化型癌における組織型と色調（ESD施行例） （ ）：％

		Sig	Por
褪色	67（82）	58（87）	9（13）
発赤	11（13）	4（36）	7（64）
褪色＋発赤	4（ 5）	1（25）	3（75）
	82	63	19

［褪色］　　　［発赤］　　　［褪色＋発赤］

症例5：発赤調を呈する低分化腺癌　　　図5

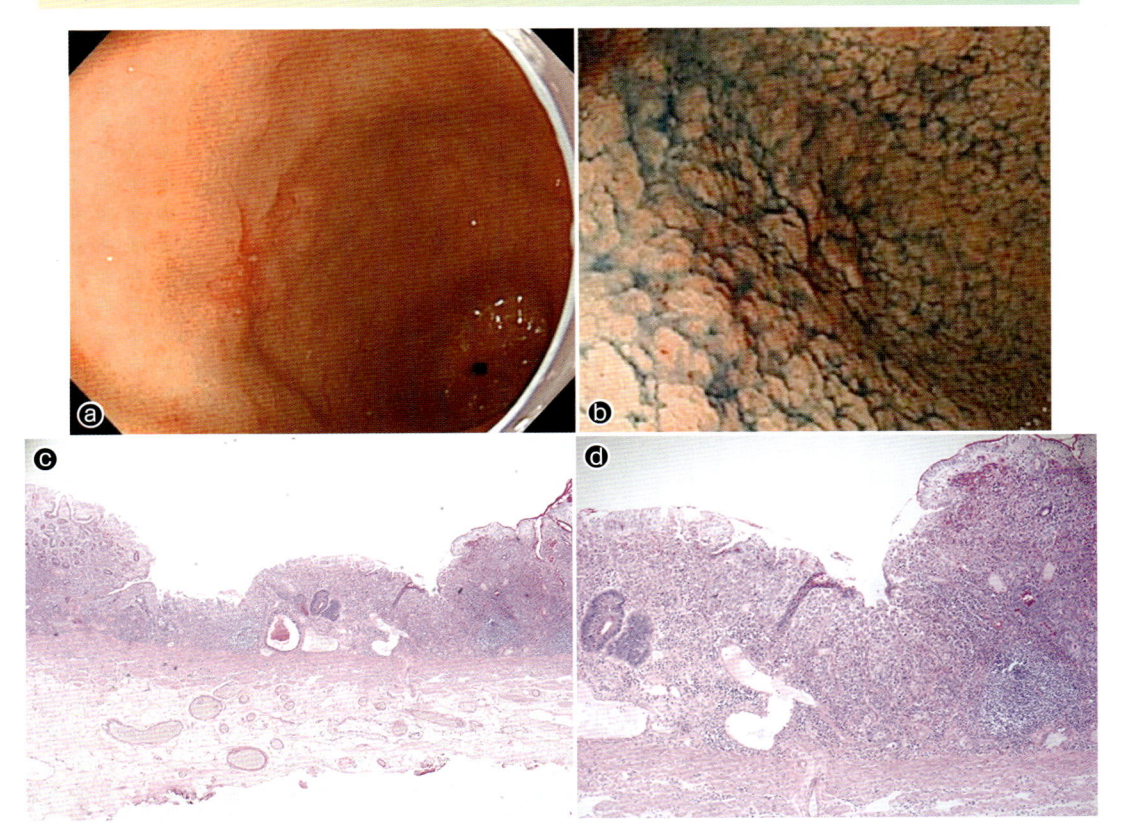

肉眼型を構成する要因

　肉眼型を構成する要因はインジゴカルミンによる色素内視鏡で精査する．色素内視鏡で病変の辺縁の状態や陥凹内の凹凸に注目することにより組織診断が可能である．
　陥凹型早期胃癌における分化型，未分化型の特徴を表3[2)]に示す．

表3　陥凹型早期胃癌の特徴

	分化型	未分化型
陥凹面		
色調	発赤	褪色
深さ	浅い	深い
表面性状	平滑，アレア模様	びらん状
再生粘膜島	なし	多い
陥凹辺縁		
性状	鋸歯状，辺縁隆起，蚕食像	平滑
形状	不明瞭，なだらかに陥凹	明瞭，断崖状

〔中村恭一：胃癌の構造．2005, p.361, 医学書院[2)]より一部加筆して引用〕

▶ 分化型癌

　分化型では陥凹は浅く表面平滑あるいはアレア模様を呈していてびらん形成はないか，あるいは局所的にみられるのみである．そのため陥凹内には再生粘膜島はほとんど認めることはできない．分化型癌の表面には広範なびらん形成はみられないので癌と正常粘膜の境界では癌の表面が緩やかな斜面を形成している．

症例6：分化型癌の特徴を示す陥凹型病変　　　　　　　　　　　　　　　　　図6

　周囲の圧排性隆起を伴っている（図6a，b）．深達度 M，分化型癌である（図6c，d）．

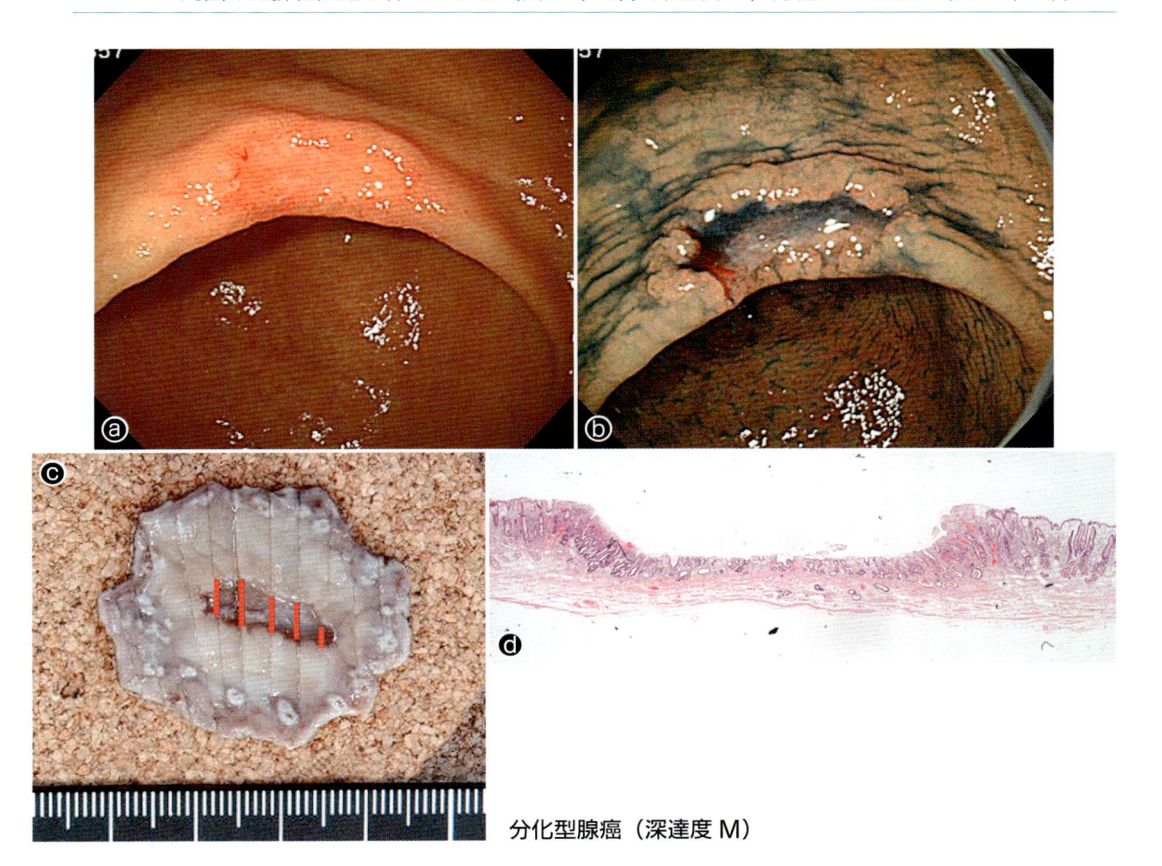

分化型腺癌（深達度 M）

▶ 未分化型癌

　陥凹の辺縁を観察するには色素撒布を行う．カッターで切ったようなシャープな陥凹辺縁の胃癌は未分化型である（図7）．インジゴカルミン撒布で断崖状の辺縁がはっきりしている．陥凹面は褪色し，陥凹内に赤い隆起が散在することが多い．この隆起は取り残し粘膜といわれ，増殖帯に沿って進展する未分化型癌の特徴を示している（図8）．
　Ⅱc型未分化型癌の特徴は，陥凹表面は分化型より深くびらんが広い範囲に存在するので癌の粘膜内進展によって取り残されている正常上皮が局所的に再生して島状結節（島状隆起，インゼル）を形成し，陥凹面はそのために顆粒状を呈している．陥凹面はびらん状であるため正常粘膜との境界は明瞭で，陥凹の辺縁は一般に急峻，断崖状である．

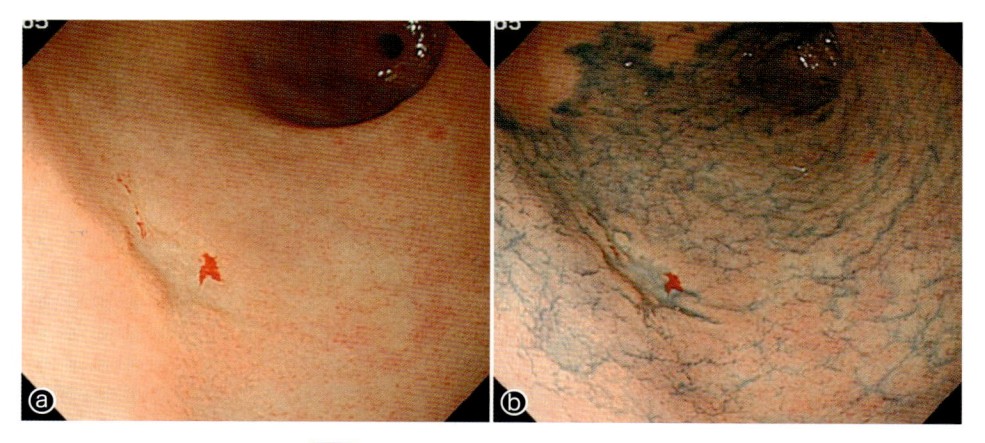

図7　陥凹型早期胃癌：未分化型癌

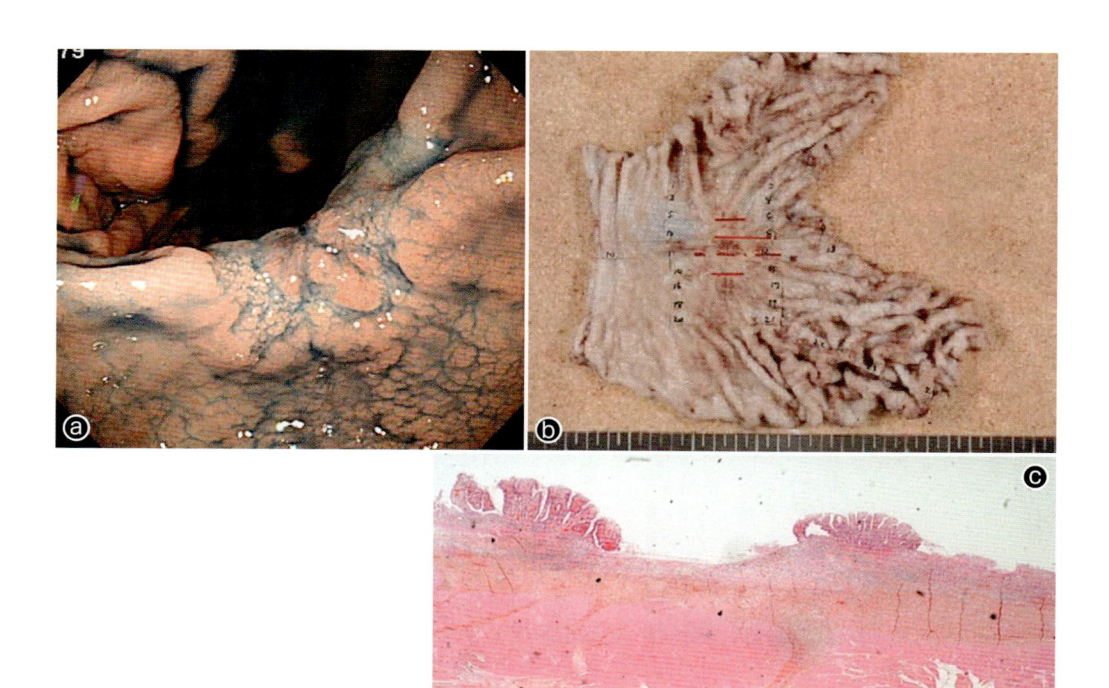

図8　陥凹型早期胃癌：未分化型癌

症例7：未分化型癌の特徴を示す陥凹型病変

ひだ集中を伴うIIc病変である．陥凹部は褪色しているが，中央に発赤隆起がみられ，こちらに目がいってしまうが，これは島状結節（島状隆起，インゼル）である．陥凹部辺縁は断崖状である．未分化型癌の特徴的な所見がそろっている（図9）．

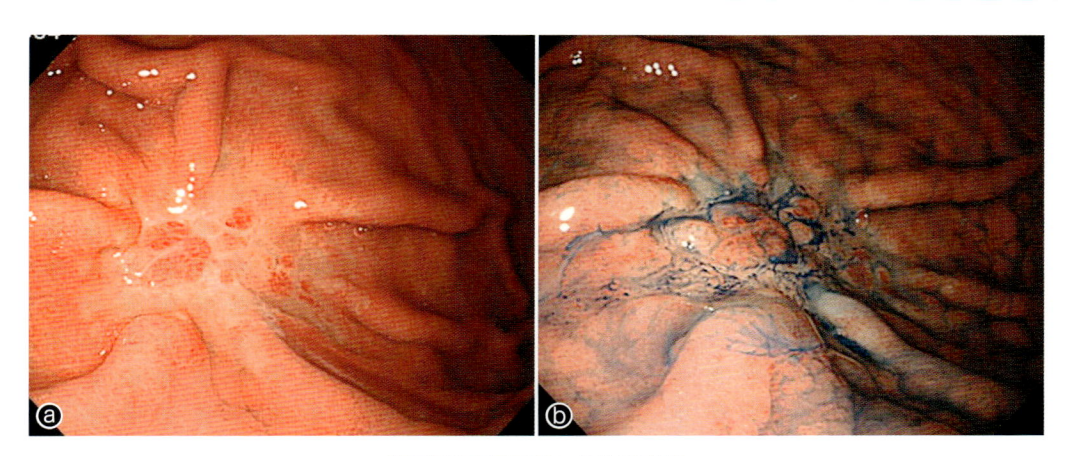

陥凹型早期胃癌：未分化型癌

陥凹型早期胃癌，未分化型癌は腺頸部より癌が発生し，腺頸部に沿って進展する．さらに癌が大きくなると全層に発育し，粘膜筋板に接している．したがって，微小未分化型癌では色調変化でのみ観察されることがしばしばある．体下部小彎の褪色域である．生検で印環細胞癌である．ESDを施行すると癌は腺頸部のみにみられ，全層に発育している部分はない．分化型癌とは異なり癌は腺頸部より発生し増殖帯に沿って進展，結果，表層に正常粘膜を取り残している．

中分化型腺癌

中分化型腺癌では手つなぎ型に癌腺管が腺頸部に沿って横這い状に進展し，範囲診断が困難になる症例にしばしば遭遇する．このような症例ではⅡb様に側方進展していくことが多い．

症例8：胃体下部前壁のⅡb病変 　　　図10

胃体下部前壁のⅡb病変である．通常内視鏡では範囲の同定は困難である．前壁に紹介医で付けた点墨がみられる．インジゴカルミン撒布でわずかに隆起した辺縁がみられ，ESDを施行した．病理では手つなぎ型の腺管を示す中分化型腺癌であった（図10）．

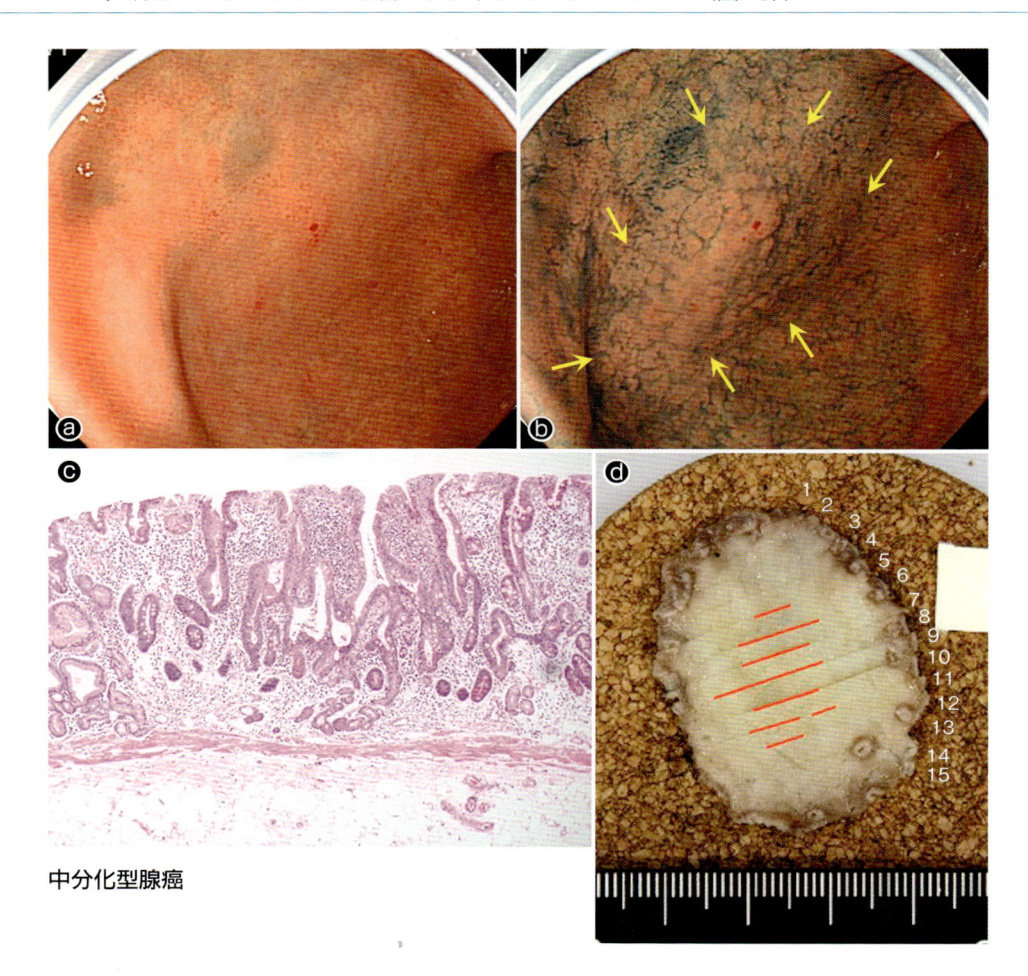

中分化型腺癌

酢酸インジゴカルミン法 (Acetic acid-Indigocarmine mixture；AIM法)

AIM法は河原らにより開発され，酢酸を胃に撒布し，胃粘膜の防御反応によると考えられる粘液が増加する．酸による粘液産生性の違いにより腫瘍部ではインジゴカルミンの色素がwash outされ，非腫瘍部では色素が残存する．そのため境界診断に有用となってくる[3]．

症例9：前庭部小彎のIIa病変

前庭部小彎のIIa病変である（図11a, b）．通常のインジゴカルミン撒布で辺縁の境界は明瞭で比較的はっきりしている．AIM法を行うと隆起の境界ははっきりしているが病変中央にはインジゴカルミンがのっている．ESDを施行し，標本のマップ像であるが病変中央には癌が存在せず，AIM法で示された病変の境界どおりである（図11 c, d）．病理標本を示す．切り出し図中央の青丸，赤丸で示した標本のルーペ像である（図11 e, f）赤ラインで示した部分が高分化型腺癌の部分で黒ラインで示した部分が非癌部である．中央に非癌部分がありAIM法でインジゴカルミンがのっていた部分である．図11 gは青丸で示した部分の強拡大像である．高分化型腺癌を示している．

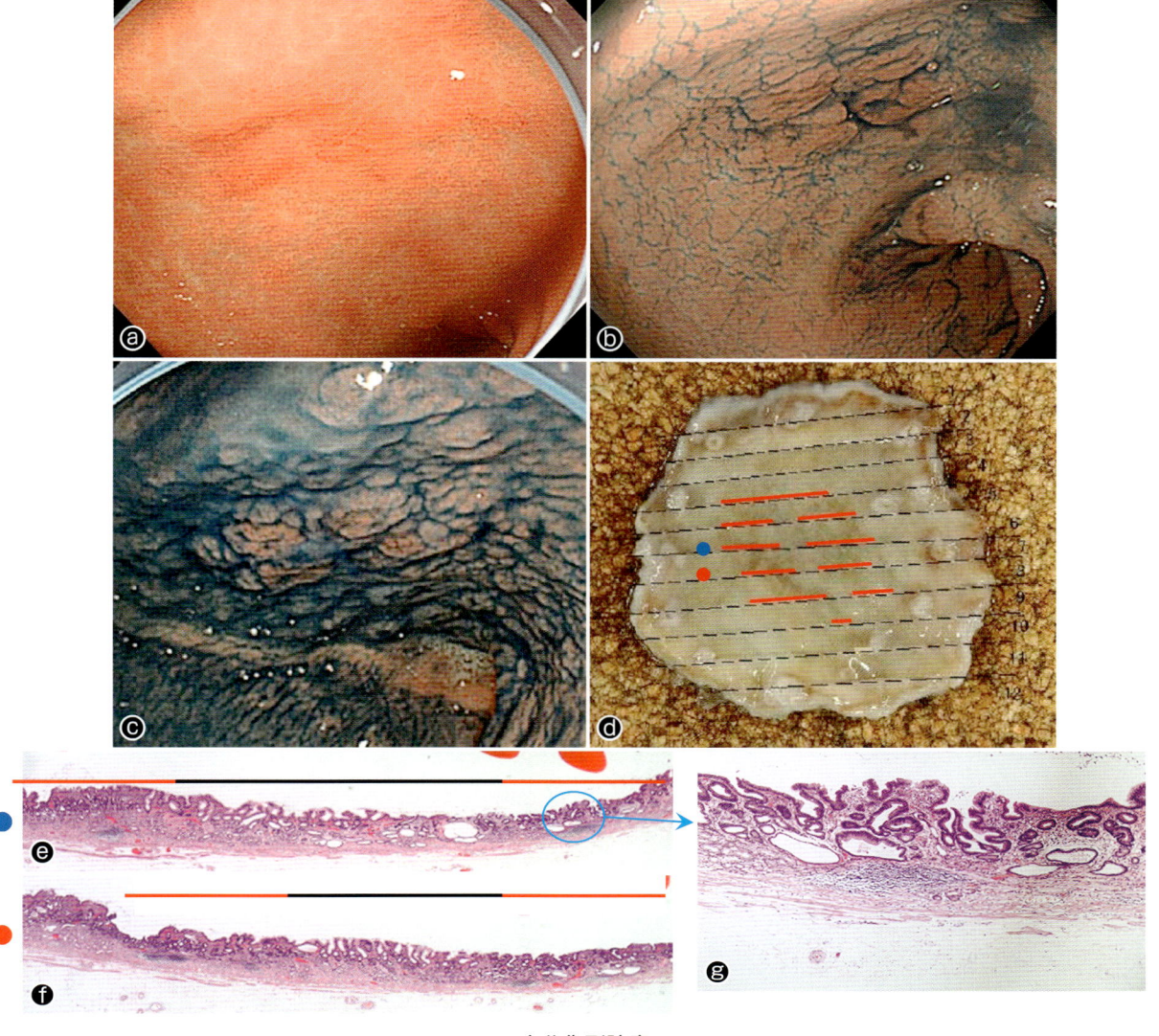

高分化型腺癌

おわりに

通常内視鏡は早期胃癌の治療方針を決定するうえでの基本である．通常内視鏡にインジゴカルミンによる色素内視鏡を併用することで，治療に重要な組織型，範囲診断の情報を得ることができる．中分化型や，増殖帯を広範囲に進展する未分化型癌では通常内視鏡で範囲診断が困難な症例もあるが，大半の症例は解決できるものと考えられる．少なくとも ESD 適応内病変においては十分な情報が得られる．

文献

1) Yao K, Yao T, Matsui T, et al：Hemoglobin content in intramucosal gastric carcinoma as a marker of histologic differentiation：clinical application of quantitative electronic endoscopy. Gastrointest Endosc 2000；52：241-245
2) 中村恭一：胃癌の構造(第3版)．2005，医学書院，東京
3) Kawahara Y, Takenaka R, Okada H, et al：Novel chromoendoscopic method using an acetic acid-indigocarmine mixture for diagnostic accuracy in delineating the margin of early gastric cancer. Dig Endosc 2009；21：14-19

（藤崎順子）

6 | Modality 別の組織型，粘液形質診断

2）NBI 拡大

POINT
- 拡大内視鏡にて観察される表面構造は腺管の構造異型を反映するため，組織型診断に有用である．
- NBI 拡大観察にて villi や pit 様構造が認められた場合は，その異型度によって組織型を診断しうる．
- 血管は癌ではないが，腺管と腺管の間（間質）を走行するため，血管パターンから構造異型や間質への癌浸潤を推察しうる．
- したがって，表面構造が不明瞭化した場合は血管構造の解析が組織型診断に有用である．
- Network 血管が認められた場合は高分化型癌である．
- 褪色陥凹内に Non-network 血管が認められた場合は低分化型癌である．
- 褪色陥凹以外の病変内に Non-network 血管が認められた場合は組織型診断が困難であり，酢酸撒布を要する．
- 酢酸撒布を併用すると表面構造をより詳細に観察することができ，組織型診断に有用である．

内視鏡医が知っておくべき胃粘膜の病理学的所見

1．正常胃粘膜

　　固有胃腺には口側から噴門腺，胃底腺，幽門腺がある．幽門腺は幽門部に，噴門腺は噴門部に存在し，胃底腺は両者の間に存在する．組織学的には，粘膜表層に腺窩上皮が，深部には固有胃腺（噴門腺，胃底腺，幽門腺）が存在する．噴門腺領域にはひだがあるため，ひだのある領域は胃底腺領域と診断することができる．

2．萎縮および腸上皮化生

　　H. pylori 感染や加齢により，固有胃腺および腺窩上皮は萎縮をきたす．萎縮した胃粘膜の内視鏡的特徴は粘膜が薄く褪色調になること，および粘膜下層の血管透見性が向上することである．一方，腸上皮化生粘膜には粘液が多量にあるため，一般に褪色調の小顆粒状隆起を呈する．

3. 分化型癌

　　腺管形成を有する癌を分化型癌と言う．腺管の走行が比較的規則正しい場合をtub1，不規則な場合をtub2，乳頭状の場合をpapに細分類している．間質（腺管と腺管の隙間）に血管が走行するため，血管構造が比較的明瞭であり，発赤調を呈する．肉眼型は多彩であり，陥凹型が多いが，隆起，平坦型もある．

4. 低分化型癌

　　接着因子を失い，細胞がバラバラになった癌を低分化型癌と言う．細胞内に粘液を多量に有する印環細胞癌sigと粘液含有量の少ない低分化型癌porに細分類する．ともに，非腫瘍腺管の間質を側方進展し，増殖帯を破壊するため陥凹型または平坦型癌を呈する．間質の血管を破壊するため褪色調を呈するが，虚血に伴い病巣内にびらん再生を繰り返すと再生部は発赤を呈する．

NBI拡大内視鏡での観察ポイント

　　拡大観察で見るべき所見は表面構造と血管構造である．表面構造は癌腺管の構造異型を直接反映する所見であり，癌そのものを見ている．一方，血管は癌ではなく，癌によって変形を余儀なくされた被害者である．犯人を直接問いただすのか，被害者から情報を得るのか？　癌という凶悪犯を捕まえるには両者を用いる必要がある．

1. 表面構造

　　表面構造の基本は隆起（villi様構造）と陥凹（pit様構造）に大別される[1]．villi様構造とは指状に隆起する構造であり（図1），pit様構造とは粘膜表層にある孔である（図2）．表面構造はこの二つに大きく分類することが可能であるが，両者が混在していることも多い．また，表面構造が判定できない場合を不明瞭化と評価する．

　　腺管を構成している腺窩辺縁上皮はNBI光を乱反射するため白く見える．八木はこれをwhite zoneと命名した[2]．villiを構成する腺窩辺縁上皮はNBI拡大観察にて白く見えるため，**villiはwhite zoneに取り囲まれた茶色の領域として観察される**（図3）．一方，pitは孔なので，white zoneで取り囲まれた黒い孔として見える．しかし，弱拡大観察時には中央の黒い孔は認識されず，white zoneのみが認識されるためpitは白い丸として認識される（図4）．つまり，**NBI弱拡大で見られる白い丸はpit様構造を意味している．**

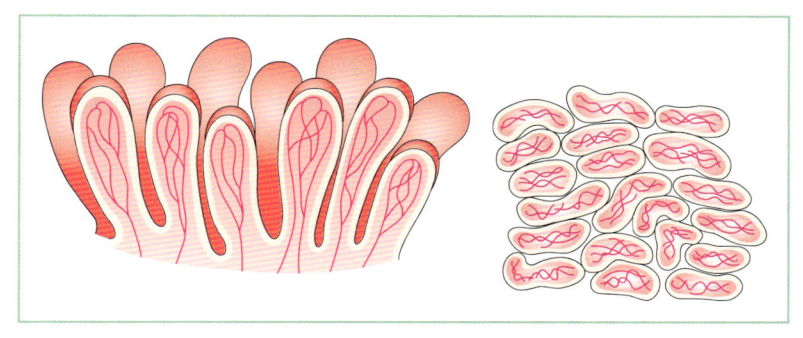

6 Modality 別の組織型，粘液形質診断　2）NBI 拡大

図1　villi 様構造（非腫瘍性）
〔小山恒男：拡大内視鏡による胃癌診断．小山恒男 編：ESD のための胃癌術前診断．p.44，2010，南江堂，東京より許諾を得て転載〕

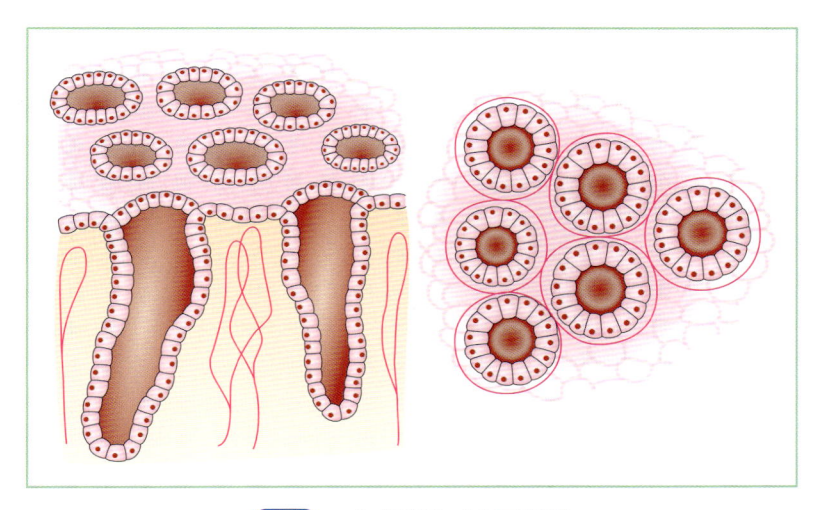

図2　pit 様構造（非腫瘍性）
〔小山恒男：拡大内視鏡による胃癌診断．小山恒男 編：ESD のための胃癌術前診断．p.48，2010，南江堂，東京より許諾を得て転載〕

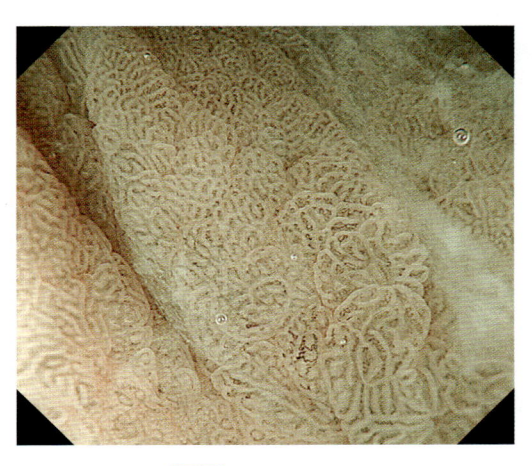

図3　villi 様構造

図4　pit 様構造

内視鏡のセッティング

　オリンパスの EVIS シリーズには構造強調と色彩強調機能があり，拡大観察時にはこの機能を最大限に利用する必要がある．NBI の色彩強調は 1 が上部消化管用，3 が下部消化管用で，2 はその中間である．したがって，胃の NBI では色彩強調 1 を用いる．構造強調は A と B の選択が可能でそれぞれ 0 から 8 までの 9 段の調整が可能で，合計 18 種類の強調を選択することができる．**著者がお勧めする設定は構造強調 A8，色彩強調 1 である．**

　実例を示す．同じ病変を同じ距離，角度から撮影した NBI 拡大内視鏡画像である．色彩強調はすべて 1 であり，構造強調は B0，B8，A8 である（図5a〜c）．表面構造，血管構造ともに A8（図5c）がもっとも明瞭に描出されている．B8（図5b）は A8 に比べ表面構造の強調が弱く，血管が細く見える．したがって Full zoom にて微細血管をより詳細に観察したい場合には B8 も有用である．構造強調には上記 18 パターンがあるが，任意の 3 パターンをプリセットすることが可能であり，著者は B0，B8，A8 をプリセットしている．

構造強調 B0　　　　　　　　　　　構造強調 B8

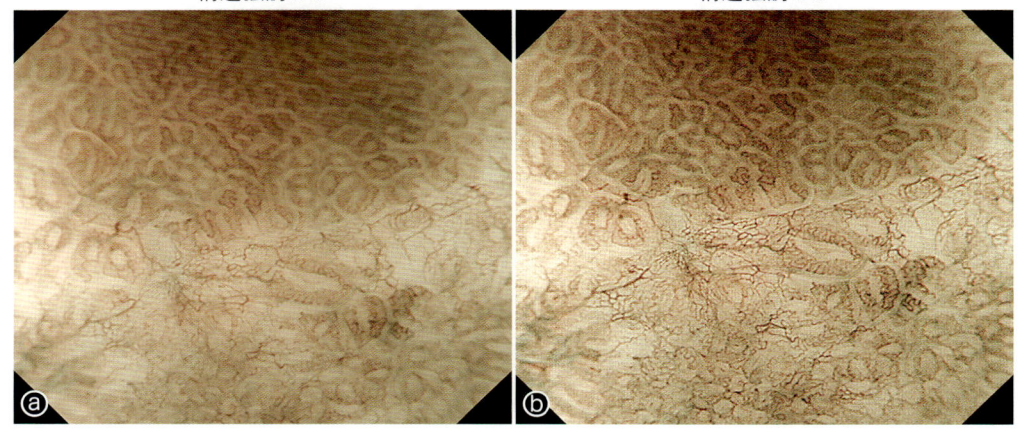

ⓐ　　　　　　　　　　　　　　　　ⓑ

構造強調 A8

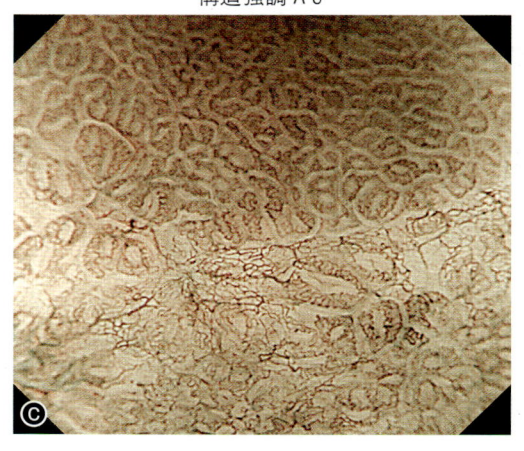

ⓒ

図5　内視鏡セッティングの選択

▶ 表面構造観察のコツ

　斜め方向から観察すると陰ができるため，表面構造がわかりやすいが，正面から観察すると陰ができず表面構造がわかりにくくなる．強拡大観察時には被写界深度が狭くなるため，斜めからの観察で焦点が合う範囲はごく一部に限られる．したがって，強拡大観察時にはアタッチメントを利用して病変を正面視する必要がある．しかし正面視では表面構造の観察が困難となるため，**表面構造を観察する際には弱拡大で斜め方向から観察することがコツである**．

　実例を示す．胃体中部小彎の扁平隆起性病変である．弱拡大で境界部を観察すると，背景粘膜には規則正しい villi 様構造が認められるが，病巣部には黄色矢印で示すように小さな白い丸，つまり pit 様構造が認められる（図6a）．しかし，病変に近接して強拡大で観察すると pit 様構造は消失した（図6b）．強拡大時には正面方向からの観察となるため，表面構造観察が難しくなったのである．このような場合でも，酢酸撒布を併用すると pit 様構造を明瞭に観察することができる（図6c）．

　本症例から学ぶべきことは二つある．

① 表面構造を観察する際には，弱拡大で斜め方向から観察するべきである．
② 強拡大で観察せざるをえない場合でも酢酸撒布を併用すると表面構造を観察することができる．

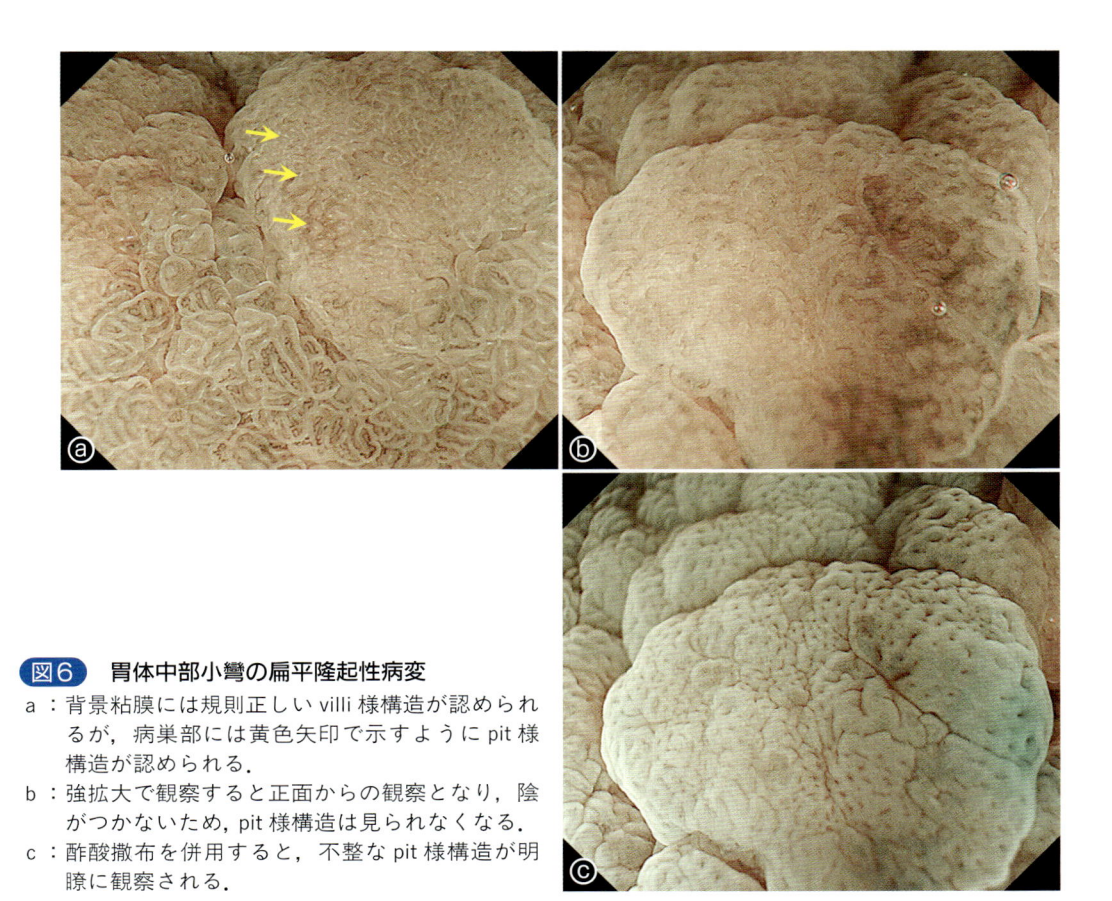

図6　胃体中部小彎の扁平隆起性病変
a：背景粘膜には規則正しい villi 様構造が認められるが，病巣部には黄色矢印で示すように pit 様構造が認められる．
b：強拡大で観察すると正面からの観察となり，陰がつかないため，pit 様構造は見られなくなる．
c：酢酸撒布を併用すると，不整な pit 様構造が明瞭に観察される．

▶ villi 様構造の観察ポイント

　　　幽門腺領域や腸上皮化生粘膜は villi 様構造を呈するが，villi の形は整で，大きさが揃っている．また，腺窩辺縁上皮の幅が揃っているので，均一な white zone で取り囲まれている（p.213，図1）．これに対し，癌の villi 様構造は不整で，大小不同があり，密度が高い．また，white zone は薄い部位と厚い部位があり，不規則である（図7）．

- 形の不整，大小不同
- 密度
- white zone の均一性

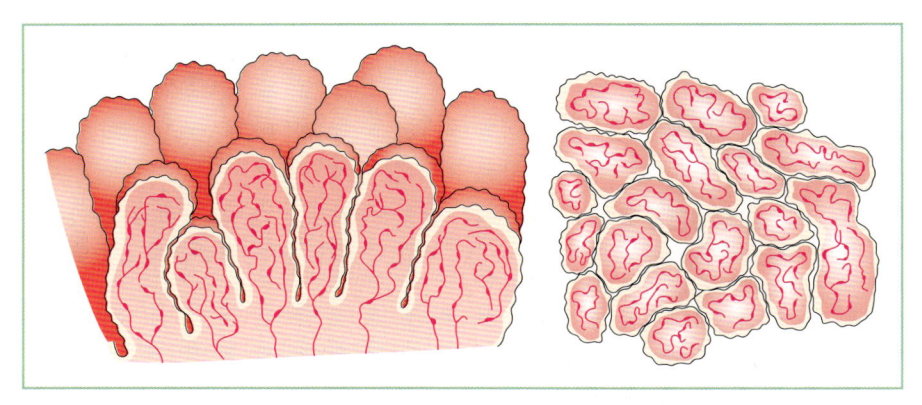

図7　villi 様構造（癌）

〔小山恒男：拡大内視鏡による胃癌診断．小山恒男 編：ESD のための胃癌術前診断．p.44，2010，南江堂，東京より許諾を得て転載〕

▶ pit 様構造観察のポイント

胃底腺領域では円形で，大小不同もなく，規則正しく配列した pit 様構造がみられる（p.213，図2）．これに対し，癌の pit 様構造は不整で，大小不同があり，配列も不規則である（図8）．

- 形の不整
- 大小不同
- 配列の規則性

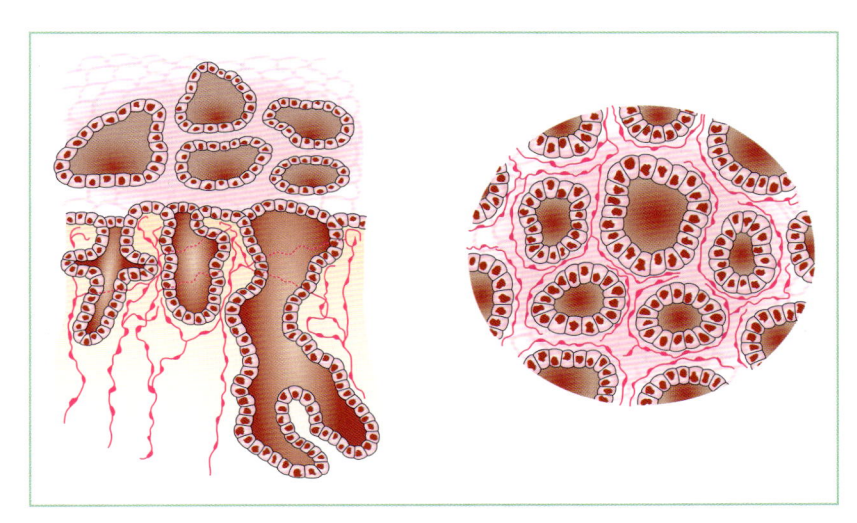

図8 pit 様構造（癌）

〔小山恒男：拡大内視鏡による胃癌診断．小山恒男 編：ESD のための胃癌術前診断．p.49，2010，南江堂，東京より許諾を得て転載〕

▶ 表面構造の不明瞭化

前述のように，実際には pit 様構造を有している病変でも正面から観察すると表面構造が認められないことがある．この場合，実際には構造があるので，「無構造」という表現は不適切である．したがって本稿では，NBI 拡大観察にて表面構造が認められない場合を「無構造」ではなく，「不明瞭化」と表現する．

不明瞭化の原因には以下の4つが挙げられる．

① 正面視のため，表面構造の観察が困難である．
② 腺窩（腺管開口部）が小さ過ぎて見えない．
③ 粘液で覆われ，観察できない．
④ びらん，潰瘍により粘膜が脱落している．

表面構造が不明瞭化した場合には高分化型腺癌，中分化型腺癌，低分化型腺癌，MALT リンパ腫，びらん，萎縮，潰瘍などの可能性があり，鑑別を要する〔びらんの項目（p.253）を参照〕．

▶酢酸撒布法

酢酸を撒布すると粘膜表面が白濁化するため，血管は見えなくなるが，表面構造をより詳細に観察することができる．NBI拡大内視鏡にて表面構造が不明瞭な場合でも，酢酸を撒布すると，その94％で表面構造の観察が可能となる[4]．上述のように，表面構造と組織型は密接な関連があるため，酢酸撒布法は組織型診断に有用である[4]．

2．血管構造

血管構造では口径不同と走行不整，Networkの有無に注目する．口径不同とは血管径が突然細くなり，また太くなる所見であり，血管径の2倍以上の変化を有意と評価する．一方，走行不整は血管の走行および分岐の不規則さを評価するもので，かなり主観的と言わざるをえない．本稿ではNetworkを血管の閉鎖曲線と定義し，血管の走行を追うと元の位置に戻る場合をNetworkありと判定する（図9）．一方，Networkを形成せず，分岐しつつ側方へ広がる場合をNon-network血管とする（図10）．

- ●口径不同
- ●走行不整
- ●Networkの有無

図9　Network血管

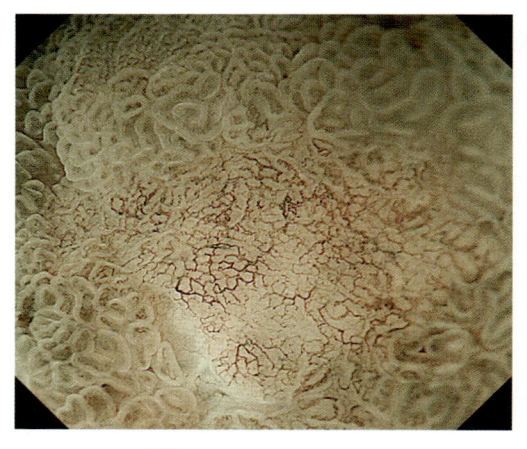

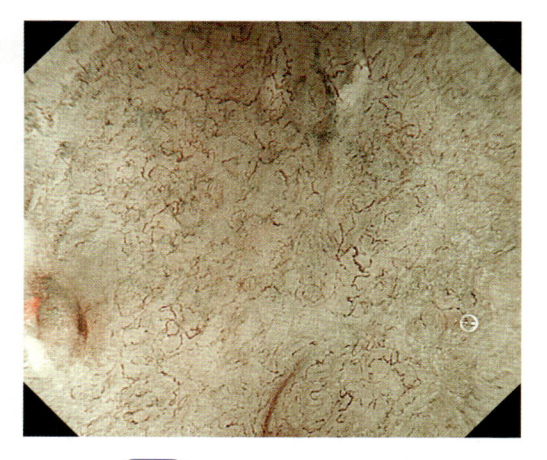

図10　Non-network血管

3. 表面構造と血管構造の相関

血管の走行と表面構造には密接な関連があり，血管構造から表面構造を推察することができる．

▶ 表面構造が pit 様の場合

血管は間質（腺管と腺管の間）を走行するため，表面から見ると腺管を取り囲む血管構造が認められる．Nakayoshi らはこの血管構造を Network と表現して報告した[3]．

● Network 血管が見られる場合，表面構造は pit である．

▶ 表面構造が villi 様の場合

血管は villi の内部のみを走行し，villi と villi を跨いで走行することはできない．villi は white zone に取り囲まれた茶色領域であり，血管はこの領域内部のみを走行する．

● 血管の走行距離が短く，white zone に取り囲まれている場合は villi である．

組織型診断の Strategy

通常観察でのおもな組織型診断指標は赤い病変＝分化型癌，白い病変＝低分化型癌，隆起性病変＝高分化型癌である．しかし，この指標だけでの正診率は 50％ 程度であった[4]．

1. まずは弱拡大で表面構造観察（図11）

弱拡大にて不整形の pit や villi が認められた場合は高分化型癌と診断しうる（図12）．また，pit や villi の異型が高度で，高密度の場合は中分化型癌と診断する．一方，NBI 拡大観察にて表面構造が不明瞭な場合は，高分化型，中分化型，低分化型癌の可能性があるため，次のステップである血管構造の観察に移行する．

2. 血管構造の解析

▶ Network 血管

pit 様構造を呈する高分化型腺癌では血管は腺窩（腺管開口部＝pit）の周囲を走行するため，network を形成する．したがって，Network 血管が認められた癌は高分化型と診断しうる（図9）．

▶ Non-network 血管

表面構造が不明瞭化し，Non-network 血管が認められた場合には，高分化，中分化，低分化型癌の可能性があり，血管構造から組織型を診断することは困難である．しかし，

220　第2章　診断

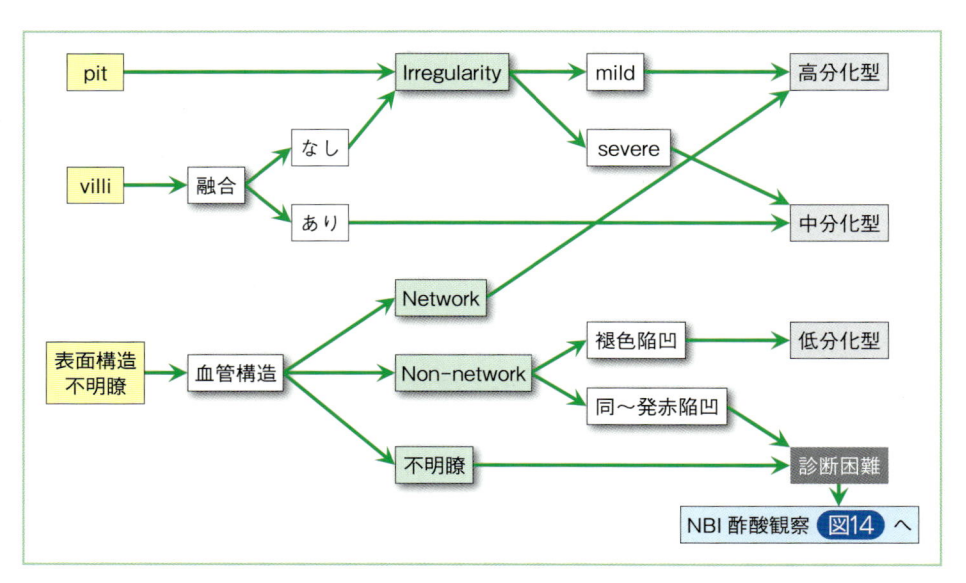

図11　NBI所見と組織型

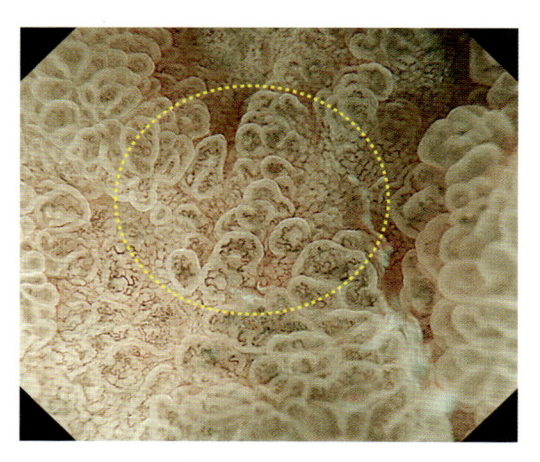

図12　高分化型癌

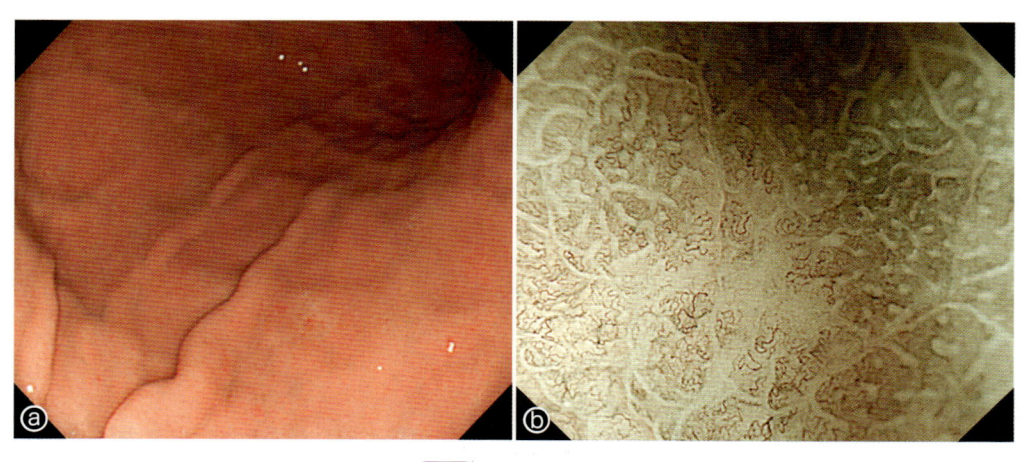

図13　低分化型癌

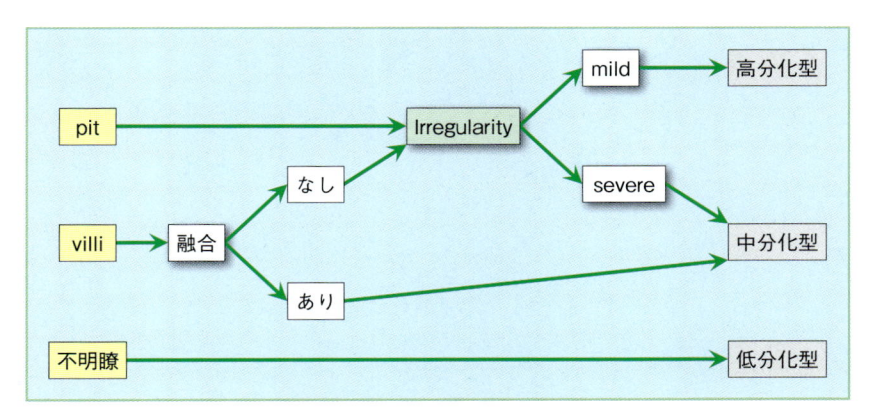

```
pit ─────────────────────┐
                         ├─→ Irregularity ─┬─ mild  ─→ 高分化型
villi ─→ 融合 ─┬─ なし ──┘                 │
              │                            └─ severe ─→ 中分化型
              └─ あり ─────────────────────────────────↗
不明瞭 ──────────────────────────────────────────→ 低分化型
```

図14　NBI 酢酸所見と組織型

褪色調の陥凹性病変内に，Non-network 血管が認められた場合は低分化型と診断しうる（図13 a, b）．Nakayoshi らは低分化型腺癌に特徴的なこの血管を corkscrew 血管と表現した[3]．しかし，必ずしもコルク抜き様には見えず，発赤調の中分化型癌でも同様の血管が見られることがあるため，本稿ではあえて corkscrew という表記を使用せず，Non-network 血管と称する．

　褪色陥凹内に Non-network 血管が認められた場合は低分化型癌と診断しうるが，褪色陥凹以外の病変内に Non-network 血管が認められた場合は，組織型診断が困難であり，次のステップである酢酸撒布へ進む．

- 表面構造が不明瞭で，Non-network 血管が認められる場合は高分化，中分化，低分化型癌の可能性がある．
- 褪色陥凹内に Non-network 血管が認められた場合は低分化型癌と診断しうる．
- 褪色陥凹以外の病変内に Non-network 血管が認められた場合は酢酸撒布を施行する．

3．酢酸撒布（図14）

　通常は1.5％酢酸を用いるが，水中酢酸観察の場合は希釈されるため，3％酢酸を用いる．NBI 拡大観察にて表面構造が不明瞭化した病変でも3％酢酸を水中で撒布すると，その94％では表面構造を観察することができる[4]．

　pit 様構造が観察された場合は高分化型癌と診断しうるが（図15 a, b），pit の不整が高度で，密度が高い場合は中分化型と診断する．villi 様構造が観察された場合は高分化型だが（図16 a, b），villi が小さく，密度が高く，不整が強い場合，および融合が認められた場合は中分化型と診断する．一方，酢酸を撒布しても表面構造が認められない場合は無構造であり，低分化型癌と診断する．

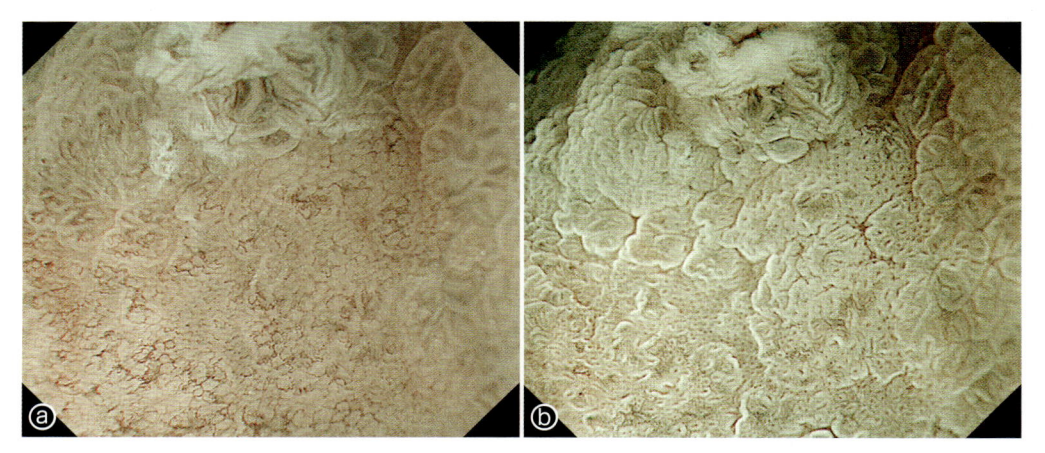

図15 pit様構造が観察された高分化型癌
a：NBI拡大観察にて表面構造は不明瞭だが，内部にNetwork様血管を認め，高分化型腺癌と診断した．
b：NBI酢酸観察では不整形のpit様構造を明瞭に観察することができた．

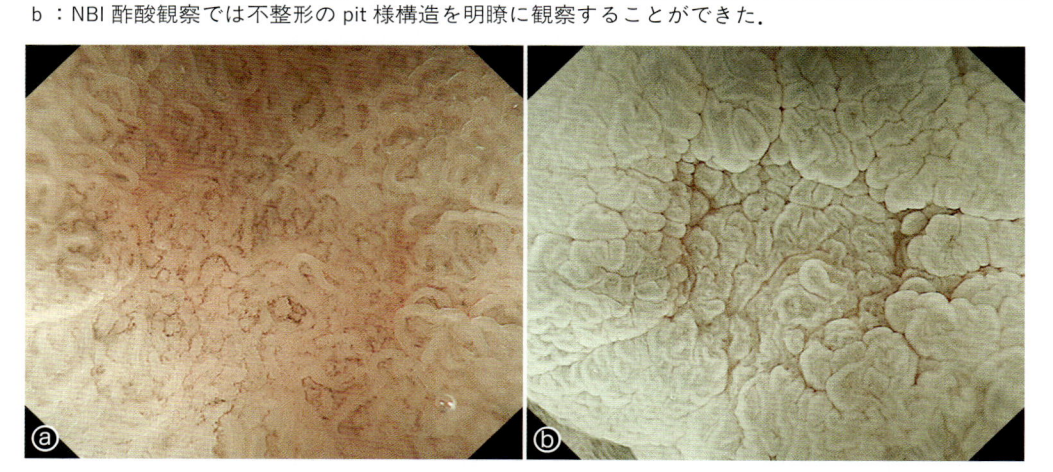

図16 villi様構造が観察された高分化型癌
a：NBI拡大観察にて表面構造は不明瞭で，Non-network血管を認めた．
b：NBI酢酸観察では不整形のvilli様構造が明瞭に観察され，高分化型腺癌と診断しえた．

おわりに

　上述のように，酢酸撒布は組織型診断に有用だが，全例に使用する必要はない．通常のNBI拡大観察で表面構造が確認された場合や，Network血管が観察された場合はNBI拡大単独で診断可能である．**表面構造が不明瞭化し，Non-network血管が認められた場合には酢酸撒布が有用である．**

文献

1) 小山恒男 編：ESDのための胃癌術前診断．2010，南江堂，東京
2) 八木一芳，水野研一，中村厚夫，他：NBI拡大内視鏡と酢酸を併用した化学的色素法．消化器内視鏡　2011；23：748-757
3) Nakayoshi T, Tajiri H, Matsuda K, Kaise M, et al：Magnifying endoscopy combined with narrow band imaging system for early gastric cancer：correlation of vascular pattern with histopathology. Endoscopy　2004；36：1080-1084
4) 小山恒男，友利彰寿，岸埜高明，他：拡大内視鏡による胃癌組織型診断．胃と腸　2011；46：933-942

（小山恒男）

6 | Modality 別の組織型，粘液形質診断

3）粘液形質の診断
（拡大内視鏡の立場から）

POINT

- 粘膜内癌の 20～30％を占める胃型腺癌は，病理学的および臨床的に慎重な取り扱いが要求されるため，粘液形質を踏まえた内視鏡診断が必要である．
- 胃型分化型癌は正色調を示すことが多く，境界不明瞭の表層拡大型病変や，胃体上部の乳頭・顆粒状の表面性状を示す隆起性病変が特徴的である．
- 高分化型癌の NBI 拡大所見には，表面に凸（乳頭，絨毛，葉状構造）を示すタイプと，凹（開口構造）を示すタイプがあり，各々が胃型と腸型に対応する．
- 表層拡大型の胃型分化型癌において，周囲粘膜も乳頭・顆粒状である場合，構造が類似するため NBI 拡大観察を用いた慎重な境界診断を必要とする．

粘液形質診断の意義

　早期胃癌の粘液形質を診断する必然性はどこにあるのであろうか．近年，免疫組織化学的手法によってより正確に粘液形質が判定可能となり，胃型，腸型の形質に基づいた分化型腺癌の研究が展開された．**胃型と腸型は，同じ分化型粘膜内癌であっても，腫瘍としての性格をやや異にしており，胃型腺癌は腸型腺癌に比べて，未分化型に変化しやすいため，粘膜下層以深に浸潤し脈管侵襲を伴って転移をきたしやすい可能性が推定されている．**一方で，胃型腺癌の一部は，細胞・組織異型度がきわめて低いため，病理組織学的に診断が困難である．また，**腺窩上皮に類似して高度に分化した癌は，周囲の非腫瘍性の腺窩上皮に類似し，腫瘍表面の凹凸や色調変化に乏しく，内視鏡的にも診断が困難な場合がある．**このため，胃型腺癌に対しては，より慎重な病理学的および臨床的な対応が要求される．

　早期胃癌における胃型の頻度は 20～30％と報告され，決してまれではないため，われわれ内視鏡医にとっては，常に粘液形質を踏まえた，内視鏡診断が求められる．また，最近，学会などで，*Helicobacter pylori* 除菌後に発見された胃癌は，胃型や胃型優位の胃腸混合型が多いという報告がみられ，今後さらに，粘液形質診断が注目される可能性がある．

胃型腺癌の通常内視鏡所見

胃型腺癌の検討が進み，その内視鏡像も次第に明らかにされつつある．**胃型分化型腺癌の通常内視鏡所見として，① 境界不明瞭，② 正色調，③ 陥凹型が多く**，病変辺縁には正色調の丈の低いわずかな隆起を伴いやすいと報告されている[1]．また，過去の報告例から，胃体部で側方への発育進展を主体として表層拡大型の形態を示す例（図1a，b）や，胃体上部に存在する白色調から淡発赤調の隆起性病変で，表面に乳頭・顆粒状変化を認める例（図2a）が特徴的である．内視鏡的には悪性腫瘍が疑われても，生検にて癌の診断が得られず経過観察された進行癌症例や，境界不明瞭のため内視鏡切除で断端陽性となった症例も報告され，注意喚起がなされている．

NBI拡大内視鏡所見の基本パターン

胃癌は分化型に限っても，非常に多様性のある組織像を示すため，NBI拡大内視鏡診断は必ずしも容易ではない．われわれは，まずもっとも基本となる高分化型粘膜内癌を対象に検討するべきと考え，NBI拡大内視鏡像と病理組織像との厳密な対比にて検討を行った．その結果，**乳頭・顆粒状構造内部にループ状血管を示すタイプと，類円形・管状の腺管開口を網目状血管が囲むタイプの二つに大きく分類できることを確認し，これら二つを高分化型粘膜内癌の基本パターンとして提唱している**[2]．

これまでも，多くの研究者によって胃癌のNBI拡大観察所見が検討され，Nakayoshiらは，分化型癌に特徴的な網目状の微小血管像を"fine network pattern"として最初に報告した[3]．Yagiらは，この網目状血管を認める病変を切除して酢酸撒布観察すると，円形や楕円形の腺開口部が存在することを報告し，また網目状血管には断裂，細まり，消失などがあり，必ずしもfine networkとは限らないことから"mesh pattern"と呼称した．さらに，mesh pattern以外に，うろこ状や絨毛状の微細構造を示す分化型癌があり，これらは，"white zone"に囲まれた構造内に，深部から表層へ向かってループ状に走行する血管が観察されることから"loop pattern"と命名している[4]．Yokoyamaらも，分化型癌には，fine network pattern以外に，葉状の構造内部にループ状血管を認める"intra-lobular loop"パターンが存在することを報告している[5]．また，小山らは，表面微細構造を重視するとともに，分類はなるべくシンプルなほうが運用しやすいことを強調し，"villi様構造"と"pit様構造"に大別している[6]．

以上のように，研究者間で診断基準や用語の統一はまだはかられていないが，表面に凸（乳頭，絨毛，葉状構造）を示すタイプと，表面に凹（開口構造）を示すタイプの二つの基本パターンの認識はほぼ共通していると思われる．

表面に凸（乳頭，絨毛，葉状）を示すタイプ ←	高分化型胃癌の基本パターン
表面に凹（開口構造）を示すタイプ ←	（NBI拡大による）

症例1：胃体部前壁小彎の境界不明瞭な O-IIb+IIa 型病変　　図1

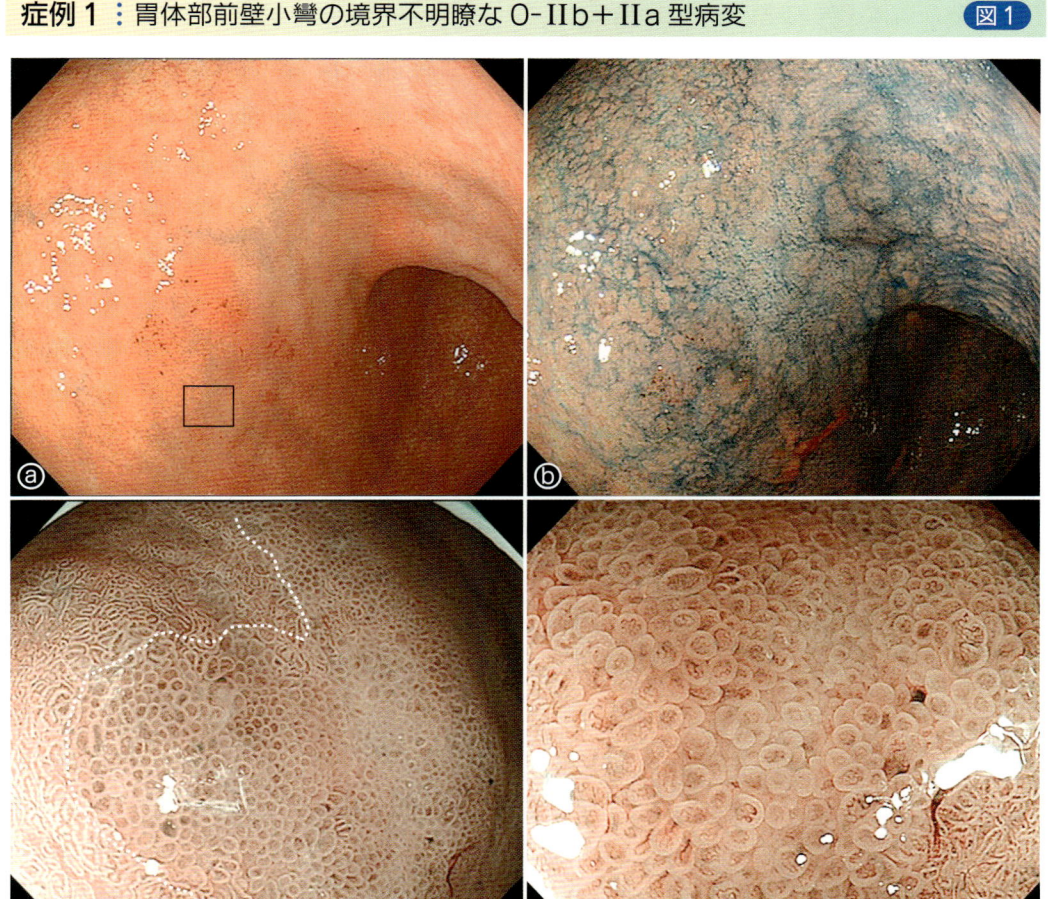

a，b：胃体部前壁小彎に 80 mm 大の境界不明瞭な O-IIb+IIa 型病変を認め，酢酸色素法でも進展範囲の同定がやや困難であった．

c，d：NBI 拡大観察像（構造強調 E_H：B8，色彩 C_E：0）．a の枠内の拡大では，乳頭・顆粒状の表面構造と内部のループ状血管が領域性をもって認識された．

e，f：ESD にて一括完全切除され，病理診断は adenocarcinoma（tub1＞pap，tub2），pT1a（M）であった．c に相当する切片 14 番では，癌は周囲粘膜と高低差が乏しく，胃型優位の胃腸混合型形質であった．

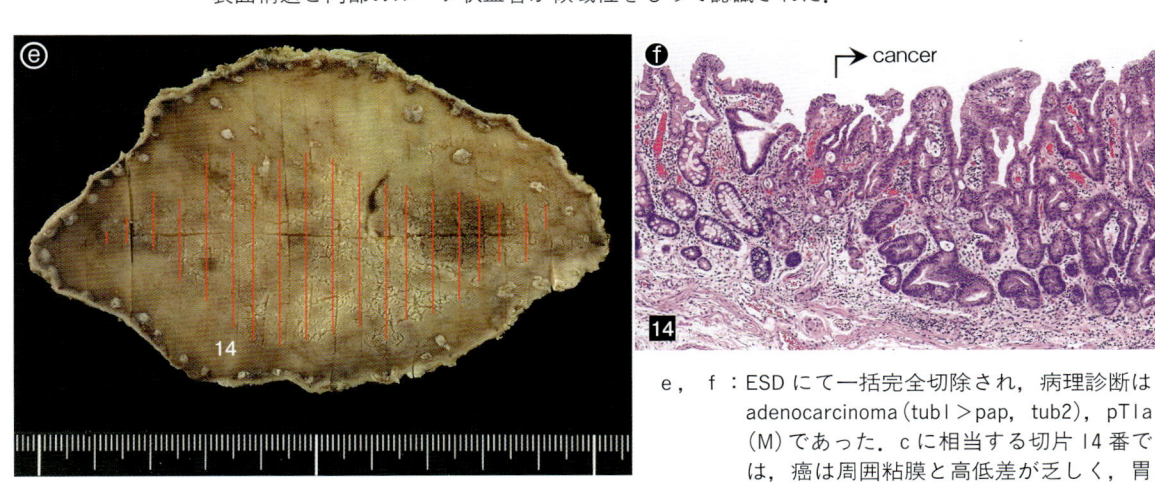

症例2：胃体上部前壁のO-I型病変

図2

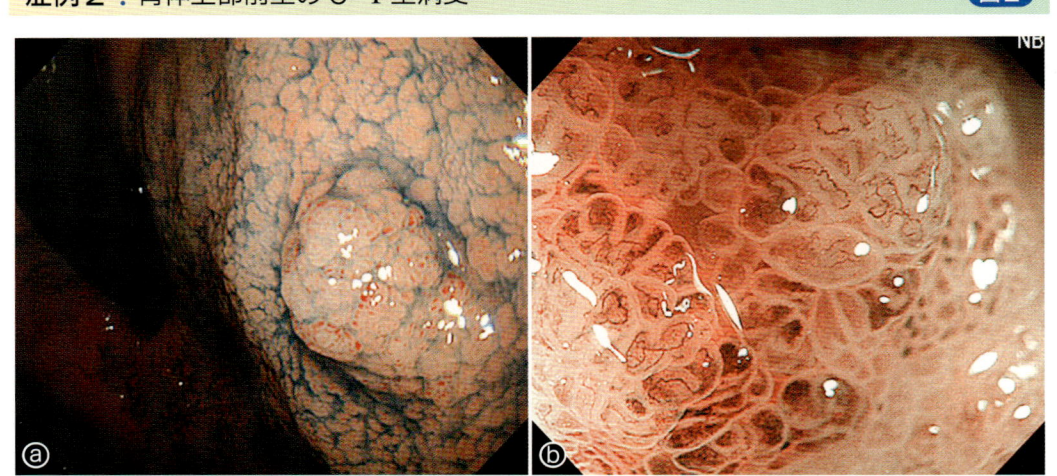

a：胃体上部前壁に10 mm大のO-I型病変を認め，表面性状は顆粒状，色調は淡発赤調を示した．
b：NBI拡大観察（E_H：B8，C_E：0）にて，比較的均一な乳頭・顆粒状の表面構造と，その内部にループ状微小血管を認める．
c，d：病理診断は，adenocarcinoma（tub1＞pap, low grade atypia），pT1a(M)で，MUC5AC強陽性，MUC2とCD10は陰性で胃型形質を示した． 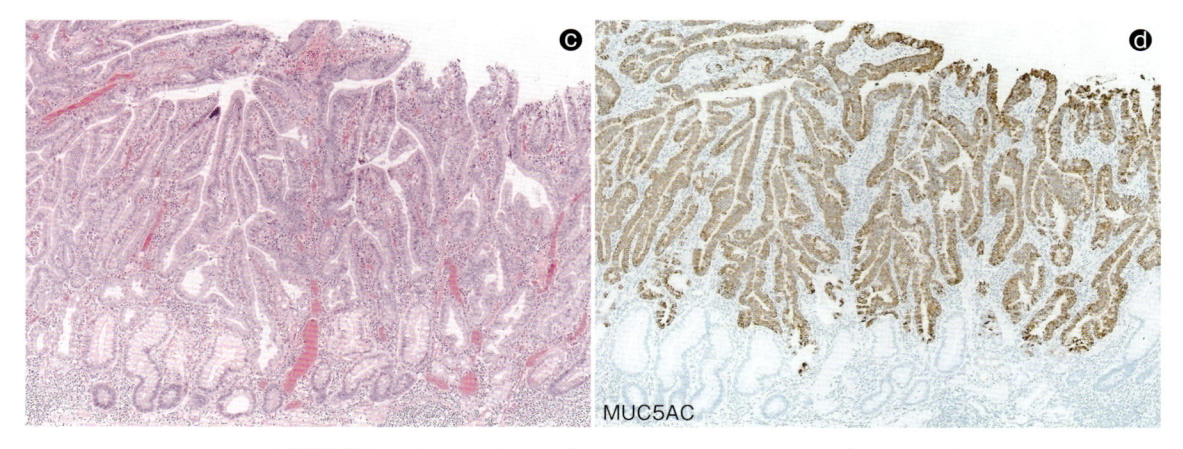

粘液形質とNBI拡大内視鏡所見

　ところで，同じ高分化型腺癌であっても，なぜこのように違う構造パターンが存在するのであろうか．われわれは，この二つの構造の違いは，粘液形質の違いに関連していると考えた．乳頭腺癌には胃型形質が多いことが以前より報告され，表面型胃癌でみられる開口構造は，大腸腫瘍のpit構造に類似している．よって，乳頭構造タイプは胃型，開口構造タイプは腸型に対応することは想像に難くなく，われわれの検討結果もこれを支持するものであった[2),7),8)]．

　胃型形質を示す高分化型癌の多くは，乳頭・顆粒状の表面微細構造を示し，white zone

症例3：胃体中部小彎の O-IIa 型病変　　図3

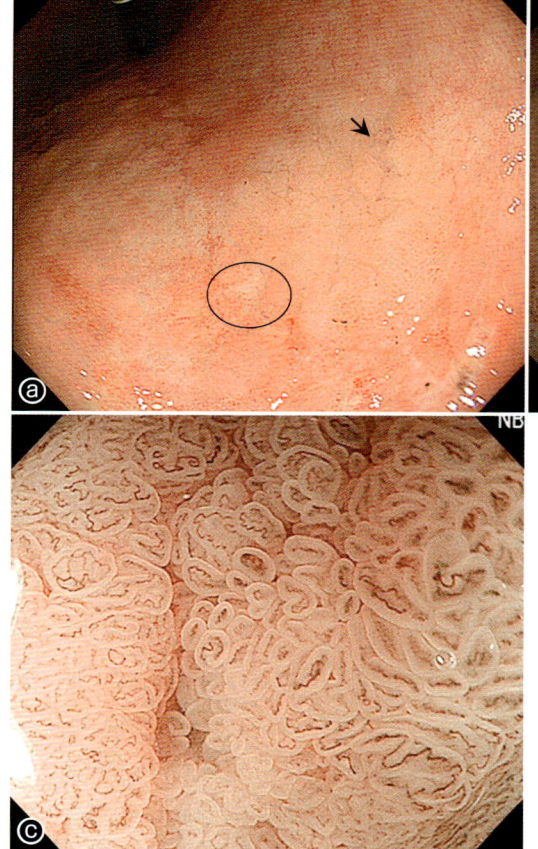

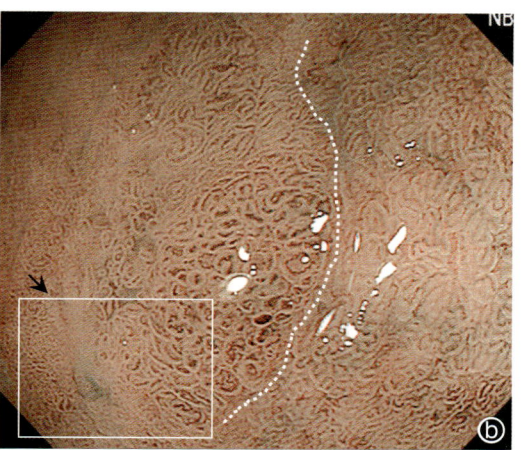

a：胃体中部小彎に白色調の O-IIa 型病変を認め，表面は顆粒・結節状を示した．
b：NBI 弱拡大では，顆粒状の構造が領域性をもって観察された（a，b の矢印は対応）．
c：NBI 拡大観察像（E_H：B8，C_E：0）．b の白枠内の拡大では，乳頭・顆粒状の表面構造と内部のループ状血管が領域性をもって認識された．

によって縁取られている．各々の乳頭・顆粒状の構造内には屈曲蛇行する微小血管が観察され，隣の構造へ連続して走行することはない（図1d，2b，3c）．

　腸型形質を示す高分化型癌の多くは，腺管開口を認め，開口部の形態は類円形～管状と多様性がある．これら**腺管開口の周囲を網目状の血管が取り囲むものが典型的**だが（図4b），血管が不明瞭で観察できない例もある．逆に，腺管開口が非常に小さく認識できないため，取り囲む網目状血管から開口の存在を推定する例もある．

　胃型，腸型の形質診断は，各々に特徴的な微細構造が病変全体で均一に観察される場合は比較的容易である．また，高分化型癌のなかでも，低異型度癌の場合は表層分化がみられ，形質別の微細表面構造の特徴を表現しやすい．逆に，中分化型癌への移行例では，微細構造が崩れ評価が難しい．病変内の構造が不均一で混在する場合や，凸と凹が拮抗して中間的な構造を示す場合は判定しづらいが，組織学的にも胃腸混合型の形質を示すことが多い[7]．

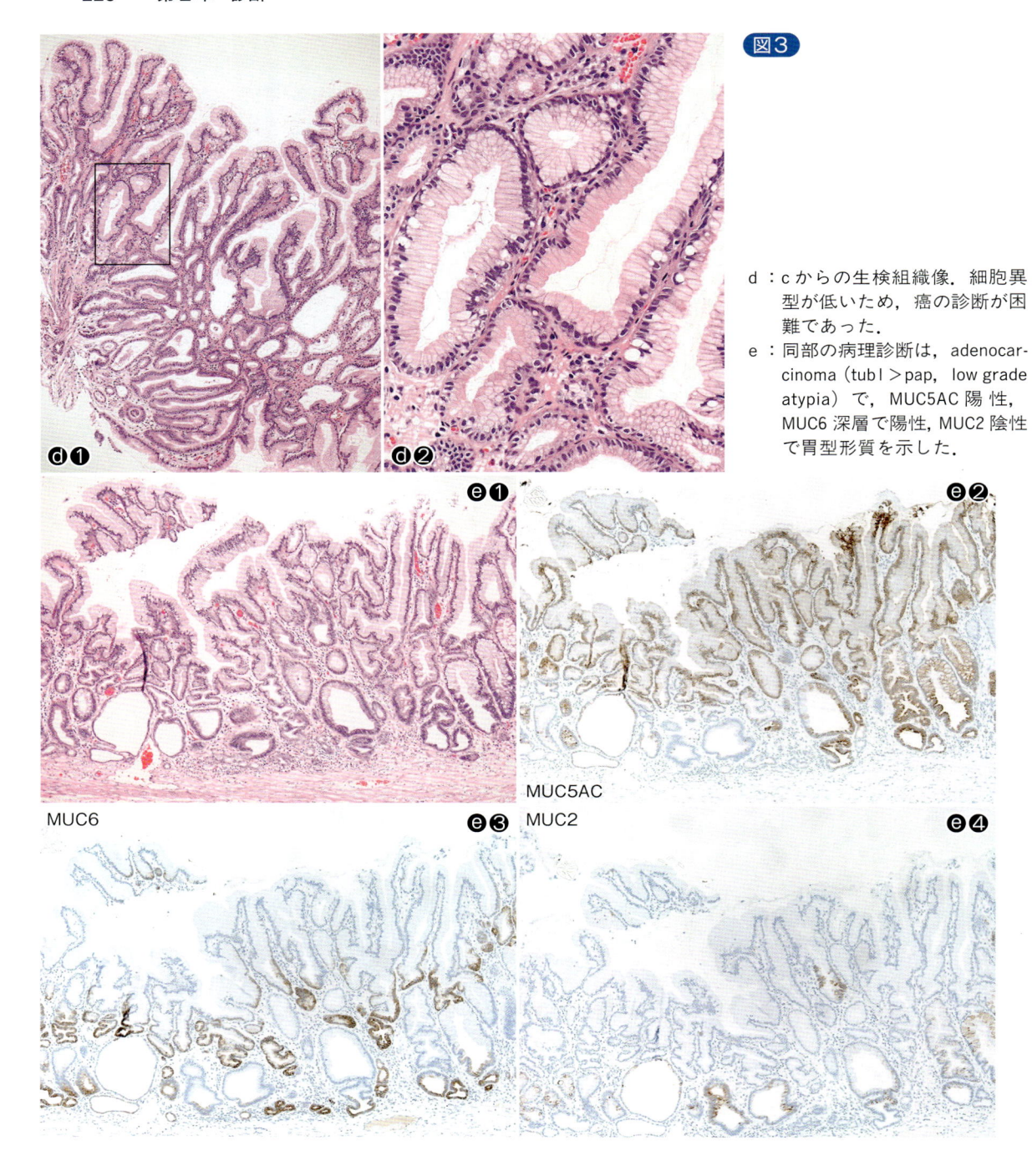

d：cからの生検組織像．細胞異型が低いため，癌の診断が困難であった．

e：同部の病理診断は，adenocarcinoma（tub1＞pap，low grade atypia）で，MUC5AC陽性，MUC6深層で陽性，MUC2陰性で胃型形質を示した．

NBI拡大内視鏡による形質診断の実際　　Strategy

　臨床の場では，やはり胃型形質の癌に注意を払う必要がある．表層拡大型を呈する胃型腺癌では，周囲粘膜と高低差の乏しいIIb進展部の境界診断が問題となるが，癌部と周囲非癌粘膜のNBI拡大パターンを比較することが有用である[9]．**周囲粘膜がうろこ状や**

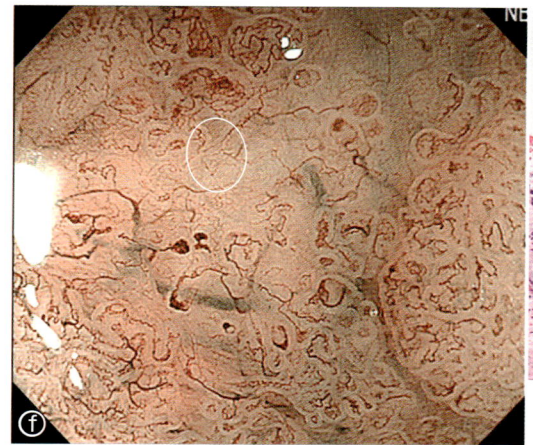

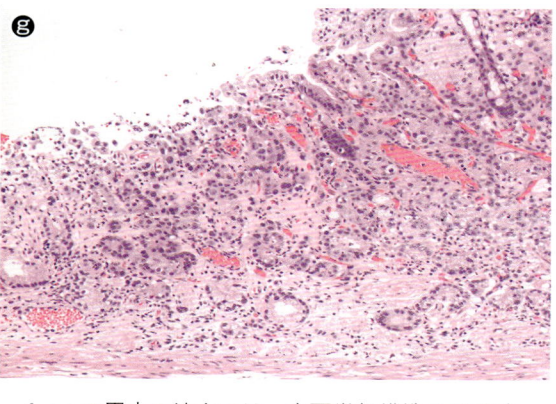

f：aの円内の拡大では，表面微細構造の不明瞭化と分枝・屈曲を示す微小血管像を認め，低分化型癌の併存が疑われた．
g：f白円内の組織像．adenocarcinoma(por2, sig)，pT1a(M) を認めた．

症例4：胃体中部小彎のO-IIa型病変

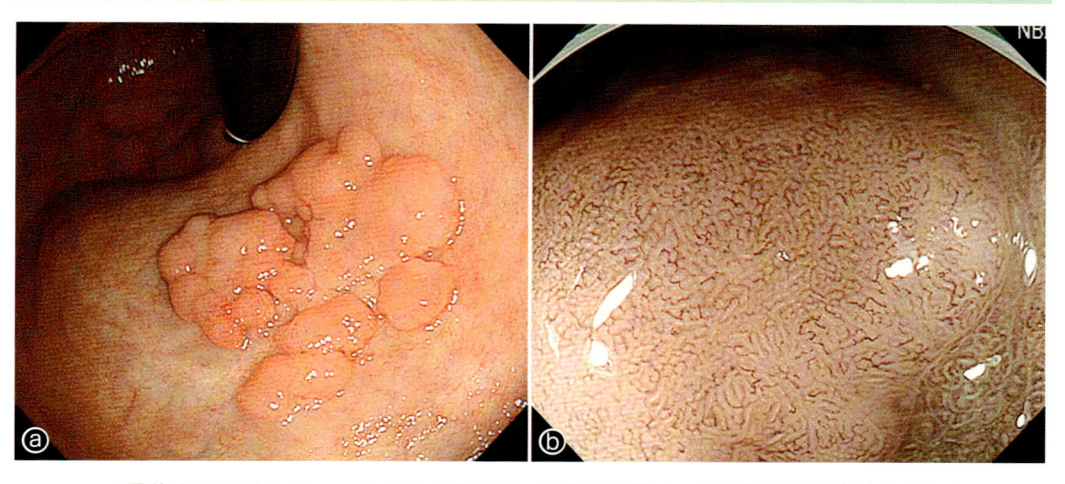

a：胃体中部小彎の40 mm大の発赤調O-IIa型病変を認め，表面は結節分葉状を示した．
b：NBI中拡大（E_H：B8，C_E：0）では，管状開口を取り囲む網目状血管が確認できる．

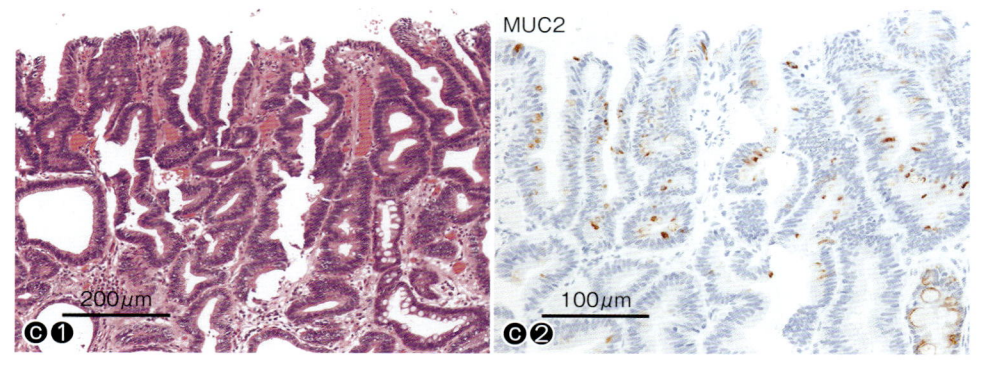

c：病理診断は，adenocarcinoma(tub1, low＞high grade atypia)で，MUC2陽性，CD10陰性で腸型（大腸型）形質を示した．

顆粒状構造を示す場合〔八木分類のA-2[10]〕，癌部の乳頭・顆粒状構造と類似するため境界診断はもっとも困難となる．しかし，癌部の顆粒状構造には大小不同があり，ループ状血管も拡張傾向を示すため，差異は認識可能である（図1c, d）．また，うろこ状や顆粒状構造を示す周囲粘膜は腸上皮化生を伴うため，light blue crest（LBC）が認められる場合はよい指標となる．乳頭・顆粒状のNBI拡大パターンは，癌では胃型，慢性胃炎では腸型に対応し，逆の関係になることに注意したい．

　また，胃体部に存在する白色調から淡発赤調の隆起性病変において乳頭・顆粒状のNBI拡大所見を認めた場合（図2b, 3c）は，胃型腺癌が疑われるが，**異型度が低く生検診断は困難な場合がある**（図3d）．また，**中～低分化型癌が併存して隆起周囲にIIb～IIc進展をきたすこともあるので，境界診断は慎重に行う必要がある**[9]．この際，進展部は，微細構造の不明瞭化と分枝・屈曲を示す微小血管像を認め，NBI拡大所見から，組織型の推定が可能である（図3f, g）．

　一方，腸型腺癌の場合，多くは境界明瞭な隆起や陥凹の形態を示すが（図4a），腸上皮化生に非常に類似した細胞異型度の低い癌のなかには，組織学的にも良悪性の判定が困難で，NBI拡大観察でも微細構造や微小血管の所見から癌としての認識が難しい場合もある．また，腺腫との鑑別は，不整な微小血管像が明瞭な病変は癌として問題ないが（図4b, c），血管が不明瞭な場合は表面微細構造に着目しても，低異型度腸型腺癌と腺腫との鑑別は容易ではない〔7項2）参照〕．

文献

1）小田一郎，後藤田卓志，蓮池典明，他：胃型分化型早期胃癌の内視鏡像．胃と腸　2003；38：684-692
2）Kobayashi M, Takeuchi M, Sato A, et al：NBI magnifying endoscopy for predicting the grade of differentiation and the mucin phenotype in early gastric cancers. Endoscopy　2008；40(Suppl 1)：A176
3）Nakayoshi T, Tajiri H, Matsuda K, et al：Magnifying endoscopy combined with narrow band imaging system for early gastric cancer：correlation of vascular pattern with histopathology (including video). Endoscopy 2004；36：1080-1084
4）Yagi K, Nakamura A, Sekine A, et al：Magnifying endoscopy with narrow band imaging for early differentiated gastric adenocarcinoma. Dig Endosc 2008；20：115-122
5）Yokoyama A, Inoue H, Minami H, et al：Novel narrow-band imaging magnifying endoscopic classification for early gastric cancer. Dig Liver Dis　2010；42：704-708
6）小山恒男，高橋亜紀子，北村陽子，他：胃の潰瘍性病変の拡大内視鏡所見と良悪性鑑別．胃と腸　2007；42：705-710
7）Kobayashi M, Takeuchi M, Ajioka Y, et al：Mucin phenotype and narrow-band imaging with magnifying endoscopy for differentiated-type mucosal gastric cancer. J Gastroenterol 2011 (in press)
8）西倉　健，小林正明，八木一芳，他：胃上皮性腫瘍の拡大観察像と病理学的所見．胃と腸　2011；46：825-840
9）小林正明，竹内　学，橋本　哲，他：内視鏡による早期胃癌のIIb進展範囲診断―NBI（narrow band imaging）拡大内視鏡の立場から．胃と腸　2010；45：123-131
10）八木一芳，佐藤聡史，中村厚夫，他：*Helicobacter pylori* 感染の進展と胃粘膜NBI拡大観察．胃と腸　2009；44：1446-1455

（小林正明，竹内　学，味岡洋一）

7 早期胃癌の鑑別診断
1）ポリープ

POINT
- 胃ポリープの大部分は胃底腺ポリープと過形成性ポリープである．
- 胃底腺ポリープは通常，*H. pylori* 感染陰性で萎縮のない胃底腺領域に，過形成性ポリープは *H. pylori* 感染陽性の萎縮粘膜に好発する．
- 胃過形成性ポリープは 2 cm 以上の大きさや不整な表面構造を有する場合，癌を合併することがある．
- NBI 拡大観察による表面構造の観察，評価が癌との鑑別に有用と考えられる．

定　義

　胃ポリープは「胃粘膜の局所的異常増殖により胃内腔へ突出した周囲粘膜から判然と識別しうる腫瘤」と定義され[1]，本来肉眼的な形状に由来する名称である．

肉眼形態分類

　山田・福富の分類[2]がもっとも広く用いられており，その起始部の形態から以下の 4 型に分類している（図1）．

Ⅰ型：隆起の起始部が滑らかで，明確な境界線を形成しないもの．
Ⅱ型：隆起の起始部に明確な境界線を形成しているが，くびれを認めないもの．
Ⅲ型：隆起の起始部に明らかなくびれを形成しているが，茎の認められないもの（亜有茎性）．
Ⅳ型：隆起の起始部に明らかな茎の認められるもの（有茎性）．

I型	II型	III型	IV型
隆起の起始部が滑らかで，明確な境界線を形成しないもの．	隆起の起始部に明確な境界線を認めるが，くびれがないもの．	隆起の起始部にくびれを形成するが茎を認めないもの（亜有茎性）．	隆起の起始部に明らかな茎の認められるもの（有茎性）．

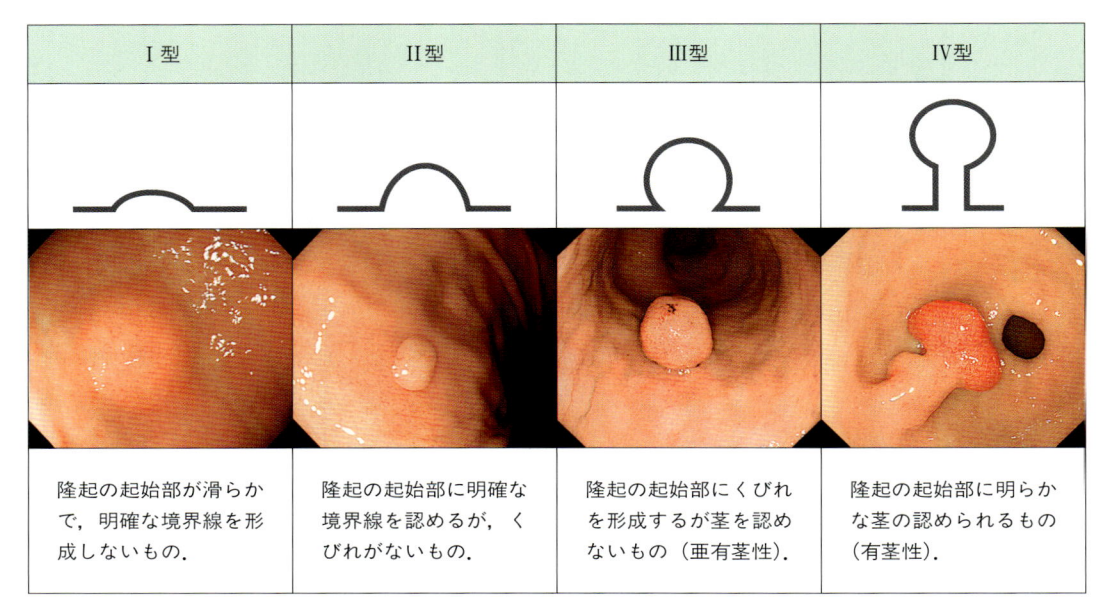

図1 胃隆起性病変の肉眼分類

内視鏡所見と診断のポイント

　　胃ポリープの大部分は過形成性ポリープと胃底腺ポリープである．胃底腺の過形成により生じたものを胃底腺ポリープ，腺窩上皮の過形成により生じたものを過形成性ポリープという．

胃底腺ポリープ（fundic gland polyp）

胃底腺ポリープは通常，H. pylori 感染陰性で萎縮のない胃底腺領域（ひだのある領域）に発生する[3]．形態は山田・福富の分類のⅡ，Ⅲ型で，大きさは5mm前後が多く，色調は背景胃粘膜と同色調である．

家族性大腸腺腫症（familial adenomatous polyposis；FAP）などのポリポーシス患者に，多数の胃底腺ポリープの発生をみることがあり[4]，この場合にはごくまれに癌化する場合がある[4,5]．逆に胃に数十個以上多発する胃底腺ポリープを認めたら，大腸も検索する必要がある．

症例1：胃底腺ポリープ

体部大彎に背景粘膜と同色調の平滑な隆起が散見される（図2a）．背景粘膜は大彎のひだが保たれ，萎縮性変化を認めない．近接して観察すると病変は山田Ⅲ型の表面平滑な隆起性病変であることがわかる（図2b）．NBI拡大観察では背景粘膜と同様のsmall round pitが観察される（図2c）．

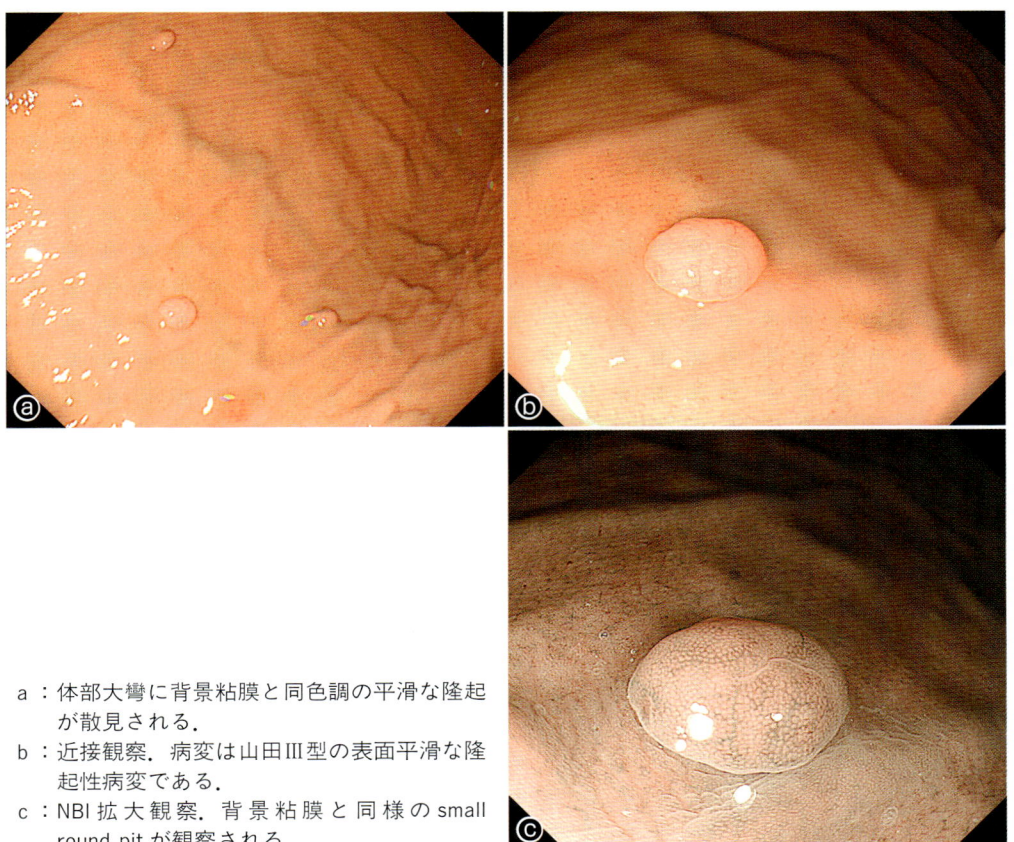

a：体部大彎に背景粘膜と同色調の平滑な隆起が散見される．
b：近接観察．病変は山田Ⅲ型の表面平滑な隆起性病変である．
c：NBI拡大観察．背景粘膜と同様のsmall round pitが観察される．

過形成性ポリープ（hyperplastic polyp）

過形成性ポリープは通常，*H. pylori* 感染陽性の萎縮粘膜に好発し，前庭部から胃体下部に多く認められる．形態は山田・福富の分類のⅡ，Ⅲ，Ⅳ型とさまざまである．表面は発赤調で粘液が固着し，びらんや潰瘍を伴うことが多い．

大きさは大小さまざまであるが，20 mm 以上では癌化率が高く[6),7)]，病変内の陥凹や高い隆起など形態の不整を認める場合，癌の合併や早期癌との鑑別を要する．NBI 拡大では不整のない腫大した villi 様構造を呈することが多く，その密度も低い．**構造の不整を伴う場合や構造の密度の上昇を伴う場合は癌を疑い，生検や内視鏡的切除が考慮される．**

また *H. pylori* 除菌により胃過形成性ポリープが消失もしくは縮小することが報告されている[8),9)]．

症例2：胃過形成性ポリープ　　図3

胃前庭部後壁に山田Ⅳ型ポリープを認める．頭部は強い発赤調を呈し，分葉状である（図3a）．近接して観察すると頭部の表面構造は腫大した絨毛様構造が観察され，一部白苔の付着も認める（図3b）．NBI 拡大観察では頭部の表面構造は不整のない腫大した villi 様構造が認識できる（図3c）．以上の所見より過形成性ポリープと診断した．

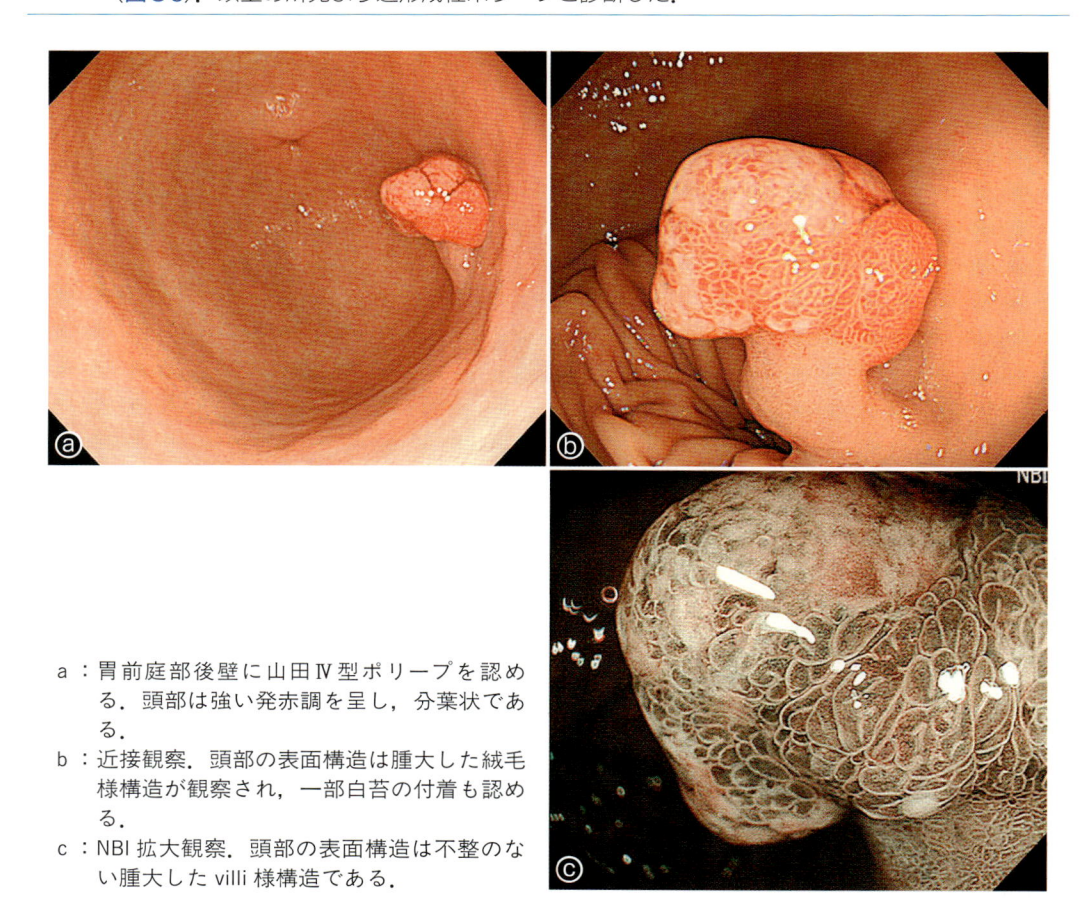

a：胃前庭部後壁に山田Ⅳ型ポリープを認める．頭部は強い発赤調を呈し，分葉状である．
b：近接観察．頭部の表面構造は腫大した絨毛様構造が観察され，一部白苔の付着も認める．
c：NBI 拡大観察．頭部の表面構造は不整のない腫大した villi 様構造である．

症例3：癌を合併した過形成性ポリープ 　図4

　　幽門輪小彎側に多結節性で発赤調の山田Ⅲ型ポリープを認める（図4a）．NBI拡大観察では病変の右側の表面構造は腫大し不整に乏しいvilli様構造であったが，黄矢印部では不整で密度の高いvilli様構造が観察された（図4b）．以上の所見から矢印部分に癌を合併した過形成性ポリープを疑い，EMRにて切除した．最終病理診断は高分化型腺癌を合併した過形成性ポリープであった．

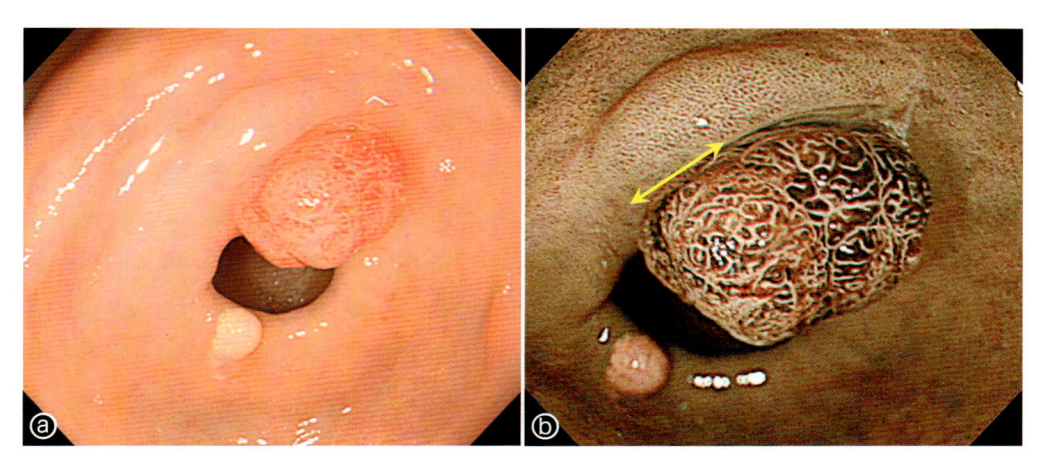

a：幽門輪小彎側に多結節性で発赤調の山田Ⅲ型ポリープを認める．
b：NBI拡大観察．病変の右側の表面構造は腫大し不整に乏しいvilli様構造であったが，黄矢印部では不整で密度の高いvilli様構造が観察された．

▶ 鑑別診断

　　ポリープと鑑別を要する疾患の代表は0-Ⅰ型早期胃癌である．**0-Ⅰ型早期胃癌は不整形で表面構造の密度も高い**．NBI拡大観察では不整なvilli様構造を呈し，villiの密度上昇を認める．

症例4：0-Ⅰ型早期胃癌　　図5

前庭部前壁に発赤調の山田Ⅲ型隆起性病変を認める（図5a）．近接すると病変の境界は色調の差と段差で明瞭であることがわかる（図5b）．インジゴカルミン撒布にて病変部に不整な胃小区模様が観察される（図5c）．弱拡大のNBI観察では背景粘膜は不整のないvilli様構造であるのに対し，隆起部には大小不同，不整を伴うvilli様構造が密に認められる（図5d）．また隆起の頂部を強拡大でNBI観察すると，さらに密度が高く不整なvilli様構造が観察される（図5e）．
以上より高分化型腺癌，深達度Mと診断し，ESDにて一括切除した．

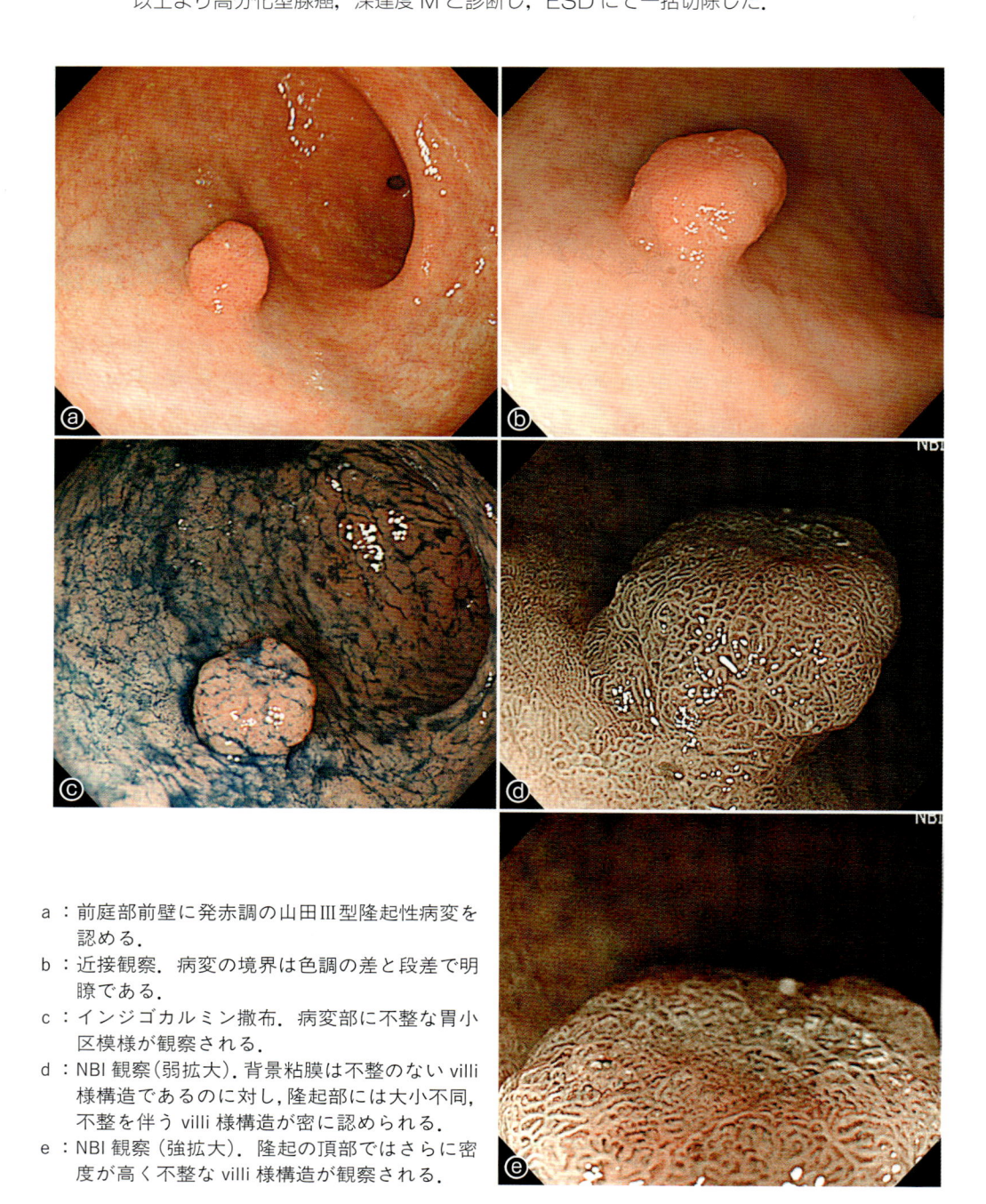

a：前庭部前壁に発赤調の山田Ⅲ型隆起性病変を認める．
b：近接観察．病変の境界は色調の差と段差で明瞭である．
c：インジゴカルミン撒布．病変部に不整な胃小区模様が観察される．
d：NBI観察（弱拡大）．背景粘膜は不整のないvilli様構造であるのに対し，隆起部には大小不同，不整を伴うvilli様構造が密に認められる．
e：NBI観察（強拡大）．隆起の頂部ではさらに密度が高く不整なvilli様構造が観察される．

ルーペ像では病変は立ち上がり急峻で，くびれを有する隆起性病変で（図5f），20倍では構造異型や核の重層化・極性の乱れを認めた（図5g）．最終病理診断はGastric adenocarcinoma, L, Ant, Type 0-I, 12×11 mm (in 31×30 mm), tub1, pT1a(M), UL(−), ly(−), v(−), pHM0, pVM0であった．

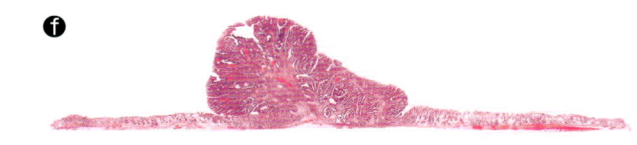

f：ルーペ像．病変は立ち上がり急峻で，くびれを有する隆起性病変である．
g：20倍．構造異型や核の重層化・極性の乱れを認める．最終病理診断はGastric adenocarcinoma, L, Ant, Type 0-I, 12×11 mm (in 31×30 mm), tub1, pT1a(M), UL(−), ly(−), v(−), pHM0, pVM0であった．

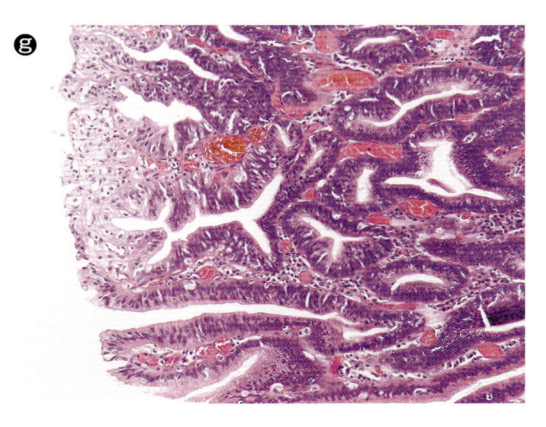

癌を鑑別するためのStrategy

　胃隆起性病変を発見した場合，まず**背景粘膜に注目する**．背景粘膜に萎縮性変化がない場合，そのほとんどが胃底腺ポリープである．**萎縮性変化を伴う場合**，過形成性ポリープと0-I型早期胃癌が鑑別に挙がるため，近接観察を行い，表面の凹凸不整や密度を評価する．インジゴカルミン撒布は表面構造をより明瞭とするため，その評価に有用である．**表面の凹凸不整や密度の上昇**がなければ，過形成性ポリープと考えられるが，それらを認める場合，癌を疑い，生検や内視鏡的切除が考慮される．

　またNBI拡大観察は表面構造をより詳細に評価することができ，癌の鑑別に有用である．**過形成性ポリープでは不整のない腫大したvilli様構造を呈するが，癌では不整形のvilli様構造で密度の上昇を認める．**

文献

1) 中村卓次：胃ポリープ．日本臨牀　1964；22：1979-1987
2) 山田達哉，福富久之：胃隆起性病変．胃と腸　1966；1：145-150
3) 山本明子，石黒洋，近藤孝晴，他：H.pylori陰性上部消化管疾患の実体と今後の動向―H. pylori陰性胃ポリープ．日本臨牀　2005；63：621-624
4) Burt RW：Gastric fundic grand polyps. Gastroenterology　2003；125：1462-1469
5) 滝沢耕平，小田一郎，下田忠和：家族性大腸腺腫症に伴う胃底腺ポリポーシスの腫瘍化により生じた進行胃癌の1例．胃と腸　2006；41：1581-1588
6) Daibo M, Itabashi M, Hirota T：Malignant transformation of gastric hyperplastic polyps. Am J Gastroenterol　1987；82：1016-1025
7) 長南明道，望月福治，池田卓，他：胃過形成性ポリープの癌化例の検討．Gastroenterol Endosc　1989；31：344-350
8) Ohkusa T, Takashimizu I, Fujiki K, et al：Disappearance of hyperplastic polyps in the stomach after eradication of *Helicobacter pylori*. A randomized, clinical trial. Ann Intern Med　1998；129：712-715
9) Ji F, Wang ZW, Ning JW, et al：Effect of drug treatment on hyperplastic gastric polyps infected with *Helicobacter pylori*：A randomized, controlled trial. World J Gastroenterol　2006；12：1770-1773

（岸埜高明，小山恒男）

7 | 早期胃癌の鑑別診断

2）腺　腫

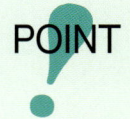

POINT

- 通常観察における腺腫と癌との鑑別には，表面性状と色調が重要であり，腺腫は平滑または均一顆粒状の表面性状で，白色〜同色調の丈の低い病変である．
- 腺腫は，半年〜1年ごとに経過観察し，増大傾向（20 mmを目安）や丈の増高，形態や色調の変化があれば，内視鏡的切除を考慮するべきである．
- ほとんどの腺腫は腸型粘液形質を示し，胃型の低異型度癌との鑑別は重要だが，生検で，表層の乳頭・絨毛状増殖が十分評価できるとはかぎらない．
- NBI併用拡大観察にて，乳頭・顆粒状の微細表面構造を認めた腺腫様病変は，胃型腺癌の可能性を考えて，生検や内視鏡的切除を考慮する．

通常内視鏡観察　　Strategy

　腺腫は，0-IIa型の分化型粘膜内癌との鑑別を要する病変である．通常内視鏡観察による両者の鑑別診断のポイントを表に示した．形態（全体像）は類似しているが，丘状〜半球状を呈する病変は癌が疑われる．陥凹型腺腫はまれであるが，癌化率や癌併存率が高いという意見と，変わらないという意見がある．なお，腺腫は腫瘍腺管の深部に，非腫瘍性の囊胞状拡張を伴い，肉眼形態に影響を与えていることに注意が必要である．
　腺腫と癌との鑑別には，表面性状と色調が重要であり，不均一な結節や発赤を認めた場合，腺腫はほぼ否定される．また，20〜30 mmを超えて成長する病変は，増殖能の点

表　通常内視鏡観察による腺腫と0-IIa型早期胃癌の鑑別

	腺腫	0-IIa型早期胃癌
形態（全体像）	・急峻な立ち上がり ・丈の低い扁平〜平板状隆起	・急峻な立ち上がり ・扁平〜半球〜丘状隆起
表面性状	・平滑ないし均一顆粒状 ・光沢感がある	・顆粒〜結節状で大小不揃い ・高い隆起や陥凹を伴う
色調	・白色〜同色調	・発赤調
大きさ	・20 mm以下が多い	・10〜30 mm（表層拡大型もある）

症例1：胃体下部前壁のO-IIa様病変

図1

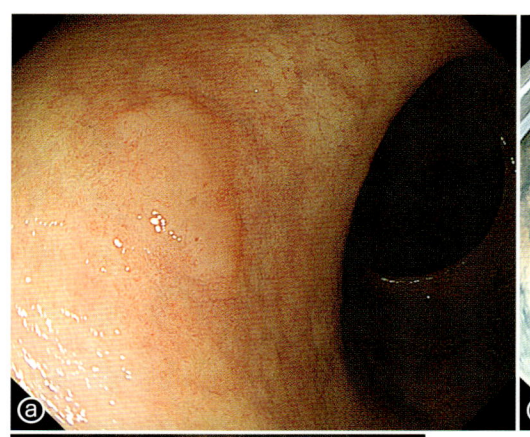

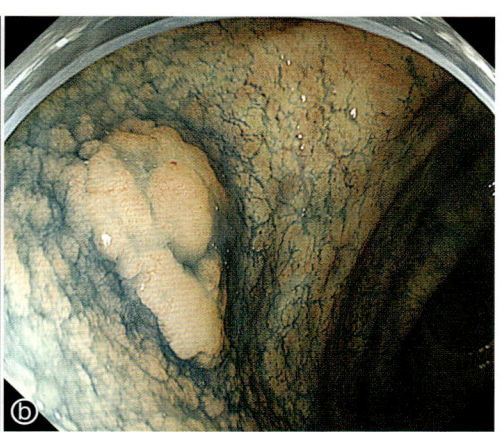

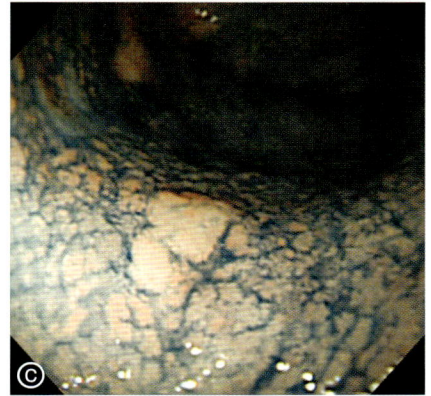

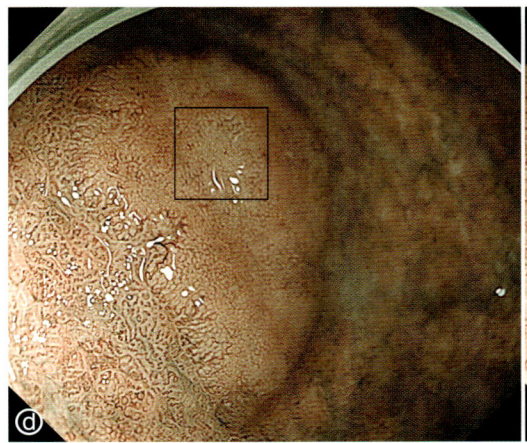

a：胃体下部前壁に11mm大のO-IIa様病変を認め，表面性状は平滑，色調は淡発赤調を示した．
b：インジゴカルミン撒布により，表面に分葉傾向がみられた．
c：8年前の内視鏡像．この時点と比べると病変はわずかに増大している．
d，e：NBI拡大観察（構造強調 E_H：B8，色彩 C_E：0）にて，網目状の微小血管像を認め，所々でやや不明瞭である． 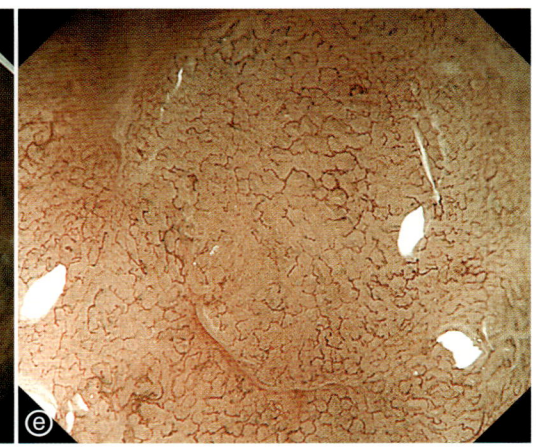

から，すでに良性の範疇を逸脱していると判断される．**腺腫には，白色調ないし褪色調を示す丈の低い病変が多く**，ほぼ平坦な病変は，やや斜め方向から観察し，高低差より色調差に着目すると病変を捉えやすい．周囲粘膜とほぼ同色調にみえる病変もあるが，表面には光沢感がある．インジゴカルミン撒布は表面の分葉，顆粒状所見を観察するた

図1

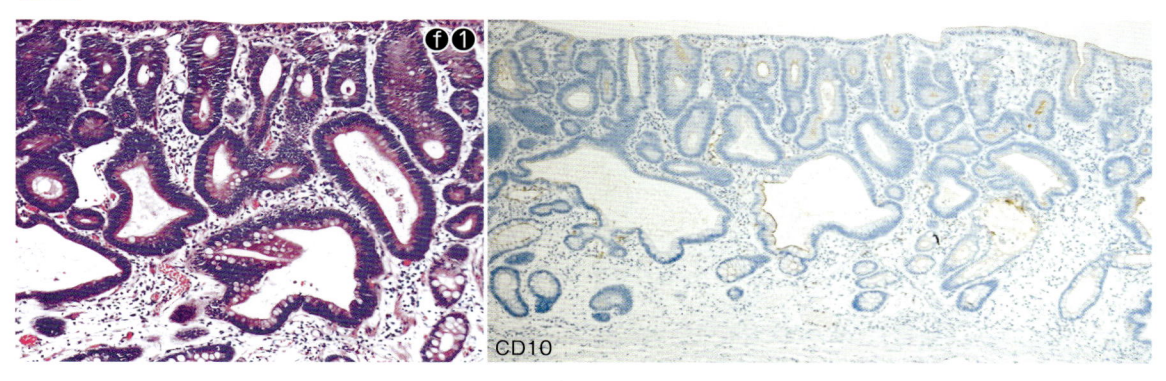

f：病理診断は，tubular adenoma（high grade atypia）で，CD10 と MUC2 が陽性，MUC5AC，MUC6 陰性で小腸型形質を示した．

めに有効であり，腺腫は平滑ないし均一な顆粒状の表面性状を呈する（図1a, b）．
　しかし，表面性状が平滑，均一で，発赤所見の乏しい癌も少なからず存在し（図2a, 3a），腺腫と鑑別できない場合は，生検に頼らざるをえない．癌を疑って生検する場合には，"発赤部や高い隆起部から採取する"とされているが，これらの所見があれば，内視鏡的にも癌と診断できる．病変全体が均一な表面性状であれば，ランダムに生検を行わざるをえないが，生検個数には限度があり，臨床的には1～2個が妥当と思われる．

臨床的対応

　生検結果と合わせて腺腫と臨床診断された場合，その後の取り扱いについては，施設によって違いがある．将来的に癌化する可能性があり，正確な診断と治療のため total biopsy という意味合いから積極的に内視鏡的切除を行うべきとする施設と，生検で腺腫であれば，経過観察を行うべきとする施設があり，議論が繰り返されてきた．われわれは，後者の立場をとっており，**通常半年～1年ごとの間隔で経過観察し，増大傾向（20 mmを目安）や丈の増高，形態や色調の変化があれば，悪性の所見と判断し，内視鏡的切除を考慮する**（図1c）．生検を併用して経過観察を行う場合には，生検採取部位や標本作製条件などの違いを踏まえたうえで，組織異型度の経時的変化の有無を病理学的に評価する必要がある．

病理学的所見

　一般的に，内視鏡医にとって病理診断は最終診断の拠り所であるが，胃腺腫の病理診断は，諸家によって差があり，各施設で伝統的に踏襲されている診断基準に従って診断されているのが現状である[1]．"腺腫を厳密に規定し，高分化管状腺癌の範囲を広くする立場"をとり，ほとんどが癌か腺腫かのどちらかに診断され，大腸のような focal cancer in adenoma や cancer with adenoma という診断は用いない病理学者が多いと思われる

症例2：胃前庭部後壁のO-IIa型病変　図2

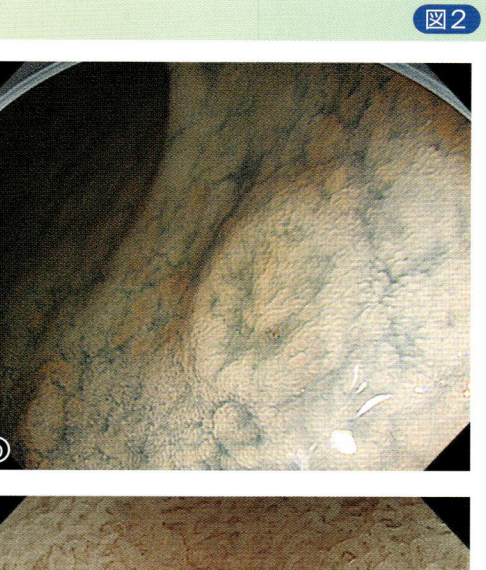

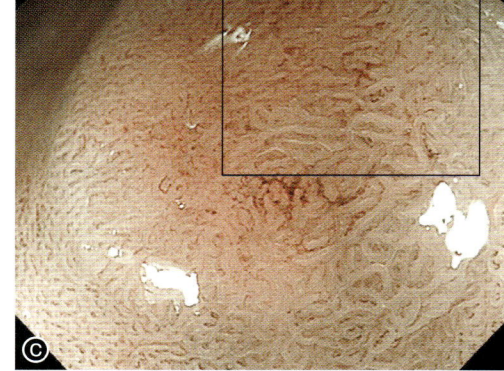

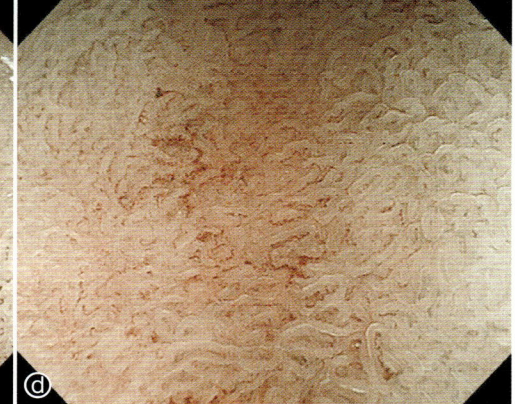

a：胃前庭部後壁に9mm大のO-IIa型病変を認め，表面は平滑，色調は同色調を示し，腺腫と鑑別困難であった．
b：インジゴカルミン撒布で，中央にわずかな窪みがあり，腫瘍部と判断された．
c，d：NBI拡大観察（E_H：B8，C_E：0）では，管状開口部は確認されず，畝状〜顆粒状の微細構造内部にループ状血管がみられた．

が，"腺腫内癌"を用いる立場の施設もある[2]．

　また，近年，腺腫は，粘液形質を踏まえて腸型腺腫と胃型腺腫に亜分類され，胃腺腫の多くが，腸型（小腸型）を示すとされている．一方，表層に向かって乳頭状や絨毛状の増殖を示す腫瘍は，細胞異型度が低くとも癌と診断され，胃型の低異型度癌であることが多い[1,2]．この点に異論は少ないようであるが，**実際の生検標本では，標本作製の状態によって，必ずしも表層部の増殖様式が十分評価できるとはかぎらない**．すなわち，従来，経過中に癌化したとされる腺腫様病変や，術前生検では腺腫であったが，切除後は癌と診断された病変のなかには，もともと，胃型（あるいは胃腸混合型）の低異型度癌が含まれていた可能性が考えられる．

図2

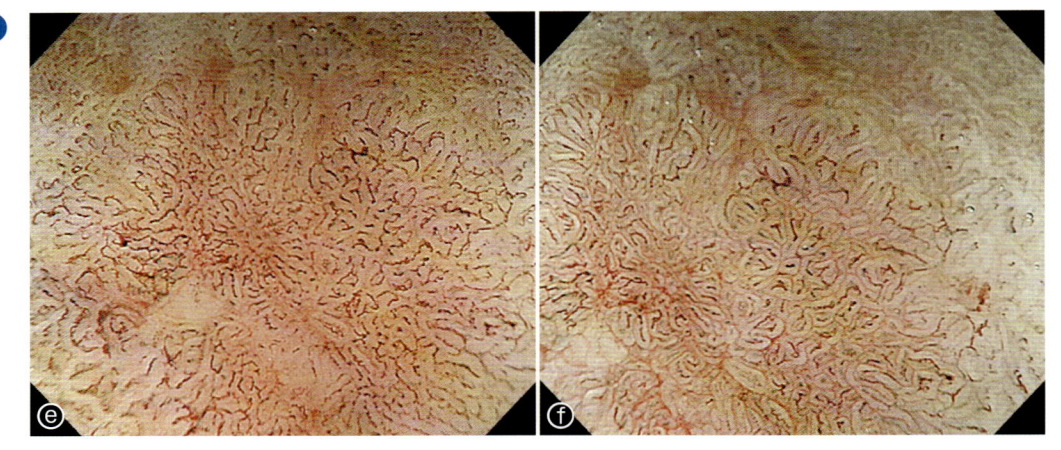

e，f：ESD標本のNBI拡大観察．畝状の構造に沿って血管が走行している．
（e：ホルマリン半固定，f：ホルマリン半固定＋酢酸撒布）

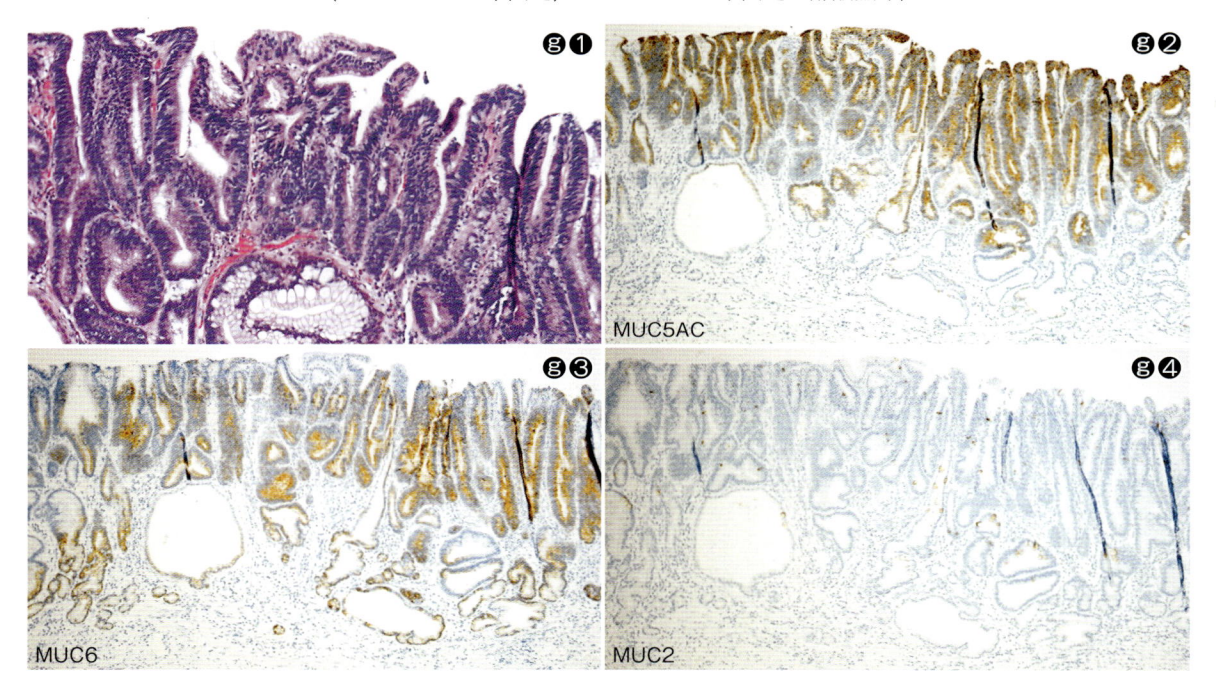

g：病変最大割面の組織像．病理診断は，adenocaricnoma（tub1, low grade atypia），pT1a（M）で，MUC5ACとMUC6が強陽性，MUC2弱陽性で胃型優位胃腸混合型形質を示した．

拡大内視鏡観察　　　　　　　　　　　　　　　Strategy

　腺腫と癌との鑑別には，通常観察で表面性状が平滑，均一で，発赤所見の乏しい腺腫様病変のなかから，上述のような胃型の低異型度癌を拾い上げることが重要と思われる．典型的な乳頭腺癌でみられるような表面の凹凸は，通常内視鏡でも観察可能であるが，**腺腫と鑑別を要するような癌でみられる表層の微細な乳頭・顆粒状の変化を捉えるには，NBI併用拡大内視鏡が有用である．**

症例3：胃体下部後壁のO-IIa型病変　　　図3

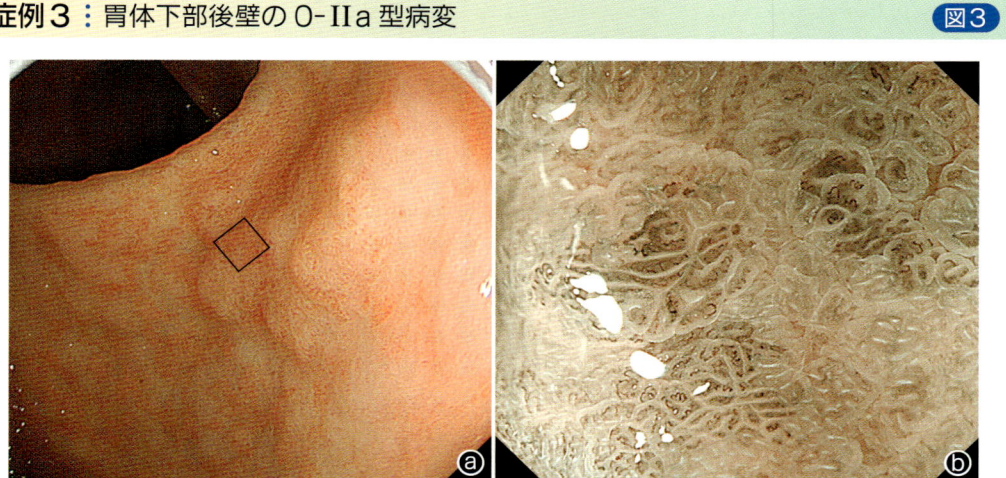

a：胃体下部後壁の20 mm大のO-IIa型病変を認め，表面は分葉状，色調は同色調を示し，腺腫と鑑別困難であった．
b：3aの枠内のNBI拡大観察像（E_H：B8，C_E：0）．light blue crest陽性の管状開口構造に混じて，乳頭・顆粒状構造を認める．開口構造を取り囲む網目状血管は不明瞭であった．

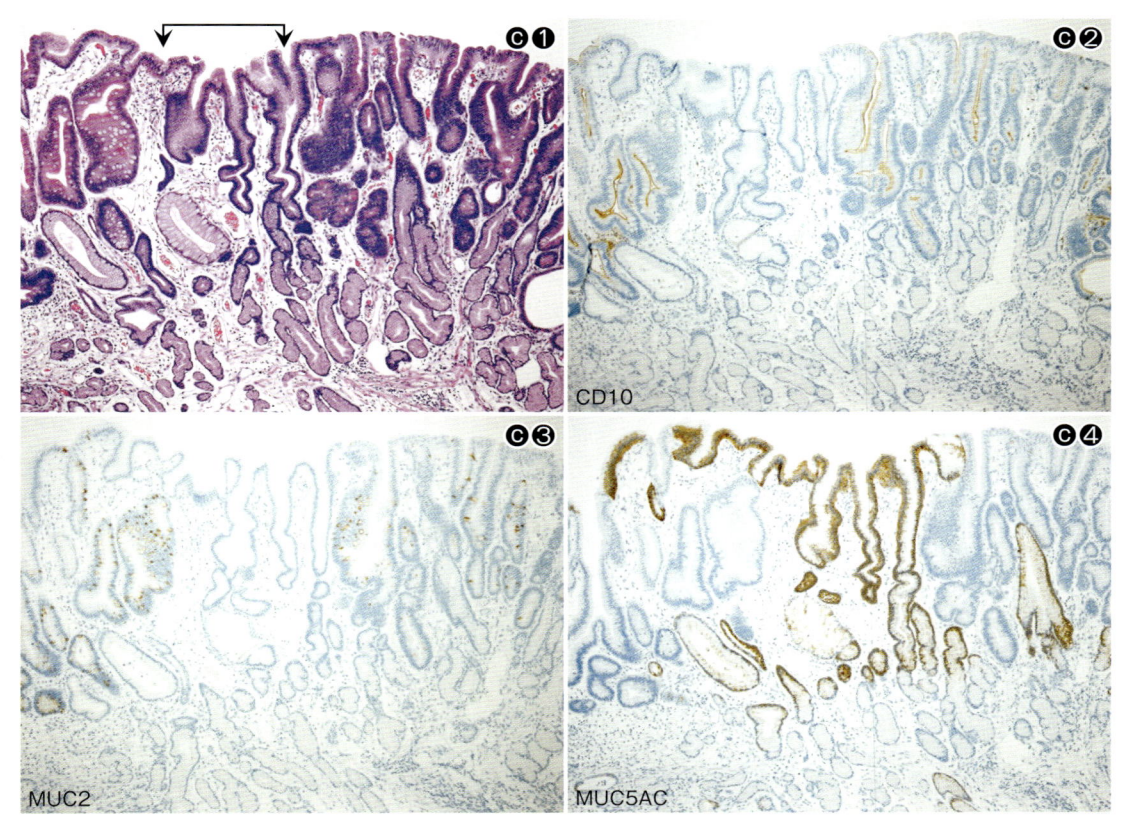

c：病理診断は，adenocaricnoma（tub1，low grade atypia），pT1a(M)で，癌腺管はCD10とMUC2陽性，MUC5AC，MUC6陰性であり小腸型形質を示し，混在する非腫瘍性の腺窩上皮（矢印）は，CD10，MUC2陰性，MUC5AC強陽性であった．

腺腫と癌の鑑別におけるNBI併用拡大内視鏡観察の有用性については，すでに複数の研究者から報告がある．不整な微小血管像が明瞭な病変については，多くの研究者が癌を示唆する所見としているが，表面微細構造に関しては，病理診断基準の違いを反映し，所見の捉え方や，それに基づいた腺腫と癌の比率が研究者間でやや異なっている．また，胃型，腸型の形質を踏まえた検討は少ないが，齋藤ら[2]は，微小血管像が観察されない病変において，「敷石状」腺管構造のみ観察される病変は胃型形質を有し，病変内に癌合併の可能性が示唆され，「管状」腺管構造のみ観察される病変は腸型形質を有し，とくに"白色均一病変"は腺腫の可能性がきわめて高いと報告している．

　「敷石状」の腺管構造は，病理学的な乳頭，絨毛状を反映した所見と考えられ，胃型や胃型優位の胃腸混合型腺癌の可能性が高い．**通常内視鏡で，腺腫様の所見であっても，NBI拡大観察にて，乳頭・顆粒状の微小表面構造を認めた場合は，胃型腺癌の可能性を考えて，同部からの生検あるいは内視鏡的切除にて，組織学的検索を行うことが好ましい**（図2c, d）．ただし，経過観察中に，病変から生検を繰り返し行っている場合などでは，同部に再生性，非腫瘍性の正常腺管が混在し，乳頭，絨毛状の表面構造を示す場合がある（図3b）．

　「管状」の腺管構造は，大腸腺腫に認められるIII$_L$ pitに類似しており，腸型腫瘍の特徴である．さらに，**開口部辺縁にlight blue crest（LBC）[3]を認める場合は，刷子縁を伴った小腸型（完全腸型）腫瘍であることが内視鏡的に確認できる**．しかし，LBC陽性のpit構造は，腸型腺腫だけでなく腸型の低異型度癌でも認めることがあるため，注意が必要である（図3b）．また，"白色均一病変"は，窩間部にwhite opaque substance（WOS）[4]を認めたものと推測される．腺腫は癌に比べて，WOSが高密度，均一で，配列は規則的，分布は対称的であり，WOSの所見は腺腫と癌との鑑別に有用とされている．

　しかし，腸型の腺腫か癌か迷うような扁平隆起性病変は，たとえ癌であったとしても急激な経過をとることはほとんどない[1]．また，腺腫と鑑別が困難な腸型の低異型度癌は，分子異常の観点からは，腺腫と同一のカテゴリーに属する腫瘍群と位置づけられ[5]，安定した生物学的態度を示すと推測される．このため，病変全体でpit構造を示す，腺腫様病変に対しては，治療を急ぐ必要はなく，患者の年齢や全身状態などを踏まえた取り扱いを考慮したい．

文献

1) 九嶋亮治，松原亜紀子，谷口浩和，他：低異型度分化型胃癌の病理学的特徴―腺腫との鑑別を含めて．胃と腸　2010；45：1086-1096
2) 齋藤充生，藤崎順子，加藤洋，他：胃腺腫に対するNBI併用拡大観察の有用性．新薬と臨牀　2006；55：1290-1293
3) Uedo N, Ishihara R, Iishi H, et al：A new method of diagnosis gastric intestinal metaplasia：narrow-band imaging with magnifying endoscopy. Endoscopy 2006；38：819-824
4) Yao K, Iwashita A, Tanabe H, et al：White opaque substance within superficial elevated gastric neoplasia as visualized by magnification endosocopy with narrow-band imaging：a new optical sign for differentiating between adenoma and carcinoma. Gastrointest Endosc　2008；68：574-580
5) 菅井有，幅野渉，小西康弘，他：核異型度に基づいた腸型分子型胃粘膜内癌の分子病理学的解析―特に腸型低異型度胃癌における分子解析．胃と腸　2010；45：1212-1225

（小林正明，竹内　学，西倉　健）

7 | 早期胃癌の鑑別診断

3）胃潰瘍

POINT
- 潰瘍性病変を見た場合には，0-III型の癌を鑑別する必要がある．
- 癌と非癌との鑑別には，潰瘍の形状が不整か否か，および潰瘍周囲に不整陥凹（IIc面）があるか否かが重要である．
- 活動期には鑑別困難であっても，潰瘍の治癒過程でIIc面が明瞭となることがあるため，治療後に再検する必要がある．

定　義

潰瘍とは，病理組織学的に**粘膜下層以下に達する組織欠損**であり，組織欠損が粘膜層に限局するものをびらんという．

潰瘍の分類

1．深さによる分類

粘膜欠損がどの層まで及んでいるかに関する表現は，一般に村上分類[1]（図1）が用いられる．

UI-I：びらんと呼ばれ，組織欠損が粘膜層内にとどまり，粘膜筋板に及ばない．
UI-II：粘膜筋板が断裂し粘膜下層に及ぶ．
UI-III：固有筋層に達する．
UI-IV：固有筋層が完全に断裂する．

2．時相による分類

胃潰瘍の修復過程を表す内視鏡分類として，崎田・三輪分類[2]（図2）が臨床の場において広く用いられている．**浮腫，白苔，再生発赤**の三つの要因に基づいて，**活動期・治癒過程期・瘢痕期**の3段階に大別し，それぞれがさらに二つに細分される．

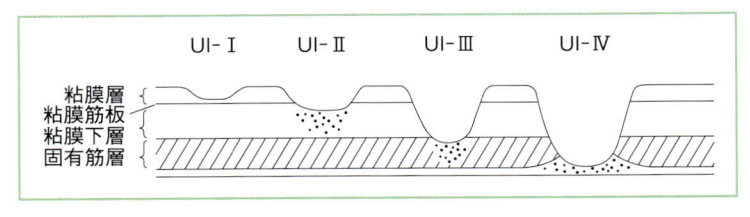

図1 村上分類
(村上忠重：日消病会誌 1961；58：1181-1186[1] より引用)

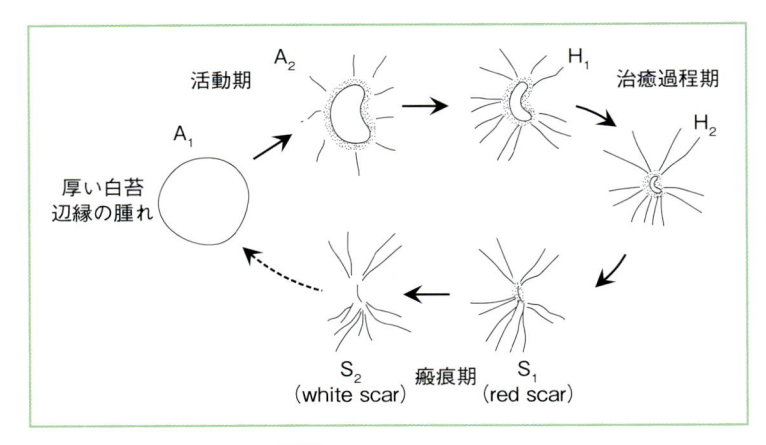

図2 崎田・三輪分類
(崎田隆夫, 三輪 剛：日消病会誌 1970；67：984-989[2] より引用)

1）活動期（Active stage）

A_1：潰瘍底は厚い白苔に覆われ，一部に白苔のはみ出しを認めることがある．凝血塊や壊死物質が付着し，潰瘍辺縁は浮腫状を呈する（図3）．

A_2：白苔のはみ出しが消失し，潰瘍辺縁の浮腫も次第に軽快して，一部に再生上皮が出現し始める．

2）治癒過程期（Healing stage）

H_1：急性期を脱し治癒過程に入った状態で，白苔は薄くなり潰瘍辺縁の浮腫も消退する．潰瘍の**全周に再生上皮**の出現を認め，潰瘍の中心に向かう集中皺襞も出現する（図4a, b）．

H_2：潰瘍がさらに縮小し，白苔も薄くなる．再生上皮による発赤部はより広くなり，集中皺襞はますます明瞭となる．

3）瘢痕期（Scarring stage）

S_1：白苔が消失し，粘膜欠損が発赤の残る再生上皮で覆われる（赤色瘢痕）（図5a, b）．

S_2：潰瘍面は平坦化し，赤味が消えて周囲粘膜と同等かいくぶん白色調の再生上皮に被覆される（白色瘢痕）．

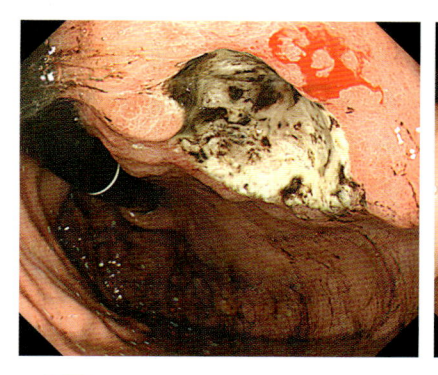

7 早期胃癌の鑑別診断 3）胃潰瘍 247

図3 A₁ stage の内視鏡像

体中部前壁に深掘れの不整形潰瘍を認める．潰瘍底は汚い白苔に覆われヘマチンの付着を伴っている．潰瘍周囲は SMT 様の厚みと易出血粘膜を認める．

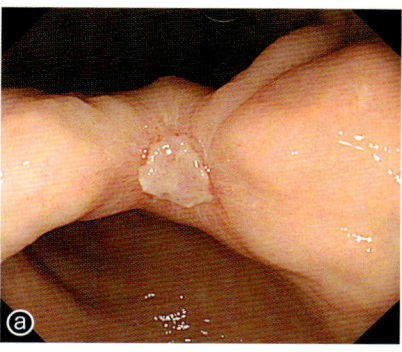

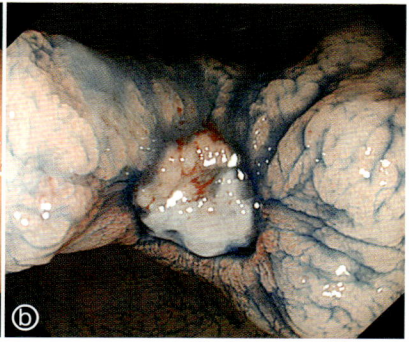

図4 H₁ stage の内視鏡像

a：通常観察像．胃角小彎に潰瘍性病変を認める．潰瘍の形状は比較的整で粘膜集中がみられる．また，潰瘍辺縁にはほぼ全周性に再生性の発赤粘膜がみられる．
b：インジゴカルミン撒布像．潰瘍辺縁に癌を疑うような，境界の追える不整粘膜はみられない．

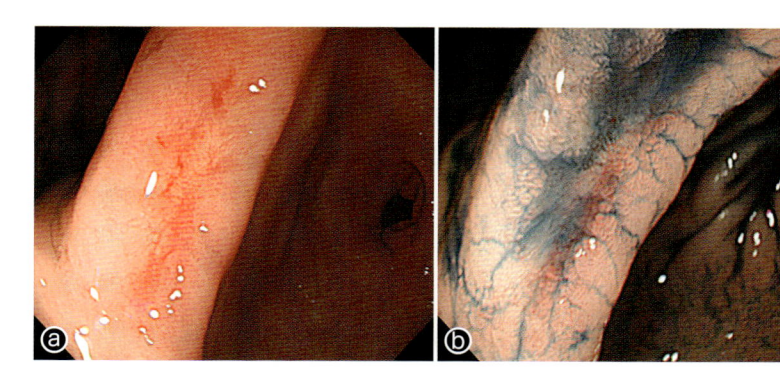

図5 S₁ stage の内視鏡像

a：通常観察像．胃角小彎に線状の粘膜集中を認める．中央部は白色調でその周囲に発赤がみられ，色調はやや不均一であるが，境界の追える陥凹面は認識できない．
b：インジゴカルミン撒布像．潰瘍辺縁に明らかな陥凹や粘膜不整はみられない．

3. 初発潰瘍と再発性潰瘍

　　初発潰瘍と再発性潰瘍とでは，その肉眼形態が異なり，とくに**再発性潰瘍では潰瘍が不整形となる**ため，0-Ⅲ型癌や2型，3型の進行癌との鑑別がより重要となる．

▶ 初発潰瘍（図6a～d）

1）活 動 期

　　潰瘍の形状は，punched-out shape と表現されるように，境界明瞭で**円形もしくは類円形**を呈する．ひだ・粘膜集中はみられず，潰瘍の辺縁部には全周性に**均一な浮腫性隆起**がみられる．

2）治癒過程期～瘢痕期

　　辺縁部の浮腫性隆起は消失し平坦化するとともに，潰瘍辺縁には**柵状に配列した発赤調の再生上皮**が全周性に認められる（図7a）．また，潰瘍の中心に向かうなだらかな集中像がみられるようになる．

▶ 再発性潰瘍（図8a～d）

1）活 動 期

　　再発性潰瘍は，潰瘍瘢痕上に潰瘍ができるため，活動期でも集中像がみられ，**潰瘍は不整形**となる．また，瘢痕部では粘膜下層の線維化により浮腫が生じないため，辺縁部の**浮腫性隆起は不均一**となる．このように再発性潰瘍では，**凹凸不整な粘膜下腫瘍様隆起**を形成するため癌との鑑別を要するが，潰瘍の場合は浮腫性隆起であり癌と異なり柔らかい．

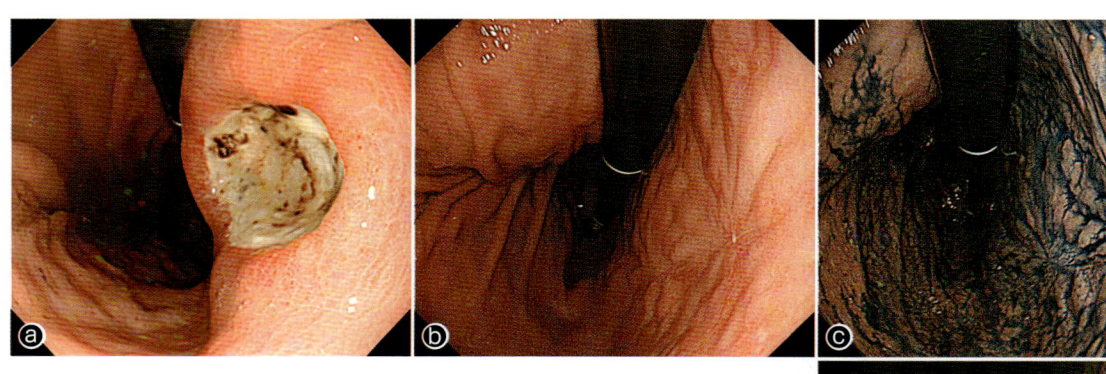

図6　初発潰瘍の内視鏡像

a：A₁ stage の通常観察像．胃体下部後壁に類円型の深掘れ潰瘍を認める．周囲には粘膜下腫瘍様の隆起を伴うが，潰瘍辺縁に不整な粘膜はみられない．
b：H₂ stage の通常観察像．治療により潰瘍は縮小し，中央に向かって粘膜の1点集中を認める．潰瘍辺縁は発赤粘膜が柵状に配列している．
c：H₂ stage のインジゴカルミン撒布像．潰瘍辺縁に境界の追える不整な粘膜面を認めない．
d：H₂ stage の NBI 拡大観察像．潰瘍周囲の粘膜は整った villi 様構造を呈しており，Ⅱcを疑う不整はみられない．

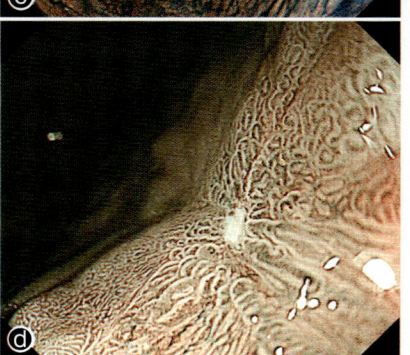

2）治癒過程期〜瘢痕期

周囲の浮腫性変化は平坦化し，周囲粘膜には柵状の再生上皮を認め，不整な粘膜はみられない．再生上皮はもともとの瘢痕部に集中する配列と潰瘍中心に向かって配列が混在し**多中心性**を呈する（図7b）．

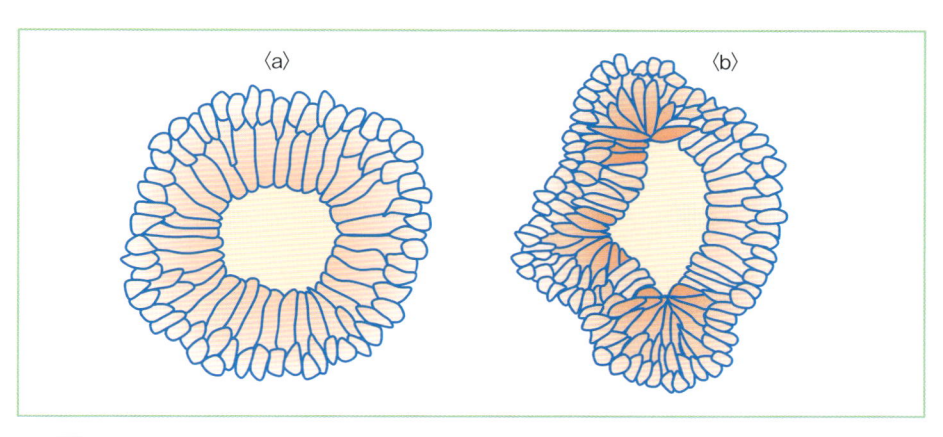

図7 初発潰瘍と再発性潰瘍の再生上皮
a：初発潰瘍．潰瘍は円形〜類円形で，潰瘍中心に向かって不整のない再生上皮が柵状に配列している．
b：再発性潰瘍．潰瘍は不整形で，潰瘍のひきつれた部位に集中する再生上皮と，潰瘍中心に向かって配列する再生上皮とが混在している．

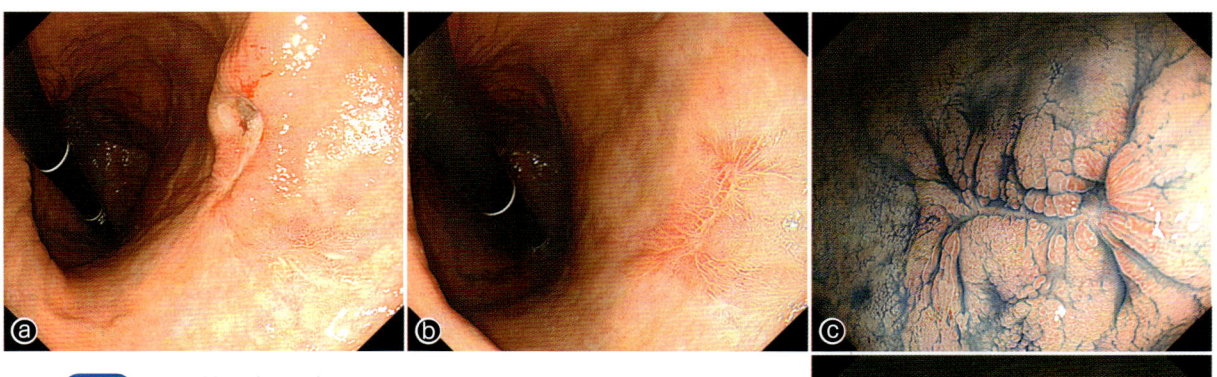

図8 再発性潰瘍の内視鏡像
a：A₁ stage の通常観察像．胃体部小彎に不整形の潰瘍性病変を認める．潰瘍辺縁は前壁側では平坦だが，後壁側では SMT 様の隆起を呈している．また，潰瘍の肛門側には発赤調の線状瘢痕を認める．
b：S₁ stage の通常観察像．線状の瘢痕を形成し，前後壁に粘膜集中を認める．周囲粘膜は発赤粘膜を柵状に認め，明らかな不整陥凹はみられない．
c：S₁ stage のインジゴカルミン撒布像．瘢痕周囲の粘膜に不整はなく，明らかな陥凹面もみられない．
d：NBI 拡大観察像．やや腫大した villi 様構造や pit が混在しているが，その構造に不整はなく，異常血管もみられない．

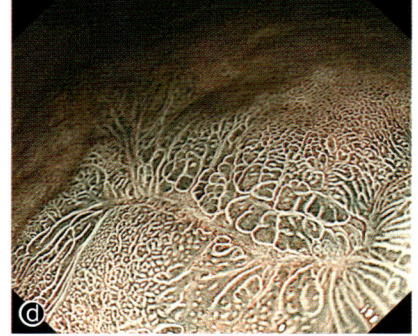

潰瘍型早期胃癌（0-Ⅲ型，0-Ⅲ＋Ⅱc型）との鑑別

　　潰瘍性早期胃癌は，0-Ⅲ型または0-Ⅲ＋Ⅱc型早期胃癌に分けられる．
　　0-Ⅲ型癌は「明らかに深い陥凹を有するもの」[3)]とされ，通常白苔からなる潰瘍底には癌はなく，潰瘍の辺縁にのみ癌が存在する．0-Ⅲ＋Ⅱc型癌は，潰瘍の辺縁にⅡc面を伴ったものであり，0-Ⅲ型癌の潰瘍の治癒過程でみられる．

1．0-Ⅲ型早期胃癌との鑑別

　　0-Ⅲ型癌は粘膜内癌の大部分が脱落し，潰瘍周囲のⅡc面はごく狭い範囲であるため，良性潰瘍との区別は難しい．また，浮腫性変化や出血により潰瘍辺縁の粘膜変化が非常にわかりにくいため，**潰瘍の治療を行ったうえで再検**することが重要である．

2．0-Ⅲ＋Ⅱc型早期胃癌との鑑別

　　0-Ⅲ＋Ⅱc型癌も，良性潰瘍と異なり潰瘍は不整形である．潰瘍辺縁には，良性潰瘍であれば柵状に配列した再生上皮を認めるが，0-Ⅲ＋Ⅱc型癌では再生上皮は一部に認められるのみで，**凹凸不整で境界明瞭なⅡc面が広がる**．また，ひだには先細りや途絶などの不整がみられ，粘膜下層浸潤癌ではひだの融合や棍棒状変化を呈する．

症例：出血性潰瘍を契機に発見された未分化型粘膜下層癌の1例　　図9

　　患者は21歳，女性．吐血および黒色便にて救急外来を受診し，緊急内視鏡を施行した．胃内は黒色残渣および凝血塊の貯留を認め，視野不良であった．
　　体中部後壁に不整形潰瘍性病変を認めた．潰瘍辺縁はSMT様に結節状隆起を呈し，潰瘍底には露出血管の遺残を認めた（図9a）．観察時に出血なく，高張ナトリウムエピネフリン（HSE）を局注し終了した．この時点では止血に意識が集中し，また年齢からも胃癌を念頭においていなかったが，振り返ると再生上皮と考えられる発赤粘膜は一部に認められるのみで，大彎側には浅い褪色調の陥凹が連続しており，0-Ⅲ＋Ⅱc型癌を疑う所見を認めていた．

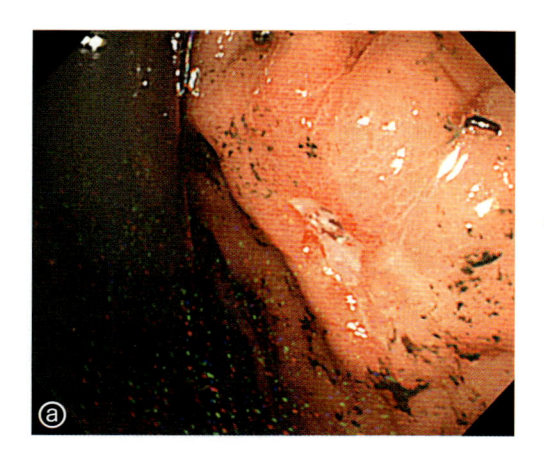

a：緊急内視鏡時．体中部後壁に不整形潰瘍性病変を認めた．潰瘍辺縁はSMT様に結節状隆起を呈し，潰瘍底には露出血管の遺残を認めた．再生上皮と考えられる発赤粘膜は一部に認められるのみで，大彎側には浅い褪色調の陥凹が連続していた．

その後，プロトンポンプ阻害薬（PPI）の内服治療を行い2カ月後に内視鏡を再検した．潰瘍は縮小傾向であったが，良性潰瘍と異なり再生上皮は不均一に配列し，潰瘍周囲は不整な凹凸を呈していた（図9b）．インジゴカルミン撒布による色素観察では，境界は不明瞭ながら，潰瘍辺縁にわずかな陥凹を認めた（図9c）．陥凹部のNBI中拡大観察では，表面構造の不明瞭化と不整な血管を認めた（図9d）．さらに拡大すると，networkを形成しない口径不同かつ走行不整な異常血管を認めた（図9e）．
　以上より深達度SM massiveの未分化型腺癌と診断し，陥凹部から採取した生検でpor2を認めた．

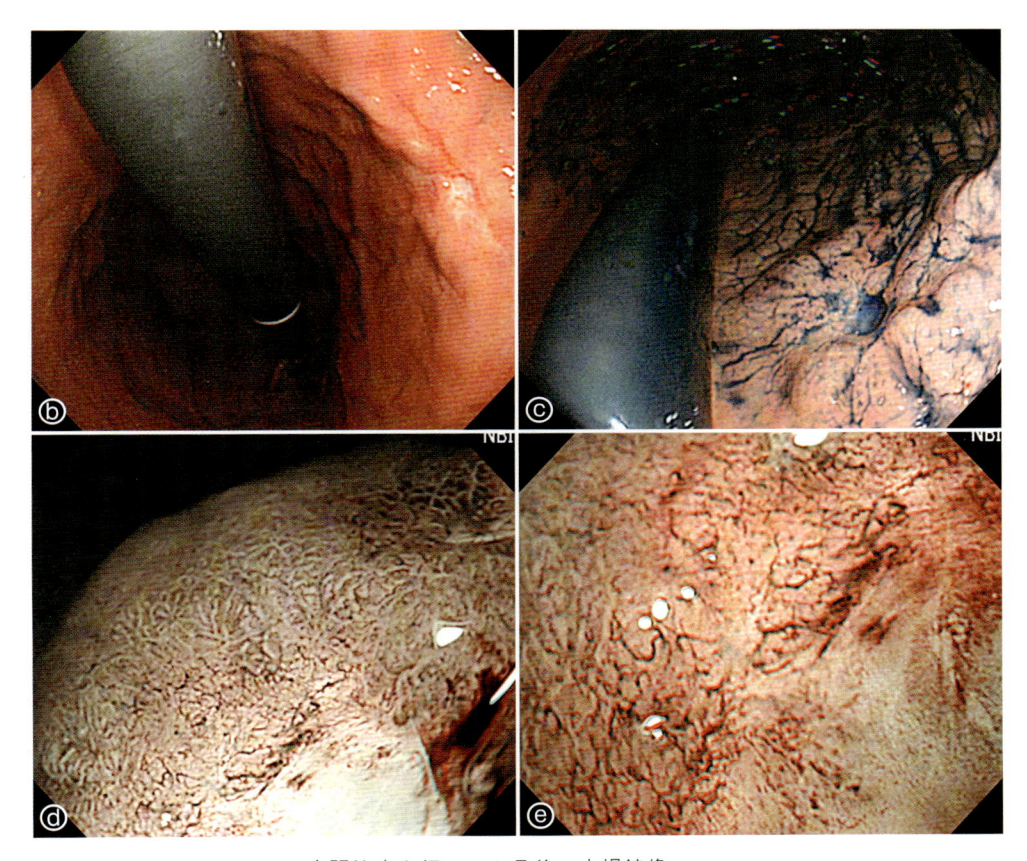

b〜e：PPIの内服治療を行い2カ月後の内視鏡像
b：潰瘍は縮小傾向であったが，潰瘍周囲は不整な凹凸を呈していた．また，再生上皮は不均一で，一部に褪色調の陥凹を伴っていた．
c：インジゴカルミン撒布像．境界は不明瞭ながら，潰瘍辺縁にわずかな陥凹を認めた．
d：陥凹部のNBI中拡大観察．表面構造の不明瞭化と不整な血管を認め，柵状に配列する再生上皮はみられなかった．
e：NBI強拡大像．表面構造は不明瞭であり，一部を除きnetworkを形成しない口径不同かつ走行不整な異常血管を認めた．

潰瘍性病変に対する内視鏡観察の Strategy

潰瘍性病変を認めた場合，以下の 2 点を確認する．

① 潰瘍の形状は整か不整か？
② 潰瘍周囲に IIc 面はないか？

潰瘍周囲に不整粘膜を呈する IIc 面を認めた場合には，同部から生検を採取する．
活動期には癌との鑑別が困難であるため，*Helicobacter pylori* 除菌療法や PPI 投与による**治療後に再検**を行う．

癌との鑑別を行ううえで，NBI 拡大観察が非常に有用である．拡大観察時の視野確保にはアタッチメントが有用であるため，再検時には**あらかじめ先端アタッチメントを装着した拡大内視鏡を用いる**ことが望ましい．

活動期は生検でも炎症異型と癌との鑑別は困難なことがあるため，**内視鏡的に癌を疑う場合には，生検で癌陰性と診断されても再検すべき**である．

文献

1) 村上忠重：切除胃からみた胃及び十二指腸潰瘍の治癒傾向について．日消病会誌 1961；58：1181-1186
2) 崎田隆夫，三輪 剛：悪性潰瘍の内視鏡診断—早期診断のために．日消病会誌 1970；67：984-989
3) 日本胃癌学会 編：胃癌取扱い規約（第 14 版）．2010，金原出版，東京

（友利彰寿，小山恒男）

7 | 早期胃癌の鑑別診断

4）びらん等の陥凹性病変

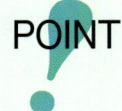

POINT

- 発赤陥凹性病変の鑑別診断にはO-IIc型分化型胃癌，びらん，胃炎などが挙げられる．
- 褪色陥凹性病変の鑑別疾患にはO-IIc型未分化型胃癌，分化型胃癌，MALTリンパ腫，限局性萎縮などが挙げられる．
- 白色光観察にて境界明瞭かつ辺縁不整な陥凹性病変は癌を疑う．境界不明瞭な病変や辺縁整な病変は非癌を疑う．
- NBI拡大観察にて陥凹部に表面構造（villi/pit）の大小不同・形状不整を認めればO-IIc型癌と診断し，認めなければ非腫瘍を疑う．
- NBI拡大観察にて表面構造が不明瞭化した陥凹性病変は血管所見を評価し，血管異型（口径不同/走行不整）が高度であればO-IIc型癌と診断し，軽度であればMALTリンパ腫や限局性萎縮を疑う．
- NBI拡大観察にて表面構造が不明瞭化し，血管像が評価できない陥凹性病変については，構造境界の不整を認めればO-IIc型癌，認めなければ非腫瘍を疑う．

　本稿では胃陥凹性病変の鑑別診断における，①Modalityの選択と観察ポイント，②鑑別診断のアルゴリズム，③胃癌鑑別のStrategyについて解説する．

Modalityの選択と観察ポイント

　胃陥凹性病変の鑑別診断に用いるModalityは白色光観察，インジゴカルミン撒布観察およびNBI拡大観察である．さらに詳細な表面構造の評価を要する病変では水中NBI拡大観察や酢酸撒布併用NBI拡大観察を行う．

1．白色光観察

　スクリーニング内視鏡検査において，領域性を有する陥凹や色調変化を認めた場合には癌を念頭に鑑別診断を行う．白色光観察では**病変の色調と陥凹境界に注目し，境界明瞭で辺縁不整な陥凹性病変は癌を疑う**．

2. インジゴカルミン撒布観察

インジゴカルミン撒布観察では色調の情報が失われるが，粘膜面の凹凸が強調されるため，**陥凹境界（明瞭度と不整度）と表面構造（凹凸不整・胃小区像の消失）**を評価するのに有用である．観察にあたっては，色素を撒布する前に粘膜を十分に洗浄し，粘液を除去しておくことが必要である．

3. NBI 拡大観察

われわれはスクリーニング内視鏡から全例に拡大内視鏡を用いているので白色光に続いて NBI 拡大観察を選択することが多い．NBI 拡大観察では表面構造と血管像から背景粘膜および病変の質的診断を行う．

観察のポイントは，まず病変境界部の表面構造を弱拡大で観察し，不整のない背景粘膜パターンを認識した後に，病変中央へ向かって"外から中へ"表面構造の変化を観察することである．そして内視鏡写真を見直したときにオリエンテーションがわかるように徐々に拡大率を上げて撮影していく．初めから強拡大観察を行うと病変境界を誤診する原因となる．また，接触出血によりその後の観察に支障をきたすことがある．

鑑別診断のアルゴリズム

1. 白色光観察

白色光観察による胃陥凹性病変の鑑別診断は発赤陥凹と褪色陥凹に分けて行う．

▶ 発赤陥凹性病変

境界明瞭で辺縁不整な発赤陥凹は 0-IIc 型分化型癌を疑う．一方，境界不明瞭な病変や辺縁整な病変はびらんや陥凹型腸上皮化生（症例2，4を参照）などの非腫瘍性病変を疑う．

▶ 褪色陥凹性病変

褪色陥凹性病変の鑑別診断は背景粘膜と境界の明瞭度に基づき鑑別診断を行う（表）．胃底腺領域における褪色陥凹は境界が明瞭であれば 0-IIc 型未分化型癌，不明瞭であれ

表　白色光観察による褪色陥凹性病変の鑑別疾患

背景粘膜		境界	
		明瞭	不明瞭
背景粘膜	胃底腺	未分化型胃癌	MALT リンパ腫 限局性萎縮
	萎縮/化生	分化型胃癌	未分化型胃癌 MALT リンパ腫

ば MALT リンパ腫や限局性萎縮を疑う．一方，萎縮/化生領域では境界明瞭な病変は 0-IIc 型分化型癌，不明瞭であれば未分化型癌を疑う．

未分化型胃癌は背景粘膜（胃底腺/萎縮・化生粘膜）によって境界の明瞭度が異なることに注意する〔0-IIc（p.94）の項参照〕．

2．NBI 拡大観察

NBI 拡大観察による胃陥凹性病変の鑑別診断アルゴリズムを図1に示す．表面構造は villi 様構造と pit 様構造，および不明瞭化に 3 分類する．

villi 様構造・pit 様構造の大小不同や形状不整を認めれば 0-IIc 型癌と診断し，認めなければびらんや腸上皮化生等の非腫瘍を疑う．

表面構造が不明瞭化した病変は血管像が視認できる病変では**血管異型（口径不同/走行不整）**を，できない病変では**境界不整**を評価する．

表面構造が不明瞭化し，血管異型が高度であれば 0-IIc 型癌と診断し，軽度であれば MALT リンパ腫，限局性萎縮を疑う．ただし，未分化型胃癌，MALT リンパ腫および限局性萎縮に認める Non-network 血管は互いに類似しており，鑑別が困難なことも多い．

表面構造が不明瞭化し，血管像が視認できない病変は構造境界が不整であれば癌，整であれば非癌を疑う．

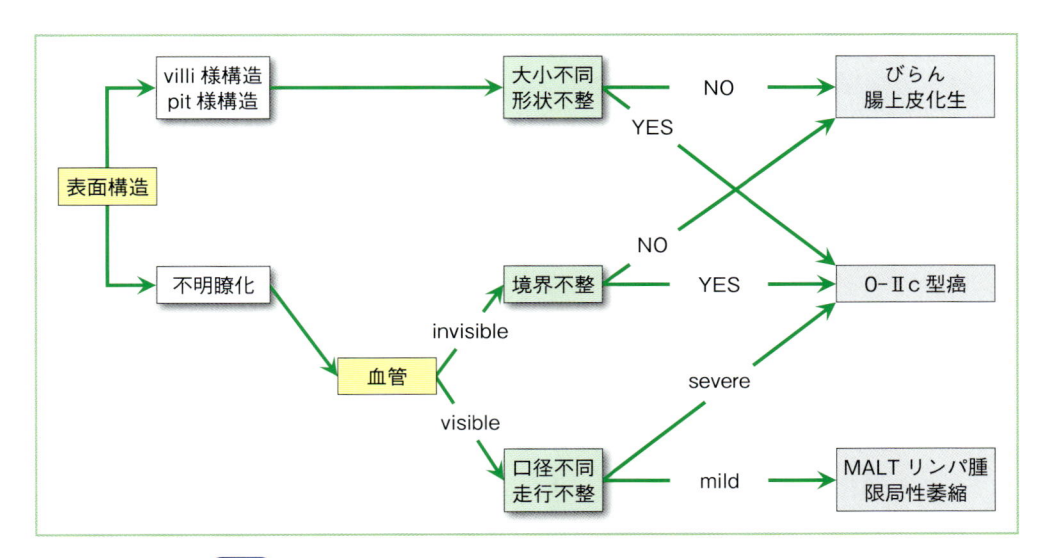

図1 NBI 拡大観察による胃陥凹性病変鑑別のストラテジー

症例1：0-IIc型高分化型管状腺癌

図2

胃角小彎後壁の萎縮領域に境界明瞭な不整形褪色陥凹を認め0-IIc型分化型癌と診断した．NBI拡大観察にて陥凹部に大小不同かつ形状不整なvilli様構造を認め0-IIc型癌と診断した．

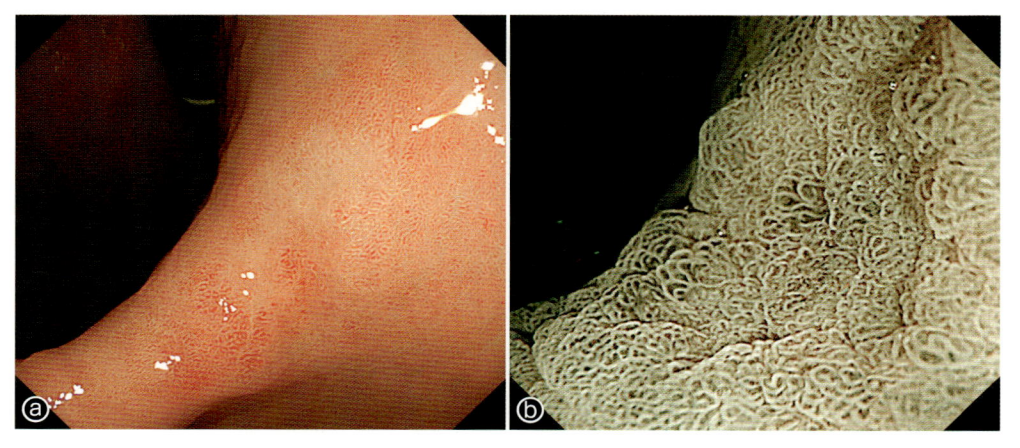

a：胃角小彎後壁に境界明瞭な不整形褪色陥凹を認め0-IIc型癌と診断した．
b：NBI拡大観察にて大小不同かつ形状不整なvilli様構造を認め0-IIc型癌と診断した．

症例2：びらん

図3

幽門前部小彎に境界不明瞭な発赤陥凹を認めびらんと診断した．NBI拡大観察にて軽度大小不同なvilli様構造を認めたが，形状不整に乏しいことからびらんと診断した．

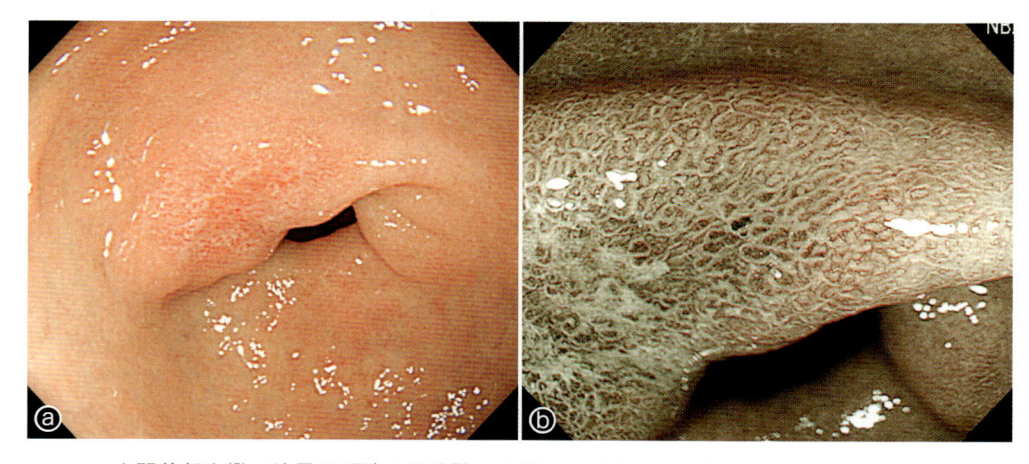

a：幽門前部小彎に境界不明瞭な発赤陥凹を認め，びらんと診断した．
b：NBI拡大観察にて軽度大小不同なvilli様構造を認めたが，形状不整に乏しいことからびらんと診断した．

7 早期胃癌の鑑別診断 4）びらん等の陥凹性病変　257

症例3：0-IIc型高分化型管状腺癌　図4

　　胃角小彎後壁に辺縁隆起を伴った発赤陥凹を認めた．境界は不明瞭であったが，辺縁隆起が不整形であったため癌を否定できなかった．NBI拡大観察で陥凹部にNetwork血管に囲まれた大小不同なpit様構造を認めO-IIc型癌と診断した．

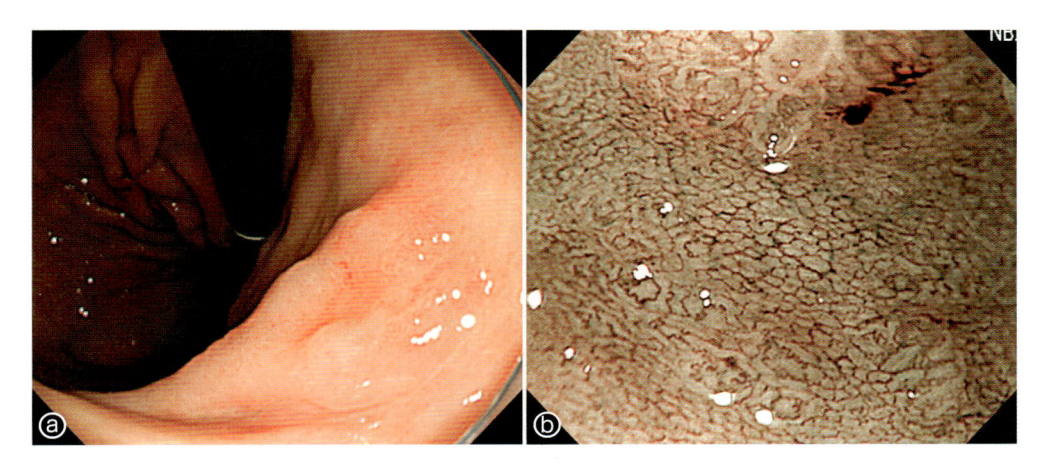

a：胃角後壁に辺縁隆起を伴う境界不明瞭な発赤陥凹を認めた．
b：NBI拡大観察でNetwork血管に囲まれた大小不同なpit様構造を認めO-IIc型癌と診断した．

症例4：陥凹型腸上皮化生　図5

　　前庭部前壁に境界明瞭な不整形発赤陥凹を認め，白色光観察ではO-IIc型分化型癌が疑われた．NBI拡大観察にて陥凹部の表面構造は大きさが均一なpit様構造であり陥凹型腸上皮化生と診断した．

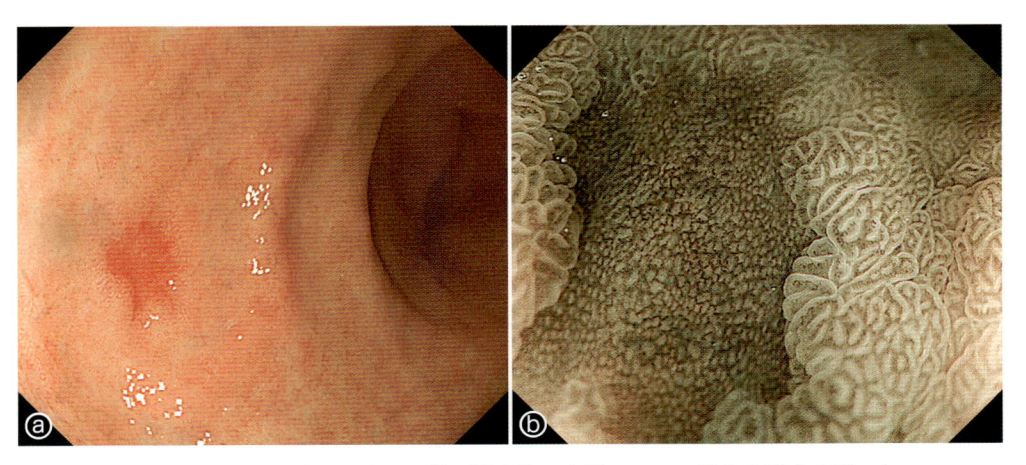

a：前庭部前壁に境界明瞭な不整形発赤陥凹を認めO-IIc型分化型癌を疑った．
b：NBI拡大観察で表面構造は均一なpit様構造で腸上皮化生と診断した．

症例5：0-IIc型印環細胞癌 　図6

体下部大彎に境界不明瞭な褪色陥凹を認め，未分化型胃癌，MALTリンパ腫，限局性萎縮を疑った．NBI拡大観察で表面構造が不明瞭化した領域に走行不整の強いNon-network血管を認め0-IIc型癌と診断した．

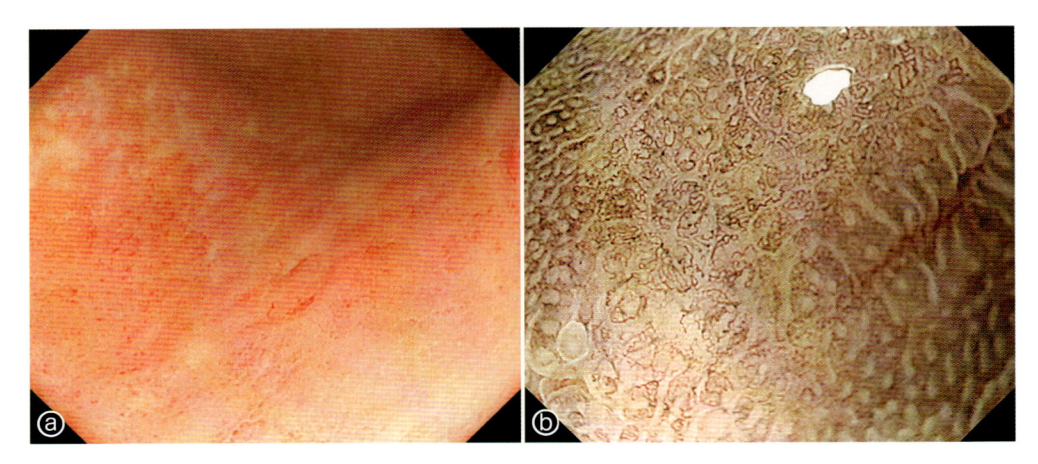

a：体下部大彎に境界不明瞭な褪色陥凹を認め未分化型胃癌，MALTリンパ腫，限局性萎縮を疑った．
b：NBI拡大観察で表面構造が不明瞭化した領域に走行不整の強いNon-network血管を認め0-IIc型癌と診断した．

症例6：0-IIc型中分化型管状腺癌 　図7

前庭部後壁に辺縁隆起を伴った境界明瞭な不整形発赤陥凹を認め0-IIc型分化型癌と診断した．NBI拡大観察にて表面構造の不明瞭化と走行不整な血管像を認めたことから0-IIc型癌と診断した．

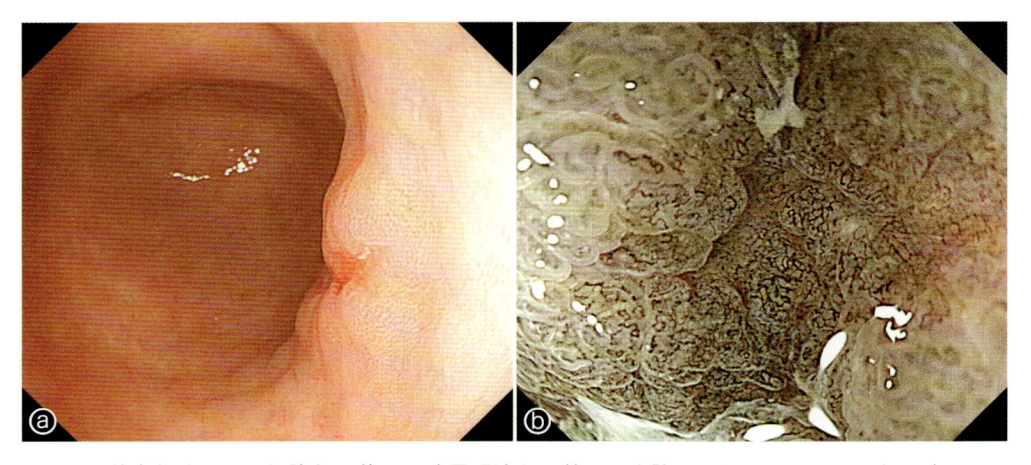

a：前庭部後壁に辺縁隆起を伴った境界明瞭な不整形発赤陥凹を認め0-IIc型分化型癌と診断した．
b：NBI拡大観察にて表面構造の不明瞭化と走行不整な血管を認めたことから0-IIc型癌と診断した．

症例7：MALTリンパ腫　　　　　　　　　　　　　　　　　　　　　　　　　　　　　図8

　　　体中部大彎の胃底腺領域にひだの中断を伴う境界不明瞭な褪色陥凹を認めMALTリンパ腫，限局性萎縮，0-Ⅱc型未分化型胃癌を疑った．NBI拡大観察では表面構造が不明瞭化し，軽度走行不整なNon-network血管を認めた．血管所見からMALTリンパ腫と限局性萎縮を疑ったが，両者の鑑別は困難だった．生検組織診断はMALTリンパ腫だった．

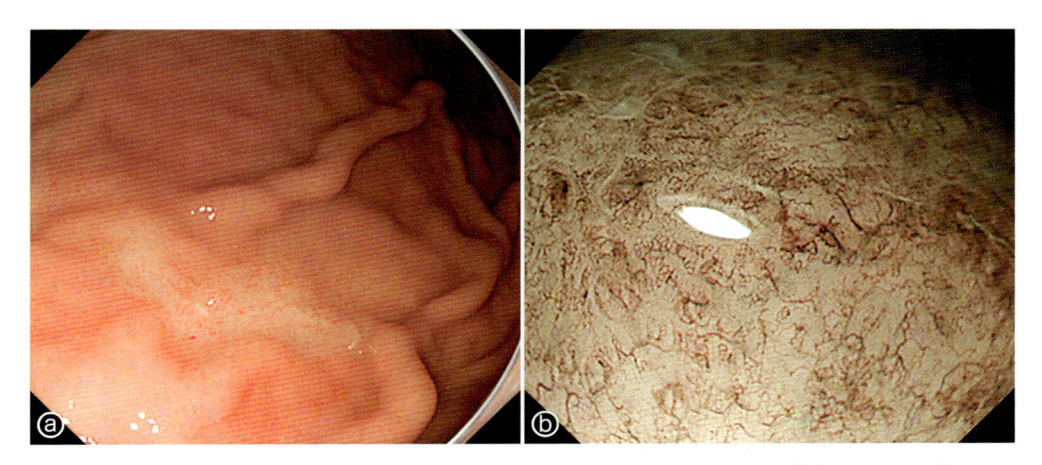

a：体中部大彎に境界不明瞭な褪色陥凹を認めMALTリンパ腫，限局性萎縮，0-Ⅱc型未分化型胃癌を疑った．
b：NBI拡大観察では表面構造が不明瞭化し，軽度走行不整なNon-network血管を認めたが，鑑別診断は困難だった．

症例8：限局性萎縮　　　　　　　　　　　　　　　　　　　　　　　　　　　　　　図9

　　　体下部大彎の萎縮境界部に境界不明瞭な褪色陥凹を認めた．限局性萎縮とMALTリンパ腫を鑑別に挙げ，きわめて境界が不明瞭なことから限局性萎縮と診断した．NBI拡大観察にて表面構造の不明瞭化と軽度走行不整な血管を認め限局性萎縮とMALTリンパ腫を疑ったが，両者の鑑別は困難だった．

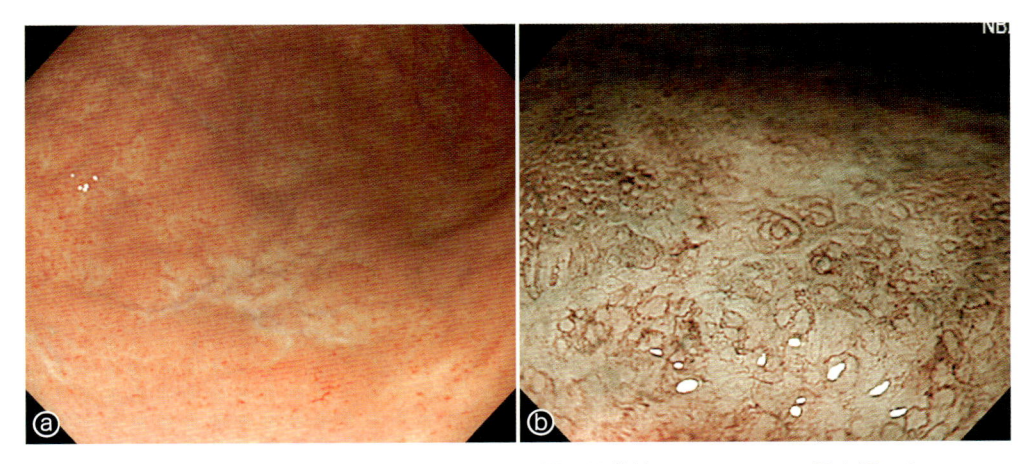

a：体下部大彎に境界不明瞭な褪色陥凹を認め限局性萎縮とMALTリンパ腫を疑った．
b：NBI拡大観察にて表面構造の不明瞭化と軽度走行不整な血管を認めたが，鑑別診断は困難だった．

症例9：びらん　　　　　　　　　　　　　　　　　　　　　　　　　　図10

体中部後壁に境界明瞭な類円形発赤陥凹を認め，びらんを疑った．NBI 拡大観察では表面構造の不明瞭化と villi 様構造を認めた．血管像は視認できなかった．構造境界は整であったため，びらんと診断した．

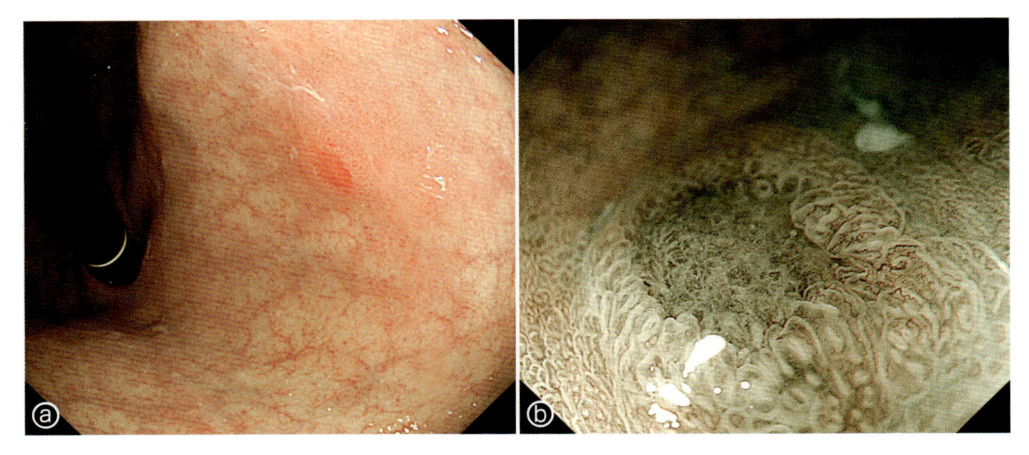

a：体中部後壁に境界明瞭な類円形発赤陥凹を認め，びらんを疑った．
b：NBI 拡大観察では表面構造の不明瞭化と villi 様構造を認めた．血管像は視認できなかった．構造境界は整でびらんと診断した．

胃癌鑑別診断の Strategy

1）白色光観察で境界明瞭な陥凹性病変は癌を疑い，インジゴカルミン撒布観察や NBI で鑑別診断をすすめる．
2）NBI 拡大観察では弱拡大で表面構造を観察し，villi 様構造，pit 様構造および不明瞭化に3分類する．
3）NBI 拡大観察で陥凹部に villi 様構造・pit 様構造の大小不同・形状不整を認めれば 0-Ⅱc 型癌と診断する．
4）NBI 拡大観察で表面構造が不明瞭化した病変は血管の口径不同・走行不整を評価し，血管異型が高度であれば 0-Ⅱc 型癌，軽度であれば MALT リンパ腫，限局性萎縮などを疑う．
5）NBI 拡大観察で表面構造が不明瞭化し，血管を視認できない病変では境界が不整であれば 0-Ⅱc 型癌を疑う．

文献

1）小山恒男：所見の読み方の基本．小山恒男 編：ESD のための胃癌術前診断．2010, 7-19, 南江堂, 東京

（篠原知明）

7 | 早期胃癌の鑑別診断

5）胃　炎

POINT
- 胃癌の多くは，Helicobacter pylori（H. pylori）感染により引き起こされる胃炎粘膜から発生するので，H. pylori 感染のある胃粘膜か否かを内視鏡所見から診断することが重要である．
- 早期胃癌を内視鏡検査で効率よく発見するには，H. pylori 感染胃炎のうち，胃癌の発生リスクの高い胃粘膜を中心に検索する．
- 内視鏡検査で診断できる胃癌発生の高リスク胃粘膜には，胃体部の萎縮性胃炎，過形成性胃炎，鳥肌胃炎，化生性胃炎などがある．
- 意義のある胃炎の内視鏡像と関連のある胃癌形態を理解することにより，より確実にかつ効率良く胃癌を診断できる．
- H. pylori の除菌により早期胃癌診断能を向上させることができる．

　胃癌の発生母地として萎縮性胃炎や腸上皮化生が指摘され数多くの研究が行われてきたが，胃炎そのものの原因が明らかでなかった．その後，Helicobacter pylori（以下，H. pylori）の発見により，H. pylori が胃粘膜に生息することにより炎症を惹起し，長い経過とともに腺上皮の萎縮をきたし，さらに腸上皮化生を発生することが明らかとなった．その結果，近年の多くの研究から，H. pylori 感染による慢性活動性胃炎が胃癌の発生母地として注目されるようになった．胃癌は，組織型から分化型胃癌と未分化型胃癌に分類されるが，分化型胃癌の発生母地については萎縮や腸上皮化生，無酸症などが指摘され，多くの臨床研究がある．最近では，萎縮性胃炎の評価として，血清ペプシノゲンを用いた血清診断が胃癌検診に応用されている．胃粘膜を評価する主たる目的は，胃癌発生のリスクを評価することである．

　本稿では，胃癌の早期発見を目的として，胃癌発生の高リスク胃粘膜について，組織学的胃炎と内視鏡像を中心に概説する．

胃癌リスクとしての H. pylori 感染

1．胃癌と H. pylori 感染との関連

　これまでの国内外の多くの研究で，H. pylori 感染と胃癌との関連が検討されている．1999 年に発表された Eslick ら[1]のメタ解析の研究では，42 の研究（コホート研究 8，ケー

スコントロール研究 34) が解析されオッズ比 2.04〔95％信頼区間（CI）：1.65～2.45〕と，胃癌と H. pylori 感染との関連が明らかにされている．

2006 年に Palli ら[2] が発表したヨーロッパ 9 カ国での研究では，233 例の胃癌と 360,000 例の対照群を比較し，教育，喫煙歴，体重，食生活などを考慮した解析の結果，胃癌発生リスクは H. pylori 感染で 2.6（95％ CI：1.7～3.9），CagA 陽性 H. pylori 感染では 3.4（95％ CI：2.2～5.2），高度萎縮性胃炎（pepsinogen A 値＜22 μ/l）では 3.4（95％ CI：2.2～5.2）と，**H. pylori 感染，さらに H. pylori のなかでも CagA 陽性株が胃癌発生に関与している**ことを明らかにしている．その後，早期胃癌について 2007 年にメタ解析[3] が行われ（早期胃癌 662 例と 5,898 例の対照），H. pylori 陽性率は早期胃癌で 87.8％，対照群で 68.6％，オッズ比 3.28（95％ CI：2.34～4.61）と，早期胃癌と H. pylori 感染の関連が明らかにされている．

2．H. pylori 感染に起因する背景胃粘膜の変化

H. pylori 感染により胃粘膜に炎症が起こり，充血，びらん，血管透見，顆粒状変化，顆粒状粘膜，粘膜ひだの減少や過形成，鳥肌状胃粘膜など，胃粘膜はさまざまな変化を局所的，あるいは広範にきたし，内視鏡検査で観察できる．背景にこのような H. pylori 感染起因胃粘膜を認めた場合，胃癌のリスクであることを認識することが重要であるが，一方，胃癌そのものを内視鏡診断するには，背景粘膜が多彩な所見を呈しているために診断し難いこともよく経験される．

H. pylori 除菌により胃粘膜の組織学的炎症が改善し，内視鏡所見も変化する．除菌 1 年後に発見された 0-IIc 型の分化型胃癌を示すが（図 1），除菌前は胃体部に多発する発赤陥凹を認めたが，除菌後には 0-IIc 部のみが明瞭となり，診断できた．このように，**除菌後に周囲粘膜の炎症が改善することにより癌の境界が明瞭となり，さらに，萎縮による粘液付着や過形成性変化が改善し診断率が向上する可能性**がある．

図 2 に H. pylori 陰性の未分化型胃癌を示すが，周囲粘膜に変化がないため，褪色域として胃癌の部分が明瞭に観察できる．背景胃粘膜により発生する胃癌の形態が異なるため，内視鏡診断時には漫然と胃を観察するのではなく，**目的とする胃癌の形態を念頭において検査を行うことも重要**である．

組織学的胃炎と胃癌リスクの評価（図 3）

胃粘膜萎縮や腸上皮化生が胃癌発生の背景であることは，古くからの多くの研究で明らかにされている．**分化型胃癌の発生母地として形態的には胃粘膜萎縮や腸上皮化生，機能的には胃酸分泌の低下が関与している**ことが指摘されてきた．Correa[4] は胃癌発生の仮説として，正常粘膜→表層性胃炎→萎縮性胃炎→腸上皮化生→dysplasia→胃癌という一連の流れを提唱している．すなわち萎縮性胃炎では胃内が低～無酸状態となり，増殖した細菌が発癌物質であるニトロソ化合物質を産生し，これが腸上皮化生粘膜に作用することにより dysplasia を経過して分化型胃癌の発生に至るとの仮説である．

現在，H. pylori の発見により **H. pylori が正常の胃粘膜に感染することにより表層性**

症例1：除菌後に診断できた O-IIc 型胃癌　　図1

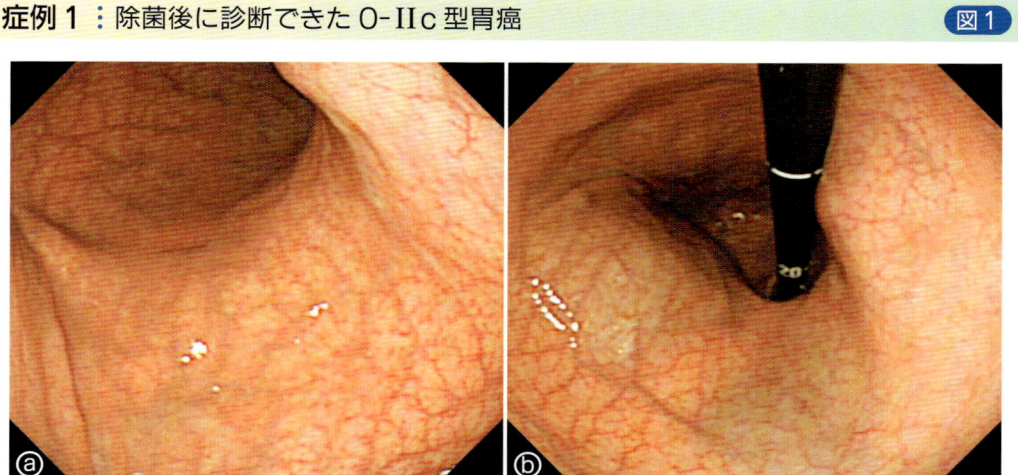

a，b：除菌前の胃体部の内視鏡所見で，全体に血管透見像が認められ，高度の萎縮性胃炎の像である．

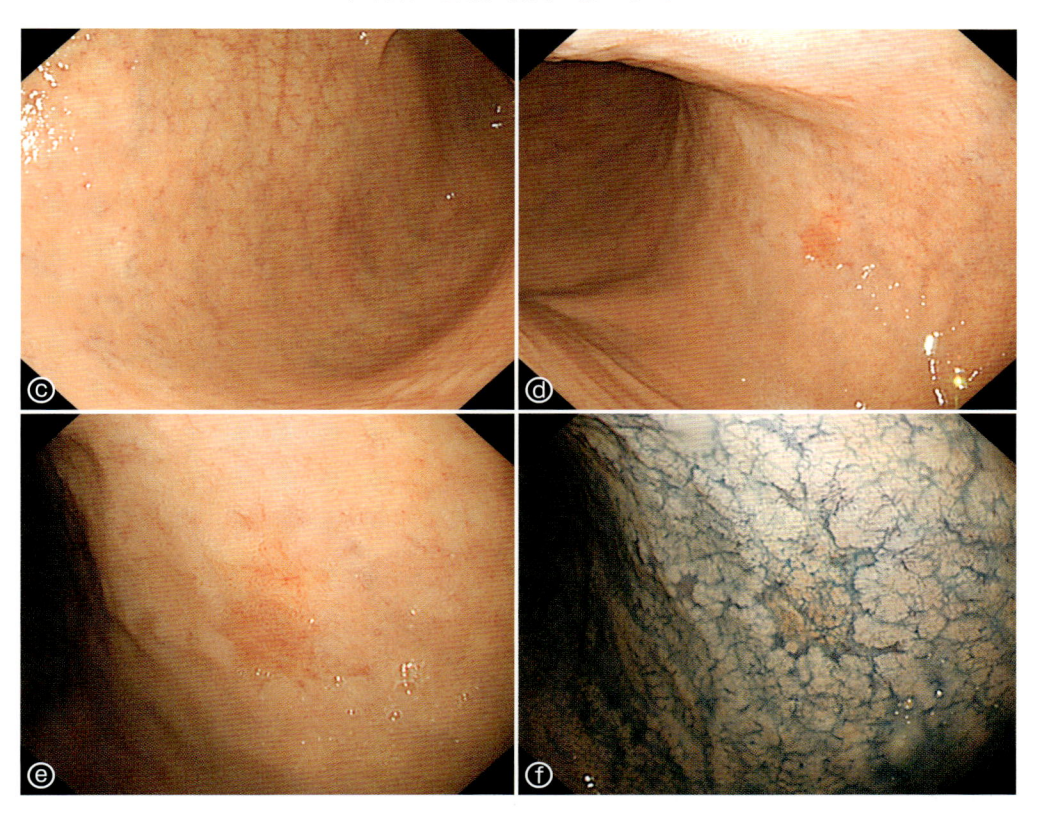

c〜f：除菌1年後の内視鏡像．胃体部粘膜は再生と思われる白色ビロード状を呈し，非再生粘膜は発赤陥凹として認められる．陥凹の中で，胃体部後壁に境界明瞭な，大型の不整形の発赤陥凹を認め，インジゴカルミン撒布により明瞭となる．

症例2：H. pylori 陰性胃粘膜に認められた，胃角大彎の0-IIb胃癌　図2

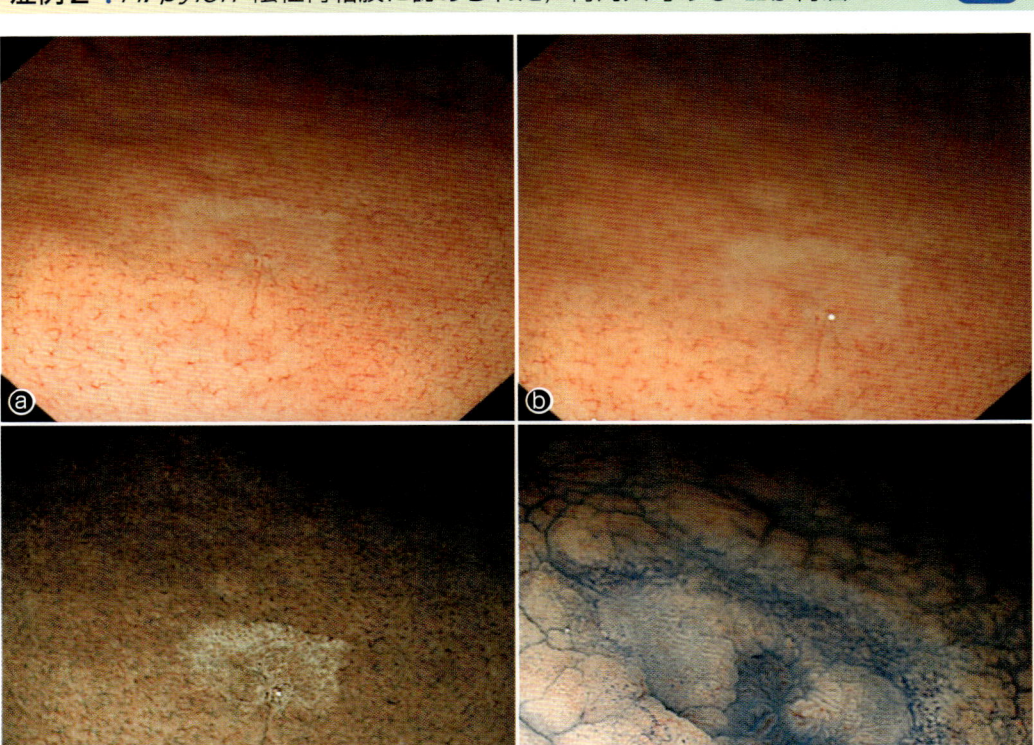

周囲粘膜に炎症所見がないので（RAC陽性），明瞭な褪色域として診断できる（a, b）．NBI観察（c），インジゴカルミン観察（d）で，境界と表面粘膜の性状は明瞭となる．今後，このような胃癌が増加する可能性がある（a, b）．

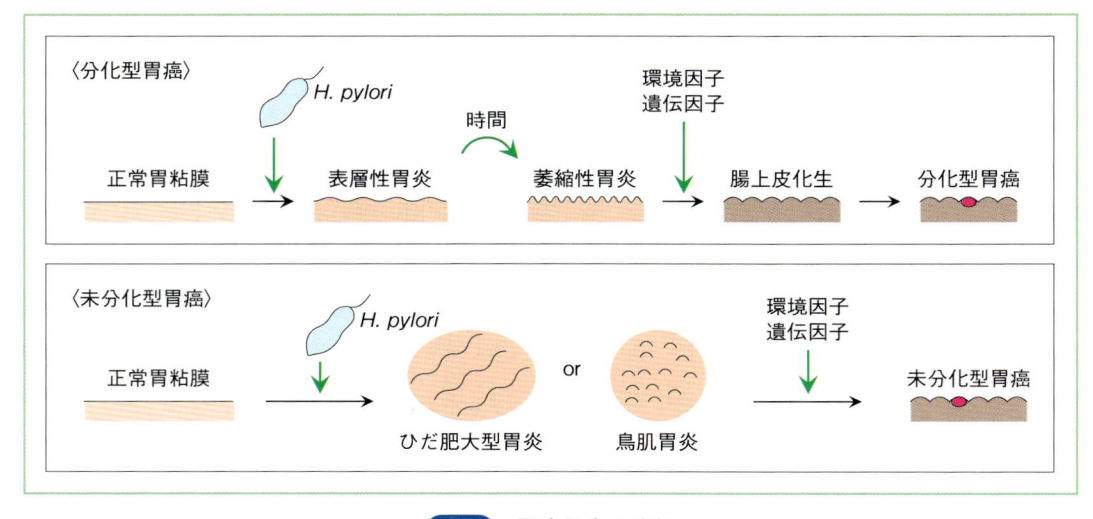

図3　胃癌発生の流れ

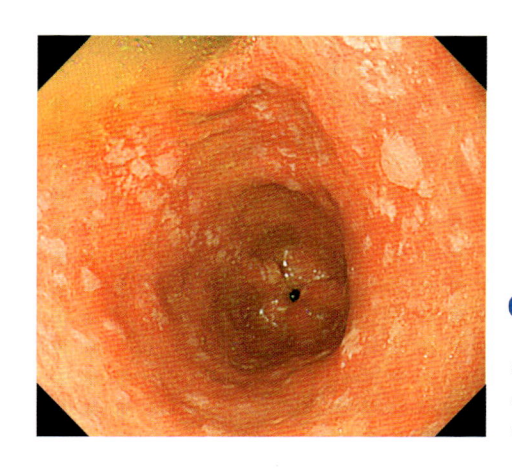

図4 antral metaplastic gastritis
前庭部に多発する米粒大の隆起を認める．われわれは，antral metaplastic gastritis と呼び，胃腺腫や高分化型胃癌の高リスクと考えている．

胃炎を惹起し，表層性胃炎から長期の経過をたどり**萎縮性胃炎**，さらに萎縮粘膜の一部に環境因子や宿主の遺伝的要因が加わり**腸上皮化生**へと変化し，これを背景に**分化型胃癌が発生**すると考えられている．

Uemura ら[5]は 1,526 例の *H. pylori* 感染者と非感染者を平均 8 年間経過を観察し，感染者 1,246 例から 36 例（2.9％）に胃癌の発生を認めたのに対して，非感染者 280 例からの胃癌の発生は皆無であったと報告した．さらに，軽度萎縮例に比して中等度および高度萎縮例における胃癌発生の相対危険度はそれぞれ 2.5 倍，6.4 倍，腸上皮化生を認めるものは認めないものに比してその危険度は 6.4 倍であり，**腸上皮化生を伴う高度な萎縮性胃炎（とくに胃体部優勢胃炎）が分化型胃癌のハイリスク**であることを報告した．

腸上皮化生は進行すれば多発する白色の米粒大隆起として内視鏡診断できる．われわれは，前庭部に高度の腸上皮化生を示す症例を antral metaplastic gastritis（**前庭部化生性胃炎**）と定義し（図4），その病態を検討してきたが[6]，腸上皮化生そのものが発癌因子である喫煙と関連があり，さらに，化生性胃炎は腺腫や分化型胃癌発生の高リスクの可能性がある．

未分化型胃癌の背景胃粘膜（図3）

分化型胃癌については萎縮や腸上皮化生を内視鏡で評価することにより，胃癌発生のリスクを評価することができる．一方，未分化型胃癌については，発生母地は胃固有粘膜とされているが，明らかな前癌病変は指摘されていなかった．しかしながら，若年者の未分化型胃癌と *H. pylori* 感染との関連性が明らかとなり[5]，***H. pylori* 感染で起こる鳥肌胃炎やひだ肥大型胃炎が未分化型胃癌のハイリスク**であることがわれわれの成績を合わせて報告されている[7〜10]．

1．ひだ肥大型胃炎

胃のひだが肥大する症例の多くは *H. pylori* 感染に起因するひだ肥大型胃炎（enlarged fold gastritis）と呼称され，胃体部粘膜の萎縮は著明ではないが，胃体部の炎症細胞浸潤とともに上皮細胞の増殖亢進や腺窩上皮の過形成性が認められる（図5）．Ni-

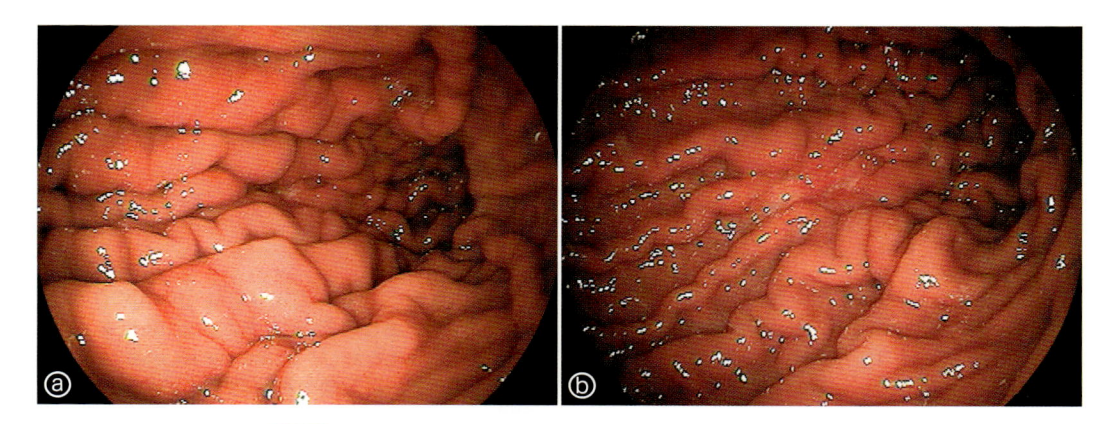

図5 ひだ肥大型胃炎の内視鏡像
　この症例では，胃体下部大彎に3型胃癌を合併していた．観察時には，十分な送気により粘膜ひだを伸展させることが重要である．

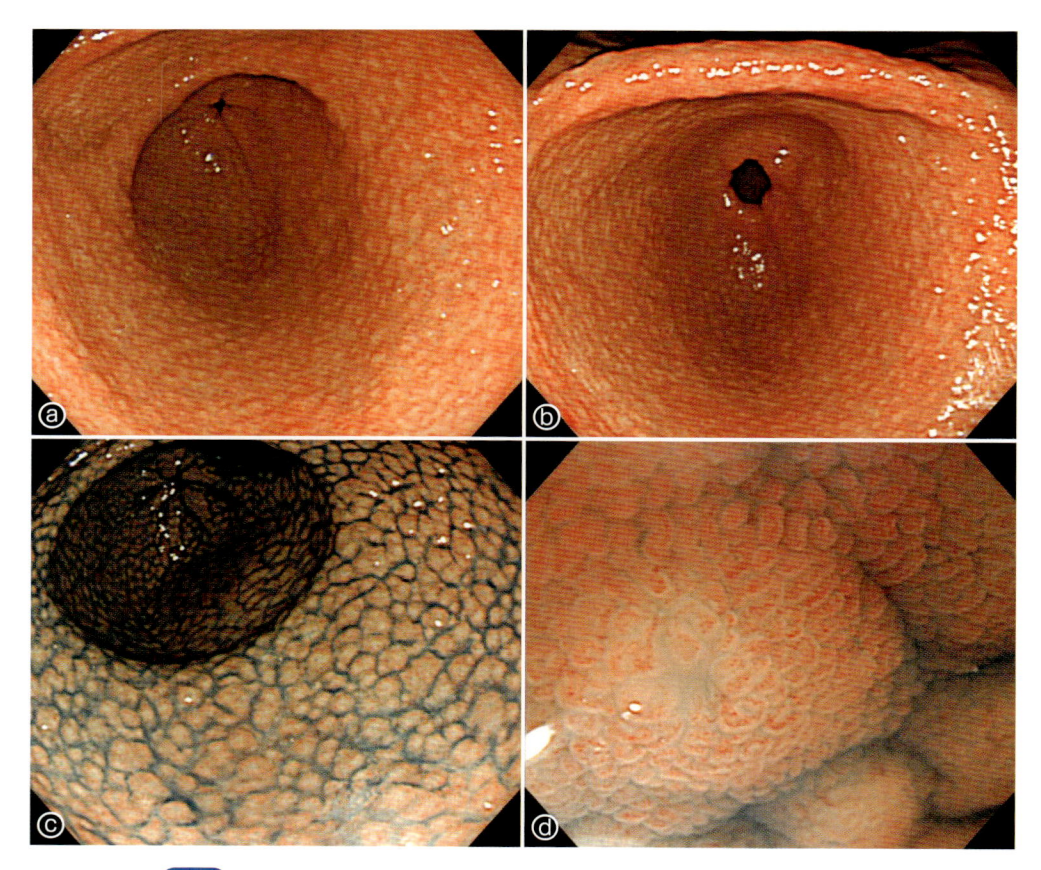

図6 鳥肌胃炎の内視鏡所見
　a, b：通常内視鏡所見．
　c, d：インジゴカルミン撒布により隆起は明瞭となり(c)，拡大観察すると中心に白色の陥凹を認める (d)．

症例3：胃体部の未分化型胃癌と鳥肌胃炎の合併例　図7

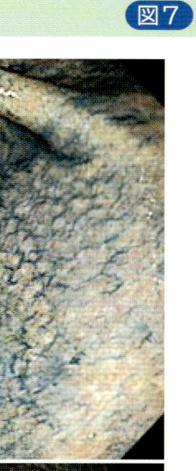

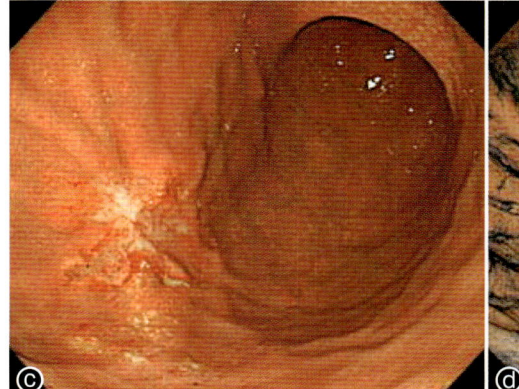

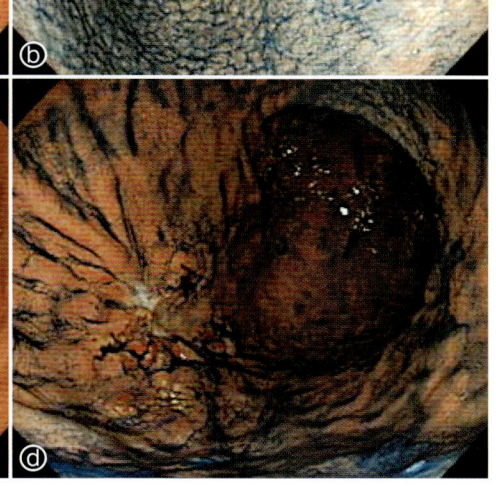

胃前庭部にほぼ均一な顆粒状隆起が認められる（a, b）．胃体中部前壁にひだ集中を伴う不整形の陥凹性病変（IIc）を認める（c, d）．

shibayashi ら[10]は**ひだ肥大型胃炎と胃癌との関連性**について，胃体部大彎のひだ幅が7 mm 以上の太いものは4 mm 以下と比較し，胃癌のリスクが35.5倍高まると報告し，とくに胃体部のびまん型胃癌のハイリスクであることを強調している．さらに，未分化型胃癌は胃体部萎縮の程度が軽度～中等度で，炎症が高度（汎胃炎）な胃粘膜に多く発生することが先の Uemura ら[5]の研究でも示されている．

2．鳥肌胃炎

　鳥肌胃炎とは内視鏡検査であたかも皮膚にみられる鳥肌のように胃粘膜に均一な小顆粒状隆起が密集して認められるものを意味し，その所見は胃角部から前庭部に観察されることが多い（図6）．当初は若年女性に多い生理的変化と考えられたが，*H. pylori* の発見以降，この胃炎と *H. pylori* 感染との関連性が注目されてきた．

　これまでにわれわれは鳥肌胃炎に合併した胃癌症例を集計した結果，**鳥肌胃炎に合併した胃癌の特徴は *H. pylori* 陽性の胃体部に発生する未分化型胃癌**であり，鳥肌胃炎が胃癌のハイリスク群であることを報告してきた[7]~[9]．現在までに，上部消化管内視鏡検査に

て診断された鳥肌胃炎に合併した胃癌25症例を検討した結果，年齢および性別は15～62歳（平均年齢33.3歳），男性2例，女性23例であり，若年の女性に多い傾向にあった．胃癌の発生部位はすべてM～U領域（胃体部21例，胃角部4例）であり，組織型は未分化型癌が24例（印環細胞癌16例，低分化型癌8例）で圧倒的に多く，分化型癌（中分化型腺癌）は1例のみであった．図7に鳥肌胃炎に合併した胃癌症例を提示する．

過去8年間に診断した29歳以下の鳥肌胃炎150例（男性48例，女性102例，平均年齢27.7歳）を対象とし，同期間に性・年齢をほぼマッチさせた29歳以下の非鳥肌胃炎（H. pylori 陽性胃炎）3,939例（男性1,184例，女性2,755例，平均年齢27.5歳）を対照とし，両群における胃癌発見率について内視鏡的に比較検討した．その結果，鳥肌胃炎からの胃癌発見率は4.7％（7/150）であり，対照群の0.08％（3/3,939）に比して有意に高率であり（$p<0.001$），そのオッズ比は64.2（95％ CI：16.4～250.9）と高値を示した[10]．

おわりに

胃癌は H. pylori 感染と関連があり，H. pylori 感染によって引き起こされた胃粘膜の炎症が高度（汎胃炎）で，胃体部粘膜の萎縮が軽度～中等度の胃粘膜に発生する．胃癌発生の高リスクとなる胃粘膜の内視鏡所見としては，萎縮や腸上皮化生とともに，鳥肌胃炎とひだ肥大型胃炎が未分化型胃癌の高リスクの可能性がある．

文献

1) Eslick GD, Lim LL, Byles JE, et al：Association of *Helicobacter pylori* infection with gastric carcinoma：A meta-analysis. Am J Gastroenterol 1999；94：2373-2379
2) Palli D, Masala G, Giudice GD, et al：CagA+ *Helicobacter pylori* infection and gastric cancer risk in the EPIC-EURGAST study. Int J Cancer 2006；120：859-867
3) Wang C, Yuan Y, Hunt RH, et al：The association between *Helicobacter pylori* infection and early gastric cancer：A meta-analysis. Am J Gastroenterol 2007；102：1789-1798
4) Correa P, Cuello C, Duque E：Carcinoma and intestinal metaplasia of the stomach in Colombian migrants. J Natl Cancer Inst 1970；44：297-306
5) Uemura N, Okamoto S, Yamamoto S, et al：*Helicobacter pylori* infection and the development of gastric cancer. N Engl J Med 2001；345：784-789
6) Nakamura M, Haruma K, Kamada T, et al：Duodenogastric redlux is associated with antral metaplastic gastritis. Gastrointest Endosc 2001；53：53-59
7) 江木康夫，春間　賢，山本剛荘，他：鳥肌状胃炎を伴った若年者進行胃癌の1例．Helicobacter Research 1999；3：538-541
8) Miyamoto M, Haruma K, Yoshihara M, et al：Five cases of nodular gastritis and gastric cancer：a possible association between nodular gastritis and gastric cancer. Dig Liver Dis 2003；34：819-820
9) Kamada T, Tanaka A, Yamanaka Y, et al：Nodular gastritis with *Helicobacter pylori* infection is strongly associated with diffuse-type gastric cancer in young patients. Dig Endosc 2007；19：180-184
10) Nishibayashi H, Kanayama S, Kiyohara T, et al：*Helicobacter pylori*-induced enlarged-fold gastritis is associated with increased mutagenicity of gastric juice, increased oxidative DNA damage, and an increased risk of gastric carcinoma. J Gastroenterol Hepatol 2003；18：1384-1391

〈春間　賢，鎌田智有，井上和彦〉

7 早期胃癌の鑑別診断

6）胃リンパ腫

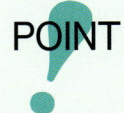

POINT
- 表層型の胃MALTリンパ腫は，しばしばIIc型早期胃癌と鑑別困難な陥凹を呈する．
- IIc類似陥凹のMALTリンパ腫では，不明瞭な病変境界と，発赤・びらん・易出血性顆粒状粘膜などの多彩な所見が癌との鑑別点となる．
- MALTリンパ腫のNBI拡大観察では，腺管の膨化・破壊および異常血管の増生が特徴的である．
- 腫瘤形成性の胃DLBCLは，耳介様周堤を伴う辺縁整の潰瘍が特徴的であるが，2型進行胃癌との鑑別が困難なことがある．

　胃悪性リンパ腫は，節外性リンパ腫において頻度が高い疾患であるが，胃原発悪性腫瘍のなかでは2〜8％程度の比較的まれな疾患である．組織型では，MALT（mucosa-associated lymphoid tissue）リンパ腫とびまん性大型B細胞性リンパ腫（diffuse large B-cell lymphoma；DLBCL）の2型が多く，両者で約9割を占める．

　早期胃癌と鑑別が問題となるのは主としてMALTリンパ腫であり，DLBCLや他の組織型のリンパ腫はSM以深の浸潤癌との鑑別を要することがある．

胃悪性リンパ腫の肉眼分類

　胃悪性リンパ腫の肉眼分類として，本邦では佐野の分類（表層・潰瘍・隆起・抉潰・巨大皺襞）と八尾の分類（表層拡大・腫瘤形成・巨大皺襞）が広く用いられてきた[1),2)]．われわれは潰瘍型を定義していない八尾の分類（表層・腫瘤・びまん・その他）を用いており，消化性潰瘍を呈する例は表層型に，佐野の抉潰型に相当する例は腫瘤型に分類している[1),2)]．

胃MALTリンパ腫の内視鏡所見

　MALTリンパ腫は胃のあらゆる部位に発生する．欧米では前庭部に多いと記載されているが，本邦では体部や胃上部にもよくみられる．
　内視鏡所見は多彩であり，しばしば病変は多発する．頻度の高い所見として，凹凸顆

粒状または敷石状粘膜，びらんなどの胃炎類似所見，IIc 型早期胃癌に類似した陥凹，単発または多発する消化性潰瘍，褪色または発赤などの色調変化が報告されており，これらは前項で述べた肉眼分類の表層型に集約される[1,2]．表層型はもっとも頻度が高い肉眼型であり，このなかでは胃炎類似所見がもっとも多く，次いでIIc 類似陥凹（図 1，2），びらん，色調変化，顆粒・敷石状粘膜の順で頻度が高い[2]．EUS 上，表層型病変は粘膜から粘膜下層表層にとどまることが多く，*H. pylori* 除菌治療に反応する可能性が高い[3]．

　このほか，平盤状ないし粘膜下腫瘍様隆起や 4 型胃癌に類似したひだの腫大・肥厚などもみられ，前者は腫瘤型（図 3），後者はびまん型に分類できる[1,2]．腫瘤型は DLBCL に特徴的な肉眼型であり（図 4），MALT リンパ腫では 10 ％ 程度みられる[1-3]．EUS では粘膜下層深部以上に深く浸潤した比較的境界明瞭な充実性増殖のパターンを示す[3]．びまん型は，EUS 上，胃壁の全層性肥厚を伴う浸潤性増殖を呈し，深達度は固有筋層から漿膜に及ぶ例が多い．

胃 MALT リンパ腫と胃癌との鑑別（表）

　表層型の胃 MALT リンパ腫は，内視鏡的には早期胃癌，胃潰瘍，びらん性胃炎などとの鑑別が必要である．とくに，**陥凹性病変を呈する場合，IIc 型早期胃癌との鑑別が困難なことがある**（図 1，2）[2]．MALT リンパ腫では，癌よりも病変の境界が不明瞭なことが多く，段差はみられない（図 1，2）[2]．また陥凹内外に発赤，びらん，小潰瘍，顆粒状粘膜がみられ，しばしば易出血性の多彩な所見を呈する．NBI 拡大観察では，腺管の膨化・破壊ならびに不規則な分枝・蛇行の目立つ異常血管の増生が観察され（図 1f），分化型胃癌とは異なるパターンを呈する[4,5]．一方，未分化癌との鑑別は必ずしも容易ではないが，腺管構造が消失した粘膜上皮下に白色調領域が透見されればリンパ腫の可能性が高いと考えられる[4]．

　腫瘤型の MALT リンパ腫では，I 型ないしIIa 型早期胃癌や GIST との鑑別を要することがある（図 3）．通常観察では健常粘膜に覆われた半球状ないし多結節状の SMT 様

表　胃 MALT リンパ腫と早期胃癌との鑑別ポイント

	胃 MALT リンパ腫	早期胃癌
通常内視鏡	表層型 ・病変境界が不明瞭 ・段差なし ・多彩（びらん・易出血性）	0-IIc 型 ・病変境界が明瞭 ・段差あり（未分化型） ・比較的均一
	腫瘤型 ・健常粘膜に覆われた表面 ・異常血管増生が顕著	0-I またはIIa 型 ・凹凸不整な表面 ・異常血管は目立たない
NBI 拡大観察	・腺管（微小血管構築・表面構造）の膨化・限局性破壊像 ・異常小血管の増生 ・上皮下に褪色調領域	・微小血管構築像の不整/消失 ・表面微細構造の不整/消失 ・左記所見なし

症例1：IIc 型早期胃癌に類似した胃 MALT リンパ腫　　図1

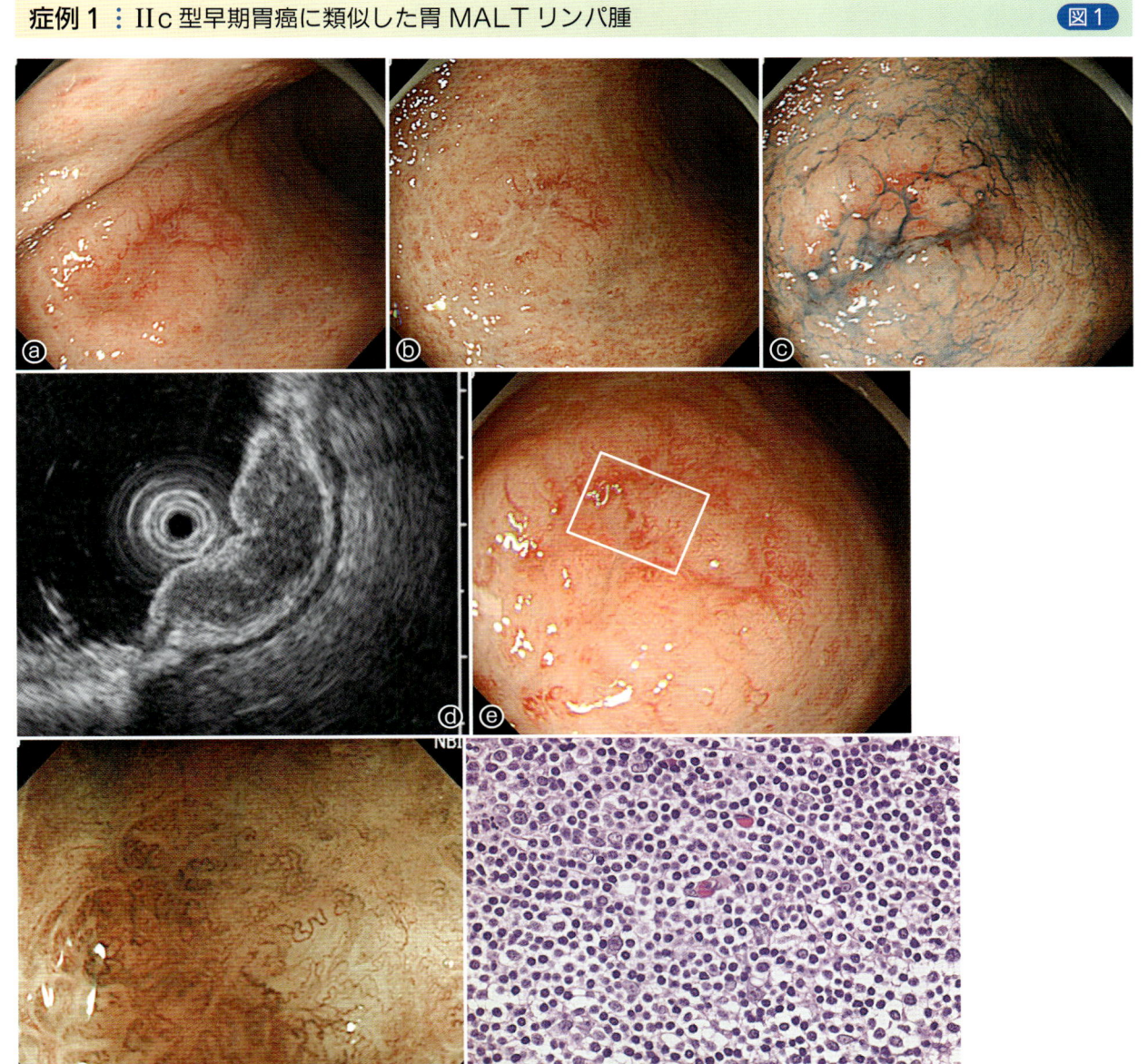

a，b：通常内視鏡像．体上部大彎に一部発赤した不整形陥凹を認め，一見，分化型早期癌が疑われる．送気による病変の伸展性は良好である．
c：インジゴカルミン撒布像．粘膜の凹凸が目立ち，病変の境界は不明瞭である．
d：EUS 像．第2層主体の低エコー性腫瘤として描出され，深達度は M ないし SM 表層と考えられる．
e，f：病変中央やや肛門側（e）の NBI 拡大内視鏡像（f）．腺管の膨化・破壊像および異常小血管の増生が観察される．
g：生検病理組織像．小型から中型の異型リンパ系細胞（centrocyte-like cell）のびまん性浸潤を認める．免疫染色結果と併せて MALT リンパ腫と診断した．

症例2：IIc型早期胃癌に類似した胃MALTリンパ腫　図2

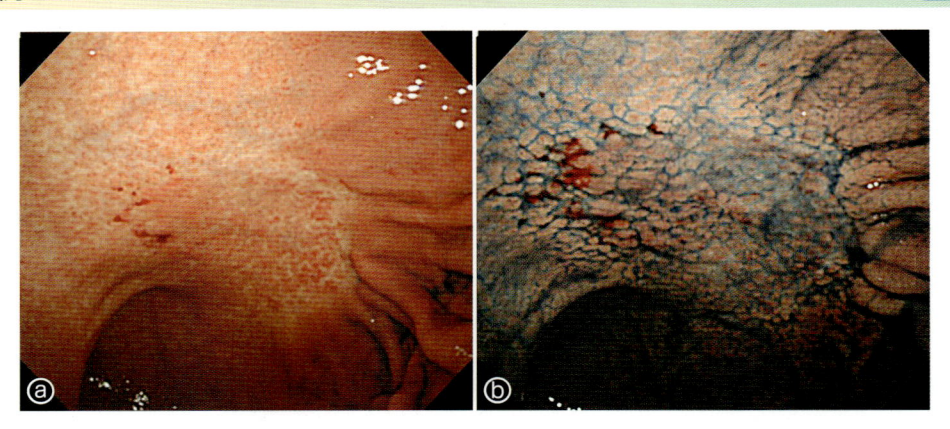

a：通常内視鏡像．体下部後壁に，大彎口側から集中するひだの途絶を伴う褪色調の陥凹性病変を認め，未分化型胃癌が疑われる．しかし，小彎口側の病変境界は不明瞭である．
b：インジゴカルミン撒布像．陥凹内は凹凸顆粒状ないし敷石様を呈する．病変の境界は依然不明瞭である．

症例3：I型早期胃癌に類似した胃MALTリンパ腫　図3

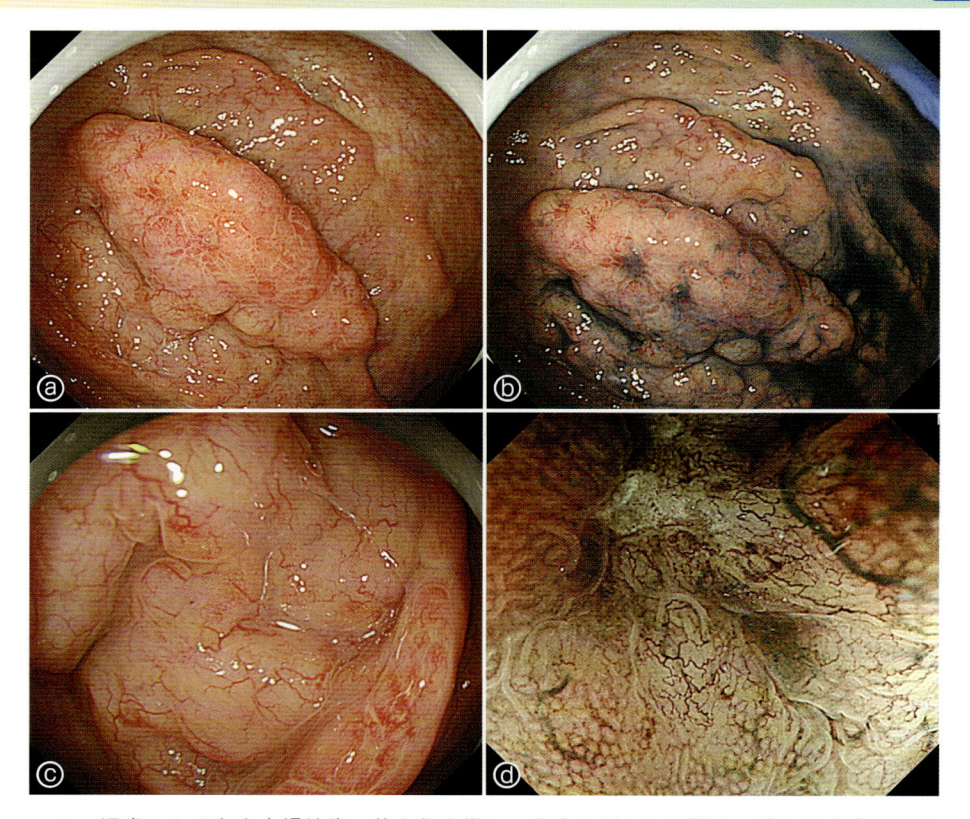

a，b：通常および色素内視鏡像．体上部大彎に，発赤を混じた結節状の隆起性病変を認め，隆起型胃癌が疑われる．
c：通常内視鏡近接像．隆起立ち上がりの部分に異常小血管の増生が観察される．
d：隆起立ち上がり部分のNBI拡大内視鏡像．腺管消失領域に異常小血管の増生が確認され，周囲に正常ないし軽度腫大した腺管が残存している．癌よりもリンパ腫を疑う所見である．

隆起として観察され，大腸 MALT リンパ腫に類似した所見を呈する．特徴的な異常血管の増生は表層型以上に顕著であり，癌や GIST との鑑別に有用である．この異常血管は通常観察でもある程度認識可能であるが（図 3c），NBI 拡大観察で明瞭となる（図 3d）．

胃 DLBCL と胃癌との鑑別

　　DLBCL は限局した腫瘤を形成することが多く，しばしば潰瘍を形成し，2 型進行胃癌との鑑別が問題となる．リンパ腫では，腫瘍の立ち上がりは健常粘膜に覆われた SMT 様であり，潰瘍辺縁に癌でみられる不整所見がなく，いわゆる耳介様の周堤を呈する（図 4）．

症例 4：2 型進行胃癌が疑われた胃 DLBCL　図 4

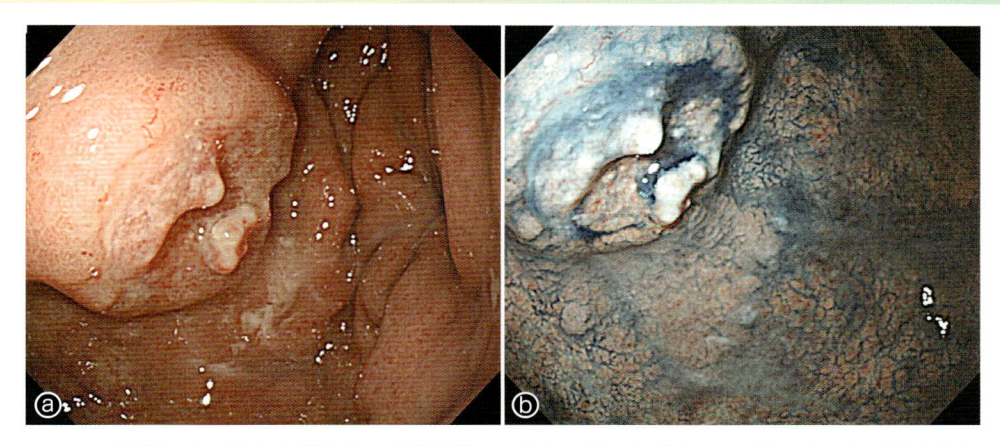

a, b：通常および色素内視鏡像．噴門大彎に，中心に陥凹を伴う SMT 様の立ち上がりを示す腫瘤を認める．陥凹内に白苔を伴う不整形隆起を伴うことから癌を疑ったが，生検結果は DLBCL であった．

症例 5：DLBCL に類似した 2 型進行胃癌　図 5

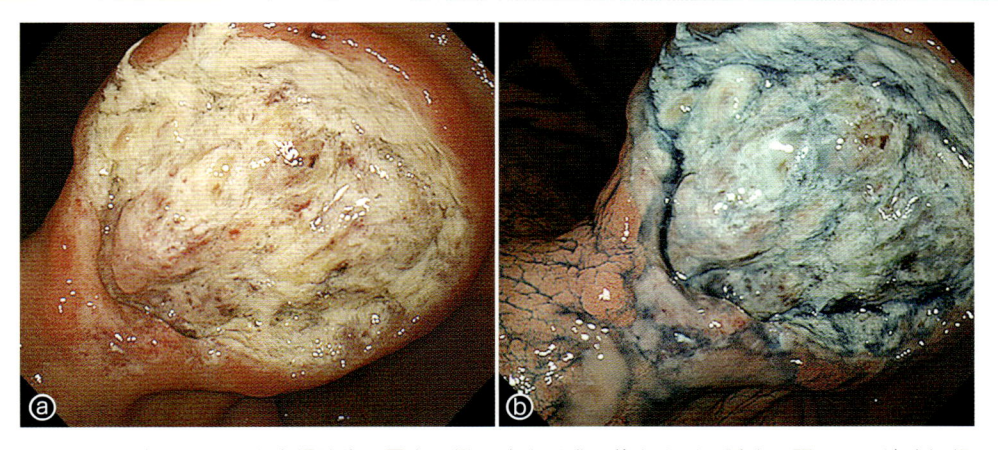

a, b：通常および色素内視鏡像．胃角小彎に潰瘍形成を伴う大型の腫瘍を認める．潰瘍辺縁に不整はなく，耳介様周堤様にもみえることから DLBCL が疑われるが，前壁側辺縁に不整形の陥凹（IIc 面）を伴うことから癌と診断できる．

また，大きさの割に比較的やわらかく伸展性が良好であるが，リンパ球浸潤性髄様癌を含む充実型低分化腺癌や粘液癌などのSMT様胃癌との鑑別は容易ではない．潰瘍辺縁の粘膜にⅡc面が確認できれば癌と診断できるので，注意深い観察が肝要である（図5）．

鑑別のためのStrategy

胃癌とリンパ腫では治療方針が大きく異なるので，**内視鏡検査の際には，胃癌の鑑別疾患としてリンパ腫の可能性を常に念頭におき，**上記のような**特徴的な所見の有無に留意した観察を心がけるべきである．**確定診断には病理組織検査が必要であり，通常は鉗子生検によってなされるが，リンパ腫の場合，組織採取の際の挫滅，非腫瘍性リンパ濾胞や炎症細胞の混在などにより，診断に苦慮することも少なくない．通常の鉗子生検標本で診断が困難な場合は，内視鏡的粘膜切除術により採取された粘膜下層を含む大きな標本で診断することが推奨される[2]．それでも確定診断に至らない場合は，リンパ腫専門の血液病理医にコンサルトすべきである．

おわりに

胃癌の鑑別疾患として，MALTリンパ腫とDLBCLの内視鏡診断について概説した．胃MALTリンパ腫の内視鏡像は非特異的であり，早期胃癌と鑑別を要する多彩な所見を有する病変を認めた場合，本症の可能性を念頭におき，積極的に複数個の生検を行うことが重要である．

文献

1) 中村昌太郎，飯田三雄：消化管悪性リンパ腫の臨床．日消誌 2001；98：624-635
2) 中村昌太郎，松本主之：*Helicobacter pylori* 陽性胃MALTリンパ腫の内視鏡診断．Helicobacter Research 2010；14：84-88
3) Nakamura S, Matsumoto T, Suekane H, et al：Predictive value of endoscopic ultrasonography for regression of gastric low grade and high grade MALT lymphomas after eradication of *Helicobacter pylori*. Gut 2001；48：454-460
4) Isomoto H, Shikuwa S, Yamaguchi N, et al：Magnified endoscopic findings of gastric low-grade mucosa-associated lymphoid tissue lymphoma. Endoscopy 2008；40：225-228
5) Ono S, Kato M, Ono Y, et al：Characteristics of magnified endoscopic images of gastric extranodal marginal zone B-cell lymphoma of the mucosa-associated lymphoid tissue, including changes after treatment. Gastrointest Endosc 2008；68：624-631

〈中村昌太郎，松本主之〉

7 | 早期胃癌の鑑別診断

7）カルチノイド

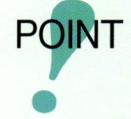

POINT
- 通常・色素内視鏡での特徴的所見は，隆起中央部に発赤調を呈する境界不明瞭な陥凹を有し，拡張・分岐した太い血管が存在することである．
- NBI併用内視鏡での特徴的所見は，黒褐色ないしシアン調の口径不同を伴わない太く拡張し分岐した血管や中心陥凹での細いらせん状血管が密に存在することである．
- Rindi分類TypeⅠにおいては，A型胃炎を見落とさないことが大切であるが，本邦に多いB型胃炎にもカルチノイドが発生することに留意する．
- 内視鏡切除は，臨床的に転移のない，腫瘍径10 mm未満，深達度SMまでのカルチノイドが対象となることが多い．

WHO分類により，神経内分泌腫瘍（neuroendocrine tumor；NET）は，高分化型神経内分泌腫瘍（well-differentiated neuroendocrine tumor），高分化型神経内分泌癌（well-differentiated neuroendocrine carcinoma），低分化型神経内分泌癌（poorly-differentiated neuroendocrine carcinoma）の三つに分類される．カルチノイドは上記のwell-differentiated neuroendocrine tumorおよびwell-differentiated neuroendocrine carcinoma（atypical carcinoid）に相当し，高異型度・高悪性度である内分泌細胞癌とは明確に区別される[1]．

胃カルチノイドの大多数は，胃底腺領域の粘膜深部に存在する内分泌細胞，とくにenterochromaffin-like cell（ECL細胞）に由来し，持続的な高ガストリン血症によるECL細胞の過剰増殖がその発生に関与しており，通常の癌腫に比べて細胞異型度の低い細胞から構成され，発育が緩徐で予後良好とされている[2]．胃カルチノイドの肉眼形態は表面平滑で，腫瘍径も一般に小さく，粘膜・粘膜下層に限局したポリープ状隆起がもっとも多いとされている．しかし，**胃カルチノイドは非腫瘍性上皮に被覆される点では，通常の粘膜下腫瘍と同様であるが，粘膜表層まで腫瘍の増殖を認め，発赤調を呈する隆起型の形態をとるため表面隆起型早期胃癌との鑑別が必要である．**

本稿では，まず自験例を提示し，文献的考察をもとに，胃カルチノイドの内視鏡的特徴，臨床病型分類（背景粘膜や全身疾患との関連を含め），治療方針，他疾患との鑑別につき述べる．

症例1：高度の萎縮性胃炎を伴う発赤調多発隆起性病変　　図1

【病変1】
　通常内視鏡観察では大彎側を含む胃体部全体に高度の萎縮性胃炎を伴い，大小さまざまな発赤調隆起性病変を認めた（図1a，b）．腫瘍径10 mmの体下部前壁病変の近接像では立ち上がりが比較的急峻で周囲粘膜と同様の性状を呈し，その境界は不明瞭であった．また矢印で示すように太く，枝分かれした血管が認識された（図1c）．隆起頂部は境界不明瞭な陥凹を呈し，びらんや再生性変化を伴っていた（図1d）．インジゴカルミン撒布でも隆起立ち上がりの境界は不明瞭で（図1e），頂部の陥凹が目立ち，その辺縁はやや不整であった（図1f）．NBI拡大観察では立ち上がりの部分は周囲粘膜と同様の微細表面構造を呈し，シアン調を呈する太い血管が認識され（図1g），陥凹部は再生上皮と思われる黒褐色調の乳頭状様上皮と上皮欠損部に口径不同が目立たない微小血管を密に認めた（図1h）．EUSでは第2・3層を主座に均一な低エコー腫瘤として描出された（図1i）．同部からの生検では，好酸性，微細顆粒状の細胞質と円形から卵円形の小型核からなる腫瘍細胞が，均一に索状・吻合状リボン状構造を呈し（図1j，k），chromogranin Aは腫瘍細胞にびまん性に染色され（図1l），カルチノイドと診断した．

【病変2】
　体上部前壁に存在した腫瘍径2 mmの軽度隆起性病変においても，通常観察では頂部は分岐し拡張した血管を伴い軽度陥凹し，色素内視鏡でもその境界は不明瞭であった（図1m，n）．NBI拡大観察では隆起辺縁は基本的に周囲粘膜と同様の表面構造を呈していたが，わずかにslit状pitの延長や窩間部の開大を認めた．頂部陥凹では微細表面構造は不明瞭で，放射状に分岐する拡張血管と開大した窩間部に存在する細いらせん状血管が特徴的であった（図1o）．

【病変3】
　さらに体中部大彎の径4 mmの病変は，通常観察および色素内視鏡では発赤調を呈し，周囲粘膜に比べやや間質が腫大した表面性状であった（図1p，q）．NBI拡大では頂部に拡張血管と細いらせん状の血管を認めた（図1r）．

　以上2病変（病変2，3）とも生検でカルチノイドであった．本症例は抗壁細胞抗体陽性，血清ガストリン値は>20,000 pg/m*l* であり，A型胃炎に伴う多発胃カルチノイドと診断した．CTでは明らかなリンパ節・遠隔転移を認めなかったが，重度の合併症（1型糖尿病，糖尿病性腎症で透析中，閉塞性動脈硬化症で抗凝固療法中）を伴うことより，内視鏡治療は施行せず外科手術予定である．

【病変4】
　なお本症例は体中部後壁に径5 mm大の通常観察で発赤調の強い急峻な立ち上がりを示す隆起性病変も認め，その境界は比較的明瞭であった（図1s）．色素内視鏡観察では表面は均一な顆粒状構造を呈しており，頂部に陥凹は認めなかった（図1t）．NBI拡大観察では，周囲に比べ腫大した顆粒状構造内に均一に細く密ならせん状ないしループ状血管を認め，立ち上がり起始部から観察された．しかし拡張し枝分かれした血管は認めなかった（図1u）．生検で過形成性ポリープと診断された．

7 早期胃癌の鑑別診断　7）カルチノイド

図1

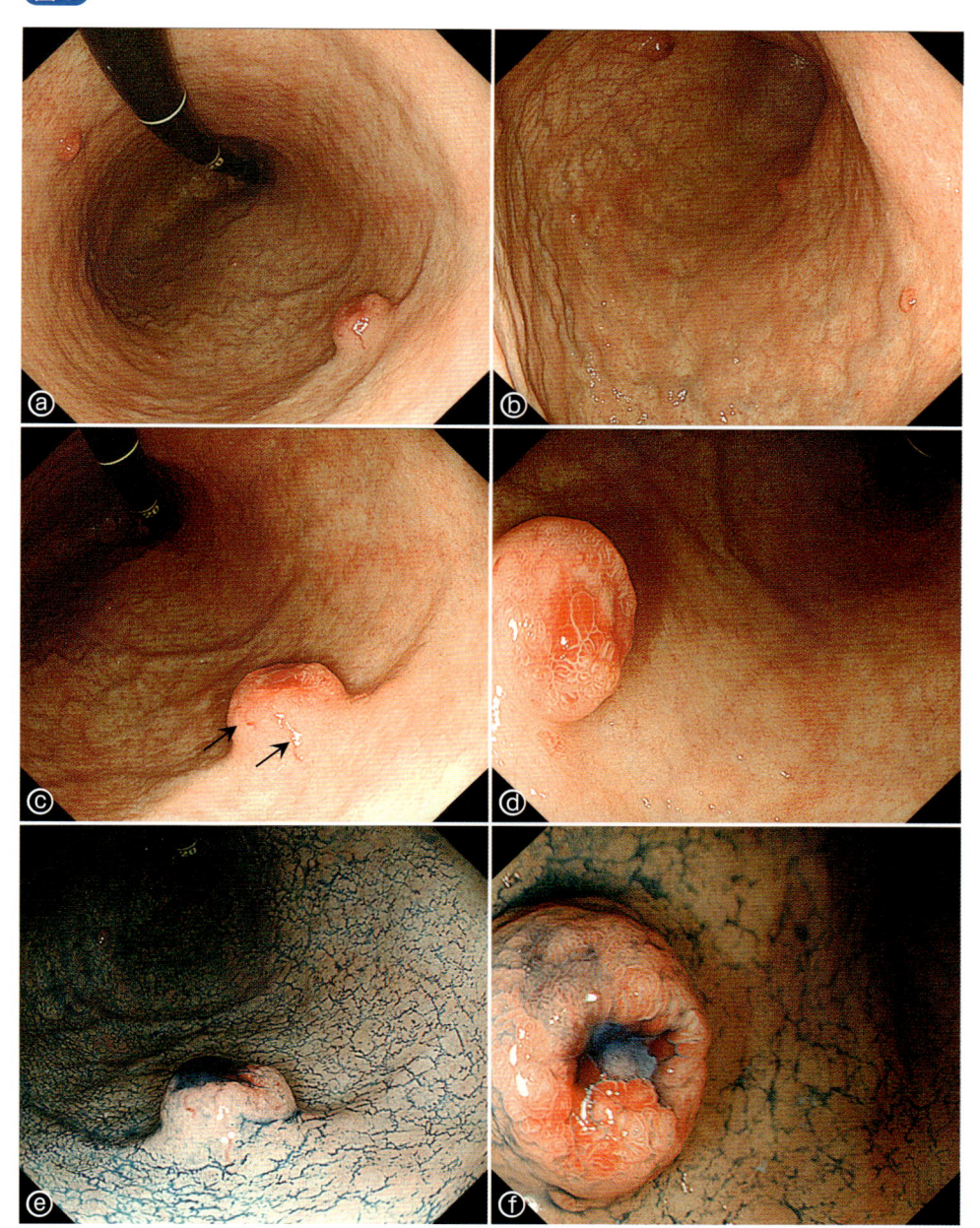

【病変Ⅰ】a，b：通常内視鏡．胃体部全体に高度の萎縮性胃炎を伴い，大小さまざまな発赤調隆起性病変を認める．

　　　　c，d：近接像．立ち上がりは比較的急峻で周囲粘膜と同様の性状を呈し，矢印で示すように太く，枝分かれした血管が認識される．境界不明瞭な陥凹を中央部に認める．

　　　　e，f：色素内視鏡．隆起立ち上がりの境界は不明瞭で，頂部陥凹辺縁境界も不明瞭である．

図1

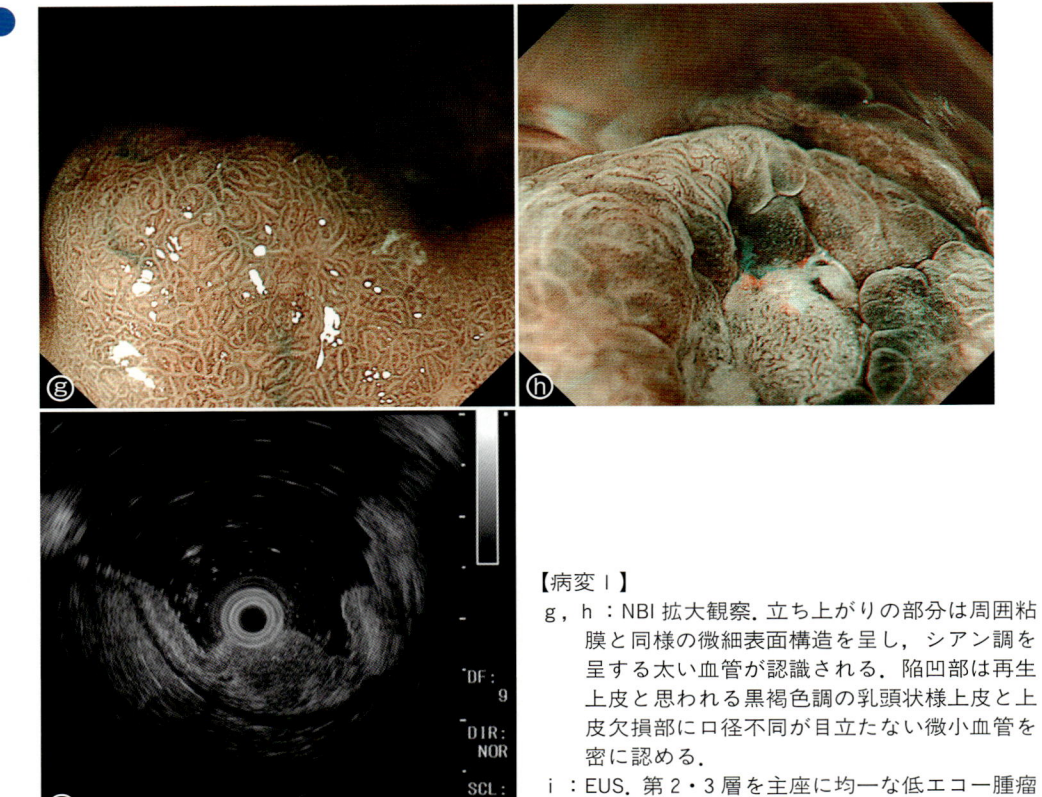

【病変Ⅰ】
g, h：NBI 拡大観察. 立ち上がりの部分は周囲粘膜と同様の微細表面構造を呈し，シアン調を呈する太い血管が認識される. 陥凹部は再生上皮と思われる黒褐色調の乳頭状様上皮と上皮欠損部に口径不同が目立たない微小血管を密に認める.
i：EUS. 第 2・3 層を主座に均一な低エコー腫瘤を認める.

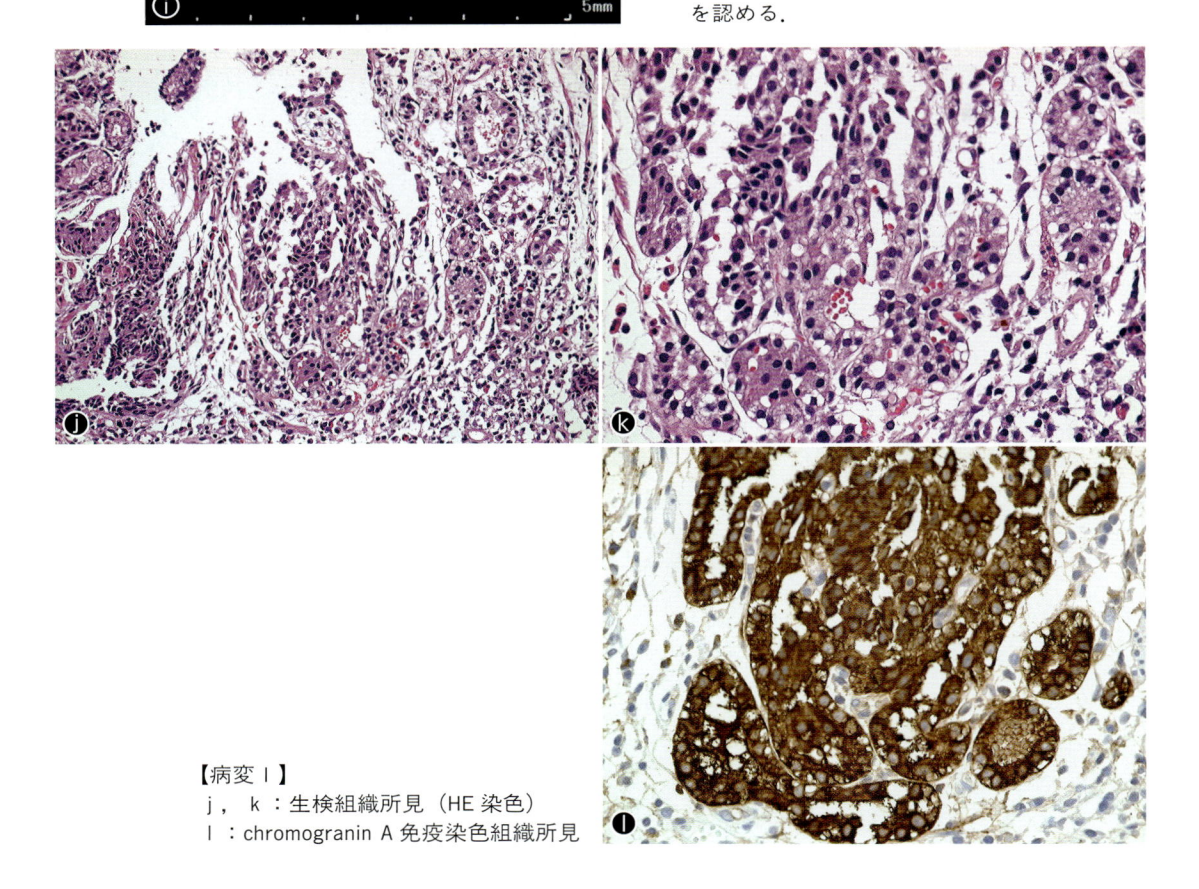

【病変Ⅰ】
j, k：生検組織所見（HE 染色）
l：chromogranin A 免疫染色組織所見

7　早期胃癌の鑑別診断　7）カルチノイド　279

図1

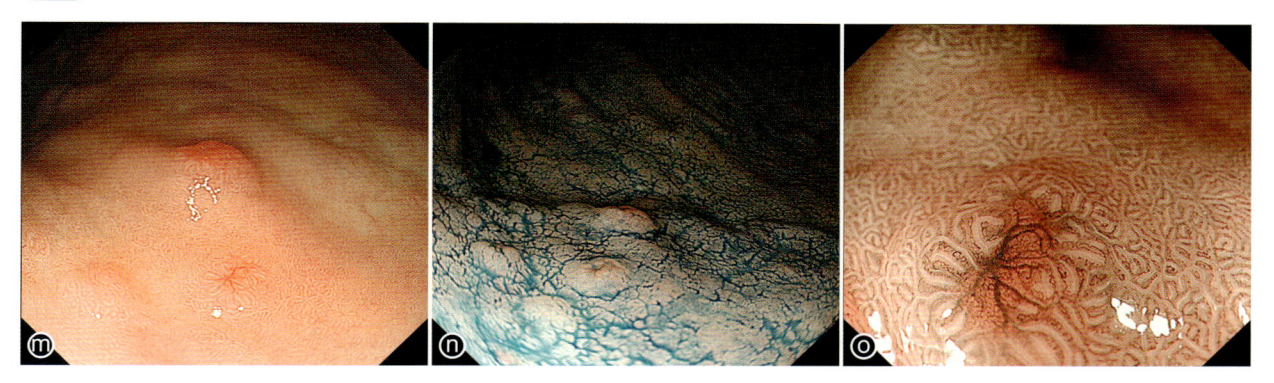

【病変2】m，n：境界は不明瞭であり，中央陥凹部に分岐・拡張した血管を伴う．
　　　　　o：NBI拡大観察．隆起辺縁は周囲粘膜と同様の表面構造を呈し，頂部陥凹に枝分かれした拡張血管や密に存在する細いらせん状血管を認める．

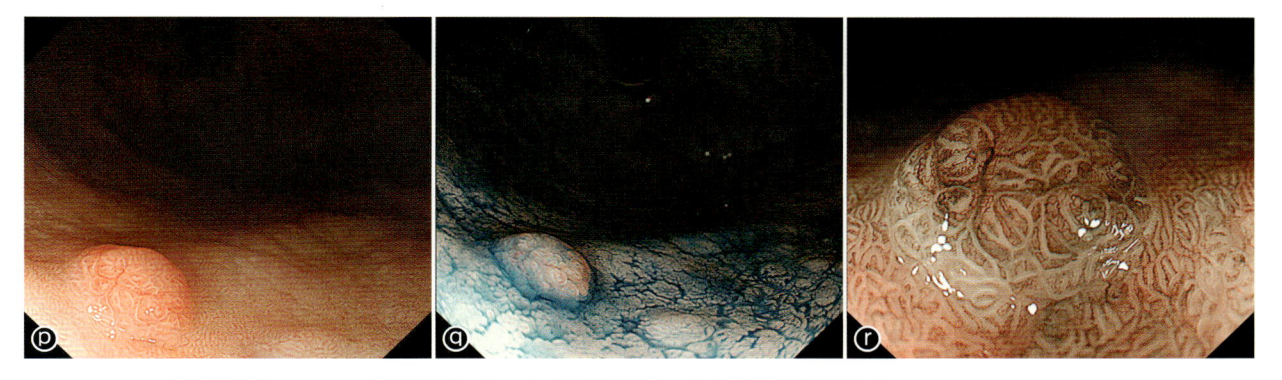

【病変3】p，q：周囲粘膜に比べやや間質が腫大した表面性状である．
　　　　　r：NBI拡大観察．頂部に拡張・分岐した血管とともに細いらせん状の血管を密に認める．

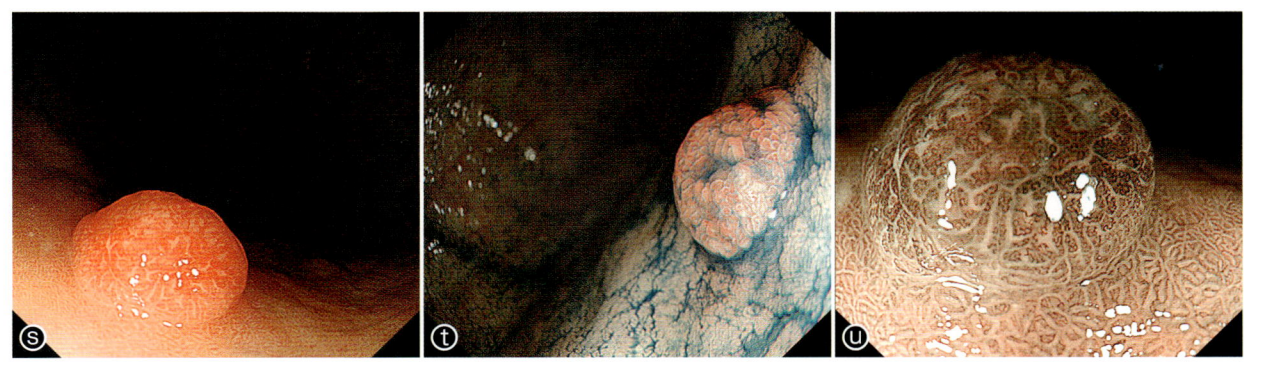

【病変4】s：通常内視鏡．発赤調が強く，急峻な立ち上がりを示す隆起性病変で，境界は比較的明瞭である．
　　　　　t：色素内視鏡．表面は均一な顆粒状構造を呈し，頂部に陥凹は認めない．
　　　　　u：NBI拡大観察．立ち上がり起始部から顆粒状構造内に細く密ならせん状・ループ状血管を認める．拡張・分枝血管は認められない．

症例2：高度の萎縮性胃炎を伴う5mm大の発赤調軽度隆起性病変　図2

通常内視鏡観察では体部全体に高度の萎縮性胃炎を伴い，体中部大彎に径5mm大の発赤調軽度隆起性病変を認め（図2a），近接像では立ち上がり部分は周囲と同色調で，頂部が発赤しわずかに陥凹していた（図2b）．NBI弱拡大観察では隆起辺縁はslit状pitの延長や窩間部の開大を認めるが，基本的に周囲粘膜と違いはなく（図2c），頂部の陥凹部NBI強拡大観察では黒褐色調の枝分かれする拡張血管とともに細く密な血管を認めたが，表面構造は不明瞭であった（図2d）．EUSでは第2層を主座（わずかに第3層に及ぶ）とする低エコー腫瘤として描出された（図2e）．

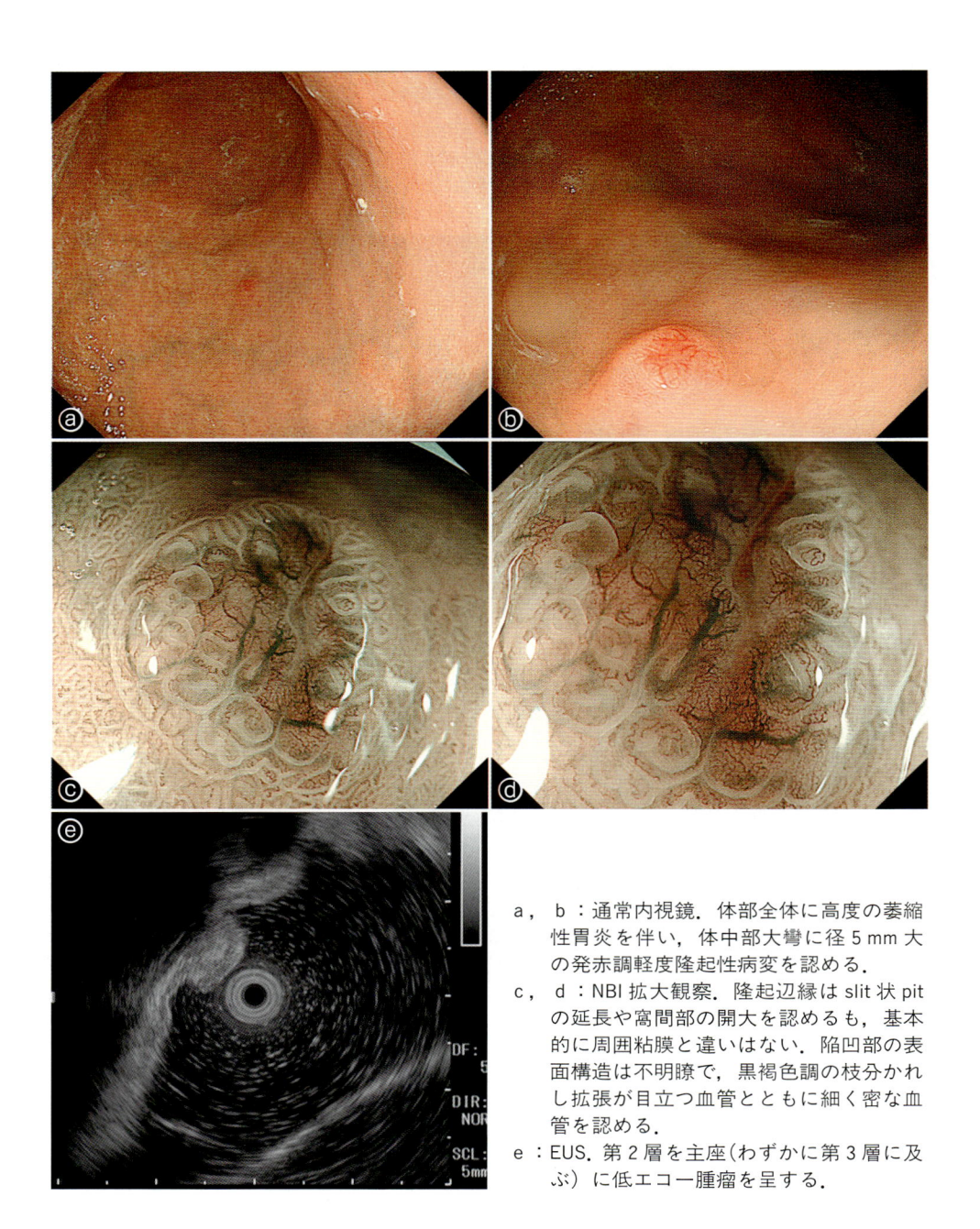

a，b：通常内視鏡．体部全体に高度の萎縮性胃炎を伴い，体中部大彎に径5mm大の発赤調軽度隆起性病変を認める．
c，d：NBI拡大観察．隆起辺縁はslit状pitの延長や窩間部の開大を認めるも，基本的に周囲粘膜と違いはない．陥凹部の表面構造は不明瞭で，黒褐色調の枝分かれし拡張が目立つ血管とともに細く密な血管を認める．
e：EUS．第2層を主座（わずかに第3層に及ぶ）に低エコー腫瘤を呈する．

7 早期胃癌の鑑別診断 7）カルチノイド

　本症例も抗壁細胞抗体陽性，血清ガストリン値1,760 pg/m*l* と高値を示し，A型胃炎に伴う胃カルチノイドと診断した．他部位に明らかなカルチノイドを示唆する病変は認めず，治療はESDによる一括切除を施行した．切除標本固定写真では病変は褐色調の隆起を呈し，中央に浅い陥凹を伴っていた（図2f）．隆起辺縁部表面性状は周囲と同様の顆粒状構造であったが，浅い中央陥凹部は平坦な無構造であった（図2g）．病理組織像では病変は粘膜固有層を主体に核異型が強くない，比較的均一で小型円形核を伴う好酸性細胞質からなる腫瘍細胞が索状・吻合リボン状構造をとって表層部まで増殖し，胃カルチノイドと診断した．間質には毛細血管の増生を認めた（図2h，i）．また腫瘍細胞は一部粘膜下層に浸潤していた（図2j）．脈管侵襲は認めず，切除断端も陰性であった．

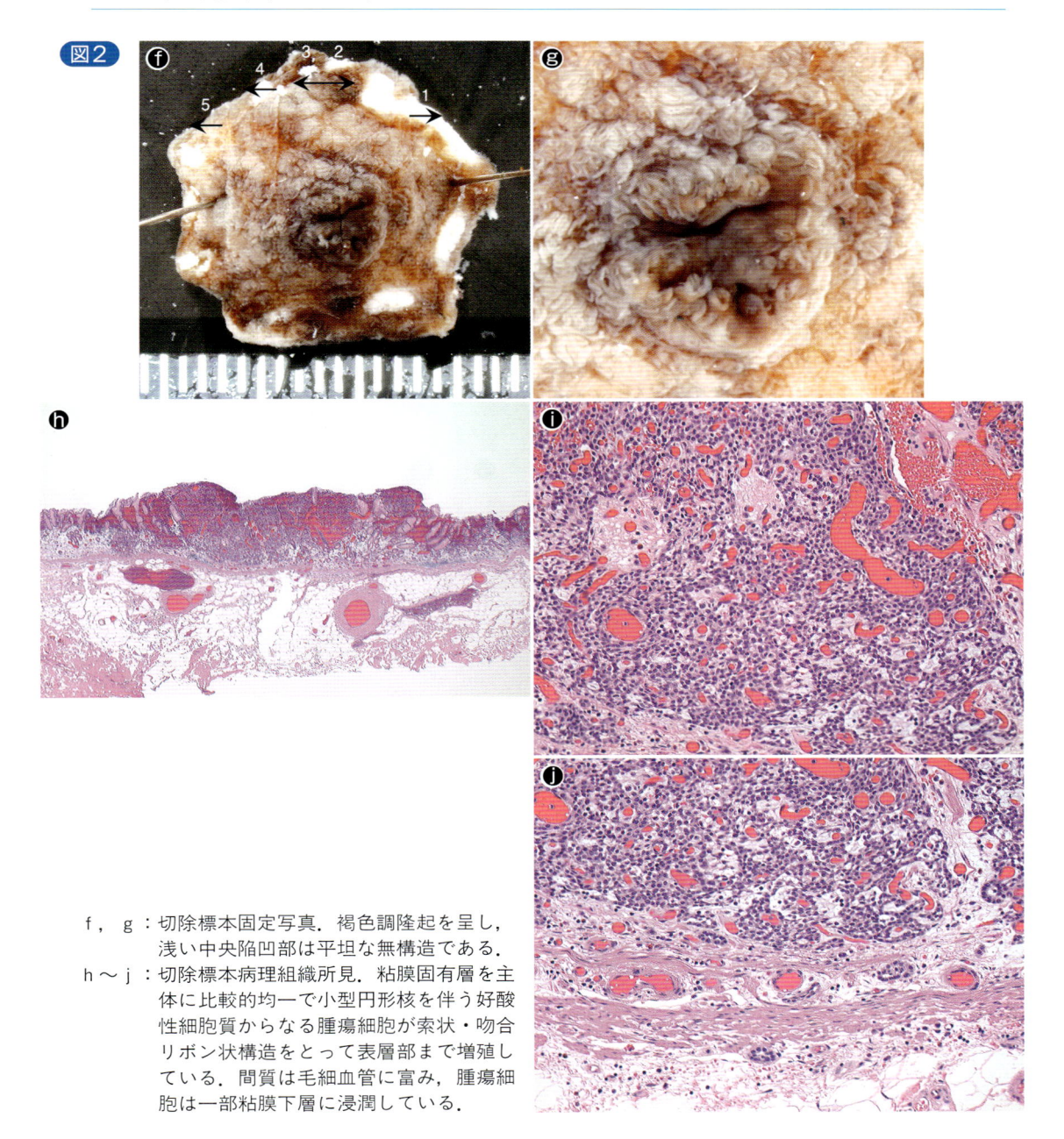

図2

f，g：切除標本固定写真．褐色調隆起を呈し，浅い中央陥凹部は平坦な無構造である．

h〜j：切除標本病理組織所見．粘膜固有層を主体に比較的均一で小型円形核を伴う好酸性細胞質からなる腫瘍細胞が索状・吻合リボン状構造をとって表層部まで増殖している．間質は毛細血管に富み，腫瘍細胞は一部粘膜下層に浸潤している．

内視鏡的特徴

1. 通常・色素内視鏡所見

　　胃カルチノイドは上皮性腫瘍であるが，発生部位が粘膜深層であるため，表面性状は基本的に周囲粘膜と同様である．また過去の報告では固定標本あるいは通常・色素内視鏡での特徴所見を以下のように述べている．

　　岩下らは，肉眼型はポリープ型が77.8％（56/72）ともっとも多く，次いで粘膜下腫瘍型11.1％（8/72），潰瘍限局型2.8％（2/72）と報告し，ポリープ型の50％（28/56），粘膜下腫瘍型の75％（6/8）に中央に陥凹を有していたことより，中央に陥凹を有する隆起型病変が特徴的肉眼像であるとしている[3]．平川らによると発赤は大きさと関係なく認められ，5mm以下の腫瘍にも強い発赤所見が認められ，基本的に粘膜下腫瘍様の形態を呈し，腫瘍の増大とともに不整形の中心陥凹を認める頻度が増加すると報告している[4]．細川らは，胃底腺領域に散在する小隆起は5mm以下の場合は周囲と同じ色調を有しているが，5mmを超えると表面に発赤を認め，10mm以上ではびらんをもつものも存在するとしている[5]．以上より，**基本的に隆起（ポリープ様，粘膜下腫瘍様），発赤調，中心陥凹が胃カルチノイドの通常・色素内視鏡での特徴的所見**といえる．

　　さらに提示症例で述べたように，発赤調を呈する部位は頂部の陥凹に多く（図1d，m，p，図2b），隆起の立ち上がりは周囲と同色調（図1c，m，p，図2b）で表面性状に基本的に違いはない．また**著明に拡張し，分岐する血管**（図1c，m，p，図2b）**も特徴的所見**と考える．

> **Point**
> ● 隆起中央部の発赤調で境界不明瞭な陥凹
> ● 拡張・分岐する血管

2. NBI併用拡大内視鏡所見

　　文献的に胃カルチノイドのNBI拡大所見に関する報告はない．自験例では**隆起の中心陥凹**：3例（図1o，r，図2d）・**隆起起始部**：1例（図1g）に**黒褐色ないしシアン調の太く拡張し分岐した血管が特徴的所見**であり，口径不同は認めない．また表層への腫瘍発育の程度によるが，表層近くまで進展した場合は，陥凹部での表面構造は不明瞭となり，細く密ならせん状血管（図1h，o，図2d）が特徴的で，上皮が保たれている場合は，顆粒状・乳頭状構造内に非常に密ならせん状血管（図1r）を認めることが特徴的である．さらに，隆起の立ち上がりの表面構造は基本的に周囲微細表面構造と類似し，slit状pitの延長や窩間部の開大所見（図1o，r，図2c）も重要である．

> **Point**
> ● 黒褐色〜シアン調の太く拡張し分岐する血管（口径不同はなし）
> ● 中心陥凹の細いらせん状血管（密に存在）

臨床病型分類（背景粘膜や全身疾患との関連を含め）

　　胃カルチノイドの多くは ECL 細胞カルチノイドであり，そのおもな組織発生機序として高ガストリン血症による ECL 細胞の過形成から腫瘍に至る経路（hyperplasia-dysplasia-neoplasia sequence）が提唱されており，高ガストリン血症を伴う胃カルチノイドの背景粘膜には，無数の ECL 細胞の過形成や微小胞巣（endocrine cell micronest；ECM）が認められることが特徴である．Rindi らは，高ガストリン血症や背景粘膜により胃カルチノイドを Type Ⅰ：萎縮性胃炎に伴う高ガストリン血症によるもの，Type Ⅱ：多発内分泌腫瘍タイプ 1（multiple endocrine neoplasia type 1；MEN-1）に合併する Zollinger-Ellison 症候群(ZES)による高ガストリン血症によるもの，Type Ⅲ：ガストリンとは無関係なもの，の三つに分類した[6]．

▶ Type Ⅰ

　　萎縮性胃炎には，自己免疫的機序による胃炎で autoimmune gastritis とも称される A 型胃炎と H. pylori 感染による B 型胃炎がある．A 型胃炎では広範な体部腺領域の萎縮を伴うため著明な高ガストリン血症を認めるが，B 型胃炎では血中ガストリン値の上昇は軽度であることが多く，A 型胃炎での胃カルチノイドの合併率が高い．また A 型胃炎では抗壁細胞抗体や抗内因子抗体が陽性となり，慢性甲状腺炎などの自己免疫性疾患の合併や，内因子欠乏によるビタミン B_{12} 吸収障害により悪性貧血を伴うこともある．さらに A 型胃炎の内視鏡所見は，胃底腺領域の偽ポリポーシス，体部大彎皺襞の消失，血管透見性に着目することが重要である．しかし近年 H. pylori 感染による萎縮性胃炎を背景とした胃カルチノイド症例も報告され[7]，ヨーロッパ諸国ほど A 型胃炎の罹患率は高くなく，H. pylori 感染に伴う B 型胃炎が多くを占めている本邦においては，B 型胃炎患者においても常に胃カルチノイドの発生を念頭におき，内視鏡検査を施行することが必要である．

▶ Type Ⅱ

　　MEN-1/ZES に伴い高ガストリン血症をきたすと，Type Ⅰ と異なり，萎縮がない胃底腺に ECL 細胞の過形成が生じ，ECM およびカルチノイドが多発するとされている．一方，MEN-1 の責任遺伝子が第 11 染色体長腕（11q13）に存在し，Type Ⅱ カルチノイドで 11q13 の LOH（loss of heterozygosity）を多く認めたことより，MEN-1 遺伝子異常も胃カルチノイド発生に重要な役割を果たしていると考えられている．

▶ Type Ⅲ

　　ガストリンとは無関係に発生し，ECL 細胞以外の内分泌細胞に起因するものもある．背景粘膜は萎縮がないか，あってもごく軽度の萎縮性胃炎を認めるのみで，多くは Type Ⅰ や Ⅱ と異なり単発のことが多い．

治療方針

　胃カルチノイドに対する治療方針は，Gilligan らにより以下のように提唱されている[8]．Type Ⅰ と Type Ⅱ の大部分は良性か境界領域の，Type Ⅲ は低悪性度の生物学的性格を有する腫瘍であり，Rindi 分類は生物学的悪性度や予後とよく相関することより，Rindi 分類 Type Ⅰ およびⅡ は腫瘍径 1 cm 以下かつ病変数 3〜5 までは内視鏡切除，それ以外は外科手術，Type Ⅲ はリンパ節郭清を含めた手術としている．

　一方，Type Ⅰ と Type Ⅲ 胃カルチノイド組織像は大きな差はなく，所属リンパ節転移も両者に有意差はなく，治療法に差を設けるのは慎重であるべきとの報告もある[3]．さらに，A 型胃炎を背景とするカルチノイドにおいて，無治療経過観察例で大きな変化を認めなかった報告[5]や，腫瘍非切除のまま幽門洞切除のみで血清ガストリン値の低下とともにカルチノイドの縮小や消失した報告[9]もある．近年，鈴木らは消化管カルチノイドの治療指針として，粘膜下層までにとどまる腫瘍径 10 mm 以下は内視鏡切除を含む局所切除，腫瘍径 10〜20 mm は広範な局所切除・部分切除＋近傍リンパ節郭清，固有筋層への浸潤・リンパ節転移疑い・腫瘍径 20 mm 以上は根治的切除＋広範リンパ節郭清を推奨している[10]．一方，深達度別でのカルチノイドの転移率に関しては，胃癌と違いがなく小さくとも粘膜下層以深へ浸潤する報告もあり，大きさにかかわらず EUS（endoscopic ultrasonography）による深達度診断や CT などによるリンパ節転移検索は必須であると思われる．

他疾患との鑑別　Strategy

1．0-Ⅱa 型早期胃癌

　胃カルチノイドの多くは発赤調で隆起を呈することより，0-Ⅱa 型早期胃癌（以下，GC）と鑑別が重要である．通常・色素内視鏡観察では，隆起起始部境界は GC では明瞭だが，カルチノイドでは粘膜下腫瘍様の立ち上がりを示すことが多く，周囲粘膜性状と同様のため不明瞭であることが鑑別点である．さらにカルチノイドでは中央に発赤調の陥凹を伴うことが多く，拡張・分岐する血管を認めることも特徴的所見である．

　NBI 観察では，GC においては隆起起始部より周囲粘膜と明らかな demarcation line を伴い，周囲粘膜と異なる不整な微細表面構造や口径不同・走行異常などの不整な微小血管を呈するが，カルチノイドは隆起起始部には通常内視鏡同様，demarcation line は認めず，中心陥凹部に口径不同・大小不同などを伴わない比較的整な細い微小血管の増生を認めることや，黒褐色・シアン調の著明に拡張し枝分かれした血管を認めることが特徴で鑑別となる．

2．過形成性ポリープ

　症例提示（症例 1 の病変 4）したが，過形成性ポリープ（以下，HP）との鑑別も重要であるが，HP では H. pylori 感染による高度の萎縮性胃炎を背景として発生し，血清ガ

ストリン値の上昇も認めるため，この点ではカルチノイドとの鑑別は困難な場合がある．よって内視鏡による鑑別が重要で，色調は HP でより強い発赤調を隆起全体に認め，カルチノイドでは隆起中央陥凹部が発赤調を呈する．また HP は比較的境界明瞭であるが，カルチノイドは不明瞭であること，NBI 観察では間質が浮腫状で血管密度が非常に高いらせん状血管を HP では立ち上がりの部分より認めるが，カルチノイドではそれが隆起中央陥凹部に認めることが多く，血管密度は HP ほど高くはない点が鑑別となる．

文　献

1) Klöppel G：Tumor biology and histopathology of neuroendocrine tumors. Best Pract Res Clin Endocrinol Metab　2007；21：15-31
2) Itsuno M, Watanabe H, Iwafuchi M, et al：Multiple carcinoids and endocrine cell micronests in type A gastritis. Their morphology, histogenesis, and natural history. Cancer 1989；63：881-890
3) 岩下明徳，高山成吉，尾石樹泰，他：胃カルチノイドの臨床病理学的検索―特に Type I（A 型胃炎に合併）と Type III（sporadic）のリンパ節転移率について．胃と腸　2000；35：1365-1380
4) 平川克哉，飯田三雄，松本主之，他：胃カルチノイド 17 例の臨床像―背景粘膜からみた臨床分類および A 型胃炎との関係．胃と腸　2000；35：1381-1393
5) 細川　治，海崎泰治，渡辺国重，他：経過観察からみた A 型胃炎に伴う胃カルチノイドの動態．胃と腸　2000；35：1395-1404
6) Rindi G, Luinetti O, Cornaggia M, et al：Three subtypes of gastric argyrophil carcinoid and the gastric neuroendocrine carcinoma：a clinicopathologic study. Gastroenterology　1993；104：994-1006
7) Sato Y, Iwafuchi M, Ueki J, et al：Gastric carcinoid tumors without autoimmune gastritis in Japan. A relationship with Helicobacter pylori infection. Dig Dis Sci　2002；47：579-585
8) Gilligan CJ, Lawton GP, Tang LH, et al：Gastric carcinoid tumors：the biology and therapy of an enigmatic and controversial lesion. Am J Gastroenterol　1995；90：338-352
9) 佐竹信祐，伊舎堂用大，中井玲子，他：幽門側胃切除によって腫瘍の消退が得られた A 型胃炎に伴う多発胃カルチノイドの 2 例．日消外会誌　2003；36：1173-1177
10) 鈴木　力，曽我　淳：消化管神経内分泌腫瘍の治療．市倉　隆，日比紀文 編：消化器疾患―state of arts I．消化管（食道・胃・腸）Ver.3．2006，712-716，医歯薬出版，東京

（竹内　学，佐藤祐一，小林正明）

7 | 早期胃癌の鑑別診断

8）SMT

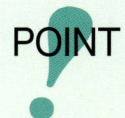

> **POINT**
> - SMT と SMT 様形態を示す癌では予後，治療方針が異なるため，両者を鑑別することが必須である．
> - SMT にはさまざまな疾患が含まれるが，内視鏡診断のみでの鑑別は困難であり，超音波内視鏡，CT・MRI など他の画像診断も併せて行う必要がある．
> - 各々の SMT の好発部位，内視鏡所見（病変形態），超音波内視鏡所見などを理解しておく必要がある．
> - SMT 様形態を示す癌では，色素内視鏡，NBI などの画像強調内視鏡，拡大観察などを駆使して腫瘍内の上皮性変化を見つけることが重要である．

消化管粘膜下腫瘍（submucosal tumor；SMT）の多くは良性腫瘍であり，未治療で経過観察される症例も多い．しかし，胃癌でありながら SMT 様の形態を呈する病変が存在する．そのため SMT と SMT 様の形態を示す癌の鑑別はきわめて重要である．

粘膜下腫瘍（SMT）

胃 SMT は表1に示すようにさまざまな疾患が含まれるが，GIST（gastrointestinal stromal tumor）に代表される間葉系腫瘍が 80〜90％ ともっとも多い[1]．上皮性腫瘍と異なり，腫瘍組織が表面に露出していないため術前診断が困難なことが多い．

1．内視鏡診断

SMT の内視鏡診断はおもに良悪性の判断（表2）が中心で，そのポイントとして，①形状，②大きさ，③潰瘍形成（delle）の有無，などが参考になる．また，経過観察する際には増大傾向の有無が重要である．

2．超音波内視鏡診断

超音波内視鏡（endoscopic ultrasound；EUS）では，①腫瘍の大きさ，②胃壁内に

表1　胃SMT

1. 胃腸管間質腫瘍（GIST）・筋原性腫瘍
2. 異所性膵（迷入膵）
3. 脂肪腫
4. 炎症性類線維ポリープ Inflammatory fibroid polyp（IFP）
5. リンパ管腫・嚢腫
6. 悪性リンパ腫
7. カルチノイド
8. その他

表2　SMTの良悪性の鑑別ポイント

	良　性	悪　性
形　状	半球ないし楕円状（整）	結節状（不整）
大きさ	3 cm 未満	3 cm 以上
潰瘍形成	なし	あり
増大傾向	なし	あり
EUS 所見	均一	不均一

おける腫瘍の局在部位，③層構造との連続性，④境界の性状，⑤腫瘍内部のエコー所見（囊胞性か充実性か，高エコーか低エコーかなど）に着目する．とくに GIST が疑われる病変では，内部エコーが均一か不均一かが良悪性の鑑別に重要である．

3．病理組織診断

　腫瘍が正常上皮に覆われているため，腫瘍組織を採取することが困難である．腫瘍内に潰瘍を認める場合には，同部より垂直に生検鉗子を当てて生検する．また，病変の1カ所から繰り返し組織を採取するボーリング生検や，EMR やエタノール局注を行って表面に人工的な潰瘍を作ってから生検する方法もある．最近では，超音波内視鏡下穿刺吸引法（EUS-guided fine needle aspiration；EUS-FNA）がよく行われている．

　EUS-FNA とは，超音波内視鏡ガイド下に直接腫瘍を穿刺し組織を採取する方法である．内視鏡下生検で診断のつかない SMT，SMT 様病変のすべてが適応である．SMT でも EUS で診断が可能である囊胞や脂肪腫は行われないことが多い．禁忌は，①出血傾向，②EUS による病変の描出困難，③穿刺経路上の血管介在により安全に穿刺できない場合である．EUS-FNA による組織検体採取率は，1〜2 cm で 71％，2〜4 cm で 86％，4 cm〜で 100％ と大きな病変ほど高い．穿刺後出血の報告はあるものの，偶発症はほぼ0％で安全性は高いとされている．

　SMT，SMT 様形態を示す病変では積極的に EUS-FNA を行い，病理組織診断をつけていくことが重要である．

4．各疾患

▶ GIST（図1）

　腫瘍を構成する紡錘形細胞が免疫染色で KIT（CD117），CD34 陽性になることで診断できる．KIT と CD34 陰性で，デスミン陽性が平滑筋腫，S100 蛋白陽性が神経鞘腫となる．好発部位は U，M 領域に多く，発育形態は，胃内発育型，壁内発育型，胃外発育型，混合型の四つに分類されている．硬い充実性の腫瘍であり，表面に結節状の凹凸や潰瘍形成を伴うこともある．EUS では第4層から連続した低エコー腫瘤として描出される．境界は比較的明瞭で，大きい病変は多結節傾向を有する．内部エコーは均一〜不均一ま

で多様であり，時に中心壊死を反映したスポット状の無エコー領域や，腫瘍内の硝子様変性と出血を反映した高エコー領域が認められる．

症例1：GIST

胃体中部小彎に認める SMT で，全体にややいびつ（不整）な形状を示し，一部に潰瘍形成（delle）を認める．EUS では大きさ 30 mm で内部エコーは比較的均一な低エコーであるが，壁外への発育がみられる．内視鏡および EUS 所見からは悪性の SMT（GIST）と考えられる．中心の潰瘍より鉗子生検を行い，GIST と診断した．

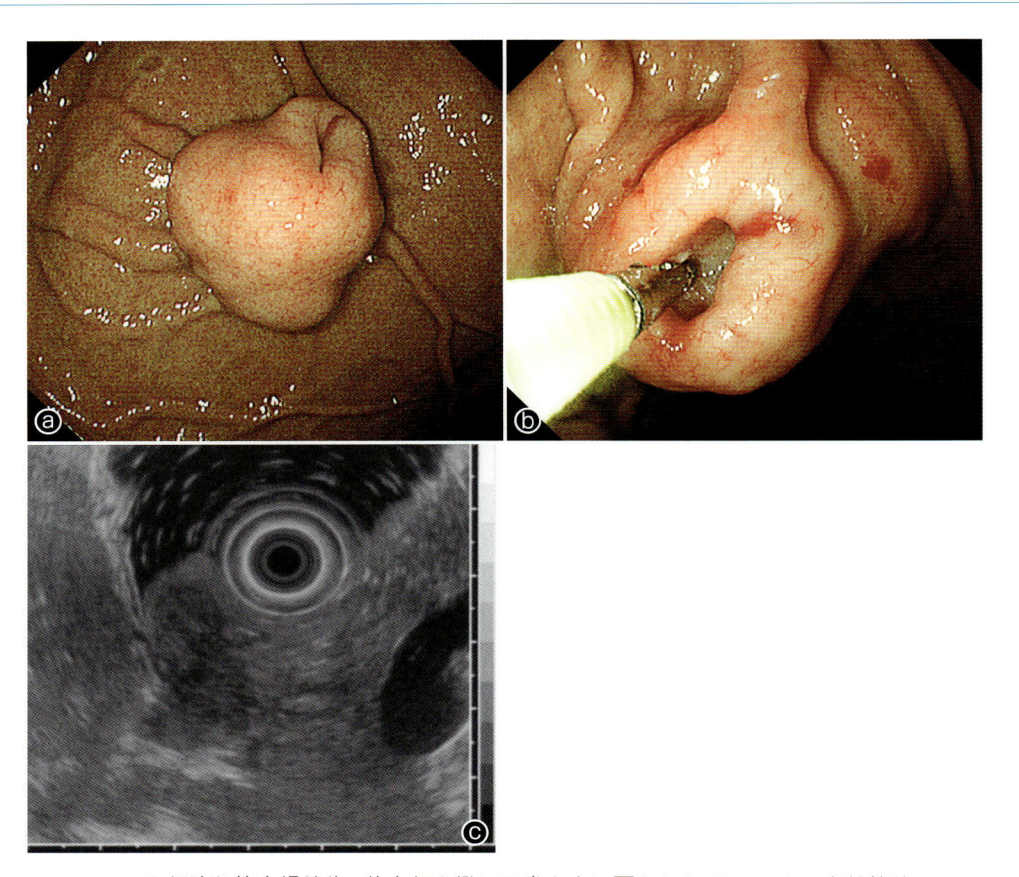

図1

a：上部消化管内視鏡像．体中部小彎に正常上皮に覆われた 30 mm 大の多結節状の隆起性病変を認める．
b：上部消化管内視鏡像．腫瘍頂部に比較的深い辺縁整の潰瘍を認める．
c：超音波内視鏡像．第4層より連続するモザイク状の低エコー腫瘤として描出される．一部壁外へ発育している．

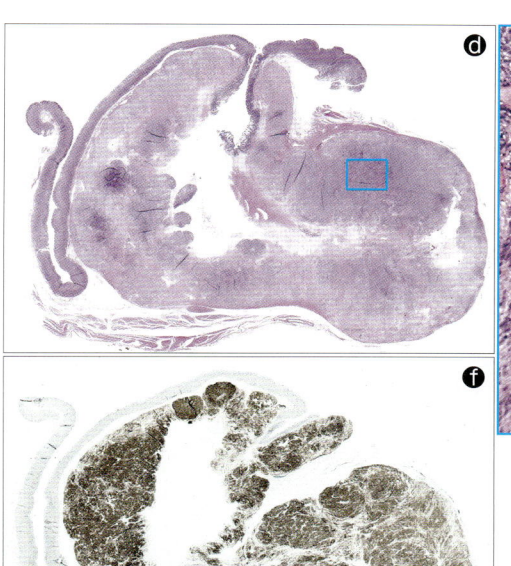

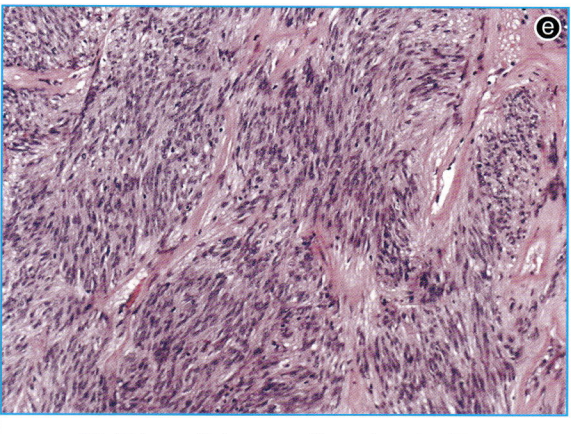

d：手術標本 HE 染色ルーペ像．正常上皮に覆われた SMT であり，一部に深い潰瘍と内部の壊死所見を認める．
e：d の青四角の拡大（×100）．紡錘形の腫瘍細胞が索状に密に増生している．
f：KIT 蛋白染色ルーペ像．腫瘍細胞に一致して c-kit 陽性である．

▶ 迷入膵（図2）

　　好発部位は前庭部大彎および後壁である．形状は大半が立ち上がりなだらかであり，粘膜下の膵組織より胃内腔に通じる導管の開口部を反映した，臍窩（delle）と呼ばれる陥凹を頂部に認めることが特徴的である．ポリープ状隆起や憩室様形態を呈するものもある．生検により膵組織を確認することで診断可能であるが，診断がつかないことも多い．EUS では主として粘膜下層内に存在し，周囲粘膜下層よりやや低エコーを呈し，膵実質と同様に内部に点状あるいは線状の高エコーが散在する所見が特徴的である．また，内部に導管を反映した低エコー領域を認めることもある．まれに悪性化の報告がある．

症例2：迷入膵　図2

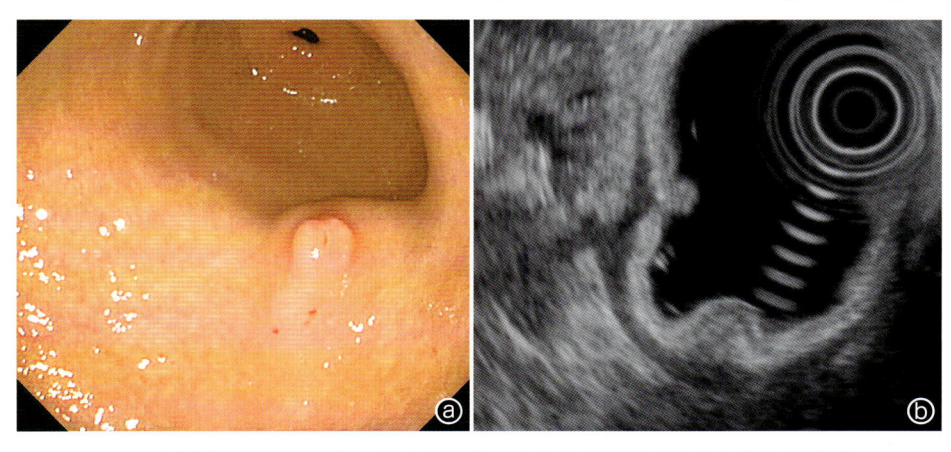

a：上部消化管内視鏡像．前庭部大彎に立ち上がりなだらかな隆起性病変を認める．頂部に臍窩を認め，同部より粘液の排出を認める．
b：超音波内視鏡像．第3層を主座とし，境界が不明瞭な低エコー腫瘤として描出される．腫瘍内部に点状の高エコーや無エコー域を認める．

▶炎症性類線維ポリープ（IFP）（図3）

　　　　　線維芽細胞，線維細胞よりなり，膠原線維が増生し，好酸球，リンパ球，形質細胞などの炎症細胞浸潤を伴う病変が，粘膜固有層の深層から中層にかけて発育した隆起性病変である．大部分が前庭部にみられ，多くは単発性である．内視鏡では，表面平滑で色調も周囲粘膜と差異がみられない．大きなものでは亀頭状に発育し，頂上表面に潰瘍やずるむけ状のびらんを形成する．

症例3：炎症性類線維ポリープ（IFP） 図3

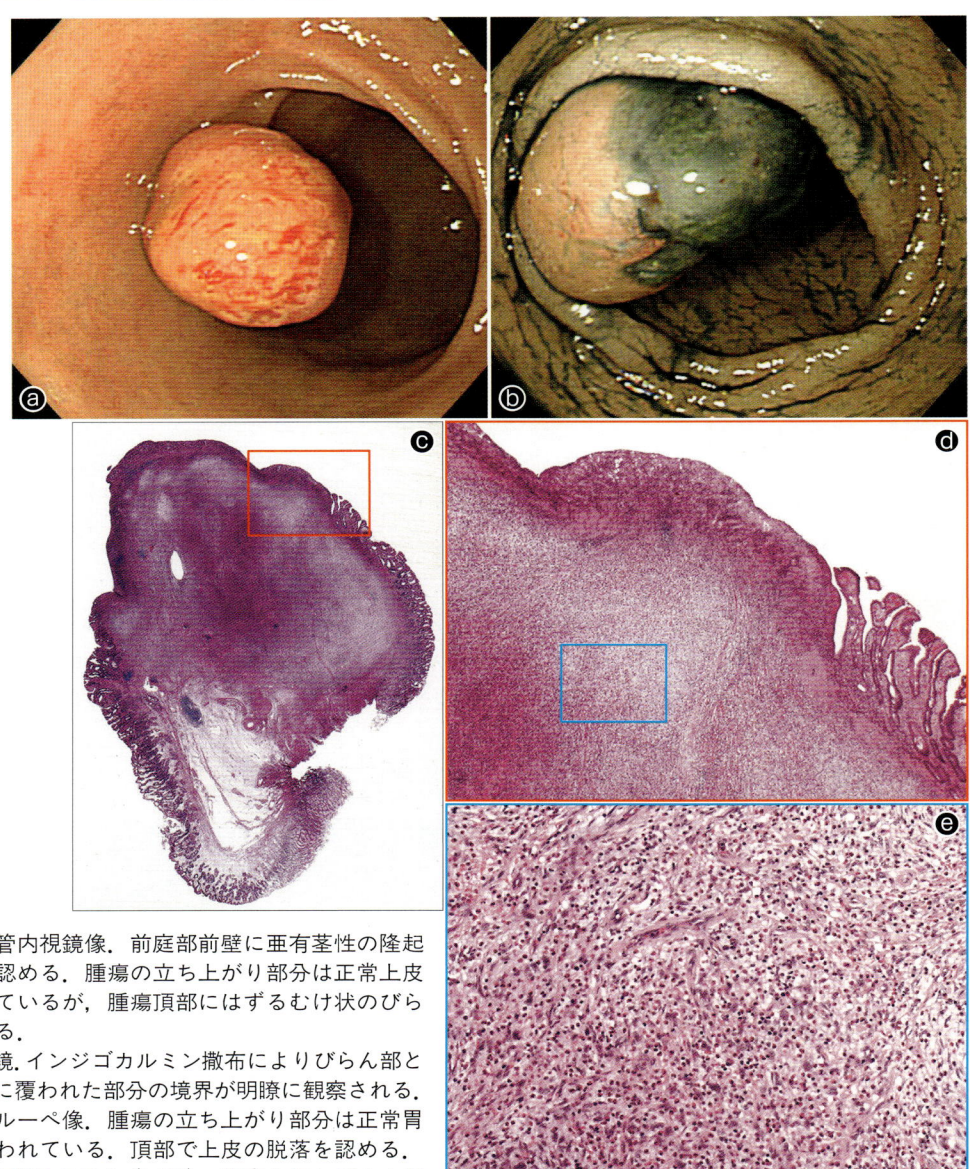

a：上部消化管内視鏡像．前庭部前壁に亜有茎性の隆起性病変を認める．腫瘍の立ち上がり部分は正常上皮で覆われているが，腫瘍頂部にはずるむけ状のびらんを認める．
b：色素内視鏡．インジゴカルミン撒布によりびらん部と正常上皮に覆われた部分の境界が明瞭に観察される．
c：切除標本ルーペ像．腫瘍の立ち上がり部分は正常胃上皮に覆われている．頂部で上皮の脱落を認める．
d：cの赤四角部分の拡大（×20）．正常上皮とびらん部の境界が明瞭である．
e：dの青四角部分の拡大（×100）．線維細胞，膠原線維が増生し，好酸球，リンパ球，形質細胞などの炎症細胞浸潤を認める．

▶ **悪性リンパ腫・カルチノイド**

SMT 形態を呈する腫瘍であり，良性 SMT との鑑別が重要な疾患である．詳細は他項に譲る．

SMT 様形態を示す胃癌

SMT 様形態を示す胃癌の頻度は，全胃癌の 0.1～1.3％ とされ，① 充実型低分化型腺癌（por1），carcinoma with lymphoid stroma，② 組織型にかかわらずリンパ球浸潤の強い癌，③ 癌病巣周辺に限局した線維化を認める癌，④ 粘液癌，⑤ 粘膜下異所性胃粘膜腺管発生の癌，⑥ 転移性腫瘍などがある[2]（表3）．分化型癌でも SMT 様の形態を呈することがある．

SMT 様形態を示す癌は粘膜下以深に浸潤した癌であることが多く，良性疾患の多い SMT との鑑別はきわめて重要であるが，生検による正診率は 55～60％ と低い[3]．病変内に存在する上皮性の変化（Ⅱc 様の陥凹，蚕食像，粘膜構造の不整など）を読み取ることが重要である．

SMT と SMT 様癌の鑑別ポイント

潰瘍を有する SMT では，その潰瘍は自壊による決壊である．特徴としては，① 陥凹形状が整であり，蚕食像を示さない，② 陥凹の深さ/幅が深い，③ 陥凹の面積が少ない，④ SMT 自体の隆起が高い，⑤ SMT 基部 bridging fold の形状が整である，ことなどが挙げられる（表4）．

SMT 様形態を示す癌では，内視鏡上 ① 陥凹面が不整で蚕食像を認める，② 腫瘤の大きさに比べて中心潰瘍が大きい，③ 境界鮮明な不整発赤，びらんの存在，④ 陥凹面が腫瘍中央部から偏移して存在，⑤ bridging fold の不自然さ，などの所見が特徴的である（表4）．癌の露出部がごくわずかな場合，通常内視鏡で上皮性の変化をとらえることが困難である．色素撒布に加え，拡大内視鏡，NBI を含む特殊光観察などを駆使し，病変内に上皮性の変化がないかを丁寧に観察することが重要である．

表3　SMT 様の形態を呈する癌

1. 充実型低分化型腺癌
2. リンパ球浸潤の強い癌
3. 病巣周辺に限局した線維化を認める癌
4. 粘液癌
5. 粘膜下異所性胃粘膜腺管発生癌
6. 転移性腫瘍
7. 粘膜下層に浸潤した分化型癌
8. その他

表4　SMT と SMT 様形態を示す癌の鑑別ポイント

	SMT	SMT 様癌
陥凹面	整	不整
蚕食像	なし	あり
陥凹の位置	腫瘍の中心部	中心部から偏移
陥凹の形状	深く小さい	浅く大きい
腫瘍の丈	高い	低い
発赤・びらん	少ない	多い
bridging fold	整	不整

SMT様形態を示す胃癌

▶ 充実型低分化型腺癌（図4）

癌細胞が充実性の胞巣を形成して髄様に増殖する．また，粘膜下における腫瘍間質のリンパ組織の増生により SMT 様の形態を呈する．

症例4：充実型低分化型腺癌　　図4

体下部後壁に 30 mm 大の SMT 様病変を認める．多結節状のいびつな形態を示し，腫瘍の大きさのわりに丈が低いこと，陥凹部が腫瘍の辺縁寄りにあること，陥凹部口側に発赤・びらんを伴うなどの所見から SMT 様形態を示す胃癌を疑うことができる．EUS では第 3 層を主座としたモザイク状の低エコーを示していた．陥凹部からの生検により胃癌と診断した．

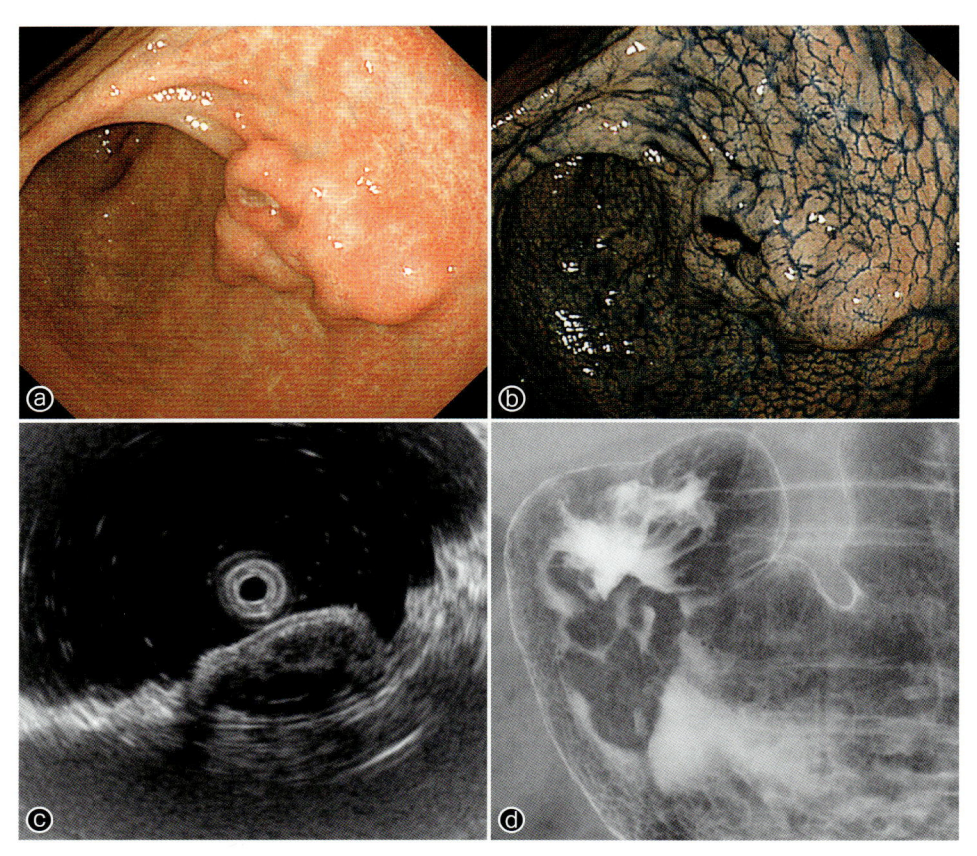

a：上部消化管内視鏡像．角部後壁に正常上皮に覆われた 30 mm 大の多結節状の隆起性病変を認める．腫瘍肛門側に陥凹面を認める．
b：上部消化管内視鏡像．インジゴカルミン撒布では，陥凹面の口側にわずかに陥凹する部分を認める．陥凹面の蚕食像ははっきりしない．
c：超音波内視鏡像．第 3 層を主座としたモザイク状の低エコー腫瘤として描出される．筋層は保たれている．
d：上部消化管透視．角部～前庭部後壁に多結節状の隆起性病変を認める．腫瘍の立ち上がりは比較的急峻であり，腫瘍内にバリウムの溜まる不整陥凹を認める．

図4

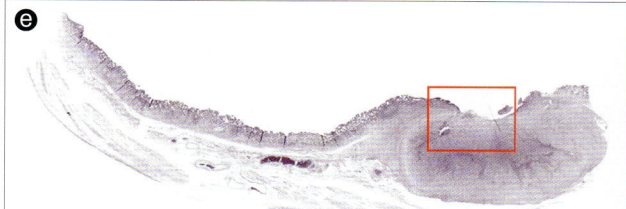

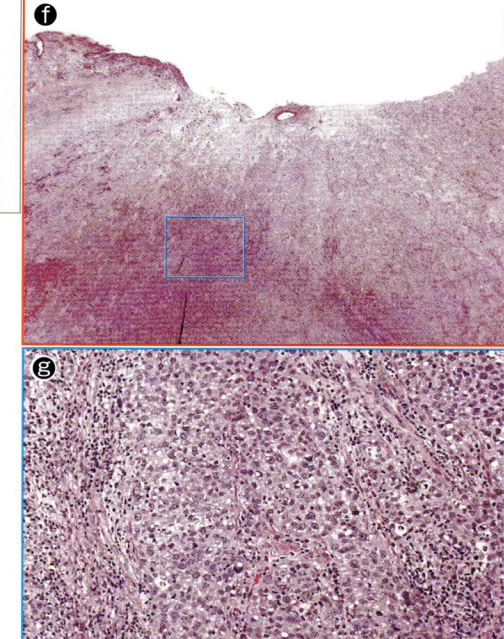

e：手術標本 HE 染色ルーペ像．一部に腫瘍の露出部を認める SMT 様病変である．
f：e の赤四角の拡大（×20）．背景に強いリンパ球浸潤を伴う異型細胞の増生を認める．
g：f の青色四角の拡大（×100）．腫瘍細胞が腺管を形成せずに充実性に増殖している（充実型低分化型腺癌）．EBV-ISH は陰性であった．

▶ Epstein-Barr Virus（EBV）関連胃癌（図5）

　　　　　EBV に感染した上皮細胞がモノクローナルに増殖した腫瘍で，胃癌全体の約 10％ を占め，特徴的な内視鏡像を有する．U・M 領域に多く，IIc 型が多いとされる．著明なリンパ球浸潤を伴うタイプは gastric carcinoma with lymphoid stroma（GCLS）と呼ばれ，SMT 様形態を示す．EUS では第 3 層の境界明瞭で均一な低エコー腫瘤として描出される．

症例5：EBV 関連胃癌　図5

　　　体中部後壁に 10 mm 大の SMT 様隆起を認める．NBI 拡大観察により villi 構造が不明瞭化し，走行異常のある血管を認める境界明瞭な陥凹面を認め，上皮性腫瘍が疑われた．同部の生検により胃癌と診断可能であった．

図5

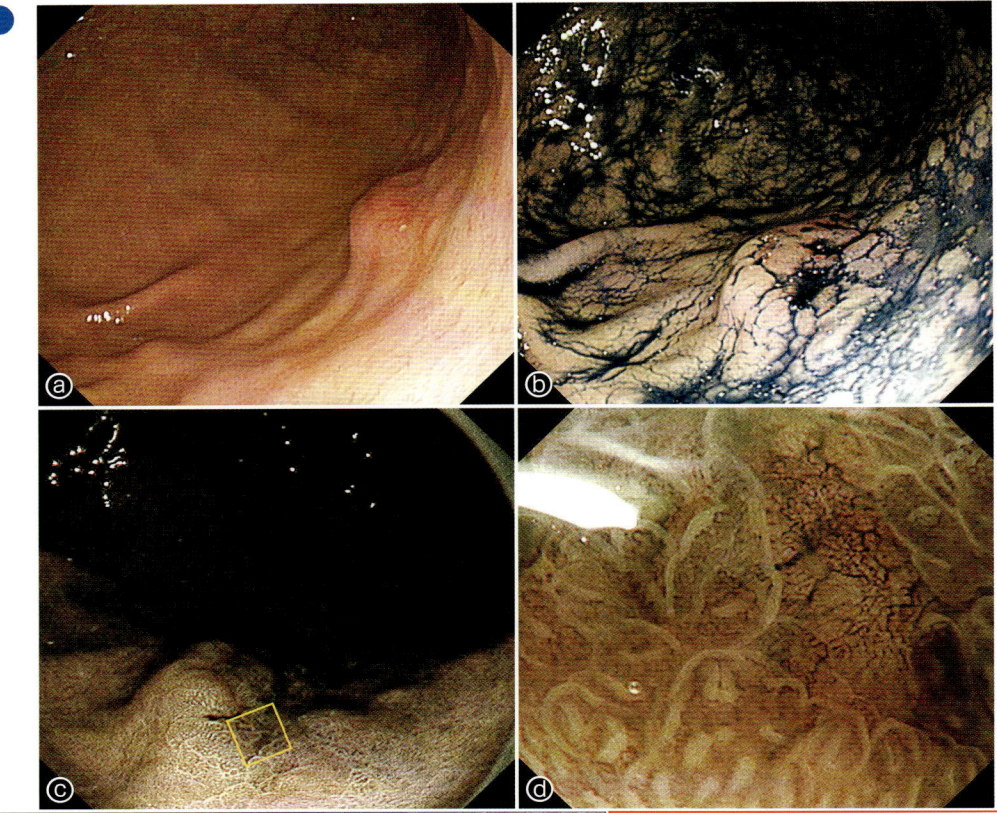

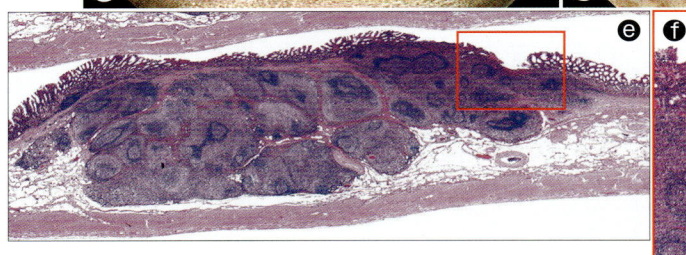

- a：上部消化管内視鏡像．体中部後壁に10 mm大の一部に発赤を伴うSMT様隆起を認める．
- b：上部消化管内視鏡像．インジゴカルミン撒布では，発赤部分はやや陥凹様に見えるが，はっきりとした陥凹としての認識は困難である．
- c：上部消化管内視鏡像（NBI）．腫瘍の立ち上がり部分は周囲粘膜と同様である．
- d：上部消化管内視鏡像（NBI拡大）．cの黄四角の拡大．構造不明瞭である陥凹部分を認める．陥凹内に口径不同，走行不整のある血管を認め，上皮性の変化と考えられる．
- e：手術標本HE染色ルーペ像．一部に腫瘍の露出部を認めるSMT様病変である．
- f：eの赤四角の拡大（×20）．背景に強いリンパ球浸潤を伴う異型細胞の増生を認める．
- g：fの青四角の拡大（×100）．腫瘍細胞が腺管を形成せずに充実性に増殖している．EBV-ISHは腫瘍細胞に陽性である．

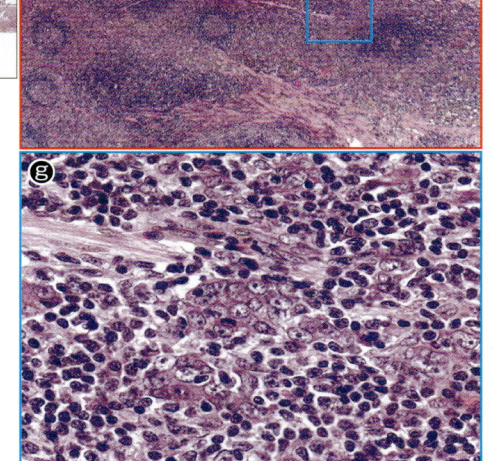

▶ 粘液癌（図6）

　癌細胞が粘膜下層に浸潤し，粘液結節を形成するため，粘膜下に比較的軟らかなSMT様の形態を呈する．EUSにおいて第1，2層が保たれ，第3層に内部が不均一な高エコー腫瘍として認識される．

症例6：粘液癌　　　　　　　　　　　　　　　　　　　　　　　　　　図6

　体上部前壁に50 mm大のSMT様病変を認める．腫瘍内に比較的浅く大きな陥凹，びらん面を有していることからSMT様形態を示す胃癌が疑われ，表面に粘液の付着が目立つことから粘液癌が疑われた．びらん面からの生検により胃癌と診断された．

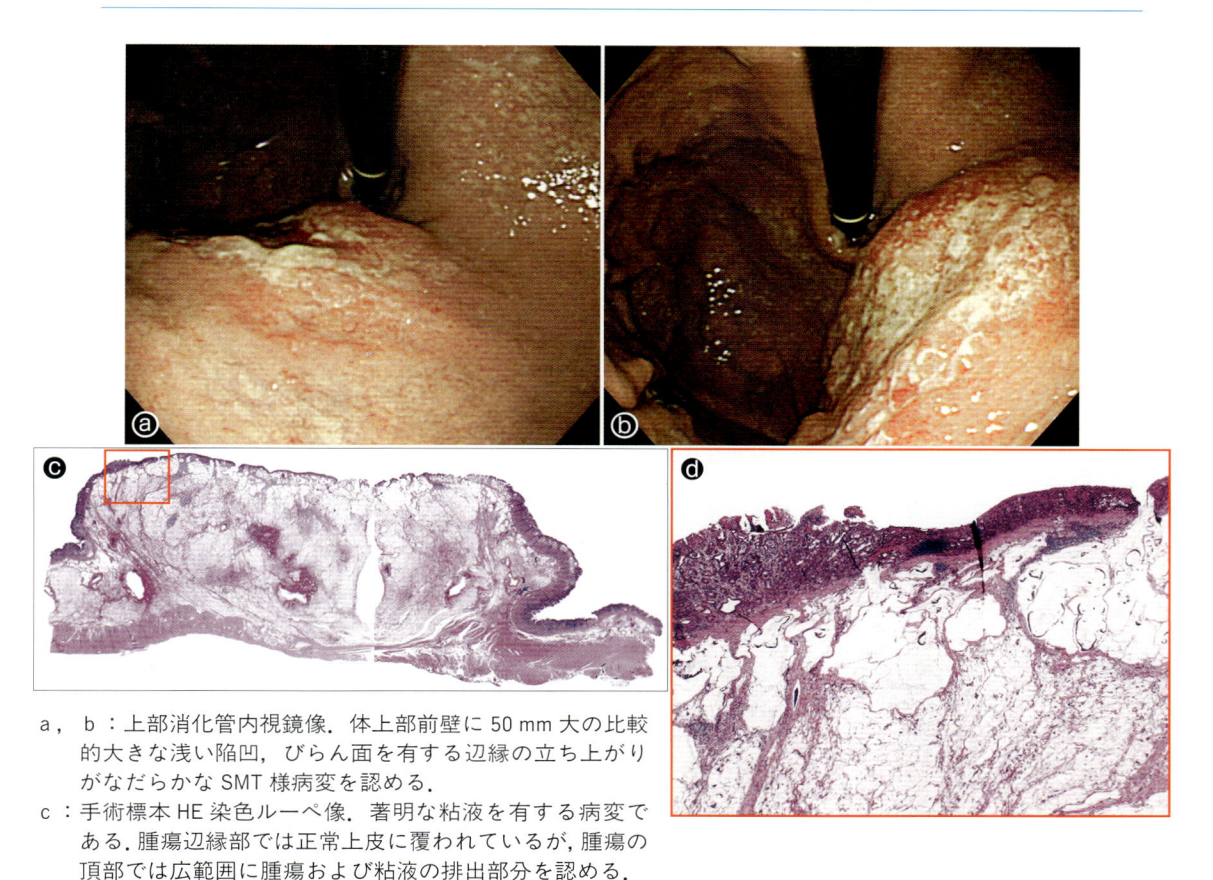

---

a，b：上部消化管内視鏡像．体上部前壁に50 mm大の比較的大きな浅い陥凹，びらん面を有する辺縁の立ち上がりがなだらかなSMT様病変を認める．
c：手術標本HE染色ルーペ像．著明な粘液を有する病変である．腫瘍辺縁部では正常上皮に覆われているが，腫瘍の頂部では広範囲に腫瘍および粘液の排出部分を認める．
d：cの赤四角の拡大（×20）．腫瘍細胞は粘液内に浮遊して存在する．腫瘍は正常上皮下へ浸潤している．

▶ 粘膜下異所性胃腺管発生の癌

　粘膜下層で異所的に存在・発育する胃腺より発生した癌であり．U・M領域に多く，SMT様の形態を示す．腫瘍中央部から偏移した発赤や白苔を有する陥凹ないしは開口部を認める．大小不同の乳頭状構造も特徴的である．腫瘍はEUSで高エコー主体であり，内部はモザイクパターンを呈する．周囲に異所性胃腺管を反映する第3層主体の隔壁を有する無エコー域の存在も重要である．

▶粘膜下層へ浸潤した分化型癌（図7）

分化型癌のなかにも，癌が粘膜下層に浸潤することでSMT様の形態を示すことがある．

症例7：粘膜下層へ浸潤した分化型癌　　図7

前庭部大彎に15 mm大の陥凹を有するSMT様隆起を認める．虫食像を伴う不整陥凹面を認めることから癌の診断が可能である．

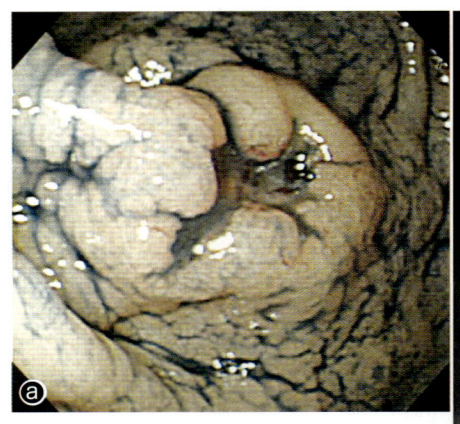

---

a：上部消化管内視鏡像．前庭部大彎に15 mm大の辺縁にSMT様変化を示す隆起性病変を認める．虫食像を伴う不整陥凹面を認める．
b：上部消化管透視．前庭部に一部なだらかな立ち上がりを示す隆起性病変を認める．腫瘍頂部には不整，虫食を有する陥凹面を認める．

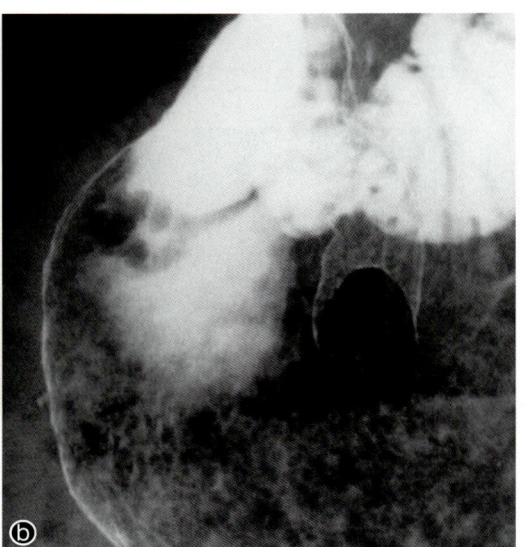

おわりに

SMTとSMT様形態を示す癌の鑑別は重要であり，通常内視鏡観察に加え色素撒布，NBIを含む画像強調観察，拡大観察などを行い上皮性変化の有無を詳細に観察することが重要である．典型的なSMTでない場合にはさまざまなModalityを併用し診断を確定させる必要がある．

文　献

1) 小野祐子，藤盛孝博：GIST．日本消化器病学会監修：消化器病診療．2004, 150-151, 医学書院，東京
2) 河田加代子，石黒信吾，辻　直子，他：粘膜下腫瘍様形態を示す胃癌の臨床病理学的検討．胃と腸　1995；30：739-746
3) 結城豊彦，佐藤　匡，石田一彦，他：粘膜下腫瘍様形態を示した胃癌─臨床および画像的特徴と鑑別診断．胃と腸　2003；38：777-785

（長屋匡信，赤松泰次）

8 生検診断
1）正しい生検採取法

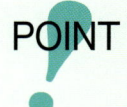

POINT

- 生検鉗子には径 2.0 mm と径 2.8 mm がある．
- 2.8 mm 鉗子を用いると大きな標本が得られ，粘膜下層まで採取することができる．
- アミロイドーシスなど，粘膜下層の情報が必要な場合は 2.8 mm 鉗子を選択する．
- 複数の生検を近傍から採取すると，粘膜下層に高度の線維化を生じ，ESD が困難となることがある．
- 2.0 mm の鉗子でも，粘膜全層の採取が可能である．適切な部位から的確に採取すれば，2.0 mm 鉗子を用いても癌の診断は可能である．
- 陥凹型病変は病巣中央部の陥凹部から採取する（陥凹内の聖域＝インゼルから採取しない）．
- 隆起型病変は異型が高いと予測される部位（発赤部，隆起の高い部位など）から採取する．
- 潰瘍性病変では潰瘍辺縁を詳細に観察し，粘膜内に癌が遺残している部位から生検を採取する．
- 内視鏡診断と生検診断が乖離した場合は，内視鏡所見を再検討する必要がある．そのためには，生検採取部位を正確に記録しておくことが必須である．
- 目的部位の遠景と近景，鉗子で把持している画像，採取直後の画像を記録しておけば，生検採取部位を正確に判定しうる．
- 内視鏡医は常日頃から自ら採取した標本を鏡検し，内視鏡所見と病理所見の対比を行うべきである．

　　生検診断はきわめて有用な情報を与えてくれるが，不適切な部位から採取されると正診には至らない．本稿では胃癌を正診するための正しい生検採取法を解説する．

生検採取の Modality

1．生検鉗子の選択

　　生検鉗子にはさまざまなタイプがある．以前は reusable な鉗子が主流であったが，次第に鉗子の切れが悪くなるため，現在では disposable 鉗子が主流となっている．生検鉗子には径 2.8 mm と 2.0 mm の 2 種類があり，通常は 2.8 mm の鉗子を用いることが多い．
　　病理医は大きく，深く採取した生検標本を好む．そのほうが，病理診断が容易だから

である．2.8 mmの鉗子を粘膜に押しつけて生検を採取すると，粘膜筋板および粘膜下層までが採取される．アミロイドーシスや粘膜下腫瘍の診断には粘膜下層の採取が必須であるため，2.8 mm鉗子を用いる．その際には粘膜下層の動脈や太い静脈を損傷し，噴出性出血をきたすこともあるため注意を要する．また，粘膜下層までを採取すると，粘膜筋板が断裂し，潰瘍瘢痕を形成する．**複数の生検を近傍から採取した場合には粘膜下層に高度の線維化をきたし，後の内視鏡治療に支障をきたすことがある．**

一方，2.0 mmの鉗子を用いると採取される生検標本は小さい．しかし，2.0 mm鉗子でも粘膜全層の採取は可能であり，癌の診断に十分な検体を得ることが可能である．また，通常内視鏡の鉗子孔は2.8 mmなので，2.0 mmの鉗子を用いると**鉗子を回転させることができ，理想的な角度で生検を採取しうる．**また2.0 mm鉗子を用いると粘膜筋板の断裂を最小限度にとどめることが可能であり，**粘膜下層の線維化を予防することができる．**

このように，鉗子にはそれぞれの特徴があり，長所と短所を理解して選択することが必要である．

● 2. 経鼻内視鏡では

経鼻内視鏡を使用する際は，鉗子孔が狭いため2.0 mmの生検鉗子を用いる．経鼻内視鏡は操作部が軟らかいため，鉗子を挿入するとangle操作が困難となり，狙撃生検が難しくなる．最近では経鼻内視鏡の操作性を妨げない，軟らかい細径鉗子が開発されているので，経鼻内視鏡を用いる場合には**軟らかい生検鉗子を選択すべきである．**

● 3. 生検の補助具

鉗子を内視鏡先端から約3 mm出した状態で初めて内視鏡画面に鉗子が現れる．つまり鉗子の出口は内視鏡画面の外にあるため，鉗子が内視鏡画面に現れる以前に，粘膜を損傷する危険性がある．**透明フードを内視鏡先端に装着すると，不用意な粘膜損傷を回避しうる．**また，近位側をフードで圧排することで関心領域を正面視することができ，正確な生検を採取するために，有力な補助具となりうる．

生検採取の Strategy

● 1. 胃生検で何がわかるのか？

胃生検でわかることは多岐にわたる．癌，非癌の判定のみならず，萎縮や炎症の程度，アミロイド沈着や，コラーゲンバンドの有無を判定することができる．また，胃粘膜の種類，つまり噴門腺，胃底腺，幽門腺，腸上皮化生を診断することができ，さらには粘液形質や遺伝子変異の診断も可能である．しかし，不適切な部位から生検が採取された場合には正診することはできない．当たり前のことだが，正確な内視鏡診断に基づき，的確な部位から生検が採取された場合にのみ，正診が可能となる．

2. 正しい生検採取法

▶ 隆起性病変

　胃に発生する隆起性病変で頻度が高い病変は過形成性ポリープ，胃底腺ポリープ，癌，腺腫，粘膜下腫瘍である．これらの内視鏡的鑑別診断に関してはポリープおよび，0-Ⅰ，0-Ⅱa 型癌の項目を参照されたい．

　腺腫の多くは隆起型であり，部分的に癌を合併していることがある．また，0-Ⅰや 0-Ⅱa 型癌は同一病変内に異型の強い部位と弱い部位が混在していることがある．したがって，生検する場合は，**異型の強い部位から採取するべき**である．異型の強い部分は**発赤や隆起，陥凹を呈することが多い**ので，病変内の色調差や凹凸を詳細に観察する必要がある．生検を採取する場合は，もっとも異型の強い部分から採取するべきである．

症例 1：目立つ隆起を伴った平坦隆起型病変　　　図1

　体上部大彎に褪色調で境界明瞭な平坦隆起型病変を認める．病変の肛門部には隆起がさらに目立つ部位を認めた．平坦隆起部は褪色調で腺腫の可能性もあるが，隆起が目立つ部分は表面が不整であり，癌と診断される．このような症例では隆起の目立つ部分から生検を採取する必要がある（図1）．

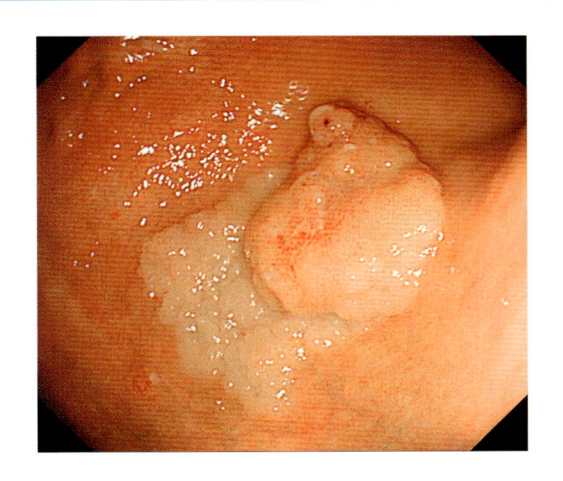

▶ 陥凹性病変

　頻度の高い陥凹性病変には炎症に伴う陥凹，限局性萎縮，びらん，癌，悪性リンパ腫（MALT リンパ腫）が挙げられる．質的診断のためには，**陥凹中央部から1個生検**を採取すればよい．しかし，低分化型腺癌のように病変内に非腫瘍性の聖域＝インゼルを有する場合は，**聖域を避け陥凹部から生検を採取すべき**である．また，0-Ⅱb 病変を合併することがあるため，**側方進展範囲診断は慎重に行う必要がある**．

　異型の弱い癌は炎症異型や再生異型，腸上皮化生との組織学的鑑別が時に困難である．このような異型の弱い癌を診断する際には，背景の非腫瘍性粘膜とのフロント形成（境界が明瞭か否か）がポイントとなる．切除標本では背景粘膜と病変とを連続的に鏡検できるため，フロントを見極めることができるが，生検標本でのフロント診断は困難な場合が多い．拡大内視鏡を用いても境界が不明瞭な場合には異型の弱い癌であることが多いため，**内視鏡的に診断した病変境界の内外から生検を採取し両者を比較検討する必要がある**．

▶潰瘍性病変

　潰瘍性病変の代表は消化性潰瘍，癌，悪性リンパ腫である．潰瘍は整形で活動期には周囲に浮腫状の周堤を伴う．また，再発性潰瘍は不整形であり，時に癌との鑑別が難しい．

　潰瘍合併癌の大部分では潰瘍辺縁部に粘膜内癌が遺残している．潰瘍辺縁部全周性に粘膜内癌が遺残する場合もあるが，癌の大部分が脱落し一部のみに癌が遺残していることもある．したがって，潰瘍辺縁部からランダムに生検を採取するのではなく，**潰瘍辺縁部を詳細に観察し，粘膜内癌が遺残している部位から採取する必要がある．**

　不整形潰瘍を見たときは潰瘍辺縁部を近接観察し，境界の追える陥凹や色調変化の有無，つまりIIcの有無を検討する（図2）．拡大内視鏡を使用しうる場合は，弱拡大で潰瘍辺縁部を観察し，不整なvilli様構造を呈した部位や表面構造が不明瞭化した部位を探す[1]．

症例2：潰瘍合併病変の鑑別診断　　　　　　　　　　　　　　　　　　　　　　　図2

　前庭部小彎に不整形の潰瘍性病変があり，潰瘍辺縁部に不整形の発赤を認める（図2a）．インジゴカルミン撒布にて潰瘍辺縁部に軽度の陥凹を認めるが，その境界は不明瞭で，蚕食像は認められない（図2b）．しかし，NBI拡大内視鏡にて潰瘍辺縁部に不整で密な表面構造が認められたことからO-III+IIc型癌と診断しえた（図2c）．

　この症例では潰瘍辺縁全周性にIIcが存在するため，辺縁部から正確に生検を採取すれば，正診しうる．**生検個数は1個で十分である．**

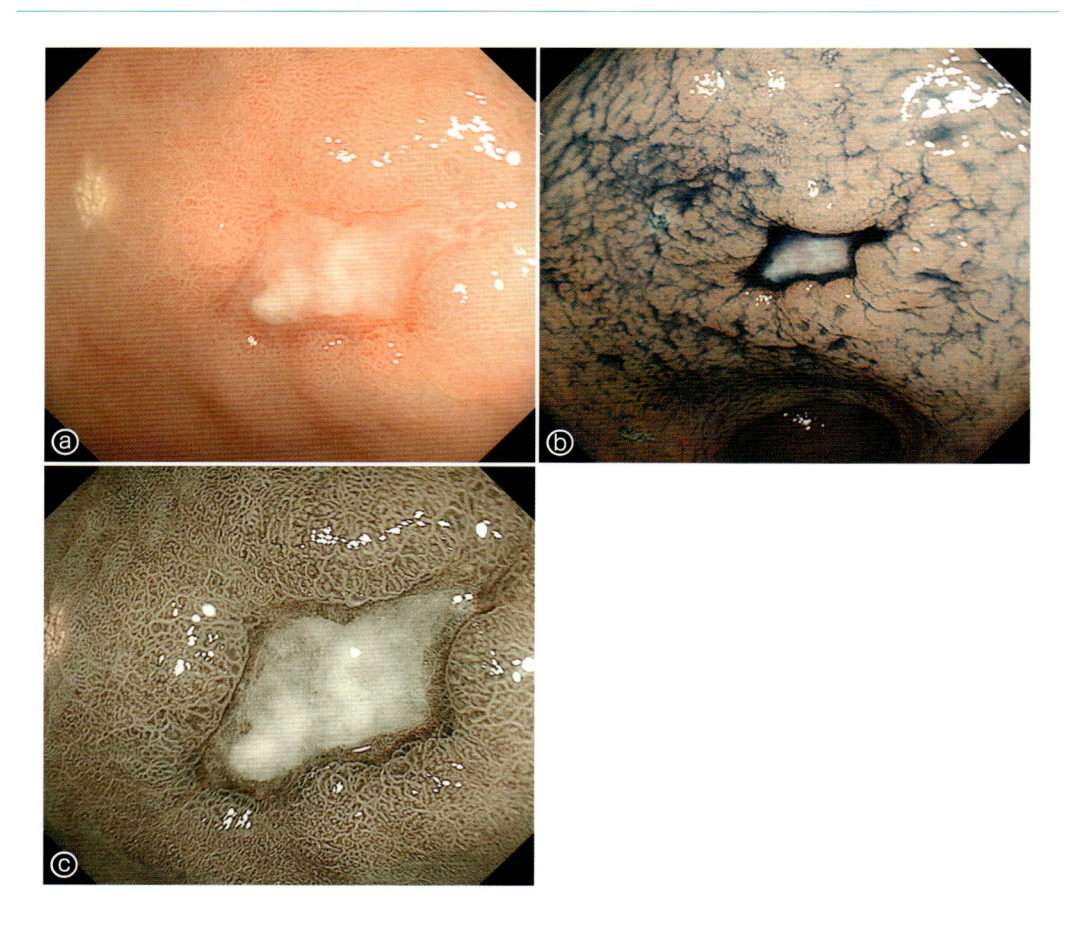

▶ 平坦病変

　一見境界明瞭な陥凹性病変に見えても，IIb型癌を合併していることは多く，その頻度は4.9〜7.0％[2〜4]と報告されている．隆起型癌にIIbが合併することもあるため，「癌を見たらIIb合併を疑う」必要がある．

　平坦病変は一般的に異型が弱く，存在診断が困難である．また，側方進展範囲診断も難しい．異型の弱い癌を生検で正確に診断するためには，周囲の非腫瘍部分と比較することが必要である．フロントから生検を採取できれば，生検標本内でのフロントを確認することが可能となる．ただし，内視鏡的に境界が不明瞭な場合はフロントからの採取はできないので，**内視鏡的に定めた境界の内外から生検を採取する必要がある**[5]．

生検診断の限界（採取部位，表層生検，微小標本，炎症異型）

　生検で採取される組織は3〜4 mm大，時には2 mm大である．この標本を約 $2\,\mu m$ に薄切して鏡検する．つまり，生検で得られる情報はごく狭い範囲からの情報であるため，**不適切な部位から採取された生検から正診することは難しい．**

▶ 採取部位

　生検が病変内の適切な部位から採取されていれば，1個の生検で正診可能である．しかし，生検が病変外から採取された場合は当然正診には至らない．診断能力の低い内視鏡医は生検に適した部位を同定することができないため，「数打ちゃあたる」と多数の生検を採取することになる．その結果，病変は分断され，その肉眼型も大きさも変わってしまう．この結果，ESD当日の側方進展範囲診断が難しくなると同時に，生検による粘膜下層の線維化のためESDそのものが難しくなる．

　高度の炎症を伴う場合は，間質に炎症細胞浸潤を伴うと同時に核異型が生じる．また，再生上皮は時に構造異型も伴うため，炎症が高度の場合は腺癌との生検診断に苦慮することがある．

正しい依頼書の書き方——病理医はどこに注目しているのか？

▶ 所　見

なんといっても，内視鏡所見の記載がもっとも重要である．

> 色調：赤いのか，白いのか，同色か，まだらか．
> 形状：隆起か，陥凹か，平坦か．
> 境界：明瞭か，不明瞭か．
> 部位：噴門部，体部，前庭部
> 大きさ：5 mm 大，約 2 cm など
> 数：単発か，多発か．

▶ 内視鏡診断

上記所見から，**どう診断したのかを明確に記載する**（adenocarcinoma，tub2，T1aM，0-IIc type，L，Ant，20 mm など）．十分な診断に至らなかった場合は**何と何を鑑別する目的で生検を採取したのか**（たとえば，腺腫と腸上皮化生，MALTリンパ腫と 0-IIc 型分化型腺癌など）を明確に記載する．

▶ 採取部位

採取部位の情報は重要である．病変内から採取したのか，病変外から採取したのかを明記する必要がある．後の検討のために，スケッチまたは内視鏡画像上に生検採取部位を明記しておく．

内視鏡診断と生検診断が異なった場合

以下の三つの可能性がある．
- 内視鏡診断が間違っている．
- 生検採取部位が不適切．
- 病理診断が間違っている．

これらを検証するためには，まず内視鏡画像の再検討が必要である．

▶ 内視鏡画像を再検討する

内視鏡診断に間違いはなかったのかを検討する．そのためには，質の高い通常観察画像，色素内視鏡画像，拡大内視鏡画像を記録しておく必要がある．

▶ 生検採取部位の再確認

次に生検採取部位を再確認し，採取部位が適切であったか否かを検討する．このためには**生検採取部位を正確に記録しておく必要がある**．標的部を遠景および近接撮影し，**鉗子で把持している画像を撮る**．さらに，採取直後の内視鏡画像を記録しておけば，生検採取部位を正確に再検討することが可能となる．

症例3：生検採取部位の記録を残す　　　　　　　　　　　　　　　　　　　　図3

　前庭部小彎に粘膜集中像があり，その肛門側に軽度発赤した領域を認める（図3a）．
NBIにて同部には粗糙な表面構造が認められるが，その境界は不明瞭である．
　NBI弱拡大では背景粘膜は規則正しいpit様構造であるのに対し，病変部不整形で大小不同のあるpit様構造であり，一部は不明瞭化していた．また，背景粘膜と病変部の境界は明瞭であった（図3c）．0-Ⅱb型の分化型腺癌と診断し，2.0 mm生検鉗子を用いて境界部を把持し（図3d），生検を採取した（図3e）．生検診断は高分化型腺癌であった．このように，採取部位を正確に記録しておくと，後の検討が容易となる．

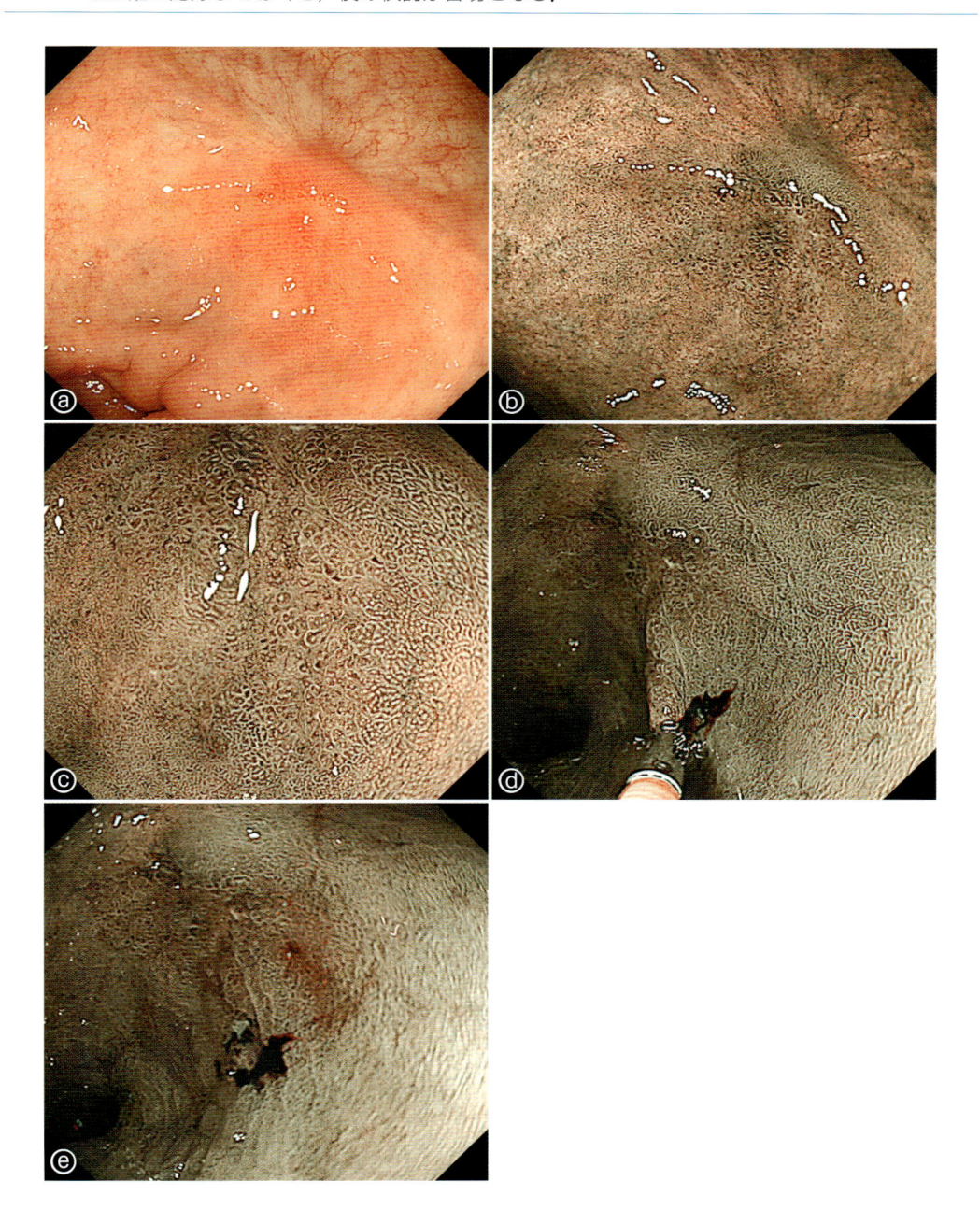

▶ 内視鏡診断に問題がなかった場合

　　　病理医も間違えることはある．的確な内視鏡診断のもと，適切な部位から，正確な生検を採取したにもかかわらず，内視鏡診断と生検診断に乖離があった場合は，病理医に再検討を依頼するべきである．通常の病理医であれば再鏡検し，必要に応じて深切りや特殊染色を行って，正診に迫ってくれる．

▶ それでも診断に乖離があった場合

　　　自分の尊敬する内視鏡医に画像を見てもらおう．内視鏡診断に不備があれば，再検すべきである．一方，内視鏡診断が正しいと評価された場合は，病理サイドに問題がある可能性が高い．その場合は消化管を専門とする病理医に鏡検していただき，アドバイスをもらうべきである．

おわりに

　　　内視鏡は診断，治療を行うための道具であり，生検を採取するための道具ではない．
内視鏡医は生検診断に頼らず，内視鏡所見から診断する力を身につけるべきである．

　　　診断能力の高い内視鏡医は生検を採取すべき部位を的確に同定し，適切な生検を採取することができる．また，不幸にも病理診断が不的確であった場合には，再検討を依頼する根拠をもっている．

　　　一方，診断能力の低い内視鏡医は不適切な部位から生検を採取し，結果として正診を得ることができない．また，病理医が不適切な生検診断を行った場合にも，自分の診断に自信がないため，生検診断を鵜呑みにしがちである．

　　　生検標本は非常に多くの情報を与えてくれるが，不適切な生検標本はわれわれを惑わす．内視鏡医は採取した生検標本を自ら鏡検し，内視鏡所見と組織所見を対比する努力を継続すべきである．新たな発見は，日常の地道な努力から始まるのである．

文　献

1）小山恒男，高橋亜紀子，北村陽子，他：胃の潰瘍性病変の拡大内視鏡所見と良悪性鑑別．胃と腸　2007；42：705-710
2）小山恒男，高橋亜紀子，北村陽子，他：内視鏡による早期胃癌のIIb進展範囲診断—NBI拡大の立場から．胃と腸　2010；45：109-121
3）江頭由太郎，藤井基嗣，芥川　寛，他：胃IIb型癌の病理組織学的特徴．胃と腸　2010；45：23-37
4）三島利之，濱本英剛，三宅直人，他：内視鏡による早期胃癌のIIb進展範囲診断—通常内視鏡の立場から．胃と腸　2010；45：39-48
5）小山恒男：ESD時代の病理診断—臨床医からの要望．病理と臨床　2007；25：634-639

　　　　　　　　　　　　　　　　　（小山恒男）

8 | 生検診断

2）EUS-FNA

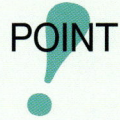

> **POINT**
> - 早期胃癌症例に対するEUS-FNAの役割は病変そのものに対する診断ではなく治療前，治療後の腫大リンパ節に対する転移診断である．
> - EUS単独では胃癌リンパ節転移診断能に関して報告間に差があるが，FNAを加味することにより診断能が向上する可能性がある．
> - EUS-FNAの偶発症はおもに出血，感染などであり1％前後である．EUS-FNAによる腫瘍の播種は2011年5月現在4例の報告があるのみである．

　超音波内視鏡下穿刺吸引術（endoscopic ultrasound guided fine needle aspiration；EUS-FNA）は1992年にVilmannらが最初に膵病変に対する生検という形で臨床応用[1]をし，以降，欧米を中心に広く行われており，2010年4月には本邦においても保険収載された．元来は膵病変に対して開発されたが，現在では消化管粘膜下腫瘍などの消化管病変や後縦隔腫瘍，縦隔・腹腔リンパ節腫大，左副腎腫瘍などの膵以外の傍消化管病変に対する生検方法として広く応用されている．

　本項では早期胃癌症例に対するEUS-FNAの適応，手技の実際，偶発症などについて述べる．

適　応

1．早期胃癌自体に対するEUS-FNA

　胃癌は「上皮性腫瘍」であるためほとんどの胃癌症例は内視鏡下に生検することによる組織採取が可能である．まれに粘膜下腫瘍様胃癌や4型胃癌などにおいて内視鏡下生検で診断できないことがある．そのような症例においてEUS-FNAは有用であり，当院において通常内視鏡にて診断困難であった粘膜下腫瘍様胃癌に対しEUS-FNAが有用であった症例を経験している．しかしEUS-FNAを用いないと組織採取が困難である胃癌は基本的に粘膜下層以深に浸潤しているためほとんどが進行癌である．

2. 早期胃癌術前リンパ節転移診断に対する EUS-FNA

　EUS 単独での胃癌リンパ節転移診断能は感度 16.7～95.3％，特異度 48.4～100％であり，有用ではないとの報告もある[2]．胃癌術前診断に EUS-FNA を用いた報告[3] はあるが，これは EUS-FNA の胃癌リンパ節転移診断能ではなく，肝，副腎，腹膜転移なども含まれており EUS-FNA の胃癌リンパ節転移診断能だけに関する評価は少ない．

　胃癌リンパ節転移ではないが Nakahara らは原因不明の腹部リンパ節腫大に対して EUS-FNA を行い感度 94％，特異度 100％，正診率 96％ という高い成績を報告しており[4]，EUS だけでなく FNA を加味することにより診断能を向上させることは可能と考える．

　早期胃癌症例においてはリンパ節転移率自体が少なく，ルーチンに行うものとはいえないが，転移リンパ節の EUS 所見といわれる「低エコー」「境界明瞭」「円形」「径 5～10 mm 以上」などを有するリンパ節を認めた場合に内視鏡治療か否かの判定に EUS-FNA は有用といえる．また他癌の転移や悪性リンパ腫などの合併の可能性がある症例においても，治療方針決定のために EUS-FNA は有用であると考える．このような場合に気をつけることは穿刺予定ルート上に胃癌がないことを確認することであり，ルート上に病変が存在する場合には検査疑陽性や seeding の危険性があり EUS-FNA は厳に慎むべきである．

症例 1：早期胃癌内視鏡治療前に縦隔リンパ節腫大を指摘された 1 例　　図 1

　症例は 60 歳代，男性，大腸癌術後で当院に通院していた．スクリーニングの上部消化管内視鏡検査にて体下部小彎に潰瘍瘢痕合併 O-IIc 型早期胃癌を認め（図 1a），当科紹介となった．同時期の CT にて縦隔リンパ節腫大を認め，PET にても集積を認めたが，経気管支鏡的なアプローチにて明らかな悪性を示唆する細胞は採取できず経過観察となっていた．EUS にて上切歯列 30 cm の部位に腫大したリンパ節と思われる 28×17 mm 大の hypoechoic lesion を認めた（図 1b）．内視鏡治療前に診断が必要と考え同リンパ節に対し EUS-FNA を施行し，組織診にて低分化癌と診断（図 1c），免疫染色の結果もあわせて低分化扁平上皮癌と診断された．頭頸部，食道に明らかな原発巣なく，肺癌のリンパ節転移と診断，早期胃癌に対する内視鏡治療後 Tx，N2，M0 の Stage IIIA の肺癌として化学療法を施行された．

図1

a：胃体下部小彎に25 mm大の潰瘍瘢痕合併0-IIc型病変を認めた．
b：超音波内視鏡専用機によるscan（5 MHz）にて腫大したリンパ節と思われる28×17 mm大のhypoechoic lesionを認めた．
c：EUS-FNAによる生検組織像（HE染色）にて低分化癌を認めた．

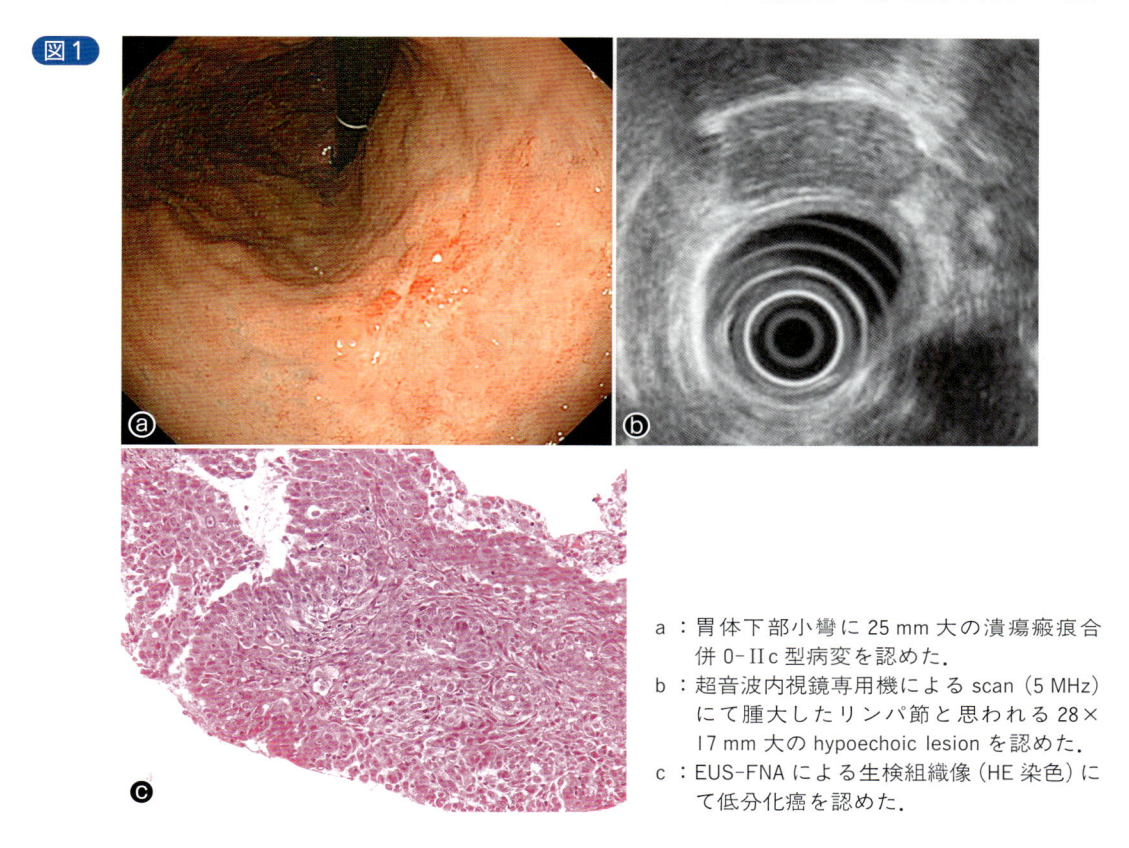

3．内視鏡的治療後リンパ節腫大に対するEUS-FNA

　当院において術後病理にて適応拡大病変と診断された症例や非治癒切除で経過観察を希望された症例などは，上部消化管内視鏡検査のみならずCTやEUSを用いて6カ月～1年ごとに経過観察を行っている．そのような症例においてリンパ節腫大を認めた場合には積極的にEUS-FNAを用いて診断するようにしており，リンパ節転移再発と診断された場合には切除可能ならば外科切除を，不可能な場合には化学療法をお勧めしている．Iwashitaらは悪性疾患に対する治療後に治癒と判断された症例において認めた治療後リンパ節腫大に対しEUS-FNAを行い，感度97％，特異度100％，正診率98％と良好な成績を収めており[5]，早期胃癌内視鏡治療後のリンパ節腫大に対するEUS-FNAは有用であると考える．

症例2：適応拡大病変に対する内視鏡切除後に腹部リンパ節腫大を認めた1例　図2

症例は60歳代，男性，前庭部前壁の早期胃癌に対し内視鏡切除を施行（図2a），病理所見上，大きさ21×10 mm，深達度SM1（500 μm），0-IIc型の高分化型腺癌であった．内視鏡切除2年後，CTにてNo.6リンパ節腫大を認めた．当初は本人希望もあり経過観察を行っており著変は認めなかったが，CEAが微増したためEUS-FNAを検討された．EUS上11×10 mm大のhypoechoic lesionを認め，内部に不整な高エコー域を伴っていた（図2b）．同病変に対しEUS-FNAを施行し，組織診にてわずかに腺癌と思われる細胞を認め（図2c），胃癌のリンパ節転移再発と診断，リンパ節郭清を含む幽門側胃切除を施行され，郭清したリンパ節に腺癌を認めた．

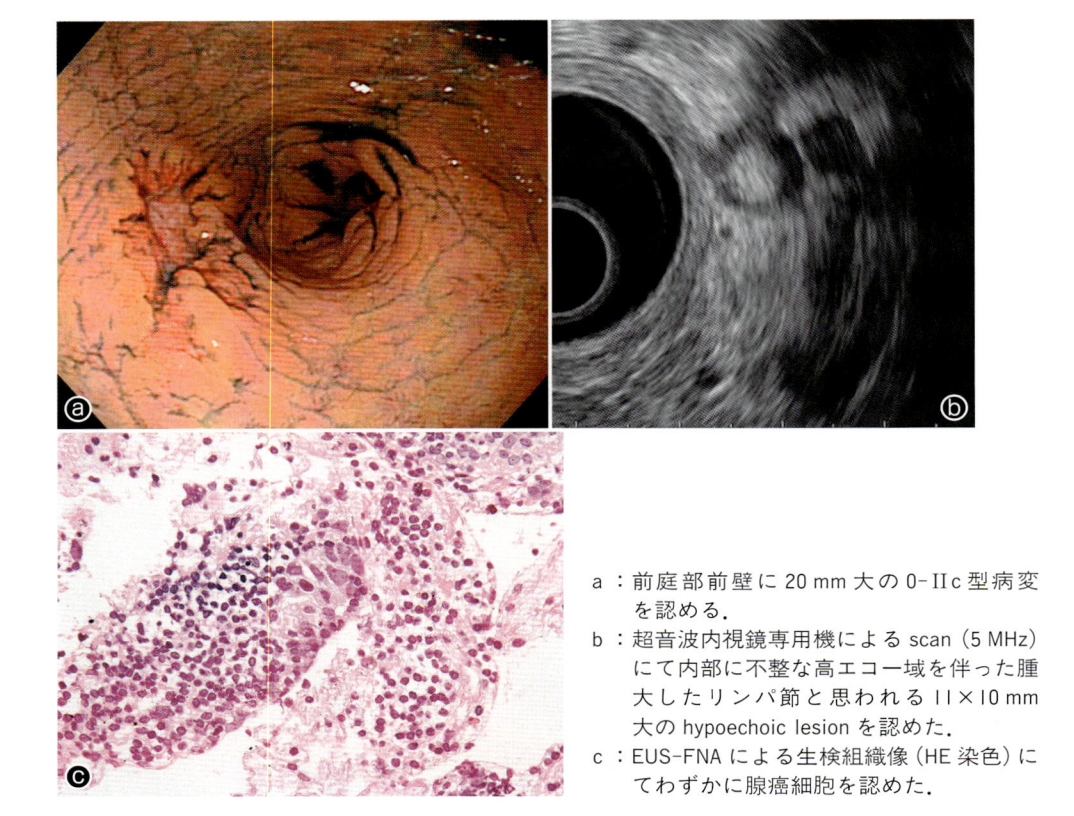

a：前庭部前壁に20 mm大の0-IIc型病変を認める．
b：超音波内視鏡専用機によるscan（5 MHz）にて内部に不整な高エコー域を伴った腫大したリンパ節と思われる11×10 mm大のhypoechoic lesionを認めた．
c：EUS-FNAによる生検組織像（HE染色）にてわずかに腺癌細胞を認めた．

症例3：適応外病変に対する内視鏡切除後に腹部リンパ節腫大を認めた1例　図3

症例は70歳代，女性，胃角部小彎の早期胃癌に対して内視鏡治療を施行された（図3a）．病理所見上，大きさ43×26 mm，深達度SM1（0 μm），0-IIa+IIc型の高〜低分化型腺癌であり，非治癒切除と判断，追加外科切除をお勧めしたが，ご本人の希望にて経過観察となった．内視鏡切除4年後，CTにてNo.3リンパ節腫大を指摘された．EUSにて15×13 mm大のhypoechoic lesionを認め，内部に不整な高エコー域を伴っていた（図3b）．同部位に対しEUS-FNAを施行，組織診にて腺癌と診断され（図3c），胃癌のリンパ節転移再発と判断し，リンパ節郭清を含む幽門側胃切除を施行され，郭清したリンパ節に腺癌を認めた．

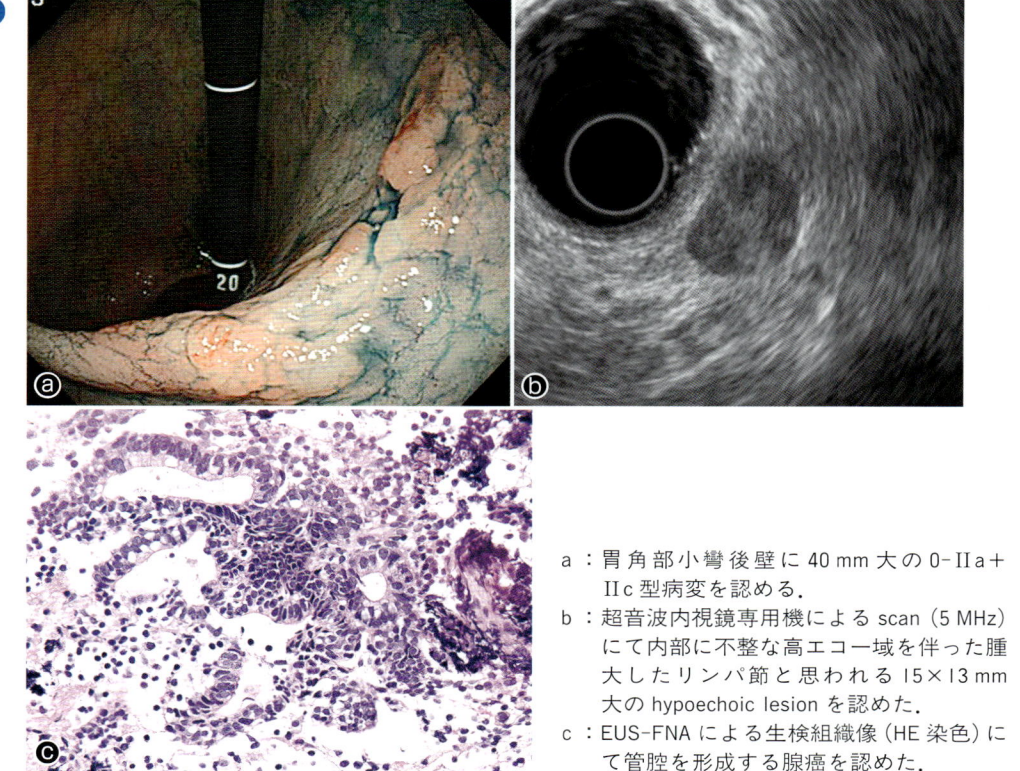

図3

a：胃角部小彎後壁に 40 mm 大の 0-IIa＋IIc 型病変を認める．
b：超音波内視鏡専用機による scan（5 MHz）にて内部に不整な高エコー域を伴った腫大したリンパ節と思われる 15×13 mm 大の hypoechoic lesion を認めた．
c：EUS-FNA による生検組織像（HE 染色）にて管腔を形成する腺癌を認めた．

手技の実際

1．使用する穿刺針

　　穿刺針の多くは，術者自身（もしくは助手）が手動で穿刺するものであり，検体採取時に陰圧をかけた注射器により細胞，あるいは組織を吸引採取する方式である．そのような穿刺針には Olympus 社の NA200H8022（"Ez Shot®"），Wilson-Cook 社の ECHO-19，ECHO-3-22，ECHO-25（"Echotip® Ultra"）などがある．その他スプリングが装着された自動穿刺針や肝生検針と同様に内筒に作られた組織採取用ノッチと外筒とからなり組織採取を目的とした trucut 式の穿刺針も開発されているが，一般的に転移リンパ節は柔らかく，また早期に発見された場合にはサイズも大きくないことが多いため，このような穿刺針を用いることは少ない．

2．穿刺手技

　　ここでは一般的な（手動式の吸引）穿刺針を用いた使用方法について簡単に説明する．
　1）超音波内視鏡にて病変を描出し，穿刺経路長の計測，Doppler を用いて穿刺経路上の血管の有無を確認する．その際には消化管内腔の空気を吸引することにより内視鏡を

消化管壁と病変にしっかり密着させることが重要である．穿刺の際には穿刺予定部位やその周囲をよく洗浄し，またチャンネル内もできるだけ洗浄するように心がけている．

　　2）内視鏡の鉗子栓を外し，穿刺針を鉗子孔に挿入，鉗子孔に穿刺針を固定する．19 G などの太い針，22 G でもアングルが強くかかっている場合には，挿入途中で支えることがあるが，そのような場合には無理に挿入すると鉗子孔内を傷つけ，内視鏡を破損してしまうおそれがある．穿刺針が支えるときにはいったんアングルを解除し，抵抗なく挿入できた後にアングルをかけ直し病変を描出することが重要である．とくに2回目以降の穿刺の際にはストッパーを締め忘れてシースから針が顔を出しているようなことがないように気をつけなければならない．また穿刺針固定後アングルがかかっている場合にはシースの剛性のため穿刺針が逆回転し外れることがある．とくに径が大きい穿刺針に起こりやすく注意が必要である．

　　3）スタイレットを 5～10 mm ほど引き抜く．"Echotip Ultra" シリーズはスタイレットの先が鈍であるためこの操作は必須である．"Ez Shot" ではこの操作は必ずしも必要ではないが，空気が入ることよりエコー上で針先の確認が容易になるという利点がある．

　　4）ストッパーを穿刺距離に合わせてずらし，病変内に穿刺針を素早く穿刺する．ストッパーを用いることは必須ではないが，素早く対象物を穿刺する際には予定以上に深く穿刺することを予防するために有用である．とくに勢いよく穿刺する際にはストッパーを穿刺距離に合わせてしっかり締める必要がある．

　　5）穿刺後いったんスタイレットを押し込み抜去する．スタイレットをわずかに抜いて穿刺すると針内に消化管壁の組織が混入することがあり，それを一度，対象物の中で針外に押し出す必要がある．

　　6）陰圧をかけた注射器を針に接続して陰圧をかけ，病変内で針を前後に往復（ストローク）させる．陰圧の量，必要性に関しては諸説あるが，明らかな evidence はない．しかしリンパ節は血流が豊富なことが多く，陰圧にすることにより血液成分ばかり吸引されてしまうことがあるので，非吸引で行うことが多い．十分な細胞・組織が採取できないときは陰圧をかける，スタイレットを抜きながらストロークするなどの方法で穿刺している．適当なストロークの回数に関しても明らかな evidence はないが，当院では最低 20 回以上ストロークするようにしている．

　　7）陰圧を解除後，穿刺針を抜去する．アングルや鉗子挙上を用いて穿刺した場合には針が曲がることがあるので，2回以上穿刺する場合には，その都度，抜去後に針の曲がりのチェックが必要である．

　　8）抜去した穿刺針内の検体を取り出す．当院においては，①スタイレットを針内に挿入し，採取した検体を押し出す（固形物は組織診に，残りをプレパラートに押し付け細胞診に），②空気を入れ，プレパラートに吹き付ける（プレパラートに押し付け細胞診に），③生理食塩水を針内に注入しスピッツに採取する（針内洗浄液として細胞診に），という方法で検体を取り出し，病理に提出している．

　　9）細胞の採取の有無を確認する．当院ではプレパラートを2枚擦り合わせ，1枚をアルコール固定し提出し，1枚を Diff-Quik 染色を行いその場で細胞診の技師が細胞の有無を確認する．リンパ節を穿刺する場合本来ならば上皮細胞は存在しないため上皮細

胞を認めたときには転移の可能性が高いが，経消化管に穿刺する以上，消化管上皮の混在の可能性もあり注意が必要である．

偶発症

一般的な EUS-FNA の偶発症は出血，感染症，腫瘍の播種が挙げられるが，縦隔病変ならば気胸，膵病変ならば膵炎なども起こりうる．その頻度は 0.5～2％ といわれており[6]，prospective な検討では偶発症の発生率は 1.4％ と報告されており，全例保存的に加療されている[7]．腫瘍の播種に関して 2011 年 5 月現在世界で dissemination 1 例，needle tract seeding 3 例の計 4 例の報告があるのみであり，頻度は少ないといえる[8]～[11]．

おわりに

早期胃癌症例に対する EUS-FNA はリンパ節転移診断において大きな働きをすると思われ，術前，術後問わず腫大リンパ節から組織学的検索を行うための有用な手技と考える．

文 献

1) Vilmann P, Jacobsen GK, Henriksen FW, et al：Endoscopic ultrasonography with guided fine needle aspiration biopsy in pancreatic disease. Gastrointest Endosc 1992；38：172-173
2) Kwee RM, Kwee TC：Imaging in assessing lymph node status in gastric cacner. Gastric Cacner 2009；12：6-22
3) Hassan H, Vilmann P, Sharma V：Impact of EUS-guided FNA on management of gastric cancer. Gastrointest Endosc 2010；71：500-504
4) Nakahara O, Yamao K, Bhatia V, et al：Usefulness of endoscopic ultrasound-guided fine needle aspiration (EUS-FNA) for undiagnosed intra-abdominal lymphadenopathy. J Gastroenterol 2009；44：562-567
5) Iwashita T, Yasuda I, Doi S, et al：Endoscopic ultrasound-guided fine needle aspiration in patients with lymphadenopathy suspected of recurrent malignancy after curative treatment. J Gastroenterol 2009；44：190-196
6) Al-Haddad M, Wallace MB, Woodward TA, et al：The safety of fine-needle aspiration guided by endoscopic ultrasound：a prospective study. Endoscopy 2008；40：204-208
7) 松本学也，山雄健次，大橋計彦，他：膵疾患に対する超音波内視鏡下穿刺吸引法の有用性の検討．膵臓 2002；17：485-491
8) Hirooka Y, Goto H, Itoh A, et al：Case of intraductal papillary mucinous tumor in which endosonography-guided fine-needle aspiration biopsy caused dissemination. J Gastroenterol Hepatol 2003；18：1323-1327
9) Shah JN, Fraker D, Guerry D, et al：Melanoma seeding of an EUS-guided fine needle track. Gastrointest Endosc 2004；59：923-924
10) Paquin SC, Gariepy G, Lepanto K, et al：A first report of tumor seeding because of EUS-guided FNA of a pancreatic adenocarcinoma. Gastrointest Endosc 2005；61：610-611
11) Doi S, Yasuda I, Iwashita T, et al：Needle tract implantation on the esophageal wall after EUS-guided FNA of metastatic mediastinal lymphadenopathy. Gastrointest Endosc 2008；67：988-990

（吉永繁高，九嶋亮治）

第3章

治　療

1 ESDの適応

POINT
- 早期胃癌に対する内視鏡的切除（EMR/ESD）における適応の原則は，リンパ節転移の可能性がほとんどなく，病変が一括切除できる大きさと部位にあることである．
- 絶対適応病変は，2 cm以下の分化型cT1a，UL（−）である．
- 適応拡大病変は，① 分化型cT1a，UL（−），2 cm超，② 分化型cT1a，UL（＋），3 cm以下，③ 未分化型，cT1a，UL（−），2 cm以下の病変である．
- 適応拡大病変に対する内視鏡的治療は，現時点ではあくまでも臨床試験として行われるべきである．

　早期胃癌に対する局所切除法の一つとして，EMR（内視鏡的粘膜切除術，endoscopic mucosal resection）が開発され，わが国では1980年代より，一部の早期胃癌に対して広く施行されている．しかし従来法のEMRでは，2 cm以上の病変に対する一括切除率が低く，より大きな病変を一括切除する目的でESD（内視鏡的粘膜下層剝離術，endoscopic submucosal dissection）が開発された．ESDにより，大きな病変や潰瘍（UL）を有する病変も一括切除が可能となったことから，さらなる適応の拡大が検討されている．本稿ではESD適応の現状について述べる．

ESD適応の原則

　内視鏡的切除は局所治療であるため，その適応は**リンパ節転移の可能性が非常に低い病変に限られる**が，術前の画像診断によってリンパ節転移を正確に診断することは困難である．そのため，原発巣の組織型や，深達度，ULの有無などから，リンパ節転移の可能性を予測し，EMR/ESDの適応を決定している．さらに，術前の内視鏡診断のみでは深達度や脈管侵襲を正確に診断できないため，最終的には内視鏡切除標本の病理診断によって，内視鏡切除のみで治癒切除か否か（追加外科切除が必要か否か）を決定する．このため，十分な病理診断が可能な内視鏡切除標本を得ることが必須であり，**一括切除できる病変である**ことが適応の原則である．

絶対適応病変

内視鏡的切除の絶対適応としては，胃癌治療ガイドライン[1]では，内視鏡的切除の絶対適応として「リンパ節転移の可能性がほとんどなく，腫瘍が一括切除できる大きさと部位にあること」を原則とし，具体的には「2 cm 以下の肉眼的粘膜内癌（cT1a），組織型が分化型．肉眼型は問わないが，UL（－）に限る」としている（表1）．

表1 胃癌治療ガイドラインによる内視鏡的切除の絶対適応

- 2 cm 以下の肉眼的粘膜内癌（cT1a）
- 組織型が分化型
- 肉眼型は問わないが，UL（－）に限る

〔胃癌治療ガイドライン（第3版）[1]より引用〕

ESD 適応拡大に向けて

1．分 化 型

従来法の EMR ではスネアを用いて切除を行うために，一括切除できる大きさには限界が存在した．ESD が開発されたことにより，2 cm 以上の大きさの病変や UL を有する病変も一括切除が可能となり，技術的には ESD であれば適応拡大できる可能性が示唆された．

国立がんセンター中央病院における早期胃癌外科切除例の他病死を除く 5 年生存率はM 癌で 99.3％，SM 癌で 96.7％と報告されている[2]．よって内視鏡切除後におけるリンパ節転移の危険性が M 癌で 1％以下，SM 癌で 3％以下であれば，外科切除と同等の根治性を有すると考えられた．Gotoda ら[3]による，外科的切除された単発早期胃癌症例 5,265 例の検討では，

① 分化型 M 癌，UL（－），2 cm 超え
② 分化型 M 癌，UL（＋），3 cm 以下
③ 未分化型 M 癌，UL（－），2 cm 以下

で静脈侵襲およびリンパ管侵襲のない症例におけるリンパ節転移頻度は，95％信頼区間で① 0～0.6％，② 0～0.6％，③ 0～2.6％と報告されている（表2）．上記①，②では，リンパ節転移頻度の上限は M 癌で 1％以下であり，理論的には適応拡大できる可能性が示唆された．また切除後の病理診断にて判明することであるが，分化型かつ 3 cm 以下SM1 についても，リンパ節転移頻度の 95％信頼区間が 0～2.6％と，SM 癌で 3％以下となっているため，適応拡大治癒切除とできる可能性が示唆された．

さらに，2010 年に Gotoda ら[4]は，内視鏡的切除にて治癒切除を得た早期胃癌 1,485 例に関して，絶対適応病変と適応拡大病変（分化型）とを比較し，全生存率に差がなかったと報告している．後向き検討ではあるが，内視鏡的切除にて適応拡大治癒切除と判定された症例の長期成績は良好であることが示された．

表2 過去の外科切除例からみたリンパ節転移頻度

深達度	潰瘍	分化型		未分化型		脈管侵襲
		≦2 cm	2 cm<	≦2 cm	2 cm<	
M	UL(−)	0/437 0 %（0〜0.7）	0/493 0 %（0〜0.6）	0/141 0 %（0〜2.6） ↓ 0/310 0 %（0〜0.9）	6/214 2.8 %（1.0〜6.0）	ly0, v0
		≦3 cm	3 cm<			
	UL(+)	0/488 0 %（0〜0.6）	7/230 3.0 %（1.2〜6.2）	52/1,041 5.0 %（3.8〜6.5）		
		≦3 cm	3 cm<			
SM1		0/145 0 %（0〜2.6）	2/78 2.6 %（0.3〜9.0）	9/85 10.6 %（5.0〜19.2）		

■ ガイドライン内　　■ 適応拡大（分化型）　　■ 適応拡大（未分化型）
　　　　　　　　　　　→JCOG0607　　　　　　　→JCOG1009/1010

上段：リンパ節転移を認めた症例数
下段：リンパ節転移を認めた症例の割合（95 % 信頼区間）

〔文献3），6）をもとに作成〕

2．未分化型

　従来，内視鏡的切除の適応は分化型に限られていたが，近年では未分化型に対する適応拡大も検討されている[5]．前述の2000年のGotodaら[3]による報告では，「③2 cm以下UL（−）の未分化型M癌」におけるリンパ節転移頻度の95 %信頼区間上限は2.6 %であり，外科切除5年後の死亡率1 %を上回るために，積極的な適応拡大の対象とはなっていなかった．その後2009年にHirasawaら[6]により追加データが報告され，0/310，95 %信頼区間の上限も0.9 %と1 %を下回ったために，理論的には適応拡大できる可能性が示唆された（表2）．

　また，癌研究会有明病院において，2 cm以下UL（−）の未分化型M癌にESDを施行した58例において，一括切除率98 %，術前診断の正診率81 %，治癒切除率79 %，後出血8.6 %，術中穿孔3.4 %と，非常に高い一括切除率，術前正診率，治癒切除率が報告されており[7]，技術的にも適応拡大が可能と考えられた．

胃癌治療ガイドライン第3版による適応拡大病変

　上記の結果から，2010年10月に改訂された胃癌治療ガイドライン第3版[1]では，適応拡大病変は表3のように規定されたが，現時点では長期予後に関するエビデンスに乏しいため，**臨床研究として行うべきである**と明記されている（表3）．

表3　胃癌治療ガイドラインによる内視鏡的切除の適応拡大病変

　①2 cm を超える UL（－）の分化型 cT1a
　②3 cm 以下の UL（＋）の分化型 cT1a
　③2 cm 以下の UL（－）の未分化型 cT1a
については脈管侵襲がない場合にはリンパ節転移の危険性が極めて低く，適応を拡大してよい可能性がある．現時点では長期予後に関するエビデンスが乏しいため，JCOG0607 等の結果が出るまでは，臨床研究として行うべきである．

〔胃癌治療ガイドライン（第3版）[1]より引用〕

ESD 適応拡大（分化型）に関する臨床試験

▶ JCOG0607：早期胃癌における内視鏡的切除術の適応拡大に対する第Ⅱ相試験[8]

　JCOG（日本臨床腫瘍グループ）消化器がん内科グループにおいて，「2 cm を超える UL（－）の分化型 M 癌，3 cm 以下 UL（＋）の分化型 M 癌」を対象とし，適応拡大病変に対する内視鏡的切除の安全性と有効性を評価することを目的として多施設共同前向き試験が行われた（JCOG0607 研究代表者：聖マリアンナ医科大学臨床腫瘍学講座　朴成和，研究事務局：静岡県立静岡がんセンター内視鏡科　小野裕之，薫風会佐野病院　蓮池典明）（表4）．primary endpoint は5年生存割合，予定登録数は 470 例とし，2007 年6月から全 29 施設で登録が行われ，2010 年 10 月に登録は終了した．現在追跡調査中であり，5年後の結果が待たれるところである．

表4　ESD 適応拡大基準

	M			
	UL（－）		UL（＋）	
	≦2 cm	2 cm＜	≦3 cm	3 cm＜
分化型	絶対適応病変	JCOG0607	JCOG0607	外科切除
未分化型	JCOG1009/1010	外科切除	外科切除	外科切除

ESD 適応拡大（未分化型）に関する臨床試験

▶ JCOG1009/1010：未分化型早期胃癌における内視鏡的切除術の適応拡大に対する第Ⅱ相試験[9]

　未分化型癌は側方進展の範囲診断が困難であることが多く，拡大内視鏡や陰性生検を行ったうえでも術前の病変径を過少評価してしまう傾向にあることや，非連続的な進展により深達度診断が困難であるケースがあり，より慎重な術前診断と，切除標本の病理学的精査は必須である．ただ前述のようにこれまでに蓄積された外科的切除例の後向き

症例検討より，「2 cm 以下の UL(－) の未分化型 M 癌」について理論的にも技術的にも適応拡大が可能と考えられたことから，現在適応拡大を目指した多施設共同前向き試験が JCOG 消化器がん内科グループにおいて計画されている（JCOG1009/1010 研究代表者：静岡県立静岡がんセンター内視鏡科　小野裕之，研究事務局：静岡県立静岡がんセンター内視鏡科　滝沢耕平，薫風会佐野病院　蓮池典明）（表 4）．術前診断が cM，2 cm 以下，UL(－) の早期胃癌で，登録前の内視鏡下粘膜生検において，組織学的に未分化型 (por, sig) の成分を含む病変を対象とし，登録のうえ，ESD を施行し，ESD 切除標本診断で未分化型優位であったものの 5 年生存割合を primary endpoint と設定している．予定登録数 276 名程度，登録期間 4 年，追跡期間 5 年，参加予定施設 50 施設で 2010 年末の登録開始を予定している．

今後の課題

胃癌治療ガイドラインでは，遺残再発病変に関しては，初回の EMR/ESD 時の病変が適応内病変で，その後に粘膜内癌で局所再発した病変であれば，適応拡大として取り扱うことが可能であるとされているが，症例数が少なく，エビデンスが不十分な状況である．また，未分化型成分が混在する分化型癌症例に関してのエビデンスも十分とはいえない[10]．これらに関しては，今後の症例集積，検討が必要であるといえる．

文　献

1) 日本胃癌学会 編：胃癌治療ガイドライン（第 3 版）．2010，金原出版，東京
2) 笹子三津留，木下　平，丸山圭一：早期胃癌の予後．胃と腸　1993；28：139-146
3) Gotoda T, Yanagisawa A, Sasako M, et al：Incidence of lymph node metastasis from early gastric cancer：estimation with a large number of cases at two large centers. Gastric Cancer　2000；3：219-225
4) Gotoda T, Iwasaki M, Kusano C, et al：Endoscopic resection of early gastric cancer treated by guideline and expanded National Cancer Centre criteria. Br J Surg　2010；97：868-871
5) 滝沢耕平，下田忠和，中西幸浩，他：早期胃癌に対する内視鏡的切除の適応拡大―未分化型腺癌について．胃と腸　2006；41：9-17
6) Hirasawa T, Gotoda T, Miyata S, et al：Incidence of lymph node metastasis and the feasibility of endoscopic resection for undifferentiated-type early gastric cancer. Gastric Cancer　2009；12：148-152
7) Yamamoto Y, Fujisaki J, Hirasawa T, et al：Therapeutic outcomes of endoscopic submucosal dissection of undifferentiated-type intramucosal gastric cancer without ulceration and preoperatively diagnosed as 20 millimeters or less in diameter. Dig Endosc　2010；22：112-118
8) Kurokawa Y, Hasuike N, Ono H, et al：A phase II trial of endoscopic submucosal dissection for mucosal gastric cancer：Japan Clinical Oncology Group Study JCOG0607. Jpn J Clin Oncol　2009；39：464-466
9) 滝沢耕平，小野裕之：内視鏡切除の適応拡大を目指した多施設共同前向き試験．大津　敦 企画：胃癌を診る・治療する．2010，92-101，羊土社，東京
10) 滝沢耕平，小野裕之，蓮池典明，他：ESD/EMR からみた未分化型混在早期胃癌の取り扱い―早期胃癌外科切除例からの検討．胃と腸　2007；42：1647-1658

（萩原朋子，滝沢耕平，小野裕之）

2 腹腔鏡下手術の適応

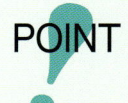

POINT

- ESDに対して外科がフォローする点は，大別すると2種類がある．
  ① 分化型粘膜癌と考えESDを施行した結果，SM2などのESDの適応外病巣であった場合
  ② 3cm以下の分化型Mではあるものの高度の瘢痕症例などのいわゆるESD困難例
- ①には追加の腹腔鏡下手術が施行される．一方，②に対しても，これまでは，画一的に腹腔鏡下手術が適応されてきた経緯があろう．われわれは，主として②に対して，より低侵襲な治療を目指して，CLEAN-NET（combination of laparoscopic and endoscopic approach for neoplasia with non-exposure technique）を開発して臨床応用している．
- CLEAN-NETとは，胃の局所切除（全層）を，経口内視鏡と腹腔鏡の組み合わせで"胃内腔を腹腔内に開放することなく"行う方法である．色素法のセンチネルリンパ節ナビゲーションを併用しつつリンパ節郭清も行う．
- CLEAN-NETは，ESDと腹腔鏡下手術の間を埋める新しい治療法であり，胃の切除範囲を最低限にとどめられる手法として期待される．

早期胃癌術前診断の現状

　　　ESDの登場は，早期胃癌の治療を一変させた[1]．実際にわれわれの施設でも，胃癌に対するESD件数は，手術件数を上回った．一般的にESDの適応は，M，N0といえるであろう[2]．さらに適応拡大病変[2),3)]として，分化型でSM1，脈管侵襲（－）にESDの適応を広げて考えるのも一般的となってきた．しかし，問題は，術前にN0であることをどれだけ正確に診断できるかにある．術前内視鏡診断において，NBI拡大内視鏡分類[4),5)]は，組織の性状診断には向いているが，深達度診断には無力である．肉眼的にM癌と診断しても，およそ20％がSM以深の深達度である[6]．さらに肉眼的M，N0癌症例の組織学的リンパ節転移率は，分化型癌で1.7％，未分化型癌で6.2％であった[3]．

　　未分化型癌では，内視鏡像から深達度を正確に予測することはなかなか困難であり，また分化型癌であってもUL（＋）であれば，癌の深達度は，その肉眼形態から推測するにとどまる．多くは内視鏡医の経験によって深達度診断がなされているといっても過言ではない．超音波内視鏡では，癌浸潤と潰瘍瘢痕の鑑別は可能という意見もあるが，実

際の判断は微妙であろう．またX線でもUL（＋）の癌の深達度診断は困難であることがしばしばである．CT，超音波内視鏡では，腫大リンパ節がみられないことが，N0の術前診断のよりどころとなる．ガイドライン上は，M，N0がEMR/ESDのよい適応になるが，N0の確定診断は，リンパ節郭清を行って，それがN0であることを確認しないかぎり不可能なので，術前診断としてはCT，超音波内視鏡所見に頼らざるをえず，その診断能には限界があろう．

このように治療前診断は，治療後の病理学的最終診断と一致するとは限らず，実際には術前診断の誤りから適応外病変もESDに組み込まれていることがありうる．そのような病変に対しては追加治療として外科手術が施行される．

ESD後に追加治療として外科手術を必要とする場合

外科の対応が必要になる場合として，下記のパターンがある．

① ESDで完全切除されたものの，病理学的検索の結果が適応外病変であったもの．
② ESD標本上，lateral marginが陽性だったもの．
③ ULが高度であり，ESDによる一括完全切除が不能であったもの．あるいはかろうじてESDを完遂したものの標本の損傷が激しく病理検索に適さなかったもの．
④ ESDの最中あるいは周術期に，コントロール不能な出血や穿孔を認めたもの．

それぞれについて少し掘り下げて解説すると，①のなかには以下のものが含まれる．ⅰ 分化型癌であったが，SM2以深（500μm以上）の浸潤があったもの，ⅱ 分化型癌でSM1であるが，脈管侵襲が陽性であったもの，ⅲ 生検でtub2であったが，切除標本では低分化腺癌が優位であったもの，ⅳ ULのない2cm以下の低分化腺癌で粘膜癌と診断して，適応拡大病変と判断して治療したが，実際には深部への浸潤を認めたもの，などである．

これらは，結果としてESDの適応外病変であったものであり，われわれは原則として，腹腔鏡下胃切除術を施行している．病巣の部位により，LADGあるいはLATG（腹腔鏡補助下幽門側胃切除術/胃全摘術）を施行している．開腹するのは，残胃の癌の場合，あるいは過去に結腸切除などが行われていて高度の癒着により腹腔鏡下手術が困難であった場合のみである．

②であっても，原則として再ESDを施行する．ESD技術の向上に伴い，高度瘢痕例であっても，再ESDがなんとか可能となってきた．ただし再ESDを行うとしても，低異型度の癌などで胃残病変の範囲の同定が困難な場合は，腹腔鏡下胃切除術を施行する場合もある．

③に対しては，「胃の全層切除術」（CLEAN-NET）を適応している．これについては別項で詳述する．

④の件数はほとんどない．穿孔を起こしてもclean stomachであることから，管腔内視鏡によるクリップ閉鎖が行われる．ほとんどの場合，保存的に軽快する．また，出血の場合もなんらかの形で内視鏡による止血が行えている．1例のみ内視鏡による止血が困難であり，緊急のアンギオにより止血しえた症例がある．

図1

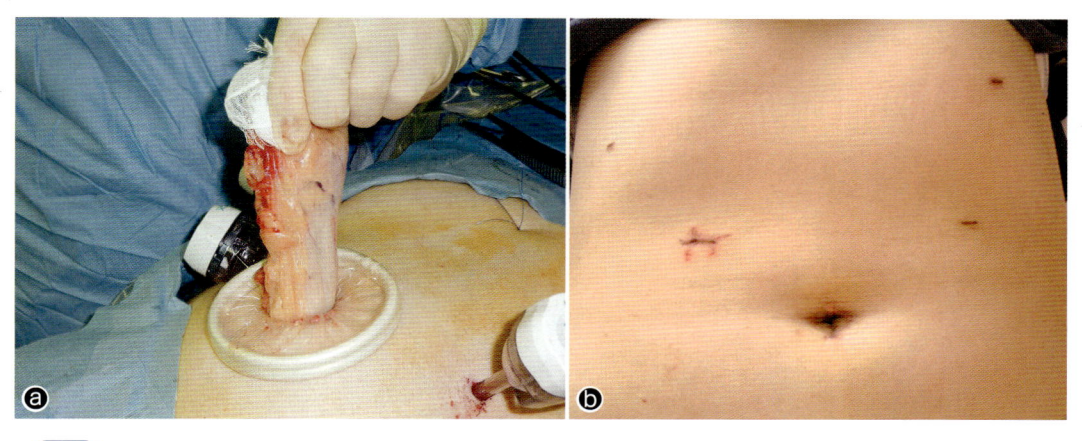

a：臍部のトロッカーは，臍を縦切開して，12 mm トロッカーを挿入しているが，標本摘出時には，臍部の創を皮膚で 3 cm，白線で 5 cm まで広げて，Applied wound protector の S サイズを装着して，摘出する．
b：胃全摘例の腹部創．5 点法であるが，臍の 12 mm のトロッカー創を 3 cm まで広げて標本の摘出を行う．

当院における腹腔鏡下胃切除術の現況

　当院では胃癌の全手術症例中の 75 % 以上が腹腔鏡下手術（リンパ節郭清は D1＋B 以上）である．また，再建は原則としてすべて体腔内吻合である．再建術式は LADG の場合でも LATG の場合でも Roux-en Y である．標本は，臍部の創を皮切で 3 cm おき，また皮下では白線上で 5 cm まで広げて摘出している（図1）．この方法では，胃全摘であっても，体表の傷は臍と重なり目立たない（invisible scar）．

胃全層切除術（CLEAN-NET）の実際

　潰瘍瘢痕を伴う分化型粘膜癌で 3 cm 以下の病変は ESD の適応拡大病変であるが，UL-Ⅲ または UL-Ⅳ などの高度潰瘍瘢痕症例では ESD による切除が不可能か，あるいは切除しえても標本が病理検索に耐えない場合がある[7]．そのような症例に対しては，胃全層切除術（CLEAN-NET；combination of laparoscopic and endoscopic approach for neoplasia with non-exposure technique，図2）を施行している[8]．なお，これらの手技はすべて，昭和大学横浜市北部病院の倫理委員会の承認のもと，個々の患者よりインフォームド・コンセントをとり実施している．

　ところで内視鏡と腹腔鏡を併用した胃の全層切除の報告は，Hiki N らの GIST（gastrointestinal stromal tumor）での報告[9]があり，早期胃癌に対する全層切除はリンパ節郭清を合わせて行った Abe N らの報告[10]が最初である．これまで早期胃癌で全層切除がためらわれていたのは，全層切除の際に胃内腔を腹腔内に開放してしまうことから，腹腔内への癌細胞の散布の問題が懸念されていたことが大きい．Abe N らの報告でも，その部分は未解決のままであった．

　今回われわれは，胃壁の全層切除を行いながらも，胃内腔を開放しない方法を考案

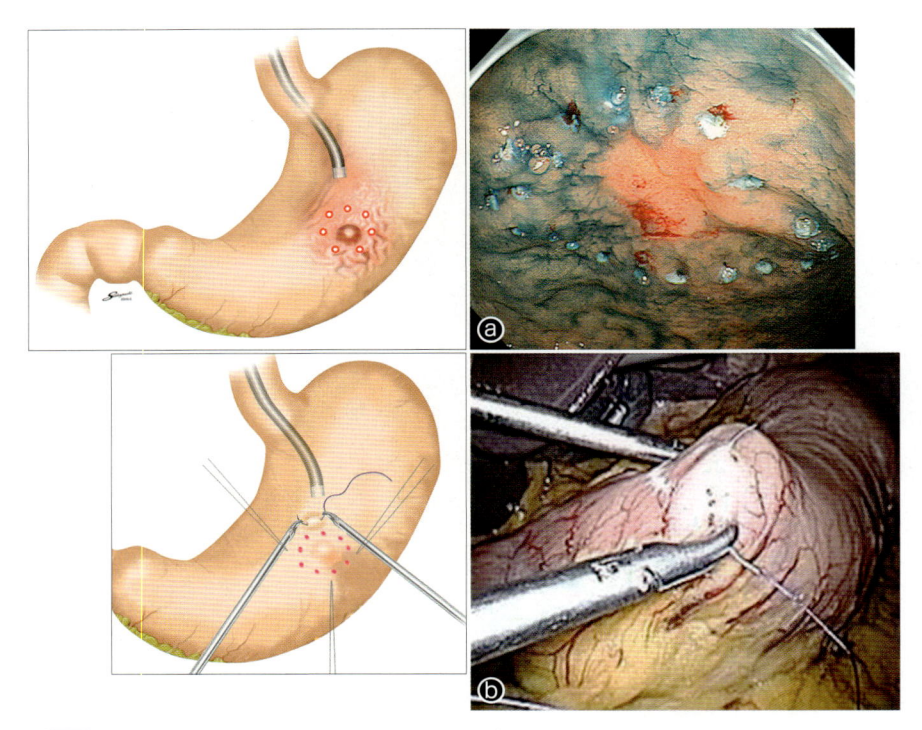

図2
a：病変周囲のマーキング．ESD の場合と同様に，色素内視鏡や NBI 拡大内視鏡を駆使して，病変の周囲にマーキングをおく．
b：全層縫合による粘膜の筋層に対する固定．粘膜と筋層のズレを予防するために，腹腔鏡の視野で漿膜側から全層での縫合を 4 針行う．このとき a でおいたマーキングの外側をキャップ付きの内視鏡で押し出し，その内視鏡めがけて腹腔鏡の視野で全層縫合をおく．針が胃内腔を通過することを内視鏡で確認する．

し[8]，臨床例でもきわめて有用であると考えられたのでその実際を概説する．腹腔鏡下に漿膜側から切開をおく方法は，胃の SMT の摘出において漿膜および漿膜下層を切開すると，腫瘍の核出にあたり胃の変形を最小限にできることが報告されている[11),12)]．われわれはその手法を上皮性腫瘍に応用するとともに切開を筋層にまで広げたことがこれらの報告とは異なっている[8]．

　通常，このような高度瘢痕の病変の大半は小彎線上にあることが多い．たとえば小彎の病変では，小彎のリンパ節郭清を行い郭清したリンパ節群を全層切除標本と一塊にして切除している．逆に，大彎に病変が存在する場合では大彎のリンパ節郭清を行い，郭清したリンパ節群を大彎病変に一塊としてつけて切除している．その場合，小彎のリンパ節郭清を省略している．また手術中に ICG によるセンチネルリンパ節ナビゲーション（sentinel node navigation）を行い，万一，対側リンパ節に sentinel node がある場合は，定型的な腹腔鏡下胃切除術とリンパ節郭清を行うこととする．

図2

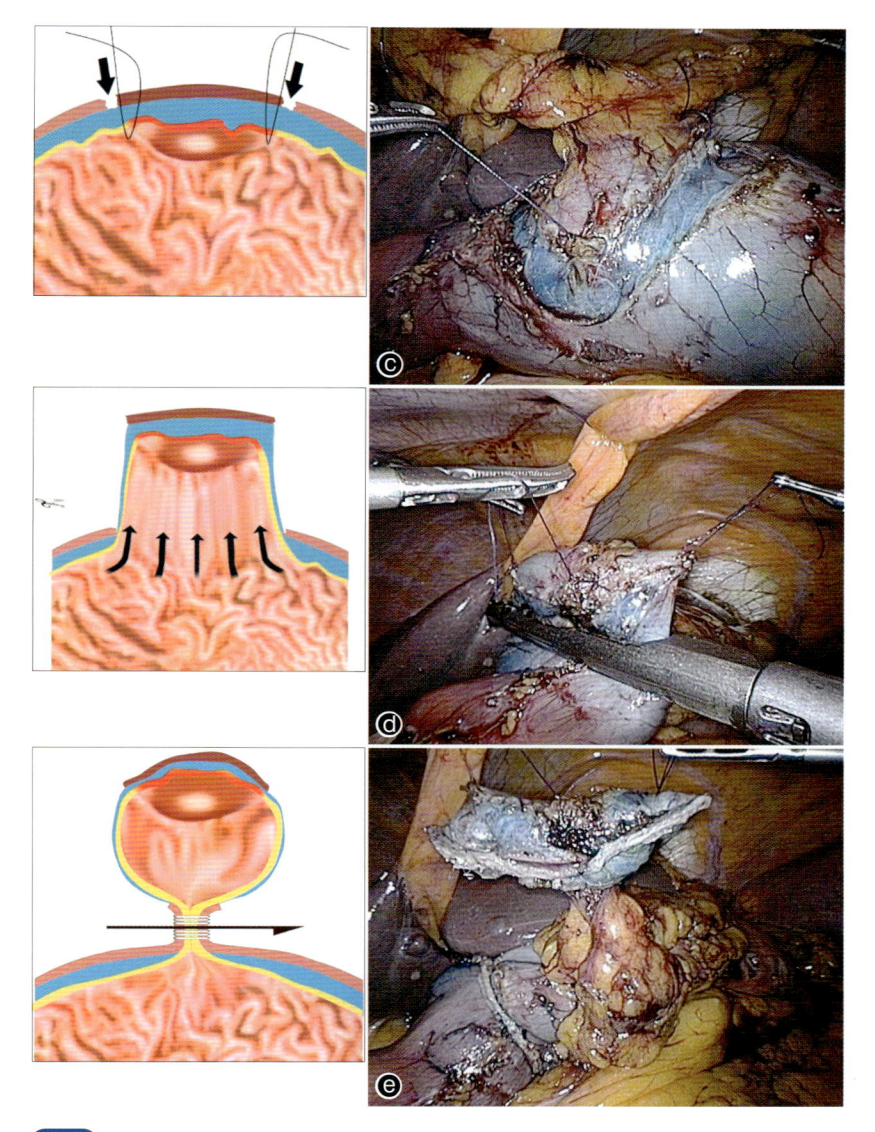

- c：漿膜筋層切開．腹腔鏡の視野で，腹腔鏡の高周波プローブを用いて，漿膜筋層切開をおく．このとき，bでおいた支持糸を挙上して，その外側で漿膜筋層切開をおく．胃内に挿入した内視鏡で胃を十分に膨らませて，かつ粘膜下層に色素を混入した生食を局注しておくことが重要である．この操作により，病変を含んだ粘膜は支持糸を含めて全層標本として切除され，また支持糸の外側の粘膜も外側マージンとして切除されることになる．漿膜筋層切開により露出した粘膜が，"清潔な網（CLEAN-NET）"として胃内容の流出を防ぐ．
- d：胃内腔の非露出による胃全層切除．胃内腔を露出させないで，粘膜の側方マージンをつけた全層切除を行うが，腹腔鏡のリネア・ステープラーを使用する．ステープラーで切除するときは，胃内の空気を脱気をしておくとステープラーがかけやすい．
- e：全層標本．全層標本は，いわゆる"餃子"のように切除されており，胃内容が腹腔内に流失しない．癌治療にはここまでの配慮が必要である．

1. 経口内視鏡による切除範囲の決定（経口内視鏡と腹腔鏡）

経口内視鏡は，拡大内視鏡 H260Z と，ストレートの透明キャップを装着した H260 を用意する．また，炭酸ガス送気装置を使用する．ESD を施行する場合と同様の手順で，インジゴカルミンによる色素内視鏡や NBI 拡大内視鏡により病巣の範囲を決定して，その周囲に三角ナイフの外套管の先端（ナイフを外套に格納した状態）でマーキングをおく．続いて，マーキングした部位を透明キャップを装着した内視鏡で正面視しておいて生検鉗子などで胃壁をテント状に拳上する．拳上された漿膜面にラパロ用の電気メスで高周波によるマーキングを行う．この漿膜側のマーキングは粘膜面の病巣の位置を示す一応の目安となる．もしも粘膜面と漿膜筋層の固定が不良と判断した場合は，必要に応じて，この漿膜側マーキングの外側に全層で stay suture を 4 針おく．このとき，胃内腔で漿膜側から刺入した針先が粘膜面のマーキングの外側であることを確認する．この 4 針は粘膜面と漿膜面のズレを予防する固定の縫合となる．

2. 経口内視鏡による粘膜下層への局所注入（ICG 加生理食塩水）

ESD の場合と同様に経口内視鏡から局注針を出し，病巣部直下の粘膜下層に ICG 混入の生理食塩水を注入する．局注により，粘膜下層は膨隆するとともに，緑色に着色される．この ICG は色素法によるセンチネルリンパ節ナビゲーションとしても利用される．

3. 腹腔鏡による所属リンパ節の切除（センチネルリンパ節ナビゲーション）

病巣が小彎線上にある場合は，小網を切除しなければ，病巣の筋層表面に至ることができない．したがって，小彎病変であれば，小彎のリンパ節郭清を行い，それらを全層切除標本につけて en bloc に切除する．また前壁や後壁病変では，上記 2．で局注した ICG によりセンチネルリンパ節ナビゲーションを参照してリンパ節郭清を行う．

4. 腹腔鏡による漿膜面からの漿膜筋層切開

腹腔鏡の視野下で，ヘラ型の電気メスを用いて，漿膜と筋層の切開を行う．この際に，粘膜下層は胃内腔側から局注された ICG で緑色に着色されているので，その緑色を指標に行う．粘膜を損傷しないように注意をはらう．（図3a）．

5. 腹腔鏡の視野下で自動縫合器による標本の切除

漿膜筋層切開後に全層標本を牽引すると，病巣周囲の健常部の粘膜はおよそ 1 cm 以上引き出される（図3b）．この状態で，自動縫合器を用いて残胃の漿膜筋層縁にあわせて全層切除を行う（図3c）．もし粘膜のみに自動縫合器がかかった場合は，漿膜筋層縫合を手縫いで追加して，2 層縫合とする．切除標本は餃子様に粘膜面が閉鎖された状態で切除されている（図3d）．病巣の辺縁から粘膜面で 1 cm 以上のマージンをとって病巣

図3

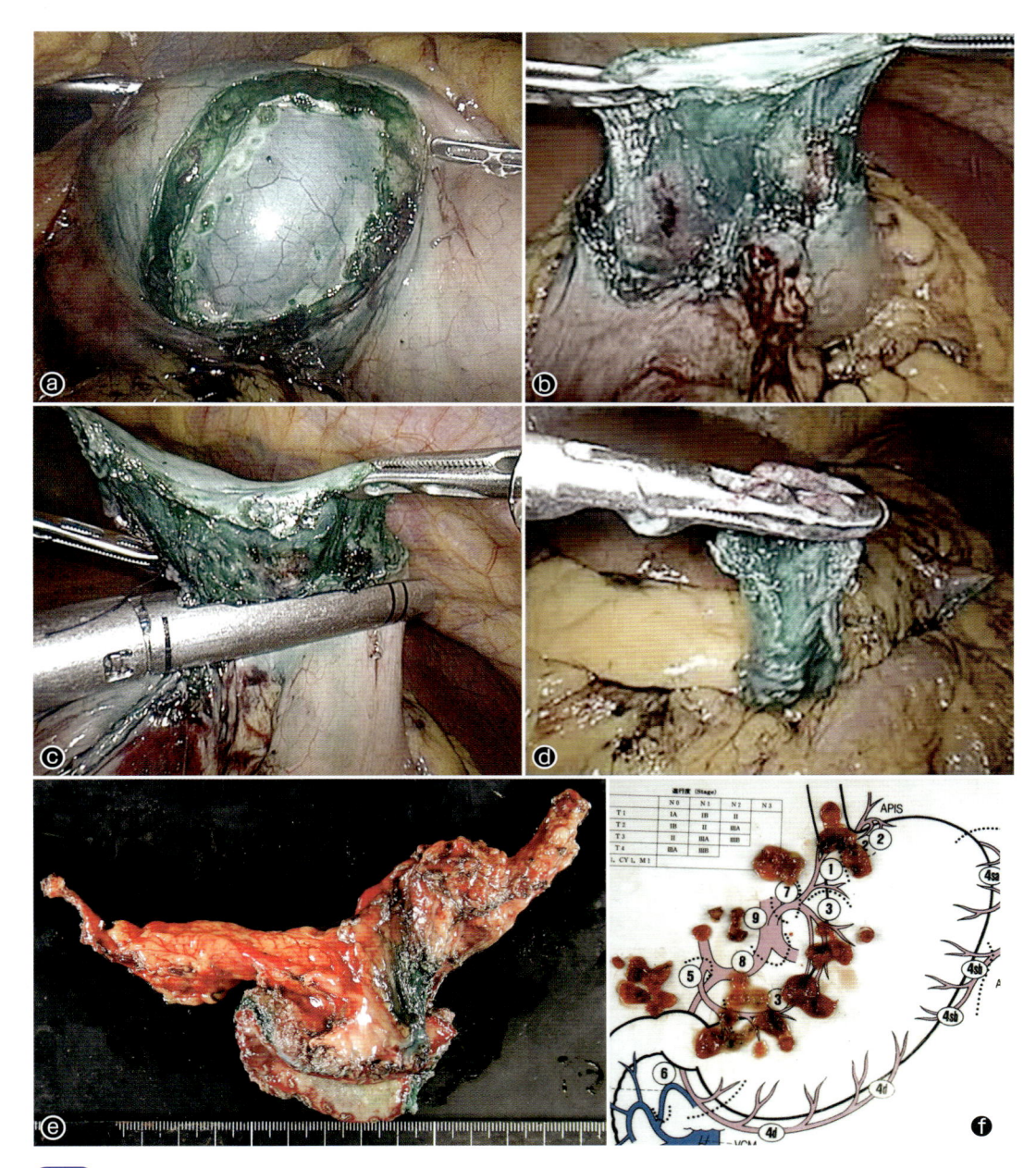

a：漿膜筋層切開を全周性においたところ．粘膜下層が露出している部分にはICGの色素が緑色に観察される．
b：全層標本部分を挙上すると，辺縁粘膜は1〜2 cmは全層標本に引っ張られて移動してくる．
c：残胃の漿膜筋層の辺縁に沿って，腹腔鏡のリニア・ステープラーをかける．このように縫合閉鎖することで，胃内容が腹腔内に漏れるのを防ぐことができる（non-exposure technique）．
d：切除標本は餃子様に胃内容が閉鎖空間に閉じ込められており，早期胃癌が腹腔内に露出することはない．
e：全層標本は，領域リンパ節 lymphatic basin とともに切除することができる．
f：eで切除した小彎線リンパ節のマッピング．No.1, 3, 7, 5が系統的に切除されていた．

は完全切除された．

　全層切除術は，これまで18例に施行しており，poor riskの1例においてdouble stapling からのleakageがみられたが，外科的に修復し軽快した．癌再発を起こした症例はこれまでになく，短期は良好な成績であるが，今後は長期の観察が必要である．

おわりに

1）ESD時代における早期胃癌に対するわれわれの治療戦略を報告した．
2）CLEAN-NETは，ESDと腹腔鏡下手術の間を埋める新しい治療法であり，胃の切除範囲を最低限にとどめられる手法である．
3）将来的には，センチネルリンパ節ナビゲーションなどの発展により，分化型癌に対しては，SM癌への適応も期待される術式である．

文　献

1) 小野裕之，後藤田卓志，近藤　仁，他：ITナイフを用いたEMR―適応拡大の工夫．消化器内視鏡　1999；11：675-678
2) Gotoda T, Yanagisawa A, Sasako M, et al：Incidence of lymph node metastasis from early gastric cancer：estimation with a large number of cases at two large centers. Gastric Cancer　2000；3：219-225
3) 日本胃癌学会 編：胃癌治療ガイドライン，医師用2004年4月改訂（第2版）．2004，金原出版，東京
4) 貝瀬　満，仲吉　隆，田尻久雄，他：粘膜微小血管に基づいた早期胃癌の内視鏡診断．消化器内視鏡　2005；17：2101-2107
5) 井上晴洋，児玉健太，南ひとみ，他：ESD時代に必要な胃癌の拡大内視鏡診断―"腺管構造"と"血管パターン"から視た"クリスタルバイオレットNBI（CV-NBI）拡大内視鏡分類"．日本臨牀　2008；66：1023-1027
6) Seo Y, Shimoyama S, Kitayama J, et al：Lymph node metastasis and preoperative diagnosis of depth of invasion in early gastric cancer. Gastric Cancer　2001；4：34-38
7) 蓮池典明，小野裕之，乾　哲也，他：瘢痕症例への対処法．消化器内視鏡　2006；18：203-207
8) 井上晴洋，南ひとみ，小形典之，他：腹腔鏡手術の適応基準―EMR/ESDか腹腔鏡下手術か？　その間を埋める新しい治療法の提案．消化器内視鏡　2009；21：749-754
9) Hiki N, Yamamoto Y, Fukunaga T, et al：Laparoscopic and endoscopic cooperative surgery for gastrointestinal stromal tumor dissection. Surg Endosc　2008；22：1729-1735
10) Abe N, Mori T, Takeuchi H, et al：Successful treatment of early gastric cancer by laparoscopy-assisted endoscopic full-thickness resection with lymphadenectomy. Gastrointest Endosc　2008；68：1220-1224
11) 大澤直文，白石憲男，宮原正樹，他：腹腔鏡下に局所切除しえた食道胃接合部近傍の胃平滑筋腫の1例．日臨外医会誌　1997；58：1236-1239
12) 白石憲男，衛藤　剛，白水章夫，他：胃粘膜下腫瘍に対する腹腔鏡下胃局所切除術．外科治療　2006；94：211-214

（井上晴洋，小鷹紀子，工藤進英）

索　引

和文索引

あ

悪性サイクル　89, 103, 105, 114
悪性リンパ腫　3, 7, 104, 269
　　――の肉眼所見　7
網目状血管　130

い

インジゴカルミン撒布　159, 239
インゼル　7, 205
胃炎　261
　　――類似所見　270
　　萎縮性――　12, 44, 63, 169, 262
　　前庭部化生性――　265
　　前庭部優勢――　44
　　体部優勢――　44
　　鳥肌――　51, 267
　　ひだ肥大型――　265
　　表層性――　265
胃潰瘍　245
　　――の分類　245
胃型形質　17, 226, 244
胃型腺癌　223
胃型腺腫　241
胃カルチノイド　275
胃癌　159
　　――の疫学　41
　　――の三角　86
　　――予防　47
　　――リスク　261
　　EBV 関連――　293
胃癌検診　45
胃癌治療ガイドライン　317

異型度　15, 240
萎縮　211
　　限局性――　67, 255, 259
萎縮性胃炎　3, 12, 44, 63, 169, 262
萎縮腺境界　12
胃小区模様　6, 13
　　――の変化　13
異常血管　270
胃腺窩上皮型　9
胃腸混合型　227
　　――形質　17
胃底腺　141
　　――粘膜　12
胃底腺ポリープ　231, 233
胃ポリープ　231
印環細胞癌　201, 258
咽頭麻酔薬　50

え

炎症性類線維ポリープ　290

か

潰瘍　5
潰瘍性病変の生検採取法　300
潰瘍瘢痕　5, 127
「化学的」色素法　158, 159
拡大観察のコツ　64
拡大内視鏡診断　151
過形成性ポリープ　5, 6, 231, 234, 284
仮想組織イメージング　158
家族性大腸腺腫症　233
顆粒・敷石状粘膜　270
陥凹
　　――内の顆粒状隆起　8
　　――の形態　6

　　――の深さ　85
　　IIc 類似――　270
陥凹型癌　7
　　――の深達度診断　12
陥凹性病変　5, 85
　　――の鑑別診断　253
　　――の生検採取法　299
観察手順　50
管状絨毛腺腫　6
癌性潰瘍　5, 105
癌性びらん　5

き

境界診断　149, 151
境界の有無　142
鏡検　304
巨大皺襞　3
　　――症　6

く

空気量　89
　　――の調整　63, 102

け

経過観察　240
経鼻内視鏡　55
　　――の生検　61, 298
血管　158
血管構造　141, 218
血管像　159
限界例　156
限局性萎縮　67, 255, 259

こ

コントラスト　161

高異型度癌　25
高ガストリン血症　283
口径不同　143
構造強調　150
　　──機能　177
光沢感　4, 9

さ

細径超音波プローブ　191
細径内視鏡　55
細小腺管　178, 180
再生上皮　249
再発性潰瘍　248
崎田・三輪分類　246
酢酸（1.5 %）　159, 165
酢酸・インジゴカルミン・サンドイッチ法（AIサンドイッチ法）　158, 159, 163
酢酸エンハンス法　158, 159
酢酸撒布下NBI観察法　158, 159
酢酸撒布法　218, 221, 242
酢酸ダイナミック・ケミカル法　158, 159, 163
酢酸法　158
刷子縁　244
蚕食像　7

し

自家蛍光内視鏡　168
耳介様の周堤　273
敷石状粘膜　270
色彩モード　150
色素撒布法　150
色素内視鏡　121
色調　8, 238
質的診断　72
自動縫合器　326
死亡者数　42
死亡率　42
　　年齢調整──　41
島状結節　205
弱拡大　153
　　──マーキング　152
周囲生検　147

充実型低分化型腺癌　291
絨毛腺腫　6
出血性潰瘍　250
腫瘤型MALTリンパ腫　270
純粋IIb癌　11, 78
消化性潰瘍　5, 104, 105
小腸型形質　243
上皮内浸潤　156
除菌　46, 262
初発潰瘍　248
浸水法　153
深達度診断　11, 75, 89, 99, 104, 111, 191
　　EUSによる──　99
診断規準　149
診断体系　149

す

スクリーニング　45, 65, 72
随伴IIb癌　11, 78, 118, 178

せ

センチネルリンパ節ナビゲーション　324
生検　29, 30, 274
　　──診断の限界　301
　　──の補助具　298
　　──部位の図示　33
　　4点──　151, 152, 156
　　5点──　156
　　潰瘍性病変の──採取　300
　　周囲──　147
　　病変外の──採取　29
　　病変内の──採取　29
生検鉗子　30
　　──の選択　297
正常胃粘膜　211
生理食塩水　32
絶対適応病変　316
腺窩上皮　243
　　──型過形成性ポリープ　5, 6
腺窩辺縁上皮　141
腺境界　12
　　──の移動　13

占居部位　43
腺頸部　147
腺腫　5, 6, 161, 238
腺腫内癌　241
染色　33
前処置　49, 150
先端アタッチメント　65, 141, 177
先端透明フード　141
前庭部化生性胃炎　265
前庭部優勢胃炎　44
前投薬　150

そ

早期胃癌　71, 103, 129
　　──, 0-I　71, 235
　　──, 0-IIa　71, 284
　　──, 0-IIa+IIc　71, 110
　　──, 0-IIb　10, 78
　　──, 0-IIc　85, 94, 255, 256, 257, 258
　　──, 0-IIc+IIa　110
　　──, 0-IIc+III　114
　　──, 0-III　103, 250
　　──, 0-III+IIc　114, 250
　　──, IIb進展部　228
　　──, 混合型　110
　　──, 純粋IIb　10, 78
　　──, 随伴IIb　10, 78, 118, 178
　　──, 分化型　200
走行不整　143
側視鏡　150
側方進展範囲診断　73, 129, 141, 149, 168, 176, 182
組織異型度　15, 240
組織型　44, 86, 104
組織型診断　77, 86, 219
組織分化度　15

た

台状挙上　89
大小不同　142, 178, 180
褪色域　207
褪色調　239

体部優勢胃炎　44
脱気水充満法　192
脱脂　33
脱水　33
蛋白分解酵素製剤　50

ち

中分化型腺癌　82，161，208
超音波内視鏡　191
　　——5層構造　192
　　——専用機　191
超音波内視鏡下穿刺吸引術　305
腸型形質　17，227，244
腸型腺癌　223
腸型腺腫　241
腸上皮化生　19，80，211，255，257，262
鎮痙薬　50
鎮静薬　50
鎮痛薬　50

つ

通常内視鏡　121
　　——観察　49，54
　　——検査　78
　　——診断　151

て

低異型度癌　25，227，241，244
低分化型癌　212
手つなぎ型　208
手つなぎ癌　82

と

鳥肌胃炎　51，267

な

内視鏡的切除　240
内視鏡的治療後リンパ節腫大　307
内視鏡的粘膜下層剝離術→ESD
　を見よ
内視鏡的粘膜切除術　274
内視鏡のセッティング　214

に

IIa→早期胃癌を見よ
IIb　10，78，118，178，228→早期胃癌も見よ
IIc→早期胃癌を見よ
　　——型未分化癌　205
　　——陥凹内隆起　7
　　——類似陥凹　270
肉眼型　43，86
乳頭・顆粒状　159
　　——構造　130
乳頭腫癌　6

ね

粘液癌　291，295
粘液形質　15，223
粘膜下腫瘍　5，286
　　——様胃癌　274
粘膜進展範囲　9
年齢調整死亡率　41

は

パラフィン包埋　33
バルーン圧迫法　192
白色化　158，159
　　——の消失　161，164
白色調　239

ひ

ピットフォール　51
ひだ集中　5，85，115
ひだ肥大型胃炎　265
びらん　5，253，255，256，260
非上皮性腫瘍　6
微小血管構築像　129，149
微小血管像　230
微小胞巣　283
表層拡大型胃癌　228

表層型MALTリンパ腫　270
表層性胃炎　265
表面構造　141
　　——観察のコツ　215
　　——の不明瞭化　217
表面性状　238
表面微細構造　129，149，230
病理医　38，304
病理診断科　38

ふ

フード　149
フルズーム　154
　　——マーキング　152
プロナーゼ®　63，122
深切り切片　37
腹腔鏡下手術の適応　321
分化型癌（分化型腺癌）　4，6，7，8，63，79，86，94，143，149，151，156，199，200，212，262
　　——と胃炎の鑑別　66
分化腺型　7
噴門腺　12，141

へ

ペプシノゲン法　46

ほ

ホルマリン固定　29，30
ホルマリン半固定　242

ま

マーキング　151，152，153，154，158
　　オリエンテーション——　155
　　弱拡大——　152
　　フルズーム——　152
マクロ診断　3
慢性胃炎　12

み

密度　142
未分化型（未分化型腺癌）　4，6，7，8，51，63，67，83，86，97，143，149，151，156，161，199
　──の背景胃粘膜　265
　IIc型──　205
　微小──　207
未分化腺型　7

む

ムチンコア蛋白　16
無構造　178
村上分類　5，246

め

迷入膵　289

や

八尾分類　269
八木分類　230
山田分類　5
山田・福富分類　231

ゆ

融合　142
幽門腺　141
　──粘膜　12

よ

横這い型癌　82

り

リンパ節転移診断　306
隆起型癌　7，9，199
　──の深達度診断　11
隆起型早期癌　5
隆起性病変　5

──の鑑別　5，72
──の生検採取法　299
良悪性鑑別診断　85
臨床検査技師　38

る

ループ状血管　130
類円形・管状の腺管開口　130

欧文索引

A

A type　130
acetic acid-indigocarmin mixture（AIM法）　208，209
Advancia　177
AFI　168
　──による背景粘膜の色調　169
AIサンドイッチ法（酢酸・インジゴカルミン・サンドイッチ法）　158，163，164
antral metaplastic gastritis　265

B

B type　130
black soft hood　150

C

CD10　226，240
CDX2　17
combination of laparo- and endoscopic approach for neoplasia with non-exposure technique（CLEAN-NET）　323

D

deeper sections　37

demarcation line　149，153，154
DLBCL　269

E

EBV関連胃癌　293
ECL細胞カルチノイド　283
ECL細胞の過形成　283
ECM（endocrine cell micronest）　283
EG-530N2　55
EG-530NW　55
ESD（endoscopic submucosal dissection）　274
　──時のNBI拡大観察の実際　132
ESD適応　315
　──拡大　316
EUS　191，270
　──による深達度診断　99
EUS-FNA（endoscopic ultrasound guided fine needle aspiration）　305

F

familial adenomatous polyposis（FAP）　233
FICE　176
fine network pattern　224
fundic gland polyp　233

G

GIST　270，286，323
Group分類　29，34

H

Hb index　201
Helicobacter pylori　34
　──陰性の未分化型胃癌　262
　血清──抗体　46
*Helicobacter pylori*感染　41，51，261
　──と鳥肌胃炎　267

hyperplastic polyp 234

I

i-scan 182
indefinite for neoplasia 36, 37
intraepithelial microinvasion (IEMI) 156
intra-lobular loop 224
irregular microsurface (MS) pattern 149, 153, 154
irregular microvascular (MV) pattern 149, 153, 154, 156

J

JCOG0607 318
JCOG1009/1010 318

L

light blue crest (LBC) 156, 230, 243, 244
loop pattern 159, 165, 224

M

MALT リンパ腫 255, 259, 269
　腫瘤型―― 270
MB-46 177
mesh pattern 159, 161, 162, 224
microsurface pattern 149
microvascular pattern 149
MUC2 226, 242
MUC5AC 226, 242
MUC6 228, 242

N

NBI（Narrow Band Imaging） 62, 129, 165
　酢酸散布下―― 158
NBI 拡大内視鏡 141, 149, 151, 152, 158, 211
Network 血管 218
Network pattern 143
Non-network 血管 218
Non-network pattern 143

P

Peutz-Jeghers 症候群 6
pit 141
pit 様構造 64, 213, 224
　――（癌） 216
poorly differentiated adenocarcinoma 203

S

Sapientia 55
sentinel node navigation 326
signet-ring cell carcinoma 203
SM 浸潤 166
SMT 286
　――様胃癌 274
subepithelial invasion 156

V

Vienna classification 34
villi 141
villi 様構造 64, 212, 224
　――（癌） 216
VS (vessel plus surface) classification system 149

W

water immersion technique 153
white opaque substance（WOS） 74, 244
white zone 74, 141, 158, 159, 165, 224
WHO 分類 275

早期胃癌 内視鏡診断の Modality と Strategy

2011年9月20日 第1版1刷発行

編 集	小山 恒男
発行者	増永 和也
発行所	株式会社日本メディカルセンター
	東京都千代田区神田神保町1-64（神保町協和ビル）
	〒101-0051　TEL 03(3291)3901 ㈹
印刷所	株式会社アイワード

ISBN978-4-88875-240-4

©2011　乱丁・落丁は，お取り替えいたします．

本書に掲載された著作物の複写・転載およびデータベースへの取り込みに関する許諾権は日本メディカルセンターが保有しています．

JCOPY 〈㈳出版者著作権管理機構　委託出版物〉

本書の無断複写は著作権法上での例外を除き禁じられています．複写される場合は，そのつど事前に，㈳出版者著作権管理機構（電話 03-3513-6969，FAX 03-3513-6979，e-mail：info@jcopy.or.jp）の許諾を得てください．